儿科
介入放射学
Pediatric Interventional Radiology

主　编　张　靖　单　鸿　欧阳强
副主编　黄　穗　申　刚　李家平

中华医学电子音像出版社
CHINESE MEDICAL MULTIMEDIA PRESS
北　京

图书在版编目（CIP）数据

儿科介入放射学 /张靖，单鸿，欧阳强主编. —北京：中华医学电子音像出版社，2016. 3
ISBN 978-7-83005-054-2

Ⅰ. ①儿… Ⅱ. ①张… ②单… ③欧… Ⅲ. ①小儿疾病-介入性放射学 Ⅳ. ①R816. 92

中国版本图书馆 CIP 数据核字（2016）第 026275 号

网址：www.cma-cmc.com.cn（出版物查询、网上书店）

儿科介入放射学
ERKE JIERU FANGSHEXUE

主　　编：张　靖　单　鸿　欧阳强
策划编辑：史　红　冯　洁
责任编辑：冯　洁　裴　燕
文字编辑：冯　洁
校　　对：李慧英
责任印刷：李振坤
出 版 人：史　红
出版发行：中华医学电子音像出版社
通信地址：北京市东城区东四西大街 42 号中华医学会 121 室
邮　　编：100710
E-mail：cma-cmc@cma.org.cn
购书热线：010-85158550
经　　销：新华书店
印　　刷：北京顶佳世纪印刷有限公司
开　　本：889 mm×1194 mm　1/16
印　　张：20. 75
字　　数：560 千字
版　　次：2016 年 3 月第 1 版　　2016 年 3 月第 1 次印刷
定　　价：128. 00 元

编 者 名 单

主　编：张　靖　单　鸿　欧阳强

副主编：黄　穗　申　刚　李家平

编写者（按姓氏拼音排序）：

韩新巍（郑州大学附属第一医院）
黄　穗（武汉市儿童医院）
金　科（湖南省儿童医院）
赖　灿（浙江大学附属儿童医院）
李家平（中山大学附属第一医院）
李　肖（四川华西医院）
欧阳强（上海新华医院）
彭　芸（首都医科大学附属北京儿童医院）
单　鸿（中山大学附属第三医院）
申　刚（广州市妇女儿童医疗中心）
杨　宁（北京协和医院）
尹传高（安徽省立儿童医院）
张　靖（广州市妇女儿童医疗中心）
张文显（河北省儿童医院）

序
Preface

介入放射学作为影像诊断与临床诊治相结合的医学专业，近年来发展迅速，现已成为与传统内、外科并列的专业学科。

但介入放射学在儿科领域的应用和发展相对滞后。目前，国内儿科介入放射学专业颇少，儿科介入放射学方面的专著更是缺少。新近得知以张靖、单鸿、欧阳强为主编，组织有关专家、专业人员编著的《儿科介入放射学》即将出版，甚为欣喜。这是国内外首部较全面的儿科介入放射学专著。全书分为两篇，第一篇总论，论述了放射的防护、围术期的护理、儿科介入治疗的药物等；第二篇各论以部位和疾病为基础，分别详细论述了介入放射学在儿科疾病中的应用，如肝母细胞瘤、视网膜母细胞瘤等，从适应证、治疗方法、操作步骤等，涵盖了临床诊治的全过程。全书图文并茂，相得益彰，应用性强，许多观点和方法都是作者长期临床工作经验的总结，并参考了文献中的新进展内容。

本专著填补了儿科介入放射学参考书的空白，可供临床工作者，尤其儿科医生、研究生、护理人员等阅读、参考。儿科介入放射学尚处于发展过程，仍需不断开拓前进。

祝愿并相信本书的问世，将会积极促进儿科介入放射学的发展。

中国医学科学院阜外心血管病医院

中国工程院院士

刘玉清

2015 年 3 月

前言
Foreword

介入放射学自20世纪80年代在国内兴起后发展迅速，已经在许多领域取得了卓越的成绩，尤其对以往认为不治或难治的病症（多种肿瘤及心血管疾病），介入放射学开拓了新的治疗途径。

但在儿科介入放射学方面，我国整体发展滞后。北美地区较大儿童专科医院目前儿科介入手术量达2000~4000台/年，而国内能较好开展儿科介入放射学工作的单位和个人屈指可数。自2008年9月广州市儿童医院建立国内儿童医院首个介入治疗科以来，经过数年发展，年儿科介入手术量已达3000余台，积累了一定的临床经验，取得了较好的治疗效果，并连续举办了四届儿科介入放射学研讨会，为国内十余省市的儿童医院培养了儿科介入专科医生，推动了儿科介入放射学在国内的发展。鉴于国内缺乏儿科介入放射学方面的专著，广州市妇女儿童医疗中心、中山大学附属第三医院和上海新华医院等组织了国内从事儿科介入方面的专家，在繁忙的临床工作之余编写了这本专著，希望能使更多的同行了解并掌握这一学科的知识，造福更多患儿。

为了给临床工作提供更多的参考，本书紧贴临床实际，分为总论、各论两篇。在内容编排上，基础研究较少，主要着眼于介入技术在儿科疾病中的应用，并尽量增加典型病例图片。希望本书能够抛砖引玉，繁荣儿科介入学术，推动我国儿科介入放射学事业的发展。由于儿科介入放射学在我国发展时间短，开展单位少，临床经验不足，并限于编者水平，本书错漏之处在所难免，真诚希望读者对本书提出批评和建议，以便修订时更正。

2015年4月1日于广州

谨以此书献给尊敬的

肖湘生教授、罗鹏飞教授、杨文铎教授

目 录
Content

第一篇 总 论

第一章 儿童介入诊疗概述 …… 3
第二章 儿科介入围术期护理管理 …… 5
第三章 儿科介入术中护理管理 …… 9
　第一节 血管性介入治疗术中护理管理 …… 9
　第二节 非血管性介入治疗术中护理管理 …… 12
第四章 儿科介入常用药物 …… 13
第五章 儿科介入镇静与麻醉 …… 44
　第一节 心理 …… 44
　第二节 生理 …… 45
　第三节 评估 …… 47
　第四节 常用药物 …… 50
　第五节 常用方法 …… 52
　第六节 转运与复苏 …… 52
　第七节 镇静操作流程 …… 53
第六章 儿科介入血制品合理使用 …… 56
　第一节 儿科介入血制品使用 …… 56
　第二节 常见输血不良反应及处理 …… 63
第七章 儿科介入射线合理防护 …… 69
　第一节 儿科介入放射防护特点 …… 70
　第二节 儿科介入放射学的辐射剂量评估 …… 72
　第三节 儿科介入放射学的防护 …… 73
　第四节 儿科介入射线合理防护展望 …… 75

第二篇 各 论

第八章 儿科神经系统介入诊断与治疗 …… 79
第一节 儿科全脑血管造影诊断 …… 79
第二节 儿科缺血性脑卒中介入诊疗 …… 83
第九章 儿科呼吸系统介入诊断与治疗 …… 88
第一节 儿童气道狭窄球囊扩张与支架治疗 …… 88
第二节 小儿咯血的支气管动脉栓塞 …… 96
第三节 儿童肺隔离症介入治疗 …… 99
第十章 儿科消化系统介入诊断与治疗 …… 103
第一节 肠套叠空气灌肠整复治疗 …… 103
第二节 儿童食管狭窄球囊扩张及支架治疗 …… 107
第十一章 儿科泌尿生殖系统介入治疗 …… 112
第一节 肾囊肿介入治疗 …… 112
第二节 儿童肾血管性高血压介入诊断治疗 …… 117
第三节 儿童先天性肾积水介入治疗 …… 120
第四节 儿童肾母细胞瘤介入治疗 …… 125
第十二章 儿科肝脏疾病介入治疗 …… 132
第一节 肝母细胞瘤概述 …… 132
第二节 肝母细胞瘤化疗进展 …… 135
第三节 肝母细胞瘤经导管动脉化疗栓塞治疗 …… 139
第四节 肿瘤消融治疗 …… 142
第五节 肝血管瘤介入治疗 …… 146
第六节 儿童肝脏门静脉造影评估 …… 150
第七节 儿童肝门静脉高压的介入治疗 …… 155
第十三章 视网膜母细胞瘤介入综合治疗 …… 161
第一节 视网膜母细胞瘤概述 …… 161
第二节 视网膜母细胞瘤经导管眼动脉灌注化疗术治疗 …… 166
第三节 视网膜母细胞瘤其他治疗 …… 174
第十四章 儿童血管瘤分类诊断与综合治疗 …… 177
第一节 儿童脉管性疾病分类与诊断 …… 177
第二节 儿童血管瘤分类及特殊血管瘤诊断 …… 181
第三节 儿童血管瘤综合治疗模式与理念 …… 191
第四节 特殊血管瘤治疗 …… 198

第五节　Kasabach-Merritt 综合征介入综合治疗 …… 207
第十五章　儿童血管畸形分类、诊断与治疗 …… 213
第一节　儿童血管畸形分类与诊断 …… 213
第二节　儿童动静脉畸形诊断与介入治疗 …… 216
第三节　儿童动静脉瘘介入栓塞治疗 …… 221
第四节　儿童静脉畸形诊断与介入治疗 …… 225
第五节　儿童淋巴管畸形诊断与介入治疗 …… 229
第六节　儿童 Klippel-Trenaunay 综合征诊断与介入治疗 …… 232
第十六章　儿童静脉通路建立与维护 …… 237
第一节　儿童外周穿刺中心静脉导管的置入与维护 …… 237
第二节　儿童输液港置入 …… 242
第三节　儿童输液港维护 …… 245
第十七章　儿童不明性质病灶经皮穿刺活检 …… 250
第十八章　儿科常见疾病介入诊疗临床路径 …… 255
第一节　肝母细胞瘤介入治疗临床路径 …… 256
第二节　视网膜母细胞瘤介入治疗临床路径 …… 269
第三节　血小板减少血管瘤综合征介入治疗临床路径 …… 274
第四节　儿童血管瘤介入治疗临床路径 …… 280
第五节　儿童静脉畸形介入治疗临床路径 …… 287
第六节　肝血管瘤介入治疗临床路径 …… 293
第七节　淋巴管畸形介入治疗临床路径 …… 299
第八节　Klippel-Trenaunay 综合征介入治疗临床路径 …… 304
附　录　儿科介入手术授权与管理 …… 311

第一篇

总　　论

第一章

儿童介入诊疗概述

儿童不是成人的缩影，而是一个处于不断生长发育中的特殊群体。儿童除了有个体差异外，还有很明显的年龄差异，在解剖、生理、病理等方面与成人差异很大，掌握这些特点，对儿童疾病介入诊疗的开展尤为重要。国内儿童群体疾病的介入诊疗起步晚，专业从事该项工作的医务人员极少，大多数介入医生都是先从事成人介入，再从事儿童介入治疗，来自成人的经验对儿童介入诊疗的开展颇有帮助，但如不结合儿童的特点，使用一些独特的技术，则对儿科介入手术的开展极为不利。

一、儿童解剖、生理、病理特点及对介入治疗的影响

1. 血管解剖特点 ①儿童血管的相对管径较粗，使一些貌似困难的超选择性插管成为可能；②动脉血管壁较成人柔软，血管内粗暴操作易损伤血管内膜并致血管痉挛；③组织毛细血管相对成人丰富，增生修复能力强，对缺血的耐受性较好，尤其是颌面部；④血管可塑性强，巨大肿瘤易推移血管，导致供血动脉极度纡曲，超选择性插管困难，对微导管选择与使用要求高。

2. 生理、病理特点 ①儿童各器官处于发育之中，婴儿肾脏功能不成熟，容易发生水、电解质代谢紊乱，需要控制对比剂用量，介入化疗术后应注意保护肾功能；②婴儿期机体代谢旺盛，营养要求相对较高，但胃肠消化吸收功能相对不成熟，容易发生腹泻；③婴幼儿肝脏代偿能力强，正常肝脏组织增生迅速，对肝脏肿瘤的栓塞耐受性很好，且肿瘤控制后，正常肝脏组织可迅速增长到正常大小。

二、婴幼儿穿刺插管技术

婴幼儿因皮下组织薄，股动脉纤细，穿刺较成人困难，尤其是6个月以下小婴儿，因此正确的穿刺技术建立股动脉通路是行血管内介入治疗的前提。在实践工作中我们将Seldinger技术作了一些修改，以适应小婴儿股动脉穿刺。

1. 进针点选择 正常成人股动脉穿刺一般选择腹股沟韧带下方1.5 cm左右，若小婴儿选择该点会因皮下组织少，进针角度大，难以穿刺成功。如进针角度小，则穿刺针易进入腹腔损伤肠管。目前对于6个月大，尤其是3个月以下的

婴儿，我们选择腹股沟韧带下方 3～4 cm 为穿刺点，能配合较小穿刺角度进针。

2. 进针角度 正常成人股动脉穿刺进针角度与皮肤约成 45°角，小婴儿如以该角度进针存在很多问题：①使股动脉前壁和后壁穿刺点相距较近，易切割血管，增加引起血管横断的风险；②小婴儿股动脉管径小，穿刺针以较大角度穿过血管后，穿刺针位于血管内的部分短，退针时易使穿刺针退过血管前壁，导致穿刺失败；③因角度大，血管管径细，血管内空间有限，针头退入血管内后，导丝易沿着针道方向穿过血管后壁，导致导丝进入困难，穿刺失败。所以我们选择的进针角度与皮肤成 10°～15°角。

有条件的单位应使用超声引导股动脉穿刺，可以减少盲目穿刺致血管损伤的风险，同时可缩短技术培训周期。

3. 器械选择 婴幼儿血管纤细，介入操作不当或粗暴操作易损伤血管，造成严重并发症，因此如非必要，尽量待患儿 6 个月后再行介入诊断和治疗。应尽量选择较小的导管及管鞘，以避免损伤血管。一般体重>5 kg、3 个月以上发育正常婴儿可承受 4F 鞘。导管宜选择较柔软的超滑导管，大多数情况下需要使用微导管完成超选择性插管操作。

4. 插管技术 小婴儿血管管径小，主动脉直径<1 cm，大多数预成形导管在如此狭小的空间内不能成形，所以导管宜选择较柔软的单弯或 Cobra 导管，如 Termo 的黑色超滑 Cobra。4F 外径可以适应大多数病例的一级分支选择性插管。绝大多数小婴儿选择性插管主要使用导丝完成选择性插管，即首先使用超滑导丝选择性达到主动脉一级分支靶血管，然后导管跟进完成，这样既减少血管内膜损伤，又弥补导管在狭小空间内不能灵活操作的缺陷。导管达主动脉一级分支后，应使用微导管行进一步超选择性插管。

三、儿童介入术中护理

儿童介入术中因大多情况下需要全身麻醉，患儿可能随时醒来，存在坠床风险，因此术中需对患儿进行约束。常以宽布条约束双膝部为主，并垫高臀的中上部，以使腹股沟区平展，便于穿刺。并要求每例垫臀的部位高度及双腿间夹角一致，以减少对穿刺的影响。对于小婴儿，尤其是新生儿，要重视术中患儿体温管理，需要行持续体温监测，配备暖风机等加温设施。患儿全麻后无法对刺激做出反应，需要密切观察各项生命体征及血氧饱和度变化，观察皮肤颜色变化，及时发现过敏反应。

四、儿童介入术中麻醉

儿童介入诊断与治疗大多数情况下需要在麻醉下完成，因儿童心智发育不成熟，易在惊恐情境中导致心理创伤。推荐使用喉罩或气管插管下七氟醚吸入麻醉，因其代谢快，苏醒时间短，同时兼有镇痛作用，避免了其他麻醉方式导致的呼吸抑制及苏醒后窒息的发生。

（张靖　单鸿）

第二章

儿科介入围术期护理管理

一、历史与发展

随着介入放射学知识的普及，导管和器械的不断改进，新技术的涌现和提高，儿科介入放射学有了飞速的发展，内容更加丰富，技术日臻完善，儿科介入护理逐步走向规范化、标准化、专业化。

儿科介入围术期护理是指围绕儿科介入诊疗的全程护理，从患者或家属决定接受介入诊疗开始，到手术操作直至基本康复，包括术前护理、术中配合、术后护理和术后随访。

二、对儿科介入护士的要求

介入医学涉及全身各系统器官，还涉及儿科临床、解剖、生理、病理、影像等多个学科。儿科介入护理具有特殊的专业特点，科学性、专业性很强，护理人员必须具备扎实全面的基础医学知识和多学科的专业知识，尤其要具备护理专业技能及理论知识，掌握不同年龄段儿童的生长发育特点、儿童疾病特点及心理状态。具备卓越的病情观察能力，严格的无菌观念，细致的介入器械辨识力，相关仪器的管理能力，急救护理技能和儿科心理护理知识等，才能胜任儿科介入护理工作，为患儿提供优质的服务。

儿科介入专科护士要求具有护理专业本科以上学历，主管护师以上专业技术职称，取得放射防护知识培训合格证、基础生命支持证书、高级生命支持证书和化疗药物培训合格证。介入室护士还需要具有监护室和手术室 2 年以上的轮训工作经验。

三、儿科介入围术期的护理

（一）术前护理

1. 术前护理评估　①患儿基本情况：姓名、住院号、性别、年龄、体重、身高、头围、入院方式、临床诊断和主要临床表现等。②患儿健康史：母亲生育史、母亲妊娠史、患儿的出生体重、出生方式、出生抢救史、喂养史、预防接种史、月经史（介入手术应避开月经期）、过敏史、既往史、遗传史、手术史、传染病史和家族史等。③患儿社会经济情况：国籍、出生地、民族、教育、生活需求、居住环境、居住状态、监护人、陪护人、监护人文化程度、监护人宗教信仰和费用来源等。④患儿营养情况：食欲、营养状况、身高或体重是否小于同年龄同性别儿童第25个百分位，或大于同年龄同性别儿童第75个百分位。⑤患儿功能康复情况：肢体活动情况、肌张力、步态、听力、视觉、语言和排便生活自理程度等。⑥患儿疼痛情况：疼痛部位、疼痛部位的活动情况、疼痛的性质、疼痛的频率和疼痛评分等。⑦患儿及家属的心理状态：语言沟通的方式、表达与理解能力、疾病认知、学习意愿、监护人对疾病认识、监护人学习意愿、患儿心理反应、心理医生评估需要等。⑧患儿高风险的情况：有无深静脉血栓风险、跌倒坠落风险和压疮风险等。⑨患儿受虐歧视的情况：有无受虐歧视情况、原因、来源和患者对虐待、歧视的反应等。⑩患儿体检情况：体温、脉搏、呼吸、血压，有无水肿，有无胸、腹腔积液，计划穿刺部位皮肤情况、双下肢的循环情况，双足背动脉搏动，病灶部位的情况等；术前心、肺、肝、肾功能，血常规，出、凝血时间，凝血酶原时间等。评估相关的检查项目：甲胎蛋白（AFP）、B超、CT、MR、血管造影等。

2. 护理计划 根据患者不同的病种和病情做出相应的护理计划，使患儿能以最佳状态接受介入手术。

3. 护理措施

（1）入院宣教：向患者或家属介绍病区情况、管床医生、责任护士和住院期间饮食情况等，使患者及其家属尽快适应周围环境；介绍手术医生、介入手术目的、方法、优点、替代疗法、术前准备、操作过程、术中配合、手术可能出现的风险和以往成功的病例，消除患者思想顾虑，使患者愉快地接受诊疗。因年幼患者一般术中采取全麻方式镇静，需要根据患儿饮食种类指导患儿术前禁饮、禁食，同时向患儿及其家属说明术后禁饮、禁食和制动的意义。

（2）疼痛护理：需介入治疗的中晚期肿瘤、静脉畸形、急性出血等患者，都有不同程度的疼痛。应评估疼痛的病因、诱因、性质、部位、频率、持续时间，动态观察疼痛的变化，并做好记录。做好疼痛患者的护理，协助取舒适卧位，安慰患者，解释病情，指导患者使用放松技巧，如按摩、分散注意力等，必要时遵医嘱应用镇痛剂。

（3）术前常规准备：①辅助检查：协助患者完成术前必要检查，如大小便常规、血常规、输血前四项、凝血四项（凝血酶原时间、活化部分凝血活酶时间、凝血酶时间、纤维蛋白原）、血生化、胸部X线片、心电图、B超、CT、MRI等。②碘过敏试验：用碘海醇、威视派克、优维显等非离子对比剂者，一般不做碘过敏试验，有过敏史的患者除外。③皮肤准备：患者应术前一天沐浴，更换清洁衣服。检查手术野的皮肤有无感染、破损，做好穿刺部位和双侧腹股沟的皮肤准备，督促清洗干净。注意检查穿刺部位远端动脉搏动的情况，便于术后对照。④胃肠道准备：避免因麻醉或手术过程中呕吐发生误吸，落实患者的禁饮、禁食。加强健康教育，向家属说明禁饮、禁食对手术的重要性。⑤生活指导：告知患者及其家属术后卧床的时间和体位，术后排便和排尿的注意事项。⑥一般准备：术前测量患者体温、脉搏、呼吸、血压，术前（或术前1天）测量体重，查看术前检验结果，如有异常及时通知医生处理。保证静脉通道的通畅，静脉通道尽量不要留在双下肢，术前遵医嘱用药。嘱家属协助患儿进入手术室前排空大小便。⑦确认患者：检查患者的手腕带信息（姓名、性别、年龄、住院号、血型、体重）和手术标记是否完善。使用《手术患者护理交接单》与手术护士交接患者。⑧物品准备：包括药物、器械与材料、监护及抢救物品等。

（二）术中护理

1. 术前准备 介入室手术护士做好术前室内清洁卫生和各类物品的准备（器械、布类、药品、输液、输血及一次性物品、耗材、敷料等）。检查介入室内监护仪、输液泵、负压吸引器等仪器使用是否正常。术前应了解患者情况及计划实施的手术。患者进入手术室后，根据不同情况给予介绍和安慰，以减少患者的恐惧与紧张。对神志不清的患者，应适当约束或专人看护，确保安全。

2. 执行查对制度 术前与病房护士交接患者、病情和病历。核对患儿的手腕带信息是否与病历、手术安排表一致，按《手术患者护理交接单》逐项核对并签名，检查患儿的一般情况。检查手术同意书、麻醉同意书等知情同意书是否签字，以及从病房带来的检查结果和物品是否齐全等。与手术医生共同核对患儿、手术部位、拟定手术方式、手术包、术中需要的药物、耗材等，并详细记录，清点时逐项登记。开启耗材的包装前，应再次与手术医生核对。使用耗材后将耗材的三条条形码分别贴在手术护理记录、收费单（留底保存）和患者出院小结上。严格做好高值耗材的登记和管理。

3. 固定体位 能使手术区充分暴露，符合医生手术操作需要，又能保证患者肢体处于舒适、安全状态，防止过度挤压。手术时间长的患者，注意术中体位的变换，每隔 1 h 按摩一次，观察受压的皮肤并做好相关的记录。注意关心患者，注意患者保暖，为患者做好必要的防护。

4. 协助手术 负责协助参加手术人员的铅服、铅帽、脖围和手术衣的穿着，为手术医生提供需要的手术用物，保持手术间的整洁、安静，适时调节手术野灯光与室温。随时督促手术人员严格执行无菌操作和射线防护，对违反者应立即予以纠正。术中协助手术人员取病理标本，做好标本的标识和记录。

5. 负责术中输液、输血 输血前必须与另一名医护人员仔细核对血型和交叉配血结果，做好“三查八对”［三查：治疗前查、治疗中查、治疗后查；八对：床号、姓名（包括性别、年龄）、药名、规格（浓度）、剂量（数量）、用法、时间、有效期（批号）］，注意输液速度，防止液体外漏。

6. 术后交接 协助医生妥善包扎伤口，检查术后患者皮肤情况。术后由麻醉医师（或手术医师）和介入室护士将术后患者在血氧饱和度监测下转运至复苏室或病房，途中注意为患者保暖及监护患者生命体征的变化，携带氧气装置、复苏囊和急救药物等抢救设备，并使用《手术患者护理交接单》向值班人员详细交代患者病情、术中情况及用物。

（三）术后护理

1. 术后护理评估

（1）身体各器官功能情况：生命体征有无异常、面色有无发绀、有无胃肠道反应、有无排尿异常、有无脊髓损伤症状、有无剧烈疼痛。

（2）穿刺部位和术侧肢体情况：穿刺点有无渗血、血肿、感染、皮肤破损；术侧肢体皮肤温度、感觉、颜色、双侧足背动脉搏动。

（3）留置管道的情况：有无引流管、胃管、尿管、输液港或留置针等，管道是否通畅。

（4）患者及其家属心理情况：有无焦虑，是否与担心疗效和术后不良反应有关。

2. 术后护理措施

（1）体位与休息：给患者提供整洁、安静、舒适的治疗及休养环境，保证充足的睡眠。术后去枕平卧 6 h，头偏向一侧，动脉穿刺侧肢体伸直并制动 6 h。制动解除后可取健侧卧位，应尽量避免下蹲及增加腹压的动作，注意安抚哭闹的患儿。

（2）生命体征的观察：根据病情及介入治疗术的不同，随时监测患儿的心率、血压、呼吸、体温等。观察术后排尿的情况，尿潴留者必要时行导尿术。指导患儿床上排尿，指导家长为患儿更换尿片，尽量避免污染穿刺部位的敷料。部分患儿术后可能有发热的现象，体温 37.5 ~ 38.5℃，可进行物理降温。儿科介入术后应常规一级护理 6~12 h。

（3）穿刺部位的观察与护理：穿刺部位术后

加压包扎，动脉穿刺处加压包扎 24 h。密切观察穿刺部位有无渗血、出血及皮下血肿形成。如有渗血应及时更换敷料，保持穿刺部位敷料干爽、清洁，防止感染。有出血或血肿应立即压迫穿刺部位上方一指处的动脉，同时报告医生及时处理。

（4）穿刺侧下肢血循环情况：密切观察足背动脉搏动是否减弱或消失，皮肤色泽是否苍白及温度是否下降，毛细血管充盈时间是否延长，穿刺侧下肢有无疼痛和感觉障碍，要与术前对比。注意要双足同时触摸以便对照。如发现肢端冷、苍白、小腿疼痛剧烈或感觉迟钝，则提示有股动脉血栓形成的可能，应及时通知医生进行相应的处理。如发现患者一侧肢体肌力下降，明显活动受限，则提示脑出血的可能，应及时通知医生进行处理。

（5）营养与饮食指导：术后禁食 2 h 无呕吐者，可试饮少量水，术后 3 h 无呕吐者可进少量清淡易消化的流质食物，少吃多餐。根据病情逐渐过渡到半流质或普通饮食。指导患者多喝水，以加速肾脏对比剂、化疗药及毒素的排泄。

（6）输液港的护理：注意脉冲式冲管和正压封管的正确手法，为患者及其家属介绍输液港的一般护理知识，减轻其心理负担。

（7）患者及其家属心理护理：解释术后不良反应，向患者及其家属解释病情和手术情况，向患者介绍成功的病例，增强患者战胜疾病的信心。

（8）健康教育：①饮食与休息：合理进食富含足够热量、蛋白质和维生素的饮食，按需喂养，注意劳逸结合；②用药指导：对术后继续用药者，向患者及家属交代按时服药的重要性以及药物的作用、不良反应、药物和食物的相互作用及注意事项；③定期复查：根据病情及疾病性质制定患者的复诊时间；④介绍与疾病相关的知识。

（9）术后跟踪：为患者及其家属做好出院指导，定期对患者进行电话或网络回访。建立医患之间和病患之间沟通的网络平台，加强有效沟通。对患者的植入耗材进行术后跟踪，为患者建档以便跟踪回访。

（刘佩莹　张靖）

参 考 文 献

[1] Lord D. The practice of pediatric interventional radiology. Tech Vasc Interv Radiol, 2011, 14 (1): 2-7.

[2] Baskin K, Hogan M, Sidhu M, et al. Developing a clinical pediatric interventional practice: a joint clinical practice guideline from the Society of Interventional Radiology and the Society for Pediatric Radiology. J Vasc Interv Radiol, 2011, 22 (12): 1647-1655.

[3] Kukreja K, Vaidya S. Venous interventions in children. Tech Vasc Interv Radiol, 2011, 14 (1): 16-21.

[4] Cardella JF, Kundu S, Miller DL, et al. Society of interventional radiology clinical practice guidelines. J Vasc Interv Radiol, 2009, 20 (Suppl 7): 189-191.

[5] Steele JR, Wallace MJ, Hovsepian DM, et al. Guidelines for establishing a quality improvement program in interventional radiology. J Vasc Interv Radiol, 2010, 21 (5): 617-625.

第三章

儿科介入术中护理管理

儿科介入治疗是指在医学影像设备的引导下对儿科患者进行的微创治疗，包括血管性介入治疗、非血管性介入治疗等。儿科患者因为不能配合手术，所以必须在全麻下进行。介入手术室的护士不仅需要熟悉各种介入治疗所用的器械，掌握各种疾病的护理配合，还需要在术中及时观察患者病情的变化，配合好麻醉师和手术医生，保证手术的顺利进行。

第一节　血管性介入治疗术中护理管理

对于所有的儿科患者，特别是新生儿和婴幼儿，与成人患者的护理存在一些区别，我们需要特殊考虑以下几个方面：不同麻醉方式的配合，术中控制体温，保持液体的平衡，患者的约束。因此在环境、设备、药物、器械的准备上我们要做得更细致。

一、环境及仪器设备的准备

1. 设定合理的介入手术室温度和相对湿度，温度保持在24~26℃，相对湿度保持在55%~65%。

2. 术前检查各种仪器设备，保证麻醉机、监护仪、负压吸引器、氧气装置、抢救车等在应急状态。

二、血管性介入治疗常规药物准备

1. 肝素　在介入治疗过程中，导管内外与导丝表面可能有血凝块形成。使用一定剂量的肝素，使血液不在血管中凝固的方法称为肝素化。为避免血栓形成，因此要对患者进行肝素化。儿科患者肝素化使用的剂量是根据公斤体重计算的，体重<10 kg的儿童，肝素用量为75 U/kg，体重≥10 kg的儿童，肝素用量为100 U/kg。肝素的半衰期是根据剂量的变化而变化的，100 U/kg剂量的肝素半衰期大约是1 h，故术中护士需记录肝素化的时间，并及时提醒医生追加肝素。另外，还需配制浓度为6 U/ml的肝素盐水冲洗导管、导丝。

2. 介入急救药物　介入手术室应该常备溶栓类药物如尿激酶，止血类药物，中和肝素的药物如鱼精蛋白注射液，还有舒张血管药物如硝酸甘油和盐酸罂粟碱注射液等。

三、器械准备

1. 介入治疗前，护士要根据患儿的年龄、手术部位、手术方式等，准备相应型号的血管鞘、导管、导丝等常规器械。儿科患者最常用4F小儿鞘及4F超滑导管。另外，由于儿科患者血管很细，还需准备微导管等特殊器械，见图3-1-1、3-1-2。

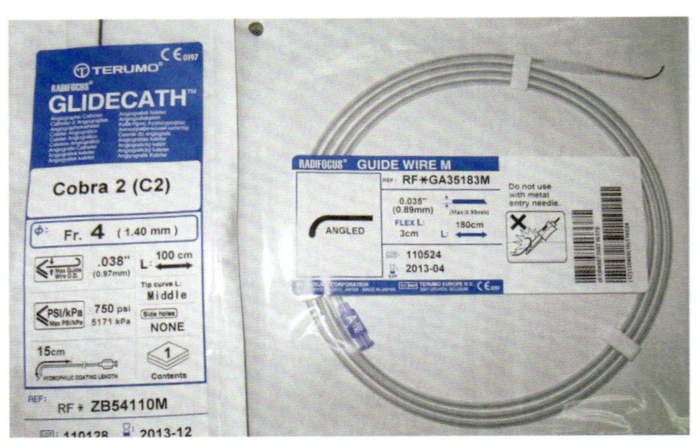

图3-1-1 儿科介入治疗用器械 4F Cobra超滑导管及超滑指引导丝

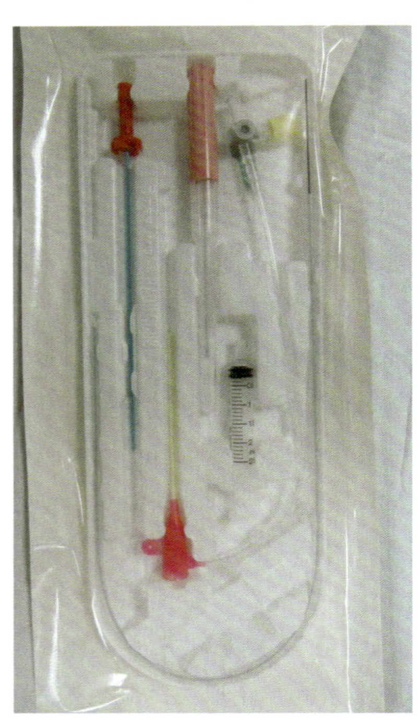

图3-1-2 儿科介入治疗用器械 4F小儿鞘（20G穿刺针）、4F扩张条、4F血管鞘、0.025 in导丝）

2. 造影用一次性灭菌物品

（1）一次性介入手术包：小药杯4个（1个装对比剂，1个装生理盐水，剩余的装配制好的药物，药杯用不同颜色加以区别）；弯盘1个；小圆碗1个（装皮肤消毒液）；大圆碗1个（装肝素盐水）；治疗巾、孔巾若干，见图3-1-3。

（2）无菌手术衣。

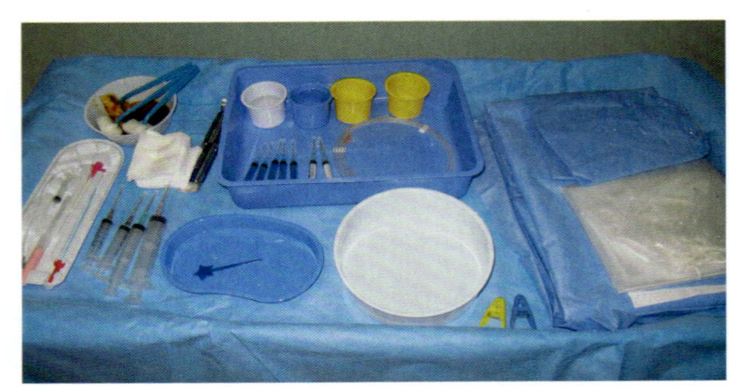

图3-1-3 一次性介入手术包

四、进入介入手术室后的护理

患儿进入介入手术室后，护士要组织手术医生、麻醉师进行核对（手术开始前进行小组核对），核对患儿姓名、年龄、性别、手术部位、手术方式等。护士还要对患儿进行心理护理，帮助患儿消除恐惧心理。流程见图3-1-4。

五、全身麻醉的护理配合

1. 麻醉诱导期 麻醉诱导开始前，要检查患儿的静脉通道是否通畅，保证麻醉药物顺利进入体内。摆好体位，固定好患儿的四肢，然后连接好心电监护仪。

2. 协助气管插管 需要气管插管的患儿，要协助麻醉师插管。为提供良好的气管插管条件，护士可根据要求调整手术床的高度，在插管困难的情况下，护士要积极充当麻醉师的助手，做好器械的传递，准备好吸引器。

3. 参与抢救 诱导插管的时候非常容易发生各种麻醉意外，一旦发生意外，护士要即刻参

进入介入手术室前

介入手术室护士：按手术前“核对清单”中的核对内容依次核对患儿的信息

↓

手术前

巡回护士：按手术安全核查表宣读每项核对内容。向清醒者、合作者先以开放式方式询问患者姓名、年龄、手术名称、手术部位，然后再跟团队共同核对手术开始前清单

麻醉医生：核对患者手腕带并应回答手术患儿的姓名、住院号（如无麻醉医生参与的手术由手术医生完成）

↓

手术完毕者离开介入手术室前

应回答手术设备、器械耗材的数量（包括特殊耗材/植入物）、标本的数量，手术团队成员共同确认手术完毕

图 3-1-4　患儿介入手术核对流程图

与抢救，配合好麻醉师，准备各种抢救药物，如有需要多开放一条静脉通道，并且寻求其他医务人员的帮助。

4. 麻醉维持期　要注意观察患儿心率、血压、呼吸、血氧饱和度等生命体征的变化，发现问题及时告知麻醉师，并做好手术护理记录。对于 1 岁以下的婴幼儿特别是新生儿要求进行体温的监测，心脏介入手术还需要监测有创动脉血压。进行心电监测时，还要注意以下细节：①血氧饱和度：一般黏贴在补液手拇指处；②心电监测：避免在影像视野内出现电极片、连接线；③血压：选择合适的袖带，袖带不要绑在病变及补液肢体侧。

六、经股动脉插管手术体位

儿科患者尤其是婴幼儿，由于生理构造的特殊性，腹股沟皮肤如果暴露不好，会影响医生的穿刺，因此我们要尽量使患儿穿刺处皮肤暴露好，提高医生穿刺的成功率。所以，对于婴幼儿我们通常采取经股动脉插管的手术体位：保持肢体功能位，尽可能地暴露术野，患儿取平卧位，双手置于身体两侧，用一大小合适的软枕垫高臀部，使双侧腹股沟区平展，双腿自然下垂，于膝关节处予约束带固定于机床上。同时要注意保暖（图 3-1-5）。

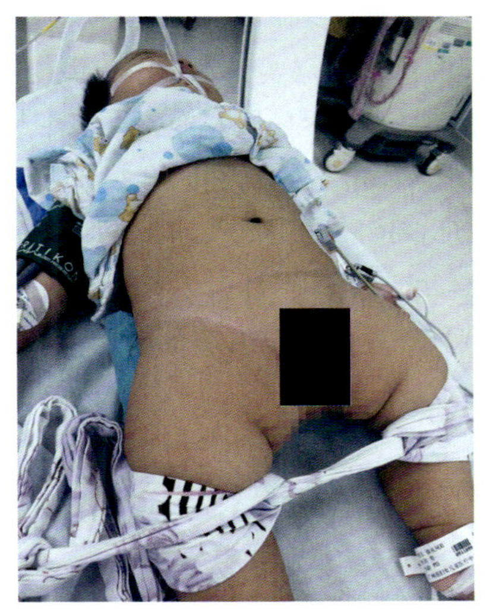

图 3-1-5　婴幼儿经股动脉插管手术体位

七、术中保暖

婴幼儿体温调节中枢发育不够完善，术中如不注意保暖，其体温很容易降低。因此，一些保暖措施很重要：①调节室温：24～26℃；②消毒液的加温；③对比剂的加温；④术中补液的加温；⑤暖风机的应用；⑥非手术区域的遮盖。另外，心电监护仪需要对体温进行检测，以便更好地观察病情。

八、术中的护理配合

1. 准确传递术中所需的物品及药品，使用前和医生核对好产品的型号、用途、有效期，确保物品的外包装完好无损，如属高值耗材要保留好条形码贴于患者病历以备溯源。术中需要用到的药物，也要再次核对药名、剂量、配制方法，和医生确认无误后才能使用，并保留好以备查对。

2. 术中应注意观察触摸患儿的足背动脉搏动情况，并注意观察穿刺侧肢体的皮肤颜色，监测皮温，如有异常及时报告医生。

3. 每次造影后，护士要及时观察患儿有无出现皮肤潮红、皮疹等对比剂过敏反应。

4. 在介入治疗过程中，护士要监督操作者及其他人员遵守无菌操作原则。

5. 根据治疗的需要，术中医生可能需要更换各种器材，护士要尽量做好准备，满足其需求。

6. 术中要经常关注患儿的静脉通道是否通畅，液体是否按照医生的要求顺利进入体内，还要注意观察患儿有无排尿。

7. 准确做好各种数据的记录，书写好各种护理记录单。

第二节 非血管性介入治疗术中护理管理

非血管性介入治疗是指在医学影像设备的引导下对非血管部位进行介入诊治的方法。环境的准备及麻醉的护理配合与血管性介入治疗的护理是一样的。另外，由于手术类别的不同，需要准备不同的物品及器材。

一、儿科非血管性介入治疗常见手术种类

1. 硬化术 常见有淋巴管畸形、静脉畸形及各种囊肿的经皮硬化术。

2. 活检术 通过活检针取身体各个部位肿瘤或者病变部位的组织做病理检查。

3. 引流术 通过引流导管将囊腔、脓腔等的液体、积液引流出体外。

4. 成形术 用球囊扩张导管将狭窄的通道扩大并使之畅通的方法称为成形术，如食管狭窄的球囊扩张术。

二、常用器械

1. 活检针。
2. 引流导管。
3. 引流套管针。
4. 球囊扩张导管。

三、非血管介入治疗术中护理

1. 根据手术类型的不同准备不同的器械。

2. 术前检查患儿的检验报告，如果有异常，及时告诉医生。

3. 手术需要 B 超引导的患儿，应准备好B 超仪、耦合剂等。

4. 穿刺活检的患儿要准备消毒灭菌的滤纸，装有甲醛固定液的标本瓶。

5. 治疗过程中要观察患儿有无不良反应，及时报告医生给予对症处理。

（李丹 张靖 单鸿）

参考文献

[1] Coley BD, Hogan MJ. Image-guided interventions in neonates. Eur J Radiol, 2006, 60 (2): 208- 220.

[2] Knobel R, Holditch-Davis D. Thermoregulation and heat loss prevention after birth and duringneonatal intensive-care unit stabilization of extremely low-birth weight infants. J Obstet Gynecol Neonatal Nurs, 2007, 36 (3): 280-287.

[3] Laffan EE, McNamara PJ, Amaral J, et al. Review of interventional procedures in the very low birth-weight infant (<1.5 kg): complications, lessons learned and current practice. Pediatr Radiol, 2009, 39 (8): 781-790.

[4] Lord D. The practice of pediatric interventional radiology. Tech Vasc Interv Radiol, 2011, 14 (1): 2-7.

第四章

儿科介入常用药物

作为临床医师及儿科介入放射医师要承担观察病情、诊断疾病和治疗疾病的责任。因此，在临床工作中必须正确、合理地选择和应用药物，制定安全、有效、经济的治疗方案，同时减轻患者痛苦，减少不良反应和并发症。儿科介入医生工作中常用药物如下。

一、对比剂

（一）水溶性碘对比剂

大多数介入操作都需借助对比剂显示才能进行。常用的对比剂多指水溶性对比剂，均为碘苯环的衍生物，根据其结构可分为 4 种类型：离子型单体、离子型双体、非离子型单体和非离子型双聚体。

离子型其苯环上 1 位侧链为羟基盐（—COOR），此结构的对比剂水溶性高，在水溶液中可以离解成阴离子（含三苯环）及阳离子（葡甲胺、钠、钙、镁）。非离子型者苯环上 1 位侧链为酰胺衍生物（—CONH），其水溶性亦很高，然而不解离于水中。单体对比剂指一分子对比剂仅有一个三碘化苯环，双聚体则指一分子对比剂中含有两个三碘化苯环。

根据病史和病情，有高危因素的患者应使用非离子对比剂。其中包括：①过敏体质，如有对比剂、药物和食物过敏史，患有支气管哮喘、荨麻疹、湿疹、花粉症等过敏性疾病；②糖尿病、多发性骨髓瘤、失水和休克状态；③心脏病，如心功能不全、严重心律失常、冠心病、肺动脉高压和发绀型先天性心脏病；④肾衰竭；⑤1 岁以下患儿。此外，对冠状动脉、颅内动脉、脊髓动脉、蛛网膜和脑室造影，均应选用非离子型对比剂。

在我国仍将碘过敏试验列为常规。而在 20 世纪 70 年代初召开的欧洲放射学会议已通过决议废弃这一试验。进口非离子型对比剂均未配备试敏用注射液，理由是过敏试验并不能反映实际问题。有些患者在过敏试验时发生严重反应，甚至死亡，而某些过敏试验阳性的患者在采取有效的预防措施下，仍可顺利完成介入操作。因此，笔者认为做好预防措施和抢救准备更为重要。

对于儿童患者使用对比剂需注意以下几点：①小婴儿（年龄<1 岁），特别是新生儿极易发生电解质失衡和血流动力学改变，应注意所给对比剂的剂量、检查过程的技术操作和患者的状况。

②低渗水溶性对比剂应常规用于新生儿、婴幼儿和儿童的胃肠道检查，因这些患者有误吸、肠梗阻或漏入腹腔的危险。③使用泻药或长时间禁食的儿童患者禁用本药；支气管哮喘、对过敏原或药物敏感、有心脏病的儿童患者使用本药会增加发生不良反应的风险。

1. 碘普罗胺（ultravist） 碘普罗胺又名优维显，是一种三碘化的非离子型水溶性对比剂。本品主要优点为：全身不良反应少，局部刺激性轻。

（1）用法与用量：主要用于诊断用药，应用于血管内和体腔内，如CT增强扫描、动脉造影和静脉造影、动脉法/静脉法数字减影血管造影（digital subtraction angiography，DSA）、静脉尿路造影、经内镜逆行性胰胆管造影术（endoscopic retrograde cholangiopancreatography，ERCP）、关节腔造影和其他体腔检查，不能在鞘内使用。对于婴幼儿对比剂的使用剂量，应依据年龄、体重、临床情况和检查技术来进行调整，剂量在1.5 g I/kg体重以下的通常剂量可以被很好地耐受，推荐剂量：新生儿（<1个月）为1.2 gI/g，婴幼儿（1个月~2岁）为1.0 gI/kg，儿童（2~11岁）为0.5 gI/kg，青少年和成人为0.3 gI/kg。

（2）禁忌证：①对含碘对比剂过敏者；②明显的甲状腺功能亢进者；③妊娠期妇女及急性盆腔炎患者禁做子宫输卵管造影；④急性胰腺炎患者禁做ERCP；⑤长时间禁食或使用泻药的儿童患者。

（3）不良反应：本药的严重不良反应总发生率比离子型对比剂低。与血管内使用含碘对比剂有关的不良反应通常是轻至中度且暂时的，但严重和危及生命的反应甚至死亡也曾有报道。体腔内使用对比剂后的不良反应罕见（由于从给药部位缓慢吸收并且通过扩散控制过程分布到整个机体，故大多数反应发生在使用对比剂后数小时）。迟发的对比剂不良反应罕见。

（4）注意事项：①静脉尿路造影时，婴儿肾脏的肾单位尚未成熟，生理性浓缩功能不足，故需要较高剂量的对比剂。②使用非离子型对比剂前不推荐做碘过敏试验。由于无预测价值，不推荐使用小剂量对比剂做过敏试验。此外，过敏试验本身偶可引起严重和甚至致命的过敏反应。③对比剂应尽可能在患者仰卧时注入血管内，且不得与任何其他药物混合使用，以避免可能的不相容风险。给药后，应继续观察患者至少30 min，因大多数不良反应发生在这段时间内。④对于多数情况，0.9~1.5 gI/kg的剂量（相当于碘普罗胺注射液300 mgI/ml，3~5 ml/kg）通常可以被很好地耐受而且可以提供充分的诊断信息。本药若分次注射，机体需有充足的时间完成组织间液的渗透，以使增高的血清渗透压恢复正常。⑤患者在检查前2 h内应禁食，且使用本药前应确保进行了充足的水化，尤其对于多发性骨髓瘤、糖尿病、多尿症、少尿症、高尿酸血症的患者，以及新生儿、婴儿、幼儿和老年患者。最好在血管内注射前后至对比剂被肾脏清除期间保持血管内输注水化剂（如生理盐水、碳酸氢钠）。⑥本药经血管内给药后可引起肾毒性，以肾功能的暂时性损伤为表现，在罕见的病例中可能发生急性肾衰竭。⑦非离子型对比剂对正常的生理功能影响很小，故在体外非离子型对比剂较离子型对比剂的抗凝血作用小。除对比剂外，检查时间、注射次数、导管和注射器的材料、病情及伴随用药均可能引起血栓栓塞事件。故操作人员在进行血管导管介入操作时应考虑到这些因素，血管介入应细致，经常用肝素生理盐水来冲洗导管并且尽可能缩短检查时间以减少可能引发血栓形成及栓塞的危险。⑧注射任何对比剂前，都应询问患者的过敏史（如海味过敏、花粉症、荨麻疹）。⑨在腹部血管造影和尿路造影时，肠内无粪块及气体可提高诊断效果。患者自检查前2日起禁食易产气食物，特别是豌豆、黄豆、扁豆、色拉、水果、黑面包、新鲜面包和未烹饪的蔬菜。⑩应在造影检查室内配备各种处理和抢救对比剂导致的不良反应的药品和器械，包括氧气和心肺复苏器械，并随时可用。在患者注射对比剂后应有掌握对比剂导致的不良反应和处理技能的医护人员在场作严密观察；⑪本药不能在鞘内使用，也不能用于蛛网膜下腔检查。

2. 碘佛醇（optiray） 碘佛醇又名安射力，是一种新型的含三碘低渗非离子型对比剂，适用于各种放射学造影检查。碘佛醇注射后主要通过肾脏排泄，不与血浆蛋白结合，不进行代谢，不易通过血/脑屏障或脑细胞膜。含 6 个羟基且均匀分布，临床使用反应更小，安全性更高，更多用于有高危因素的患者。

（1）用法与用量：主要应用于血管内和体腔内诊断用药，如动脉造影和静脉造影、动脉法/静脉法 DSA、静脉尿路造影、ERCP、关节腔造影和其他体腔检查，不能在鞘内使用。儿童剂量：①儿童心血管造影：一般单次心室注射本品剂量为 1.25 ml/kg（1.0~1.5 ml/kg），给予多次注射时，总剂量不超过 5 ml/kg，总量不超过250 ml。②CT 增强扫描：头部推荐剂量为 1~3 ml/kg 体重。体部推荐剂量为 1~3 ml/kg 体重，一般为 2 ml/kg 体重。③静脉排泄性尿路造影：0.5~3.0 ml/kg 体重。一般儿童剂量为 1.0~1.5 ml/kg 体重。婴儿和儿童剂量应根据年龄和体重比例调整。给予的总剂量不应超过3 ml/kg体重和 5 ml/kg 体重。

（2）禁忌证：①有明显的甲状腺疾病患者；②继往对本品有严重反应者。

（3）不良反应：请参照碘普罗胺不良反应。

（4）注意事项：①对碘剂有过敏史或过敏试验阳性的患者如有必要使用，患者需先使用抗组胺药物或皮质类固醇药物。②在造影前应使患者体内保持足够水分，建议无尿或少尿患者避免使用本注射液。注射时应使注射液的温度等于或接近体温。③周围动脉造影时注射的动脉必须有搏动，对闭塞性血栓性脉管炎或严重缺血性疾患伴向上蔓延感染，进行造影应极谨慎。④主动脉造影可能引起邻近器官损伤、胸膜穿破、肾损伤。采用腰部技术可能导致腹膜后出血、脊髓损伤及横断性脊髓炎症状。冠状动脉造影应对心电图及生命指征进行监测。⑤静脉弹丸式注射对比剂后 15~120 s，正常和异常组织的对比增强达最大，故在注射后 30~90 s 内进行的动态 CT 扫描可以提高增强效果及诊断效率，有利于 CT 扫描增强。⑥患者患有血栓、静脉炎、严重缺血、局部感染或静脉系统完全堵塞时，建议在透视下操作，以防止注射时对比剂溢出血管外。⑦本药为非离子型对比剂，抑制血凝的作用比离子型弱，但在进行血管造影时，对操作步骤、时间长短、注射次数、导管及注射器材料仍应予以注意，尽量缩短血液与注射器、导管接触时间，以防可能发生的凝血现象。⑧患者做完造影后宜观察 1 h，因偶有延迟反应。口服胆囊对比剂后应至少延迟 48 h 才可以注入本药。⑨产品有冻结或结晶出现时则不可使用。⑩对比剂在脑血管系统内的通过时间延长者用药应特别谨慎。⑪降低癫痫阈的药物，尤其是吩噻嗪衍生物，包括使用其抗组胺或抗恶心特性时，不能与碘佛醇注射液同时使用。

3. 碘克沙醇（visipaque） 碘克沙醇又名威视派克，为含 6 个碘离子的非离子型对比剂，最大的特点是与血浆等渗，制剂中加入钠、钙离子调整渗透压，因此，含碘浓度 270 mg/ml 和 320 mg/ml均与血浆等渗。本品血浆蛋白结合率<2%，在体内无代谢，以原型排出体外，是目前安全性较高的对比剂，适用于有高危因素的患者。常见的不良反应为轻度感觉异常，如冷、热感。外周血管造影时热感约 10%，肢端疼痛轻微，发生率 1%~10%。胃肠道反应少见，罕见喉头水肿、支气管痉挛、肺水肿和过敏性休克。

（1）用法与用量：作为对比剂用于心血管造影、脑血管造影、外周动脉造影、腹部血管造影、尿路造影、静脉造影和 CT 增强检查；本药只能静脉和动脉内注射给药，鞘内给药可能致死。儿童剂量：①心血管造影：动脉内使用，浓度为 270 或 320 mgI/ml，用量应根据年龄、体重和病理情况，推荐最大总剂量按 10 ml/kg 体重。

②尿路造影：静脉内使用，儿童<7 kg，用量按2~4 ml/kg体重；儿童>7 kg用量按2~3 ml/kg体重。儿童所有剂量均根据年龄、体重及病理情况（最大剂量为50 ml）。③头颅、体部CT增强扫描：静脉内使用，2~3 ml/kg体重，可至50 ml（少数病例可至150 ml）。

（2）禁忌证：①对本药或碘过敏者；②未经控制症状的甲状腺功能亢进患者；③既往对本药有严重不良反应史的患者。

（3）不良反应：请参照碘普罗胺不良反应。

（4）注意事项：①血液透析的患者在接受对比剂检查后应立即进行血液透析；②使用本药后的患者应至少观察30 min，因为大多数的严重不良反应都发生在这段时间；③在体外试验中，非离子型对比剂对凝血系统的影响较离子型对比剂轻。在施行血管造影术时，血管内的技术操作应十分小心，用肝素化的生理盐水灌洗导管以减少与操作技术相关的血栓形成和栓塞。

（二）非水溶性碘对比剂

碘化油（lipiodol）为植物油与碘结合的一种有机碘化合物，以往用于淋巴结造影。

1. 用法与用量

（1）子宫输卵管造影：经子宫颈管直接注入子宫腔内，剂量为5~20 ml（40%）。

（2）各种腔室（如鼻窦、腮腺管、泪腺管等）和窦道、瘘管造影：依据病灶大小斟酌用量直接注入。

（3）肿瘤栓塞化疗：用量可根据肿瘤大小及富于血管情况决定。一般一次剂量为10 ml。本药剂量与溶剂之比为1∶1时，乳化剂最为稳定，最易沉积在瘤体内。肝癌栓塞治疗：在肝肿瘤供血动脉作选择性插管，或肝总动脉插管，将与抗癌药混匀的本药5~10 ml注入。

（4）防治地方性甲状腺肿大：深部肌内注射，常用量：1岁以下125 mgI，1~4岁250 mgI，5~9岁750 mgI，10岁以上按成人剂量使用，1000 mgI或3 ml（30%）。注射1次可维持药效5年。

（5）支气管造影经气管导管直接注入气管或支气管腔内。成人单侧剂量为15~20 ml（40%），双侧30~40 ml；小儿酌减。注入宜缓慢，采用体位使各叶支气管充盈。

2. 禁忌证 ①对碘过敏者；②有发热或过敏体质者；③有严重多器官功能衰竭者。

3. 不良反应 ①本药吸收过程中可发生短暂的体温升高。偶见碘过敏反应，在给药后即刻或数小时发生，主要表现为皮肤反应、血管神经性水肿、呼吸道黏膜刺激、肿胀和分泌物增多等。②本药对组织刺激轻微，一般不引起局部症状。③子宫输卵管碘油造影有可能引起本药进入血管，发生肺动脉栓塞和盆腔粘连、结核性盆腔脓肿恶化等。

4. 注意事项 ①少数患者对碘产生过敏反应。用本品作子宫输卵管造影和肌内注射者，应先做口服碘过敏试验。瘘管、窦道造影等，碘化油不在体内潴留，可免做过敏试验。②子宫癌（有导致扩散可能）、子宫结核（易引起碘化油反流入血管产生肺动脉碘油栓塞）慎用本品。③支气管造影前进行支气管表面麻醉。为避免本品进入细支气管以下呼吸单位，干扰诊断和引起肉芽肿，除在灌注时控制用量和灌注速度外，还常在碘化油内加入研磨成细末的磺胺粉，调匀以增加稠度，一般每20 ml碘化油中加入5~10 g，视原有制品稠度和室温适当增减，对磺胺制剂过敏者禁用。碘化油对组织刺激轻微，一般不引起局部症状，但进入支气管可刺激黏膜引起咳嗽，析出游离碘后刺激性增大，且易发生碘中毒。造影结束后利用体位引流并鼓励患者咳出对比剂，不能咽下。若有大量碘化油误入消化道宜采用机械刺激催吐或洗胃吸出，以免碘中毒。④子宫输卵管造影时要控制注射量和压力，在透视下进行，避免挤破血窦引起肺血管油栓，对子宫结核宫腔粘连者尤需注意。⑤肌内注射要注入深部肌肉组织，并避免损伤血管引起油栓。⑥碘化油注射液较黏稠，注射时需选用较粗大的针头，避免用塑料注射器。⑦本品不宜久露于光线和空气中，析出游离碘后色泽变棕或棕褐色者不可再使用。⑧对诊断的干扰：本品含碘，摄入体内可干扰甲状腺功能测定，对疑有甲状腺病变需作甲状腺功能测定者宜在应用本品前进行，但其他如三碘甲腺原氨酸树脂摄取试验等则不受影响。支气管碘化油造影后碘油残留肺部可影响胸部X线检查，宜在造影前先作胸部X线片观察；盆腔肿块需要观察钙化者，亦宜在子宫输卵管造影前先摄取盆腔区域X线平片，以免进入腹腔的碘化油干扰。

二、血管活性药物

（一）扩血管药物

1. 罂粟碱（papaverine） 本品是经典的非特异性血管松弛剂，对脑血管、冠状动脉和外周血管都有松弛作用。降低血管阻力开始作用缓慢，但持续时间长，可作为其他扩张药的辅助用药，临床上常用于非闭塞性小肠缺血，在介入手术中常用于缓解因操作所导致的动脉血管痉挛。制剂规格：注射液30 mg/ml。用量为1 mg/min，1日量≤300 mg，过量可引起心脏传导阻滞，心律不齐。

（1）用法与用量：①肌内注射：每次1.5 mg/kg，每天4次。②静脉注射：每次1.5 mg/kg，每天4次。③动脉解痉：每次将罂粟碱15 mg加入15 ml生理盐水中经导管缓慢注射，效果不佳时可重复使用。

（2）禁忌证：对罂粟碱过敏、完全性房室传导阻滞（因为大剂量可抑制房室传导，引起心律失常）、出血或有出血倾向、颅内高压者禁用。

（3）不良反应：①可引起心率增加和血压升高。但在快速输注，通常是多血管输注时，可降低灌注压。因此，必须持续监测血压。②血液系统：可引起血小板减少症。③中枢神经系统：可引起嗜睡、眩晕和头痛，减少用量可缓解。极少数可出现晕厥、瞳孔散大、轻度偏瘫、呼吸暂停及发热。静脉输注罂粟碱可引起颅内压升高，颅内压的升高不能用输注速度、患者年龄、临床情况及CT扫描下的蛛网膜下腔血流量来预测。④内分泌、代谢系统：罂粟碱能抑制线粒体氧化反应，大量摄取后可引起严重的乳酸酸中毒，导致血酮升高，轻度高血糖和低钾血症。⑤消化系统：包括腹部不适、恶心、呕吐、食欲缺乏、便秘和腹泻。⑥泌尿生殖系统：可引起阴茎持续勃起。⑦肝脏系统：可引起黄疸、肝功能异常和肝毒性。⑧呼吸系统：可引起呼吸加深。⑨皮肤：可出现皮疹与瘙痒、注射部位不适，化脓性肉芽肿等。

（4）注意事项：①罂粟碱与溴碘和碘化物有配伍禁忌；②有成瘾性不宜久用；③出现肝功能不全时，应立即停药；④静脉注射过快、过量可导致房室传导阻滞、心室颤动甚至死亡，应充分稀释后缓慢滴注或推注。

2. 硝酸甘油（nitroglycerin） 主要药理作用是松弛血管平滑肌。硝酸甘油释放一氧化氮（NO），NO与内皮舒张因子相同，激活鸟苷酸环化酶，使平滑肌和其他组织内的环鸟苷酸（cGMP）增多，导致肌球蛋白轻链去磷酸化，调节平滑肌收缩状态，引起血管舒张。本品可用来解除动脉痉挛、控制高血压及行药物性血管造影。缓解动脉痉挛药物用量根据动脉的管径大小和分支的多少而定。

（1）用法与用量：①充血性心力衰竭静脉滴注：初始剂量为0.25~0.50 μg/（kg·min），维持剂量为1~3 μg/（kg·min），最大剂量为5 μg/（kg·min）；②肺水肿静脉滴注：初始剂量为0.5~20.0 μg/（kg·min），最大剂量为60 μg/（kg·min）。③降低肺动脉压：速度控制在2.5~5.0 μg/（kg·min），可使肺动脉压明显下降，由于患者对本药的个体差异很大，故静脉滴注无固定适合剂量，应根据个体的血压、心率和其他血流动力学参数来调整用量。

（2）禁忌证：①对本药及硝酸盐类药过敏者；②早期心肌梗死伴严重低血压及心动过速患

者；③急性循环衰竭者；④严重低血压［收缩压 <12 kPa（90 mmHg）患者］；⑤梗阻性肥厚型心肌病患者；⑥缩窄性心包炎、心脏压塞患者；⑦严重贫血患者；⑧青光眼患者；⑨重症脑出血或头颅外伤患者；⑩颅内压增高患者；⑪皮肤敷贴片禁用于对黏合剂过敏者。

（3）不良反应：①心血管系统：常见直立性低血压，严重时可出现心动过速。还可出现晕厥、心绞痛、心动过缓、一过性冠状动脉闭塞、高血压。②内分泌系统：可见血硝酸盐升高。有静脉给药引起进行性乳酸性酸中毒、高渗性昏迷的报道。③肌肉骨骼系统：可见痛风性关节炎恶化。④神经系统：可见头痛、眩晕，还可导致展神经麻痹、颅内压改变等；也有引起短暂性脑缺血发作或韦尼克脑病（Wernicke encephalopathy）的报道。⑤精神系统可见烦躁。⑥消化系统：可见恶心、呕吐，少见口干，舌下含服还可出现口腔局部烧灼感、螫刺感或麻刺感，也可加重食管反流，经皮给药可引起味觉异常。⑦血液系统：可见变性血红蛋白增多，大剂量可引起高铁血红蛋白血症，表现为发绀，还可出现低蛋白血症、低氧血症。⑧皮肤：可见接触性皮炎，还可出现皮疹、面颊和颈部潮红。⑨眼：少见视物模糊，有静脉滴注本药后诱发急性闭角型青光眼的个案报道。

（4）注意事项：①舌下含化如无麻刺烧灼感或头胀感，表明药片失效；②如舌下黏膜明显干燥（可由药物，如抗抑郁药的抗胆碱能效应引起），可使部分患者舌下含化无效，建议舌下黏膜明显干燥的患者用水或盐水润湿黏膜后再给药；③舌下含服时患者应尽可能取坐位，以免因头晕而摔倒；④初次含服本药者，可酌减半量，以避免和减轻不良反应；⑤用药期间从卧位或坐位突然站起时须谨慎，以免突发直立性低血压；⑥大量或长期使用后需停药时，应逐渐减量，以防撤药时发生心绞痛反跳；⑦应使用能有效缓解急性心绞痛的最小剂量，过量、长期连续服用可能导致耐药性；⑧本药肛门内给药可能降低收缩压和动脉血管阻力，但用于怀疑或已知有明显心血管疾病（如心肌病、心力衰竭、急性心肌梗死）的肛裂患者时应谨慎；⑨急性心肌梗死或急性心力衰竭患者应避免使用本药长效制剂（因发生不良反应时难以逆转）。

3. 前列地尔（alprostadil） 前列地尔又名凯时、保达新。本品能直接作用于血管平滑肌扩张外周血管和冠状血管，降低外周血管阻力，降低血压，提高血流量。本品还有抑制血小板聚集、抑制血栓烷素 A_2 生成、保护缺血心肌、缩小梗死面积、抑制动脉粥样硬化脂质斑块及免疫复合物形成的作用。主要适用于慢性动脉闭塞症、糖尿病皮肤溃疡、微循环障碍所致溃疡及肢体疼痛，本品对心肌梗死、心力衰竭及闭塞性脉管炎有较好疗效。

（1）用法与用量：静脉滴注，开始时每分钟 0.1 μg/kg，不超过 1 μg/kg。动脉滴注，开始治疗阶段每分钟 0.15～0.20 μg/kg。间歇性动脉注射，推荐开始剂量为每分钟 0.1 μg/kg，5～10 min后提高到0.15 μg/（kg·min），再过5 min可提高到每分钟 0.20 μg/kg。用于血栓性脉管炎、闭塞性动脉硬化日剂量 40～100 μg。视网膜中央静脉血栓可达 100～200 μg/d。在新生儿初始剂量为 0.05 μg/（kg·min），获得满意效果后减为 0.005～0.01 μg/（kg·min），若无反应，可加量至 0.40 μg/（kg·min）。

（2）禁忌证：①对本药过敏或有本药过敏史者；②严重心力衰竭患者；③未经适当治疗的心律失常、冠心病患者；④左房室瓣或主动脉瓣狭窄者；⑤怀疑有肺水肿或肺浸润者；⑥严重慢性阻塞性通气障碍者；⑦急性肝功能损害（氨基转移酶或γ谷氨酰转移酶升高）或肝脏疾病患者；⑧镰状细胞贫血、血小板增多、红细胞增多、白血病患者；⑨多发性骨髓瘤患者。

（3）不良反应：①心血管系统：可见心律失常（如心动过速）、心力衰竭加重、血压下降，偶见心悸、休克，上述情况一旦出现应立即停药，罕见心绞痛；②呼吸系统：可见肺水肿；③肌肉骨骼系统：罕见关节症状，有出现长骨可逆性肥厚的报道；④泌尿生殖系统：可有一过性尿道或睾丸轻微疼痛，也可见尿道烧灼感或出血、睾丸肿胀、尿频、尿急、排尿困难等；⑤神经系统：可有头晕、头痛、疲劳，偶见麻木感，还可见嗜睡；⑥精神：罕见意识混乱，还可见易激惹；⑦肝脏：偶见丙氨酸氨基转移酶（ALT）、天门冬氨酸氨基转移酶（AST）升高；⑧消化系统：可出现腹胀、腹泻、不适，偶见腹痛、呕吐、便秘、食欲缺乏、口腔肿胀感；⑨血液：偶见白细胞减少、嗜酸粒细胞增多，罕见白细胞增多；⑩皮肤：偶见面部潮红、荨麻疹、脱发，罕见多汗；⑪眼：偶见视力下降；⑫其他：可见发热，偶见四肢疼痛、水肿。注射部位可见血管痛、血管炎、发红，偶见硬结、瘙痒等。罕见寒战、过敏反应、C-反应蛋白（C reactive protein，CRP）改变。

（4）注意事项：①本药仅用于对症治疗，能缓解慢性动脉闭塞症或脉管炎的临床症状（如缓解静息性肢体疼痛或促进慢性下肢溃疡的愈合），但停药后有复发的可能；②应用本药期间应警惕发生低血压症状；③在用本药治疗 3 周后应评估其疗效，如患者已不再对治疗有所反应，应停药，疗程不得超过 4 周；④有 10%～12%先天性心脏缺陷新生儿使用本药注射剂后可出现呼吸暂停，此症最常见于体重<2 kg 的新生儿，常出现在输注后第 1 个小时，因此用药期间应监测呼吸状态，并应在辅助通气设备存在下使用本药。

4. 硝普钠（sodium nitroprusside） 本药为强有力的速效血管扩张药：①对动、静脉平滑肌均有直接扩张作用，通过扩张血管使周围血管阻力减低，产生降压作用；②扩张血管作用还能降低心脏前、后负荷，改善心排血量，减轻瓣膜关闭不全时的血液反流，从而使心力衰竭症状缓解。主要用于高血压急症，如高血压危象、高血压脑病、恶性高血压、嗜铬细胞瘤栓塞前后阵发性高血压等的紧急降压，也用于麻醉期间控制性降压。制剂与规格：注射用硝普钠每支 50 mg。

（1）用法与用量：静脉滴注起始滴速为 0.3 μg/（kg · min），可每隔数分钟调整滴速。平均滴速为 3 μg/（kg · min），最大滴速为 10 μg/（kg · min）。经 10 min 而降压效果仍不理想，应考虑停药，改用或加用其他降压药。儿童：开始 0.2 μg/（kg · min），根据治疗反应以每 5 min 0.1～0.2 μg/kg 递增，常用剂量为 1.4 μg/（kg · min）。

（2）禁忌证：①对本药过敏者；②代偿性高血压（如伴动静脉分流或主动脉缩窄的高血压）患者；③外周血管阻力降低引起的充血性心力衰竭；④症状性低血压患者；⑤视神经萎缩者。

（3）不良反应：①心血管系统：血压下降过快，可出现眩晕、大汗、头痛、肌肉抽搐、神经紧张或焦虑、烦躁、胃痛、反射性心动过速、心律不齐，症状与给药速度有关，与总量关系不大。麻醉期间控制性降压时突然停用本药，尤其是血药浓度较高而突然停药时，可能发生反跳性血压升高。有本药引起体循环血流量减少、肺-体循环血流量比率增加的报道。②内分泌系统：可引起甲状腺功能减退，还可能导致代谢性酸中毒，可作为氰化物中毒最早和最可靠的指征。③呼吸系统：可能引起血二氧化碳分压（$PaCO_2$）、pH 值、碳酸氢盐浓度降低，有本药损害心力衰竭患者肺换气功能的报道。④泌尿生殖系统：有本药导致尿量减少、氮质血症（肾功能不全）的报道。⑤神经系统：可见头痛、头昏、嗜睡、谵妄，也有本药引起颅内压增高的个案报道。⑥精神：可见精神亢奋、幻觉。⑦消化系统：可引起恶心、呕吐、腹部痉挛。⑧血液：有引起高铁血红蛋白血症的报道。⑨皮肤：可能引起光敏感反应［与疗程及剂量有关，表现为皮肤石板蓝样色素沉着，停药后经较长时间（1～2 年）才渐退］、过敏性皮疹（停药后消退较快）。

（4）注意事项：①用于麻醉期间控制性降压时，患者如有贫血或低血容量，应先予纠正再给药；②左心衰竭伴有低血压时，须同时加用心肌正性肌力药（如多巴胺或多巴酚丁胺）；③撤药时应给予口服降压药巩固疗效。

（二）血管收缩药物

1. 肾上腺素（adrenaline） 本品是一种直接作用于肾上腺素α、β受体的拟交感胺类药。对α受体较多的器官如皮肤、黏膜、结合膜以及内脏的动脉产生扩张作用。不同器官的动脉对肾上腺素的敏感性不同，但总体上收缩作用比扩张作用强。一般情况下，将5~10 μg肾上腺素10~20 s内注入某血管，可以使靶动脉正常血管收缩，而对肿瘤血管没有收缩作用，因此，临床上常在注射肾上腺素后15~30 s注入对比剂，使普通情况下不能显示的肿瘤血管得到显示。本品还有扩张支气管、兴奋心脏、增高血压的作用，临床常用来抢救心搏骤停、过敏性休克等。

（1）用法与用量

1）心脏停搏：①静脉注射：初始剂量为0.01 mg/kg（浓度为1∶10 000），必要时可每3~5 min重复一次，最大剂量为1 mg。②骨内注射：参照静脉注射。③气管内给药：如静脉注射或骨内注射作用延迟或无法进行，可气管内给予本药0.1 mg/kg，用5 ml生理盐水冲洗并通气5次。每3~5 min可重复一次，最大剂量为2.5 mg。

2）抗过敏：①肌内注射：自动注射器，体重30 kg及以上者，一次0.3 mg（浓度为1∶1000）；体重15~30 kg者，一次0.15 mg（浓度为1∶2000）；如持续严重过敏可重复一次。②皮下注射：每次0.01 mg/kg或0.3 mg/m^2，最大剂量为每次0.5 mg（浓度为1∶1000）。③静脉滴注：每次0.1 mg/kg（浓度为1∶10 000），滴速不超过10 μg/min，最大剂量为0.3 mg。

（2）禁忌证：①对拟交感胺类药过敏者；②高血压患者；③器质性心脏病患者；④冠状动脉疾病患者；⑤洋地黄中毒者；⑥心源性哮喘患者；⑦外伤性或出血性休克患者；⑧糖尿病患者；⑨甲状腺功能亢进者；⑩分娩妇女（可能延长第二产程）。

（3）不良反应：①心血管系统：可见心悸、心律失常、血压升高，少见胸痛，剂量过大、皮下注射误入血管或静脉注射速度加快时，可引起血压骤升，甚至有诱发脑出血的危险；②内分泌系统：血糖和血清乳酸水平可能升高；③神经系统：可见头痛、震颤、无力、眩晕；④精神：常见烦躁、焦虑、恐惧，停药后可自行消失；⑤消化系统：可见呕吐；⑥皮肤：常见出汗、皮肤苍白，停药后可自行消失，可见四肢发凉。

（4）注意事项：①本药遇氧化物、碱类、光线及热均可分解变色，其水溶液暴露于空气及光线中即分解变为红色，不宜使用；②反复在同一部位给药可导致组织坏死，注射部位必须轮换；③每次局麻时使用剂量不可超过0.3 mg，否则可引起心悸、头痛、血压升高等，用于指、趾部局麻时，药液中不宜加用本药，以免肢端组织供血不足而致坏死；④用药时必须严格控制药物剂量；⑤用本药滴眼液时，应在使用缩瞳药后至少5 min再用药，以免发生额痛或头痛；⑥用于过敏性休克时，由于血管的通透性增加，有效血容量不足，必须同时补充血容量；⑦长期或过量使用本药可产生耐药性，停药数日后再用药，效应可恢复；⑧下列反应持续存在时须引起注意：头痛、焦虑不安、烦躁、失眠、面色苍白、恐惧、震颤、眩晕、多汗、心跳异常增快或沉重感；⑨本药口腔吸入剂用药20 min后如症状未缓解或加重时应停药，且不应超过推荐剂量或频率使用，已使用其他药物治疗的支气管哮喘患者不应使用本药。

2. 加压素（vasopressin）

（1）用法与用量：加压素主要用于治疗胃肠道出血和支气管动脉出血，也可用来治疗经中枢性尿崩症、头部手术或外伤所致的暂时性尿崩症。在药物性血管造影中，将本品注入腹腔动脉或肝动脉，可明显改善胰腺内部的血管显影质量。呼吸道或消化道出血用量为每次 6~12 U。

（2）禁忌证：本品对患有肾炎、心肌炎、血管硬化、骨盆过窄、双胎、羊水过多、子宫膨胀过度等患者不宜应用。在子宫颈尚未完全扩大时亦不宜采用本品。冠心病患者慎用。

（3）不良反应：主要为血压升高、心动过速、冠状动脉收缩、尿量减少以及胃肠道平滑肌兴奋导致腹部绞痛等。

（4）注意事项：用药后如出现面色苍白、出汗、心悸、胸闷、腹痛、过敏性休克等，应立即停药。

3. 盐酸多巴胺（dopamine hydrochloride） 本品可用于治疗各种类型的休克，由于其有扩张血管、加强心肌收缩力、利尿等作用，临床上在伴肾功能不全、心排血量减少、周围血管阻力增高时均适用。

（1）用法与用量：静脉滴注初始剂量为 2~5 μg/（kg·min），以后根据血压调整滴速和浓度，按 5~10 μg/（kg·min）增加剂量，最大剂量为 30 μg/（kg·min）。

（2）禁忌证：①对本药过敏者；②环丙烷麻醉者；③快速型心律失常者（国外资料有心室颤动报道）。

（3）不良反应：①心血管系统：常见胸痛、心悸、心律失常（尤其是大剂量时）、心搏快而有力，少见心率减慢，有引起血压升高或下降的报道；②呼吸系统：常见呼吸困难；③泌尿生殖系统：有引起氮质血症的报道，有使用多巴胺受体激动剂治疗帕金森病后出现性欲增强、性欲亢进的报道，尤其在高剂量时，降低剂量或停药后一般可逆转；④神经系统：偶见头痛；⑤胃肠道：偶见恶心、呕吐。

（4）注意事项：①应用本药治疗前必须纠正低血容量及酸中毒；②在静脉滴注时，血压若继续下降或剂量调整后仍无改善，应停用本药，并改用更强的血管收缩药；③突然停药可产生严重低血压，故停药时应逐渐递减；④本药外渗可导致局部组织缺血性腐烂和坏死，如出现外渗应尽快给予甲磺酸酚妥拉明 5~10 mg（用 10~15 ml 生理盐水稀释）进行局部浸润注射，在 12 h 内即可出现明显的局部充血改变。

三、抗过敏药、肾上腺皮质激素及镇痛药

（一）抗过敏药

1. 苯海拉明（diphenhydramine） 为乙醇胺的衍生物，具有抗组胺作用、镇静催眠和镇咳作用。主要用于治疗皮肤黏膜的过敏、急性过敏反应和晕动病的防治，同时具较强的镇吐、镇咳作用。

（1）用法与用量：口服给药，6 岁以下儿童，一次 6.25~12.50 mg，每 4~6 h 1 次；6~12 岁儿童，每次 12.5~25.0 mg，每 4~6 h 1 次，最大日剂量为 150 mg；12 岁及以上儿童，每次 25~50 mg，每 4~6 h 1 次，最大日剂量为 300 mg。肌内注射，每日 5 mg/kg 或 150 mg/m^2，分 4 次注射，最大日剂量为 300 mg。

（2）禁忌证：①对本药过敏者；②重症肌无力患者；③闭角型青光眼患者；④前列腺增生患者；⑤新生儿或早产儿。

（3）不良反应：①心血管系统：偶见心律紊乱；②呼吸系统：较多见痰液变稠，少见呼吸困难、气急、胸闷、咳嗽，有出现牙关紧闭伴喉痉挛的报道；③肌肉骨骼系统：少见肌张力障碍；④神经系统：常见中枢神经抑制作用、共济失调、头晕、嗜睡，较多见头痛、倦乏；⑤消化系统：常见恶心、呕吐、食欲缺乏，较多见口干、上腹不适；⑥血液：偶见贫血、粒细胞减少；⑦皮肤：偶见皮疹；⑧过敏反应：抗组胺药虽属抗变态反应类药物，但其本身也可引起过敏，有本药引起药物过敏性皮疹的报道。

（4）注意事项：①用药后应避免驾驶、操作机械或高空作业；②本药的镇吐作用可给某

些疾病的诊断造成困难；③作为局部用药时不应大面积使用或用于水痘、麻疹治疗，且勿与其他含苯海拉明的药品合用；④长期使用可诱发贫血。

2. 盐酸异丙嗪（promethazine hrdrochloride） 本品又名非那根（phenergsn），为组胺 H_1 受体阻断剂，其抗组胺作用较持久，适用于各种过敏性疾病。也有明显中枢镇静作用，可降温，有增强麻醉药、镇静药作用。

（1）用法与用量：口服给药，每次 0.125 mg/kg（3.75 mg/m^2），每 4~6 h 1 次；或睡前给药 0.25~0.50 mg/kg（7.5~15.0 mg/m^2）。按年龄计算一日量为：0~1 岁 5~10 mg、1~5 岁 5~15 mg、6 岁以上 10~25 mg，可单次或分 2 次给药。肌内注射，每次 0.125 mg/kg（3.75 mg/m^2），每 4~6 h 1 次。

（2）禁忌证：①对本药或吩噻嗪类药物有过敏史或有特异性反应者；②2 岁以下儿童。

（3）不良反应：本药属吩噻类衍生物，小剂量时无明显不良反应，但大剂量和长期使用时可出现噻嗪类常见的不良反应。

（4）注意事项：①用于防止晕动症时，为保证疗效，应及早给药；②用药期间应停止驾驶、操纵机械及精密仪器或高空作业；③特异性皮肤试验、抗原吸入或口服激发试验、特异性或非特异性气道反应性试验前 24 h 内最好不用本药，因用药后可能使反应的敏感性下降；④儿童用药应避免与其他有呼吸抑制作用的药物合用；⑤使用本药时，应特别注意有无肠梗阻，或药物的过量、中毒等，因其症状、体征可被本药的镇吐作用所掩盖。

3. 氯雷他定（loratadine） 本品又名开瑞坦，为三环类长效抗组胺药。对外周组胺 H_1 受体有较强的选择性拮抗作用，不易通过血-脑脊液屏障，对中枢组胺 H_1 受体的亲和性很低，对乙酰胆碱和肾上腺素 α_1 受体作用极小，因此，不具有中枢镇静作用，也无明显的抗胆碱作用。适用于各种由 IgE 介导的变态反应疾病，包括急慢性荨麻疹、冻性荨麻疹、血管性水肿、特异性皮炎、婴儿湿疹、接触性皮炎、光敏性皮炎、皮肤划痕症、过敏性鼻炎、过敏性结膜炎、花粉症、食物变态反应、药物变态反应、昆虫变态反应、过敏性咳嗽等。

（1）用法与用量：口服，成人每次 10 mg，空腹服用，每日 1 次。6~12 岁儿童，每日 5 mg；6 岁以下儿童，体重 > 30 kg 者，每日 2.5~5.0 mg。

（2）禁忌证：对本药过敏者。

（3）不良反应：①心血管系统：高血压、低血压、心悸、室上性快速性心律失常、晕厥、心动过速等，发生率均低于 2%；②呼吸系统：支气管炎、支气管痉挛、咳嗽、呼吸困难、鼻出血、咯血、喉炎、鼻干、咽炎、鼻窦炎、喷嚏等，发生率均低于 2%；③肌肉骨骼系统：腿部肌肉痉挛、关节痛、肌痛等，发生率均低于 2%；④泌尿生殖系统：尿频、尿液颜色改变、尿失禁、尿潴留、乳房痛、乳腺增生、痛经、月经过多、阴道炎、阳痿、性欲下降等，发生率均低于 2%；⑤神经系统：发生率高于 2% 的有头痛、嗜睡，发生率低于 2% 的有健忘、失眠、眩晕、癫痫、震颤、感觉迟钝；⑥精神：激动、焦虑、精神错乱、抑郁、易怒，发生率均低于 2%；⑦肝脏：肝功能异常（包括黄疸、肝炎和肝坏死），发生率低于 2%；⑧消化系统：常见胃炎，胃胀、味觉改变、食欲下降、便秘、腹泻、呃逆、食欲增加、恶心、呕吐、牙痛等发生率均低于 2%，口干发生率高于 2%；⑨皮肤：真皮炎、毛发干燥、脱发、皮肤干燥、皮肤瘙痒、紫癜、皮疹、风疹、多形红斑等，发生率均低于 2%；⑩眼：眼睑痉挛、流泪、视物模糊、眼痛，发生率均低于 2%；⑪耳：耳痛、耳鸣，发生率均低于 2%。

（4）注意事项：①皮试前 48 h 应停止使用本药，因抗组胺药能阻止或降低皮试的阳性反应发生；②高空作业者、驾驶人员、参赛前的运动员等需要精神高度集中者，用药量应严格控制在安全范围内；③本药的常规日剂量为 10 mg，如无特殊情况，不应擅自增加用量。出现耐药时，可暂时中断治疗。

（二）肾上腺皮质激素

皮质类固醇具有抗炎、抗过敏作用，用于治疗各种急性严重细菌感染、严重过敏性疾病

风湿性疾病、血液病及皮肤病等，介入栓塞前、后应用少量肾上腺皮质激素，有利于减少患者术后局部的无菌性炎症，减轻疼痛及其他反应，还可以减轻呕吐症状。在众多制品中，以氢化可的松、泼尼松和地塞米松最为多用。

1. 氢化可的松（hedrocortisone） 本品可直接被机体利用，起效迅速，主要用于抢救危重中毒性感染和速发过敏反应等。

（1）用法与用量：口服给药，每日 20~240 mg；肌内注射，每次 100~500 mg，于 0.5~10.0 min 内完成注射，每 2~6 h 1 次；静脉给药参照肌内注射，用等渗盐水或葡萄糖溶液稀释后静脉滴注。儿童剂量：口服，每日 4~8 mg/kg，分 3~4 次给药；静脉给药，<1 岁，每次 25 mg，1~5 岁，每次 50 mg，6~12 岁，每次 100 mg，24 h 内可重复3 或4 次。氢化可的松琥珀酸钠不含乙醇，适用于有肝功能损害者，其 135 mg 相当于氢化可的松 100 mg；醋酸氢化可的松可用于腔内注射、鞘内注射，局部用药量为每次 25~50 mg。

（2）禁忌证：①对本药及其他甾体类激素过敏者；②单纯疱疹性或溃疡性角膜炎患者禁用本药眼用制剂（可恶化为非可逆性角膜浑浊）；③感染性皮肤病（如脓疱病、体癣、股癣等）患者禁用本药外用制剂。

（3）不良反应：本药不良反应多发生在应用药理剂量时，且与疗程、剂量、用药种类、用法及给药途径等密切相关，在应用生理剂量替代治疗时一般无明显不良反应。①代谢/内分泌系统：可见下丘脑-垂体-肾上腺轴抑制，为激素治疗的重要并发症，其发生与制剂、剂量、疗程等因素有关，长期使用可见医源性库欣综合征面容和体态、体重增加、低钾血症、儿童生长抑制、糖耐量减低、糖尿病加重，糖皮质激素可使血糖升高、血胆固醇升高、血脂肪酸升高、血钠水平升高，使血钙下降、血钾下降。②肌肉骨骼系统：长期使用可见肱或股骨头缺血性坏死、骨质疏松、骨折（包括脊椎压缩性骨折、长骨病理性骨折）、肌无力、肌萎缩。③泌尿生殖系统：长期使用可见月经紊乱。④神经系统：长期使用可见良性颅内压升高综合征。⑤精神：可见欣快、激动、谵妄、不安、定向力障碍，也可表现为抑制。精神症状尤易发生于慢性消耗性疾病患者及有精神病史者。⑥消化系统：长期使用可见胃肠道刺激症状（恶心、呕吐）、胰腺炎、消化性溃疡或穿孔。⑦血液：糖皮质激素对外周血液的影响为：淋巴细胞减少、真核细胞减少、嗜酸粒细胞减少、嗜碱粒细胞减少、多核白细胞增多、血小板增多或减少。⑧皮肤：长期使用可见紫纹、痤疮，使用本药外用制剂可有烧灼感、皮肤刺激感，偶可引起接触性皮炎，长期使用本药外用制剂可致多毛、皮肤萎缩、毛细血管扩张、色素沉着，并使皮肤易发生继发性感染（如毛囊炎和真菌感染），长期外用于面部可出现痤疮样疹、口周皮炎。⑨眼：长期使用可见青光眼、白内障，使用本药眼膏可诱发真菌性眼睑炎、上皮性角膜炎。⑩过敏反应：静脉迅速给予大剂量本药可能发生全身性过敏反应（包括面部、鼻黏膜及眼睑肿胀、荨麻疹、气短、胸闷、喘鸣）。⑪其他：并发感染为主要不良反应（多发生于中程或长程疗法，但也可在短期大剂量用药后出现），以真菌、结核菌、葡萄球菌、变形杆菌、铜绿假单胞菌和各种疱疹病毒为主。长期使用可见下肢水肿、出血倾向、创口愈合不良。糖皮质激素停药后综合征可有以下各种不同的情况：下丘脑-垂体-肾上腺轴功能减退，可表现为乏力、恶心、呕吐、血压偏低。长期治疗后该轴功能的恢复一

般需要 9~12 个月。已被控制的疾病症状可于停药后重新出现，有的患者在停药后出现头晕、头痛、昏厥倾向、腹痛或背痛、低热、食欲减退、恶心、呕吐、肌肉或关节疼痛、乏力等，经仔细检查如能排除肾上腺皮质功能减退和原来疾病的复发，则可考虑为糖皮质激素依赖综合征。

（4）注意事项：①并发感染：在激素作用下，已被控制的感染可复发，最常见结核感染复发。对某些感染应用激素可减轻组织的破坏、减少渗出、减轻感染中毒症状，但同时必须使用有效的抗生素治疗，并密切观察病情变化。在短期用药后，应迅速减量、停药。②本药无需经肝药酶活化可直接发挥药理作用，故现已逐渐替代可的松（需经肝药酶活化）。③本药外用制剂避免接触眼睛和其他黏膜（如口、鼻等），且不宜大面积、长期使用，因长期大量使用，由于全身性吸收作用可引起可逆性下丘脑-垂体-肾上腺轴的抑制，部分患者可出现库欣综合征和高血糖。④本药不可与免疫抑制剂量的活疫苗和减毒活疫苗合用。⑤为避免发生肾上腺皮质功能减退及原有疾病症状复燃，在长程糖皮质激素治疗后应逐渐缓慢减量，并由原来的一日用药数次改为一日上午用药 1 次，或隔日上午用药 1 次，不可突然停药。⑥本药眼用制剂用于治疗眼部细菌性或病毒性感染时应与抗生素合用。⑦应避免本药外用制剂与封闭敷料合用，或用于渗出性损伤。

2. 泼尼松（prednisone） 本品与氢化可的松作用相似，但对水盐代谢影响小，抗炎、抗过敏作用强，临床较常用。

（1）用法与用量：口服用量视病情需要而定，一般为 0.5~1.0 mg/kg。

（2）禁忌证：请参照氢化可的松禁忌证。

（3）不良反应：请参照氢化可的松不良反应。

（4）注意事项：请参照氢化可的松注意事项。

3. 地塞米松（dexamethasone） 本品抗炎或抗过敏作用更强，而水盐代谢作用几乎消失，用途同泼尼松，在抢救患者时本品针剂可代替氢化可的松，尤其适用于有中枢性抑制或肝功能不全的患者。

（1）用法与用量：地塞米松每片 0.75 mg 相当于泼尼松 5 mg，口服用量和用法可参照泼尼松；口服给药，每日 0.02~0.30 mg/kg，分3~4次给药，根据患者反应确定剂量。静脉给药，每日 0.5~9.0 mg，加入葡萄糖溶液中静脉滴注，每日 1~2 次。

（2）禁忌证：请参照氢化可的松禁忌证。

（3）不良反应：请参照氢化可的松不良反应。

（4）注意事项：请参照氢化可的松注意事项。

（三）解热镇痛药

1. 布洛芬混悬滴剂（Ibuprofen） 本药为非甾体消炎药（NSAIDs），具有镇痛、抗炎、解热作用。镇痛、抗炎作用机制：通过抑制细胞膜的环氧酶，抑制花生四烯酸代谢为炎性介质前列腺素，从而减轻因前列腺素（PGE_1、PGE_2、PGI_2）引起的局部组织充血、肿胀，降低局部周围神经对缓激肽等的痛觉敏感性。此外，本药还可通过作用于下丘脑体温调节中心而起到解热作用。临床报道，本药用于风湿及类风湿关节炎时，其抗炎、镇痛、解热作用与阿司匹林、保泰松相似，比对乙酰氨基酚强。本药口服易吸收，吸收率达 90%以上。服药后达峰时间为 1.2~2.1 h；缓释胶囊达峰时间为 4~5 h；缓释片达峰时间为（3.6±0.7）h。服用分散片、泡腾片及缓释混悬剂，血药峰浓度分别为 33.66 μg/ml（口服600 mg）、（52.00±9.12）μg/ml 及（20.81±30）μg/ml。血药浓度在用量 200 mg 时为 22~27 μg/ml，用量 400 mg 时为 23~45 μg/ml，用量 600 mg 时为43~57 μg/ml。药物吸收后广泛分布于肾上腺、卵巢、关节滑膜腔、甲状腺、皮肤和脂肪组织中。本药血浆蛋白结合率为 99%。分布容积为

(0.15±0.02) L/kg。服药 5 h 后，关节液中药物浓度与血药浓度相等；以后的 12 h 药物在关节液中的浓度高于血药浓度。

本药在肝脏代谢。药物 100%在 24 h 内排出。60%~90%随尿排出，其中约 1%为原形药物；另有部分药物随粪便排出。单次给药后半衰期为 1.8~2.0 h。

(1) 用法与用量：口服给药，6 个月~12 岁儿童，每次 5~10 mg/kg，每 6~8 h 1 次，每日不超过 4 次。12 岁以上儿童，每次 0.2~0.4 g，每 4~6 h 1 次，最大日剂量为 1.2 g。

(2) 禁忌证：①对本药及其他 NSAIDs 过敏者；②有使用阿司匹林或其他 NSAIDs 后诱发哮喘、鼻炎、荨麻疹病史者；③活动性消化性溃疡患者；④有使用 NASIDs 后出现消化道出血或穿孔者；⑤CABG 围术期的疼痛患者（国外资料）；⑥严重肝、肾功能不全者；⑦严重心力衰竭患者；⑧脱水小儿禁用本药滴剂。

(3) 不良反应：①心血管系统：有出现高血压、心力衰竭的报道；②呼吸系统：罕见支气管痉挛，易感者可出现支气管哮喘发作；③泌尿生殖系统：罕见过敏性肾炎、膀胱炎、肾病综合征、肾乳头坏死、肾衰竭、血尿素氮和血清肌酸酐含量升高、肌酐清除率降低；④神经系统：少见头痛、头晕、嗜睡、晕眩，长期使用通常伴有血清素水平升高；⑤精神：少见精神紧张、抑郁或其他精神症状；⑥肝脏：少见氨基转移酶升高；⑦胃肠道：少见恶心、呕吐、腹泻、便秘、胃烧灼感、轻度消化不良、胃肠道溃疡及出血；⑧血液：极罕见贫血、白细胞减少、全血细胞减少、粒细胞缺乏，大剂量用药可抑制血小板聚集而使出血时间延长（停药 24 h 后该作用即可消失）；⑨皮肤：偶见发红，罕见皮疹、荨麻疹、瘙痒，极罕见严重皮肤过敏反应、剥落性皮炎、史-约综合征（Stevens-Johnson 综合征）、大疱性皮肤病（如多形性红斑、表皮坏死松解症）；⑩眼：少见视物模糊、中毒性弱视。

(4) 注意事项：①本药为对症治疗药，应用本药解热、镇痛时还应针对病因治疗。本药不宜长期或大量使用，用于止痛不超过 5 日，用于解热不超过 3 日。②治疗类风湿关节炎等多种慢性关节炎时，本药应与其他慢作用抗风湿药同用以控制类风湿关节炎的活动性及病情进展。③对应用阿司匹林或其他 NSAIDs 引起胃肠道不良反应的患者，可改用本药，但应密切注意不良反应。④对其他抗风湿药物耐受性差者可能对本药有良好耐受性。⑤外科手术或牙科手术前停药至少4~6 个半衰期。⑥不能同时服用其他含有解热镇痛药的药物（如某些复方感冒药）。⑦本药局部给药时，不得用于皮肤破损处及感染性创口，且不宜大面积使用，还应避免接触眼睛及黏膜。⑧小剂量给药（每日剂量≤1.2 g）不会增加心肌梗死的风险，而在采用高剂量和延长治疗时，应警惕这种风险增加的可能。⑨本药注射液必须稀释后才能给药，若未稀释，则可能发生溶血。

2. 吲哚美辛（indomethacin） 本品又名消炎痛（indometacin），为非甾体类解热镇痛药，其片剂、栓剂常用于临床。本品不作为一般解热镇痛药使用，主要用于风湿性疾病的治疗，尚可用于治疗顽固性恶性肿瘤患者的发热。

(1) 用法与用量：成人一般剂量为每次 25 mg，2~3 次/日，对小儿肿瘤患者和体弱患者有时仅需 1/4~1/2 片即可退热。

(2) 禁忌证：儿童对本品敏感，小儿应慎用，孕妇、溃疡病、精神病、支气管哮喘、肾功能不全患者也忌用。

(3) 不良反应：偶见恶心、呕吐、腹泻、便秘、胃烧灼感、轻度消化不良、胃肠道溃疡及出血。

(4) 注意事项：应从小剂量开始试用，以免患者大量出汗虚脱。

3. 曲马朵（tramadol） 曲马朵又名奇曼丁，为合成的非吗啡类镇痛药，其镇痛机制为作用于中枢神经系统与疼痛有关的特异性受体。有吗啡样作用如镇痛和镇咳，但无呼吸抑制，也不引起便秘。对心血管、肝功能、肾功能及肝脏的酶活性无影响，也不引起欣快、幻觉、组胺释放，对平滑肌和横纹肌无作用，因而依赖性很低。用于中度至剧烈的急性和慢性疼痛、手术后疼痛、骨折等创伤性疼痛、癌性疼痛、劳损性疼痛及心肌梗死引起的疼痛等。曲马朵可以口服、肌内注射、皮下注射、静脉注射及直肠给药。制剂规格：每片 100 mg，每栓 100 mg；每剂 50 mg（1 ml）、100 mg（2 ml）。对成年人和 14 岁以上少年，每日用量为 200～400 mg。对严重的急性术后疼痛，肌内注射或静脉注射剂量为 2 mg/kg，直肠给药剂量为 100 mg。一般每日剂量不宜超过 400 mg。

4. 盐酸哌替啶（pethidine hydrochloride） 本品又名杜冷丁（dolantin），有镇痛、镇静、消除焦虑，使患者易于入睡的作用，适用于各种疼痛（包括介入术中、术后疼痛），也可作为麻醉用药，或局麻与静脉和吸入复合麻醉辅助用药。

（1）用法与用量：镇痛时口服给药以一次 1.10～1.76 mg/kg 为限。基础麻醉静脉注射，在硫喷妥钠按 3～5 mg/kg 给药 10～15 min 后，将本药 1 mg/kg 与异丙嗪 0.5 mg/kg 稀释至10 ml，缓慢注射。两次用药间隔时间不宜<4 h。

（2）禁忌证：①排尿困难者；②颅脑损伤、颅内占位性病变、颅内高压患者；③慢性阻塞性肺疾病（chronic obstructive pulmoriary disease，COPD）患者；④支气管哮喘患者；⑤严重肺功能不全者；⑥肺源性心脏病患者；⑦室上性心动过速患者。

（3）不良反应：①心血管系统：可出现心动过速、直立性低血压，静脉注射后可出现外周血管扩张、血压下降，尤其是与吩噻嗪类药物（如氯丙嗪等）以及中枢抑制药合用时；②呼吸系统：可出现呼吸困难；③泌尿生殖系统：可出现排尿困难、尿痛；④神经系统：可出现轻度眩晕、震颤，大剂量用药可产生兴奋、惊厥；⑤精神：严重时可出现焦虑、兴奋；⑥消化系统：可出现口干、恶心、呕吐、咽痛；⑦皮肤：可有出汗。

（4）注意事项：①本药口服途径不推荐用于急性镇痛；②本药皮下注射局部有刺激性，不可把药液注射到周围神经干附近，否则会产生局麻或神经阻滞作用；③在疼痛原因未明确前，忌用本药，以防掩盖症状，贻误诊治；④慢性重度疼痛的晚期癌症患者不宜长期使用本药；⑤本药的耐受性和成瘾性程度介于吗啡与可待因之间，通常不应连续使用；⑥不宜多次与异丙嗪合用，否则可引起呼吸抑制、休克等。

5. 吗啡（morphine） 通过作用于中枢神经组织内的立体结构特异的、可饱和的阿片受体而起效。可解除对疼痛的感受和伴随着的心理行为反应，同时具有止泻和镇咳作用。适用于麻醉和术前给药、术后镇痛，急性锐痛，如严重创伤、战伤、烧伤等疼痛可得到缓解，心肌梗死和左心室衰竭患者出现心源性肺水肿，用吗啡后情况可暂时有所缓解，用于麻醉和手术前保持患者宁静，进入嗜睡状态。

（1）用法与用量：皮下注射，新生儿每次 0.1 mg/kg，每 4～6 h 1 次；婴儿和儿童，需要时注射，每次 0.1～0.2 mg/kg，最大单剂量为 15 mg。静脉注射，每次 0.05～0.1 mg/kg，缓慢注射，最大单剂量为 10 mg；新生儿每次 0.1 mg/kg，每 4～6 h 1 次。

（2）禁忌证：①对本药或其他阿片类药物过敏者；②休克尚未控制者；③肠胃绞痛、胃排空迟缓、中毒性腹泻患者；④炎性或麻痹性肠梗阻患者；⑤呼吸抑制已出现发绀者；⑥支气管哮喘患者；⑦COPD 患者；⑧肺源性心脏病代偿失调者；⑨严重高碳酸血症患者（国外资料）；⑩颅内高压或颅脑损伤患者；⑪甲状腺功能减退者；⑫肾上腺皮质功能不全患者；⑬前列腺增生、排尿困难者；⑭严重肝、肺、肾功能不全者；⑮硬膜外注射和鞘内注射禁用于注射部位有感染、使用抗凝药及不可控制的出血体质患者（国外资料）；⑯婴幼儿、早产儿。

（3）不良反应：①心血管系统：可致外周血管扩张，产生直立性低血压，表现为眩晕甚至晕厥，还可见心脏停搏，偶可产生轻度的心动过缓或心动过速，心悸、高血压不常见，鞘内和硬膜外给药可致血压下降。②内分泌系统：长期使用本药，可致男性睾酮分泌减少，第二性征退化；影响女性排卵，可出现闭经，泌乳抑制。③呼吸系统：直接抑制呼吸中枢，抑制咳嗽反射，可导致某些患者（如开胸手术后患者）出现肺不张，偶见支气管痉挛、喉头水肿等，肺水肿不常见，另有引起肺肉芽肿病的报道，鞘内和硬膜外给药可致呼吸抑制甚至呼吸停止。④肌肉骨骼系统：可见胸壁僵硬，不协调性肌运动、肌肉僵直、肌震颤、张力亢进不常见。⑤泌尿生殖系统：可见少尿、抗利尿作用、子宫痉挛、尿潴留，性欲减退和（或）性能力降低、阳痿、绝经不常见。⑥神经系统：常见头昏、眩晕、镇静、神经衰弱、思维混乱，可见一过性黑朦、嗜睡、注意力分散、思维力减弱、表情淡漠、定向力障碍（尤其是老年人）、晕厥、头痛、惊厥，震颤、失眠、颅内压升高、抽搐、感觉异常、癫痫发作不常见。⑦精神：常见欣快、烦躁感，可见惊恐、畏惧、妄想、幻觉、抑郁，兴奋、漂浮感、梦魇、瞬间幻觉不常见。⑧肝脏：肝药酶升高、胆部疼痛、胆绞痛、胆管内压上升不常见。⑨消化系统：常见消化不良，可见恶心、呕吐（反复使用本药后，呕吐中枢受到抑制，恶心和呕吐可减轻或消除）、便秘、腹部不适、腹痛等，口干、胆道痉挛、喉痉挛、厌食、腹泻、味觉改变、肠梗阻不常见。⑩皮肤：常见出汗，偶见荨麻疹、瘙痒和皮肤水肿，面红、风疹不常见。鞘内和硬膜外给药可致持续性瘙痒。⑪眼：可致瞳孔缩小如针尖或复视，视物模糊、眼球震颤不常见。

（4）注意事项：①本药为国家特殊管理的麻醉药物，必须严格按相关规定管理。②本药连用3~5日即产生耐受性，1周以上可成瘾，故不宜长期使用，但在慢性癌症疼痛的第三阶梯用药时例外。对晚期中至重度癌痛患者，如治疗适当，少见依赖及成瘾。③在疼痛原因未明确前，尽可能不用本药，以防掩盖症状，贻误诊断。本药可干扰对脑脊液压升高的诊断。④应用大量本药进行静脉全麻时，常与神经安定药（neuroleptics）合用，麻醉诱导过程中可发生低血压，手术开始遇到刺激时血压又会骤升，应及早对症处理。⑤因本药对平滑肌的兴奋作用较强，故用于内脏绞痛（如胆、肾绞痛）时，应与有效的解痉药（阿托品等）合用，单独使用反而使绞痛加剧。⑥硬膜外给药或鞘内给药仅可使用不含防腐剂的注射液。⑦如患者需要较高剂量的麻醉，或需长期（约7日）使用，应逐渐减少剂量以预防撤药症状。⑧如由使用其他麻醉药改为使用吗啡或由使用一种吗啡制剂改为另一种吗啡制剂时，应按标准等价表进行剂量估算。

四、强心药与呼吸兴奋剂

（一）强心药

1. 地高辛片（digaoxin tablets） 本品主要用于高血压、瓣膜性心脏病、先天性心脏病等急性和慢性心功能不全。尤其适用于伴有快速心室率的心房颤动的心功能不全；对于肺源性心脏病、心肌严重缺血、活动性心肌炎及心外因素如严重贫血、甲状腺功能减退症及维生素 B_1 缺乏症的心功能不全疗效差；用于控制伴有快速心室率的心房颤动、心房扑动患者的心室率及室上性心动过速。

（1）用法与用量：儿童常用量，口服给药：①洋地黄化总量：早产儿 20~30 μg/kg，足月新生儿 30~40 μg/kg，1个月~2岁 50~60 μg/kg，2~5岁 30~40 μg/kg，5~10岁 20~35 μg/kg，10岁或10岁以上同成人常用量。洋地黄化总量分3次或每6~8 h给予。②维持量为洋地黄化总量的 1/5～1/3，分 2 次（每12 h 1 次）或每日 1 次给予。

不宜口服者可静脉注射，按下列剂量分 3 次或每 6～8 h 给予：①洋地黄化：早产儿 15～25 μg/kg，足月新生儿 20～30 μg/kg，1 个月～2 岁40～50 μg/kg，2～5 岁 25～35 μg/kg，5～10 岁15～30 μg/kg，10 岁或 10 岁以上同成人常用量。②维持剂量：洋地黄化后24 h内开始用药。早产儿用洋地黄化总量的20%～30%，分 2～3 次给予；足月新生儿、婴儿和 10 岁以下儿童，用洋地黄化总量的 25%～30%，分 2～3 次给予；10 岁及 10 岁以上儿童，用洋地黄化总量的25%～35%，每日 1 次。婴幼儿（尤其早产儿）需注意滴定剂量并密切监测血药浓度和心电图。

（2）禁忌证：①对任何洋地黄类制剂中毒者；②室性心动过速、心室颤动患者；③梗阻性肥厚型心肌病患者（若伴心力衰竭或心房颤动时仍可考虑）；④预激综合征伴心房颤动或扑动患者。

（3）不良反应：①心血管系统：常见新的心律失常（可能中毒）、异常的心动过速或心动过缓（可能为房室传导阻滞），还可见心电图改变（用药后可表现为 T 波低平或倒置，ST 段压低或抬高，PR 间期延长）；②内分泌系统：可出现男子乳腺发育，老年男性和女性患者在使用本药时可出现血清雌激素水平升高，可出现低钾血症和（或）低镁血症；③肌肉骨骼系统：本药肌内注射可能导致血清肌酸磷酸激酶（creatine phosphokinase，CPK）浓度升高。

（4）注意事项：①本药缺乏正性心肌松弛作用，故不能纠正舒张功能障碍，不应用于只有舒张功能障碍的患者。②肝功能不全者应选用本药（因本药不经肝脏代谢）。肾功能不全者应选用洋地黄毒苷。③本药酏剂主要用于儿童、老年人和吞咽困难者。④心律失常者在用电复律前应暂停本药，洋地黄化患者常对电复律更为敏感。⑤有严重或完全性房室传导阻滞且血钾正常的洋地黄化患者不应同时应用钾盐，但噻嗪类利尿药与本药合用时常须给予钾盐，以防止低钾血症。⑥给予负荷剂量之前，需了解患者在 2～3 周之前是否服过任何洋地黄制剂，如有洋地黄残余作用，需减少本药用量，以免中毒。⑦发生本药中毒的危险因素有：本药血药浓度超过 2 ng/ml、低钾血症、低镁血症、高钙血症、缺氧、缺血性心脏病、甲状腺功能减退症、年龄较大、低体重、女性和肾功能减退。⑧本药>2 ng/ml 为中毒浓度，但血药浓度需考虑受其他药物相互作用的影响。

2. 去乙酰毛花苷 C（deacetyl-lanatoside C）

本品又名西地兰 D（cedilanid D），属于速效类强心苷，广泛用于抢救治疗中，如左心衰竭急性肺水肿、室上性心动过速、心房扑动、心房颤动等。

（1）用法与用量：如患者近期未连续应用洋地黄制剂，可用 0.4 mg 加入 10%～50%葡萄糖溶液 20～40 ml 中缓慢静脉注射，推注时间不少于 5 min，必要时 4～6 h 后再给 0.2～0.4 mg。静脉注射后 10 min 起效，0.5～2.0 h 作用达高峰。

（2）禁忌证：参照地高辛的禁忌证。

（3）不良反应：参照地高辛的不良反应。

（4）注意事项：参照地高辛的注意事项。

（二）呼吸兴奋药

1. 尼可刹米（nikethamlde） 本品又名可拉明（coramine），为常用的呼吸中枢兴奋剂，临床用于各种原因引起的呼吸抑制，对肺心病引起的呼吸抑制效果较好，本药能直接兴奋延髓呼吸中枢，使呼吸加深加快。也可通过刺激颈动脉窦和主动脉体的化学感受器，反射性地兴奋呼吸中枢，并提高呼吸中枢对二氧化碳的敏感性。对大脑皮质、血管运动中枢及脊髓也有较弱的兴奋作用。本药对阿片类药物中毒的解救效力较戊四氮强，而对巴比妥类药中毒的解救效力较印防己毒素、戊四氮弱。

（1）用法与用量：抢救呼吸衰竭时以间歇静脉注射给药效果较好，6 个月以下婴儿，每次

0.075 g；1 岁儿童，每次 0.125 g；4~7 岁儿童，每次 0.175 g，1~2 h 可重复一次，临床上也常与山梗菜碱（洛贝林）交替使用，或将两药同时使用。

（2）禁忌证：抽搐、惊厥患者。

（3）不良反应：①心血管系统：大剂量时可出现血压升高、心悸、心律失常；②呼吸系统：较大剂量时可出现喷嚏、呛咳；③肌肉骨骼系统：常见抽搐；④神经系统：大剂量时可出现震颤、惊厥，甚至昏迷；⑤精神：常见烦躁不安；⑥消化系统：常见恶心、呕吐；⑦皮肤：较大剂量时可出现全身瘙痒、皮疹，大剂量时可出现多汗、面部潮红。

（4）注意事项：①小儿高热而无中枢性呼吸衰竭时禁用本药；②本药作用时间短暂，应视病情间隔给药，且用药时须配合人工呼吸和给氧措施。

2. 山梗菜碱（dimefline） 本品又名洛贝林（lobeline），可兴奋颈动脉体和主动脉体的神经胆碱受体，反射性地兴奋呼吸中枢，其作用迅速而短暂。

（1）用法与用量：静脉注射常用量：成人每次 3 mg；极量：每次 6 mg，每日 20 mg。小儿每次 0.3~3.0 mg，必要时每隔 30 min 可重复使用；新生儿窒息可注入脐静脉 3 mg。皮下或肌内注射常用量：成人每次 10 mg；极量：每次 20 mg，每日 50 mg。小儿每次 1~3 mg。

（2）禁忌证：尚不明确。

（3）不良反应：可有恶心、呕吐、呛咳、头痛、心悸等。

（4）注意事项：剂量较大时，能引起心动过速、传导阻滞、呼吸抑制甚至惊厥。

五、抗感染用药

有研究表明，无菌性介入治疗手术后无需应用抗生素预防感染，也就是说手术野为人体无菌部位，局部无炎症、不经过消化道、呼吸道、泌尿生殖道等人体与外界相通的器官，通常不需要预防性使用抗生素。但下列情况考虑使用抗生素：①手术较为复杂、时间长、污染机会增加。②手术置入药盒或支架等异物。③高龄或免疫缺陷的高危人群。

临床上已出现感染迹象的患者，可根据经验选用抗生素进行治疗，必要时根据病原体培养选择合适的抗生素。目前抗生素种类繁多、应用广泛，存在许多不合理甚至滥用的情况，主要表现为：①无指征的预防应用抗生素。②无指征的治疗应用。③抗生素选择种类和剂量的错误。④给药途径、次数和疗程错误。

一般认为，对轻度感染，一般常先选用口服抗生素，有大环内酯类（克拉霉素、罗红霉素、阿奇霉素）、林可霉素类（林可霉素）以及头孢菌素类（头孢氨苄、头孢拉定）、喹诺酮类（诺氟沙星、氧氟沙星）等。对中重度的感染，则需静脉给药，常用青霉素或半合成青霉素（阿莫西林、哌拉西林）、氨基苷类（阿米卡星、依替米星）、头孢菌素（头孢拉定、头孢哌酮、拉氧头孢、头孢曲松）、喹诺酮类（左氧氟沙星、加替沙星）等，针对耐药的金黄色葡萄球菌及一般革兰阴性菌感染，选用广谱半合成青霉素（苯唑西林钠、哌拉西林等）或选用头孢呋辛、头孢唑啉钠等，对耐甲氧西林耐药金黄色葡萄球菌需要选用万古霉素（稳可信）、美罗培南（泰能或倍能）和百炎净等；大肠埃希杆菌感染科选用半合成青霉素（氨苄西林、阿莫西林）、第三代头孢菌素（头孢噻肟、头孢曲松）、喹诺酮类药物（环丙沙星、左氧氟沙星、加替沙星）等。对于肠球菌感染需要选用氨苄西林或青霉素 G 配氨基糖苷类如庆大霉素或阿米卡星，也可以选用万古霉素如稳可信等。不动杆菌感染可选用半合成青霉素如氨苄西林、第二、三代头孢菌素头孢哌酮、碳青霉烯类如倍能、氨基糖苷类如阿米卡星等。对铜绿假单胞菌感染可以选用头孢哌酮、头孢他啶、头孢吡肟、哌拉西林等抗假单胞菌 β 内酰胺类配合氨基糖苷类，或用碳青霉烯类配合氨基糖苷类。此外在治疗感染时，还应注意病毒感染、真菌感染的治疗。

六、常用抗肿瘤药物

经导管动脉内药物灌注术（TAI）始于1921年Beichroder试行经动脉注药治疗产妇的脓毒血症。20世纪50年代以后逐渐用来治疗肿瘤、出血疾病、血栓溶解和血管痉挛疾病。恶性肿瘤是当前危害人类健康的第二号杀手，灌注抗肿瘤药物治疗肿瘤是TAI主要内容之一，本节专对常用抗肿瘤药物、联合化疗方案及肿瘤辅助治疗用药的有关知识作一介绍。

（一）常用抗肿瘤药

抗肿瘤药物品种很多，按其对肿瘤细胞的不同分裂期的杀伤作用，分为细胞周期非特异性药物（cell cycle non-specific agents，CCNSA）和细胞周期特异性药物（cell cycle specific agents，CCSA）两大类。前者包括平阳霉素、顺铂、多柔比星、丝裂霉素等，后者如氟尿嘧啶、长春新碱等。CCNSA直接与DNA起作用或影响DNA功能达到杀灭癌细胞的目的，对细胞周期中各阶段的细胞均有杀伤作用。而CCSA是通过抑制DNA的生物合成使其失去增殖能力，主要针对增殖周期的S期和M期细胞起作用，在剂量达到治疗水平之后，即使剂量再增大，也不增加其杀伤力。抗肿瘤药物可分为烷化剂类、抗代谢药物类、抗生素类、植物类、杂类等。

1. 平阳霉素（bleomycin A5） 本药为细胞周期非特异性药物，是由平阳链霉菌产生的博来霉素类抗肿瘤抗生素，其为博来霉素多组分中的单一组分A5。其作用机制与博来霉素相似，主要抑制胸腺嘧啶核苷掺入DNA，并与DNA结合使之破坏。其也能使DNA单链断裂，破坏DNA模板，阻止DNA的复制，影响癌细胞代谢功能，从而促进癌细胞变性、坏死。本药对机体的免疫功能和造血功能无明显影响。用于治疗头颈部鳞癌（唇癌、舌癌、齿龈癌、鼻咽癌等），也可用于治疗皮肤癌、乳腺癌、食管癌、宫颈癌、外阴癌、阴茎癌、恶性淋巴瘤、坏死性肉芽肿。对肝癌有一定疗效，对翼状胬肉疗效较好，也可用于血管瘤的硬化治疗。

（1）用法与用量：可采取肌内注射、静脉注射、动脉注射、肿瘤内注射、胸腔内注射等给药途径。血管瘤及淋巴管畸形介入治疗剂量按体表面积计算，为8～10 mg/m^2。治疗血管瘤及淋巴管瘤：平阳霉素瘤体内注射治疗淋巴管瘤：每次4～8 mg，溶入注射用水2～4 ml，有囊者尽可能抽尽囊内液后注药，间歇期至少1个月，5次为1个疗程。3个月以下新生儿暂不使用或减量使用。治疗血管瘤：每次注射平阳霉素4～8 mg，用生理盐水或利多可因注射液3～5 ml稀释。注入瘤体内，注射1次未愈者，间歇7～10天重复注射，药物总量一般不超过70 mg（效价）。

（2）禁忌证：对本药或其他博来霉素类抗生素有过敏史者。

（3）不良反应及处理方法：①呼吸系统：与博来霉素相比，较少引起肺炎样病变（咳嗽、咳痰、呼吸困难等）和肺纤维化；②泌尿生殖系统：可见肾功能损伤；③肝脏：可见肝功能损伤；④消化系统：可见食欲缺乏、恶心、呕吐、口腔炎、腹泻，但一般较轻微；⑤皮肤：常见色素沉着、皮肤角质增厚（如指、趾关节皮肤肥厚，甚至指甲变形），可见皮炎、皮疹、轻度脱发；⑥过敏反应：偶见过敏性休克样症状，表现为血压低下、发冷、发热、喘息、意识模糊等；⑦其他：可见肢端麻木、肿瘤处疼痛、血管痛、静脉炎，少数患者可见发热，通常于用药后1 h发生，并伴有寒战，3～4 h后可自行消退。

不良反应的处理方法：①若出现发热，可给予退热药。对高热患者，在随后的治疗中应减少剂量，缩短给药时间，并在给药前后给予解热药或抗过敏药。可于用药前1 h口服氯苯那敏、吲哚美辛或地塞米松，以预防发热。出现高热、寒战时，需考虑停药。②若出现过敏性休克样症状，应立即停药，采取急救措施，使用肾上腺素、糖皮质激素、升压药及吸氧等。③若出现肺炎样病变，同时胸部 X 线片出现异常，应停药，并给予甾体类激素（如泼尼松）和适当的抗生素。④若出现皮疹，应停药，症状可自然消失。

（4）注意事项：①用药前须接受试验剂量，一般可以小剂量 2 mg 以下开始；②为预防高热反应，初用时可从小剂量开始（如 1~4 mg），逐渐增至常规剂量；③本药虽不良反应小，但也不宜长期滥用。

2. 顺铂［cis-Dichlorodiamineplatinum（II）］

顺铂为目前常用的金属铂类络合物，为细胞周期非特异性抗肿瘤药，具有抗瘤谱广、对厌氧细胞有效的特点。本药分子中的中心铂原子对其抗肿瘤作用具有重要意义，只有顺式有效，反式则无效。本药作用与双功能烷化剂相似，可能与 DNA 有交叉连接而干扰其功能，在用药后持续数日之久，对 RNA 的影响较小。瘤细胞由于增殖较快而对本药的细胞毒作用较正常细胞更为敏感。主要用于癌性胸腹腔积液、乳腺癌、胃癌、生殖细胞癌、妊娠滋养细胞肿瘤、肝母细胞癌、肝癌、胆道恶性肿瘤、视网膜母细胞瘤、间皮瘤等疾病。

（1）用法与用量：静脉滴注，剂量视化疗效果和个体反应而定。联合用药时，用量需随疗程作适当调整。最大剂量不应超过 120 mg/m^2，以 100 mg/m^2为宜。动脉注射，每次 80~100 mg/m^2，每周 1 次。胸腹腔内注射，每次 30~60 mg，每 7~10 日 1 次。肾功正常的老年患者及幼儿，可给予全量的 70%~90%。儿童剂量：一般每日 20~30 mg/m^2，每日 1 次，连用 3~5 日，每 3~4 周 1 个周期。

（2）禁忌证：①对本药或其他铂制剂过敏者；②严重肾功能不全者；③因本药引起的周围神经病变患者；④水痘及带状疱疹患者，或近期有感染者；⑤痛风患者或有高尿酸血症患者；⑥脱水患者；⑦骨髓功能减退者；⑧妊娠期妇女；⑨哺乳期妇女。

（3）不良反应：①心血管系统：少见心律失常、心电图改变、心动过缓或过速、心功能不全等、血管性病变［如脑缺血、冠状动脉缺血、外周血管病变（类似雷诺综合征）］。②内分泌系统：可出现血电解质紊乱（如低镁血症、低钙血症等）、高尿酸血症（表现为关节肿胀、疼痛）、男子乳房女性化、低蛋白血症。③泌尿生殖系统：本药肾毒性与给药剂量有关。单次中、大剂量用药后，偶会出现轻微可逆的肾功能损害（单次注射本药 50 mg/m^2，25%~30%患者出现氮质血症）；可出现微量血尿，多次高剂量和短期内重复用药，会出现严重不可逆的肾功能损害，严重者肾小管坏死导致无尿和尿毒症，原有肾功能不全者及曾使用过具有肾毒性的药物者，肾功能损害更为严重（主要损害肾小管）。有可能出现精子、卵子形成障碍。④免疫系统：可出现免疫抑制反应。⑤神经系统：神经毒性多见于总剂量超过 300 mg/m^2的患者，多见周围神经损伤，表现为上下肢麻木、运动失调、肌痛等。少见大脑功能障碍。也可有癫痫、球后视神经炎等，其严重程度随剂量的增加而加剧，也与年龄有关。偶有自主神经病及运动神经病。还可出现脑白质病、可逆性后部白质脑病综合征（reversible posterior leukoencephalopathy syndrome，RPLS）。⑥肝脏：偶见氨基转移酶升高，停药后可恢复。⑦胃肠道：可见恶心、呕吐、食欲减退、腹泻等，通常在给药后 1~6 h 出现，最长不超过 24~48 h，尚可见牙龈铂金属沉积。⑧血液：表现为白细胞和（或）血小板减少，一般与给药剂量有关（剂量低于 2.5 mg/kg 时，发生率为 10%~20%；高于 3 mg/kg 时，发生率约为 40%），骨髓抑制一般在 3 周左右达高峰，4~6 周恢复，继发性非淋巴细胞白血病与本药有关。⑨皮肤：可能出现脱发。⑩眼：罕见视物不清、色觉改变、自发性眼球震颤或体位性震颤。⑪耳：本药对耳蜗管及前庭有毒性作用，可导致耳鸣、听力减退（尤其是高频听力）甚至听力丧失及眩晕等，多为可逆性，无需特殊处理，还可增加儿童患者耳毒性风险。⑫过敏反应：表现为心率加快、血压降低、呼吸困难、面部水肿、变态性发热反应、非特异性斑丘疹类皮疹，有本药化疗致过敏性休克的个案报道。

（4）注意事项：①为预防肾脏毒性，需充分水化：使用本药前 12 h 静脉滴注等渗葡萄糖液 2000 ml，使用当日静脉滴注等渗盐水或葡萄糖液 3000~3500 ml，并用氯化钾、甘露醇及呋塞米，每日尿量 2000~3000 ml。大量补液时需监测出入量。②本药可能影响注意力集中，驾驶和机械操作机器时应谨慎。③化疗期间与化疗后患者需严格避孕。

3. 卡铂（carboplatin） 本药为细胞周期非特异性抗肿瘤药，属第二代铂类，作用机制与顺铂相同。本药的不良反应（尤其是胃肠道反应）低于顺铂。与顺铂有不完全交叉耐药。既往用顺铂无效的患者，改用本药仍可能有效。

（1）用法与用量：静脉滴注，一次 200~400 mg/m^2，每 3~4 周 1 次，2~4 次为一疗程。也可每次 50 mg/m^2，每日 1 次，连用 5 日，间隔 4 周重复。肾功能不全时剂量：肌酐清除率（Ccr）为 41~59 ml/min 者，每次 250 mg/m^2；Ccr 为16~40 ml/min 者，每次 200 mg/m^2，每 3~4 周 1 次。

（2）禁忌证：①对本药或其他铂类药过敏者；②严重骨髓抑制者；③严重肝、肾功能不全者；④妊娠期妇女。

（3）不良反应：①心血管系统：有患者因心血管不良反应而致死的报道，但是否与本药有关尚不清楚。②泌尿生殖系统：本药的肾毒性一般无剂量依赖性。约 15%的患者血尿素氮（BUN）或血浆肌酸酐浓度升高，25%的患者 Ccr 下降至 60 ml/min 以下。对已有肾功能损伤者，该发生率和严重程度均提高。③神经系统：较少见指、趾麻木或麻刺感。④肝脏：少见肝功能异常（如血胆红素、氨基酸转移酶或碱性磷酸酶升高）。⑤胃肠道：约 15%的患者出现恶心，65%出现呕吐（其中有 1/3 患者呕吐严重），恶心和呕吐通常在治疗后 24 h 消失。少见便秘或腹泻、食欲减退、黏膜炎或口腔炎。偶见味觉减退。⑥血液：常见骨髓抑制，白细胞与血小板在用药 21 天后达最低点，通常在用药后 30 天左右恢复，粒细胞的最低点发生于用药后 21~28 天，通常在 35 天左右恢复。骨髓抑制为本药剂量限制毒性，与贫血都有蓄积性。据报道，患者用药后出现感染和血红蛋白（Hb）异常分别占 4%和 6%。原 Hb 正常者，治疗后有 71%出现 Hb 低于 110 g/L。⑦皮肤及附属器：偶见脱发，单次用药后脱发轻微，但用药超过 3 个疗程或联合化疗时脱发发生率和严重程度均增加。⑧过敏反应：约 2%的患者出现皮疹、皮肤瘙痒等过敏反应，偶尔出现喘鸣，通常于用药几分钟内出现，使用肾上腺素、皮质激素和抗组胺类药物可缓解过敏症状。

（4）注意事项：①本药注射剂配方中含有甘露醇或右旋糖酐，故对甘露醇或右旋糖酐过敏者禁用本药；②本药存放及使用时应避免直接日晒，应现配现用，配制好的药液应在 8 h 内使用；③铝与本药会发生反应，产生黑色沉淀及气体，故药物不能接触含铝器具。

4. 美法仑（melphalan） 本品属于烷化剂氮芥类细胞毒类药物，在体内能形成碳正离子或其他具有活泼的亲电性基团的化合物，进而与细胞中的生物大分子（如 DNA、RNA、酶等）中含有丰富电子的基团（如氨基、巯基、羟基、羧基、磷酸基等）发生共价结合，使其丧失活性或使 DNA 分子发生断裂，导致肿瘤细胞死亡，抗肿瘤活性强。本品可用于多种肿瘤，在单一化疗及联合化疗中，为多发性骨髓瘤的首选药。对精原细胞瘤、乳腺癌、卵巢癌、慢性白血病、真性红细胞增多症、恶性淋巴瘤、儿童晚期神经母细胞瘤、甲状腺癌有效。动脉灌注治疗肢体恶性肿瘤如：恶性黑色素瘤、软组织肉瘤和骨肉瘤有较好疗效，偶用于治疗某些自身免疫性疾病以及防止器官移植时的排异反应。

（1）用法与用量：美法仑具有骨髓抑制作用，故在治疗期间内，必需频繁监测血细胞计数，必要时暂缓用药或调整剂量，或遵医嘱。多发性骨髓瘤：有多种治疗方案，应详细查阅文献，美法仑与泼尼松合用，可能比单用美法仑更有效，通常联合用药间歇进行。虽然延长连续用药的优越性仍未证实，但典型的剂量是0.15 mg/（kg·d）分次服用，共4天，6周后重复疗程，对治疗有反应者延长疗程超过一年不会改进疗效。卵巢腺癌：典型的治疗方案是0.2 mg/（kg·d），共5天，每4~8周或当外周血细胞计数恢复时重复疗程；当出现骨髓毒性时应减低剂量。晚期乳腺癌：口服美法仑0.15 mg/（kg·d）或6 mg/m^2，共5日，每6周重复疗程，也可使用美法仑静脉注射治疗。真性红细胞增多症：诱导缓解期，6~10 mg/d，共5~7天，之后可每日2~4 mg直至能满意地控制症状，维持剂量可每周1次用2~6 mg，其间必须对患者仔细谨慎地进行血液学监控，以血细胞计数结果为依据，适当调整剂量。视网膜母细胞瘤动脉灌注<3个月：0.5 mg/kg，4~6个月：3.5 mg，6~12个月：4.0 mg，1~3岁：5.0 mg，>3岁：7.5 mg。肾功能不全患者：依据目前建立的药物动力学数据，对中度至重度肾功能不全患者，并非绝对推荐降低剂量，但起始剂量需谨慎地降低。

（2）禁忌证：①孕妇和哺乳期妇女禁用；②近期患过水痘或带状疱疹者应禁用。

（3）不良反应：①骨髓抑制是最常见的毒性，可致白细胞及血小板计数下降，白细胞及血小板计数在给药后2~3周最低，在4~8周恢复正常；②胃肠道反应：多数病例在服药后数小时有恶心、呕吐及食欲减退等，严重者可持续2~4天；③长期给药的病例中可发生严重的复发性脉管炎及肺纤维化；④偶见过敏反应，表现为皮疹；⑤偶有黏膜炎。

（4）注意事项：①长期应用致癌的危险性明显增加，特别是白血病或骨髓增生异常综合征；②对性腺功能有抑制作用，造成精子缺乏及闭经，对性腺功能的影响与治疗的剂量及时间有关；③对诊断的干扰：本品可引起血及尿中尿酸增高，也可引起羟基吲哚醋酸增加；④肾功能损害、有痛风史、泌尿道结石者应慎用；⑤用药期间应定期检查白细胞、血小板以及血尿素氮、肌酐、尿酸；⑥注意在密封、避光及在阴凉处保存。

5. 拓扑替康（topotecan） 本品为托泊异构酶Ⅰ的抑制剂。本品与托泊异构酶Ⅰ-DNA复合物结合可阻止托泊异构酶Ⅰ所诱导DNA单链可逆性断裂后的重新连接，导致细胞死亡。其细胞毒作用是在DNA的合成中，是S期细胞周期特异性药物。本品有很强的抗肿瘤活性和广泛的抗癌谱，临床前的体内抑瘤试验中对P388及L121白血病、B16黑色素瘤、B16/F10黑色素瘤亚株、Lewis肺癌、ADJ-PC6浆细胞瘤、M5076卵巢肉瘤、乳腺癌16/C、结肠腺癌38及51、Wadison肺癌等动物移植性肿瘤疗效显著。

（1）用法与用量：静脉滴注，推荐剂量为1.2 mg/（kg·d），输注时间30 min，持续5天，21天为1个疗程，治疗中严重的中性粒细胞减少症患者，在其后的疗程中剂量减少0.2 mg/m^2或与G-CSF同时使用，使用从第6天开始，即在持续5天使用本品后24 h后再用G-CSF。视网膜母细胞瘤动脉灌注总量推荐1 mg。注射液配制：用无菌注射用水1 ml溶解本品1 mg，用0.9%氯化钠注射液或5%葡萄糖注射液稀释后静脉滴注。

（2）禁忌证：①对喜树碱类药物或其任何成分过敏者；②严重骨髓抑制，中性粒细胞<1.5×10^9/L者；③妊娠、哺乳期妇女。

（3）不良反应：①血液系统：有白细胞减少、血小板减少、贫血等反应，骨髓抑制（主要是中性粒细胞）是本品的剂量限制性毒性，治疗期间要监测外周血血常规，在治疗中，中性粒细胞恢复至>1.5×10^9/L，血小板恢复至100×10^9/L，血红蛋白恢复至90 g/L方可继续使用（必要时可使用G-CSF或辅注成分血）。与其他细胞毒药物联合应用时可加重骨髓抑制。②消化系统：恶心、呕吐、腹泻、便秘、肠梗阻、腹痛、口腔炎、厌食。③皮肤及附属器：脱发、偶见严重的皮炎及瘙痒。④神经肌肉：头痛、关节痛、肌肉痛、全身痛、感觉异常。⑤呼吸系统：可致呼吸困难，虽然尚不能肯定是否会因此而造成死亡，但应引起医生的重视。⑥肝脏：有时出现肝功能异常，氨基转移酶升高。⑦全身：乏力、不适、发热。⑧局部：静脉注射时，若药液漏在血管外局部可产生局部刺激、红肿。⑨过敏反应：罕见过敏反应及血管神经性水肿。

（4）注意事项：①本品必须在对癌症化学治疗有经验的专科医师的特别观察下使用，对可能出现的并发症必须具有明确的诊断和适当处理的设施与条件。②由于可能发生严重的骨髓抑制，出现中性粒细胞减少，可导致患者感染甚至死亡，因此，治疗期间要监测外周血血常规，并密切观察患者有无感染、出血倾向的临床症状，如有异常作减药、停药处理。③本品是一种细胞抗癌药，打开包装及注射液的配制应穿隔离衣，戴手套，在垂直层流罩中进行。如不小心沾染在皮肤上，立即用肥皂和清水清洗，如沾染在黏膜或角膜上，用水彻底冲洗。④本品在避光包装内，温度20～25℃时保持稳定，由于药内无抗菌成分，故开瓶后须立即使用，稀释后在20～25℃可保存24 h。

6. 阿霉素（doxorubicin） 本品抗瘤谱较广，适用于急性白血病（淋巴细胞性和粒细胞性）、恶性淋巴瘤、乳腺癌、支气管肺癌（未分化小细胞性和非小细胞性）、卵巢癌、软组织肉瘤、成骨肉瘤、横纹肌肉瘤、尤因肉瘤、肾母细胞瘤、神经母细胞瘤、膀胱癌、甲状腺癌、前列腺癌、头颈部鳞癌、睾丸癌、胃癌、肝癌等。

（1）用法与用量：每次50～60 mg，每3～4周1次或每周20～30 mg，连用3周，停用2～3周后重复。每周分次用药的心肌毒性、骨髓抑制和胃肠道反应（包括口腔溃疡）较每3周用药一次为轻。儿童用量约为成人的一半。总剂量按体表面积不宜超过400 mg/m^2。

（2）禁忌证：①该品能透过胎盘，有导致流产的可能，因此严禁在妊娠初期的3个月内应用。妊娠期妇女用该品后，对胎儿的毒性反应有时可长达数年后才出现。②在进行纵隔或胸腔放疗期间禁用该品。③下列情况应禁用：外周围血血常规中白细胞计数低于3.5×10^9/L或血小板计数低于50×10^9/L、明显感染或发热、恶病质、失水、电解质或酸碱平衡失调、胃肠道梗阻、明显黄疸或肝功能损害者，心肺功能失代偿患者、水痘或带状疱疹患者。④对该品过敏者禁用。

（3）不良反应：①常见脱发（约见于90%的患者）、骨髓抑制（白细胞于用药后10～14天下降至最低点，大多在3周内逐渐恢复至正常水平，贫血和血小板减少较少见）、口腔溃疡、食欲减退、恶心甚或呕吐。②少数患者注射该品后原先的放射野可出现皮肤发红或色素沉着，如注射处药液外溢，可导致红肿疼痛甚或蜂窝组织炎和局部坏死。③白血病和恶性淋巴瘤患者应用该品时，特别是初次用该品者，可因瘤细胞大量破坏引起高尿酸血症，而致关节疼痛或肾功能损害。④该品具有心脏毒性，可引起迟发性严重心力衰竭，有时可在停药半年后发生，有心肌损害时可出现心率增快、心律失常、传导阻滞或喷射性心力衰竭，这些情况偶可突然发生而常规心电图无异常迹象；心肌毒性和给药累积量密切相关，总量达450～550 mg/m^{2}者的发生率1%～4%，总量超过550 mg/m^{2}者的发生率明显增加，可达30%，心脏毒性可因联合应用其他药物加重，比较新的资料说明高剂量的环磷酰胺和群司珠单抗都有类似作用。

（4）注意事项：①该药在动物中有致癌作

用，在人体也有潜在的致突变和致癌作用；对动物生殖功能有明显影响，但在人类，其抑制作用较大白鼠实验大为减轻。②该药的肾排泄虽较少，但在用药后1~2天内可出现红色尿，一般都在2天后消失。肾功能不全者用该品后要警惕高尿酸血症的出现；痛风患者，如应用该药，别嘌醇用量要相应增加。③老年患者、2岁以下幼儿和原有心脏病患者要特别慎用。④少数患者用药后可引起黄疸或其他肝功能损害，有肝功能不全者，用量应予酌减。⑤用药前后要测定心脏功能、监测心电图、超声心动图、血清酶学和其他心肌功能试验。⑥随访检查外周血血常规（每周至少1次）和肝功能试验。⑦应经常查看有无口腔溃疡、腹泻以及黄疸等情况，应劝患者多饮水以减少高尿酸血症的可能，必要时检查血清尿酸或肾功能。⑧阿霉素的心脏毒性多出现在停药后的1~6个月，应及早应用维生素 B_6 和辅酶 Q_{10} 以减低其对心脏的毒性。

7. 吡柔比星（pirarubicin） 本药为细胞周期非特异性抗肿瘤药，为半合成的蒽环类抗生素，化学结构与多柔比星相近。本药对多种动物肿瘤有抑制作用，可直接嵌入DNA双螺旋链，抑制DNA聚合酶及DNA拓扑异构酶Ⅱ，干扰转录过程，阻止mRNA合成，使肿瘤细胞在 G_2 期不能分裂，从而导致肿瘤细胞死亡。本药对多柔比星耐药者也有效。主要用于治疗恶性淋巴瘤、急性白血病、乳腺癌、头颈部癌、胃癌、泌尿生殖系肿瘤（膀胱癌、输尿管癌、肾盂癌、卵巢癌、子宫颈癌、子宫内膜癌）。

（1）用法与用量：静脉给药：一般按体表面积每次（25~40）mg/m^2。乳腺癌，联合用药推荐每次（40~50）mg/m^2。每疗程的第1天给药，根据患者血象可间隔21天重复使用。急性白血病，成人剂量按体表面积每次25 mg/m^2。动脉给药：如头颈部癌按体表面积每次（7~20）mg/m^2，每日1次，共用5~7日，亦可每次（14~25）mg/m^2，每周1次。儿童剂量：白血病，每次0.2~0.5 mg/kg或7~20 mg/m^2，每日1次，连用5天，3~5周可重复。淋巴瘤：每次1 mg/kg或25~40 mg/m^2，每3~4周1次；或每次0.2~0.4 mg/kg或7~14 mg/m^2，每日1次，连用3~5天，3~4周可重复。

（2）禁忌证：①因化疗或放疗而造成明显骨髓抑制的患者禁用；②严重器质性心脏病或心功能异常者及对本品过敏者禁用；③已用过大剂量蒽环类药物（如多柔比星或柔红霉素）的患者禁用；④妊娠期、哺乳及育龄期妇女禁用。

（3）不良反应：①骨髓抑制为剂量限制性毒性，主要为粒细胞减少，平均最低值在第14天，第21天恢复，贫血及血小板减少少见。②心脏毒性低于多柔比星，急性心脏毒性主要为可逆性心电图变化，如心律失常或非特异性ST-T异常，慢性心脏毒性呈剂量累积性。本品急、慢性心脏毒性的发生率约为多柔比星的1/7和1/4。③脱发：本品脱发总体发生率约为40%，显著低于多柔比星（80%），重度脱发的发生率约为20%，显著低于多柔比星（60%）。④胃肠道反应：恶心、呕吐、食欲缺乏、口腔黏膜炎，有时出现腹泻。⑤其他：肝肾功能异常、皮肤色素沉着等，偶有皮疹。膀胱内注入可出现尿频、尿痛等膀胱刺激症状，偶有血尿，极少有膀胱萎缩。

（4）注意事项：①由于本品可产生骨髓抑制和心脏毒性，所以应密切监测血常规、心脏功能、肝肾功能及继发感染等情况。原则上每个周期均要进行心电图检查，对合并感染、水痘等症状的患者应慎用本药，如发现异常，则本品可减量使用或停药。②对于以往未使用过蒽环类药物的患者，如果本品的使用总量超过950 mg/m^2，有可能产生充血性心力衰竭，使用上应格外注意。③以往使用过蒽环类药物或其他可能产生心脏毒性的药物的患者、心脏或纵隔部位接受过放射治疗且本品使用剂量超过700 mg/m^2 的患者，应密切监测心脏功能，慎重使用本品。④常用5%葡萄糖注射液或注射用水溶解本品，以免因

pH 值影响效价或出现混浊，溶解后药液，即时用完，室温下放置不得超过 6 h。⑤本品静脉注射前应确保输液管通畅，严格避免药液外渗，一旦发生渗漏，可能产生血管痛、静脉炎、注射部位硬结坏死，建议迅速回吸药液，局部利多卡因封闭，必要时硫酸镁湿敷合用激素治疗。⑥肝、肾功能不全患者慎用本品。

（二）常见不良反应

1. 骨髓抑制、胃肠道反应、脱发 骨髓抑制、胃肠道反应、脱发为抗肿瘤药最常见的不良反应。现有的大多数抗肿瘤药物有不同程度的骨髓抑制、胃肠道反应、脱发等反应。其中骨髓抑制作用明显的药物有紫杉醇（PTX）、紫杉特尔（DOC）、长春瑞滨（NVB）、鬼噻吩苷（VM-26）、长春碱酰胺（VDS）、依托泊苷（VP-16）、卡铂（CBP）等，而胃肠道反应以顺铂（DDP）、氮芥（HN2）、环磷酰胺（CTX）、多柔比星霉素（ADM）、柔红霉素（DNR）、卡莫司汀（BCNU）、阿梅胞苷（Ara-C）、氟尿嘧啶（5-FU）致吐作用更为明显，甲氨蝶呤（MTX）、6-硫基嘌呤（6-MP）和 5-FU 等还可引起腹泻，蒽环类易引起脱发或全秃。

2. 肝、肾功能损伤 许多抗肿瘤药物可引起肝功能损伤，如 CTX、MTX、BCNU、ADM、丝裂霉素（MMC）、博来霉素（BLM）、5-FU 等。MTX 可导致肝纤维化和肝硬化，6-MP 可导致胆汁淤积和肝坏死。DDP 可致严重肾功能障碍，用药期间必须水化利尿预防，MTX、MMC、CTX、BCNU 等有不同程度的损害，CTX 还可引起出血性膀胱炎。

3. 心血管和肺毒性作用 ADM、表柔比星（EPI）、MMC 互可引起心脏毒性作用，表现为心肌病、心力衰竭、心律失常等，并常与用药剂量累积有关，其中 ADM 更为明显；VP-16、VM-26 可致低血压；BLM、CTX、MTX、BCNU、MMC 等可引起肺损伤。

4. 神经毒性作用 长春新碱（VCR）、VDS、DDP 等可引起末梢神经炎，5-FU、MTX、ADM、CTX 等有中枢神经系统毒性作用。

5. 其他 DDP 可引起听力降低。5-FU、MTX、ADM、CTX 等可引起眼部损伤，MTX 可引起腔黏膜溃烂，CTX、噻替哌（TSPA）可致不育症等，以及 ADM、CCNU、VCR 等的发热反应，许多药物局部刺激作用如静脉炎和外渗后引起的组织坏死均应引起重视。

（三）联合化疗原则

临床实践证明，在恶性肿瘤的治疗中联合应用多种药物较单一用药疗效好。联合化疗方案组成并非药物的任意堆积，而应注意以下的原则：①采用单一使用有效的药物；②所选药物具有不同的作用机制；③药物的毒性不相互重叠。

七、止吐药与抑酸药

（一）止吐药

1. 甲氧氯普胺（methoxy-chlorprocaionamide）

本品又名灭吐灵（emetisan），能增强胃和食管蠕动、促进胃排空，并能通过抗多巴胺作用抑制延脑催吐化学感受区、反射性地抑制呕吐中枢，而且具有一定的地西泮作用。临床主要用于多种原因引起的呕吐，还可用于治疗溃疡病胆汁反流等。

（1）用法与用量：口服给药，5~14 岁儿童：一次 2.5~5.0 mg，每日 3 次，于餐前 30 min 服用。最大日剂量为 0.1 mg/kg，宜短期使用。肌内注射及静脉注射，6 岁以下儿童：每次 0.1 mg/kg，6~14 岁儿童：每次 2.5~5.0 mg。本品静脉注射应稀释 50 ml 以上，时间≥15 min。肾功能不全者剂量减半。

（2）禁忌证：①对普鲁卡因或普鲁卡因胺过敏者；②癫痫患者（因癫痫发作的频率及严重性均可因用药而增加）；③胃肠道出血、机械性梗阻或穿孔患者（本药可使胃肠道的动力增加，使前述疾病病情加重）；④嗜铬细胞瘤患者（可因用药而出现高血压危象）；⑤因进行放疗或化疗而致呕吐的乳腺癌患者。

（3）不良反应：①较常见的不良反应为昏睡、烦躁不安、疲怠无力；②少见的不良反应有：乳腺肿痛、恶心、便秘、皮疹、腹泻、睡眠障碍、眩晕、严重口渴、头痛、容易激动；③用药期间出现乳汁增多，由于催乳素的刺激所致；④注射给药可引起直立性低血压；⑤大剂量长期应用可能因阻断多巴胺受体，使胆碱能受体相对亢进而导致锥体外系反应（特别是年轻人），可出现肌震颤、发音困难、共济失调等，可用苯海索等抗胆碱药物治疗。

（4）注意事项：对晕动病所致呕吐无效；醛固酮与血清催乳素浓度可因甲氧氯普胺的使用而升高；严重肾功能不全患者剂量至少减少 60%，这类患者容易出现锥体外系症状；静脉注射甲氧氯普胺须慢，1～2 min 注完，快速给药可出现躁动不安，随即进入昏睡状态；因本品可降低西咪替丁的口服生物利用度，若两药必须合用，间隔时间至少要 1 h；本品遇光变成黄色或黄棕色后，毒性增高。

2. 昂丹司琼（ondansetron） 本品又名恩丹西酮、昂丹司琼等。为高选择性 5-HT_3受体拮抗剂，控制恶心、呕吐作用强而不良反应轻，可控制高度化疗性呕吐。预防手术后恶心呕吐于诱导麻醉前、期间或之后缓慢注射 0.1 mg/kg 或最大剂量 4 mg 预防。

（1）用法与用量：手术后恶心、呕吐，可缓慢注射 0.1 mg/kg 或最大剂量 4 mg 进行治疗。加用地塞米松 5～20 mg 可加强止吐效果。对呕吐反应严重者可每间隔 4～6 h 加用一剂。

（2）禁忌证：①对本药过敏者；②胃肠道梗阻患者。

（3）不良反应：可有头痛，头部和上腹部有温热感，腹部不适、便秘、口干、皮疹，注射部位局部反应，偶见支气管哮喘或过敏反应，短暂性无症状氨基转移酶升高。上述反应一般轻微，无需特殊处理。偶有运动失调、癫痫发作，胸痛、心律不齐、低血压及心动过缓等罕见报告。

（4）注意事项：①治疗腹部手术后或化疗引起的恶心、呕吐时，本药可能掩盖进行性肠梗阻和（或）肠胀气的发生。②对司巴丁及异喹胍代谢差的患者，对本药的消除半衰期无影响。对这类患者重复给药后，药物的血药浓度与正常人无差异，故用药剂量和用药次数无须改变。③先天性长 QT 综合征患者应避免使用本药。电解质紊乱、充血性心力衰竭、心律不齐或使用其他导致 QT 间期延长药物的患者，建议用药时监测心电图。④据国外资料报道，本药并不刺激胃肠蠕动，不能用本药代替鼻胃管负压吸引。

（二）抑酸药

1. 西咪替丁（cimetidine） 本品又名甲氰咪胍（altramet），为组胺 H_2受体阻断剂，能抑制胃酸分泌、增强胃黏膜抵抗力、防治溃疡、治疗上消化道出血。

（1）用法与用量：口服给药，每次 5～10 mg/kg，每日 2～4 次，餐后服，重症者睡前加服 1 次；静脉滴注及肌内注射，16 岁及以上儿童：每次 300 mg，每 6～8 h 1 次，最大日剂量为 2.4 g，用等渗葡萄糖液或等渗盐水 250～500 ml 稀释后静脉滴注每 6～12 h 1 次。

（2）禁忌证：对本品过敏者禁用。

（3）不良反应：①常见恶心、呕吐、便秘或腹泻。可有血肌酐轻度升高。有丙氨酸氨基转移酶升高，停药后即可恢复。②有骨髓抑制，偶见粒细胞减少、血小板减少、自身免疫性溶血性贫血、再生障碍性贫血。③老年人或肾功能不全者大剂量应用可出现精神错乱、言语含糊、谵妄、幻觉，甚至昏迷。④具有轻度抗雄性激素作用，用药期间精子浓度可能降低，但停药后可恢复正常。⑤长期用药可出现男性乳房肿块、性欲减退、腹泻、眩晕或头痛肌痉挛或肌痛、皮疹、脱发。

（4）注意事项：①急性胰腺炎患者、青春期前的患者慎用；②用药期间注意检查肝功能、肾功能和血常规，心、肝、肾功能不全者慎用；③用前必须明确诊断，排除有恶性肿瘤的可能。

2. 奥美拉唑（losec） 本品高度选择性地对胃壁细胞 H^+-K^+-ATP 蛋白酶有抑制作用，从而具有强大的抑制胃酸分泌作用，而对乙酰胆碱或组胺受体无作用，因此，无一般制酸药的不良反应，且药效快。

（1）用法与用量：口服给药，1 岁及以上儿童，体重 5~10 kg，每次 5 mg，每日 1 次；10~20 kg，每次 10 mg，每日 1 次；20 kg 以上，每次 20 mg，每日 1 次。静脉注射，每次 40 mg，每日 1~2 次。

（2）禁忌证：对本品过敏者禁用。与其他质子泵抑制剂一样，奥美拉唑不应与阿扎那韦合用。

（3）不良反应：①内分泌系统：罕见（发生率≥0.01%且<0.1%）男子乳腺发育、低钠血症；长期应用可导致维生素 B_{12} 缺乏、胃泌素血症，还可见低镁血症。②呼吸系统：罕见支气管痉挛。③肌肉骨骼系统：罕见关节痛、肌痛、肌无力，长期或大量使用质子泵抑制药可能导致髋骨、腕骨、脊骨骨折（尤其是老年人），还可见横纹肌溶解。④泌尿生殖系统：罕见间质性肾炎。⑤神经系统：头痛常见（发生率≥1%且<10%）；睡眠障碍、感觉异常、眩晕、头晕、嗜睡偶见（发生率≥0.1%且<1%）。⑥精神：罕见可逆性意识错乱、激动、抑郁、攻击和幻觉，多见于重症患者。还可出现周围神经炎。⑦肝脏：丙氨酸氨基转移酶（ALT）、天门冬氨酸氨基转移酶（AST）和胆红素升高。罕见肝性脑病（见于先前有严重肝病患者）、黄疸性或非黄疸性肝炎、肝衰竭，还可见肝坏死。⑧胃肠道：常见腹泻、便秘、腹痛、恶心、呕吐、腹胀；罕见口干、口炎、胃肠道念珠菌病、味觉障碍，长期治疗可能发生胃黏膜细胞增生和萎缩性胃炎，还可见胰腺炎，有显微镜下结肠炎的报道。⑨血液：可见溶血性贫血，罕见白细胞减少、血小板减少、粒细胞缺乏和全血细胞减少。

（4）注意事项：①本品抑制胃酸分泌的作用强，时间长，故应用本品时不宜同时再服用其他抗酸剂或抑酸剂。为防止抑酸过度，在一般消化性溃疡等病不建议大剂量长期应用（Zollinger-Ellison 综合征患者除外）。②因本品能显著升高胃内 pH 值，可能影响许多药物的吸收。③功能受损者无需调整剂量；肝功能受损者慎用，根据需要酌情减量。④治疗胃溃疡时应排除胃癌后才能使用本品，以免延误诊断和治疗。⑤动物实验中，长期大量使用本品后，观察到高胃泌素血症及继发胃嗜铬样细胞肥大和良性肿瘤的发生，这种变化在应用其他抑酸剂及施行胃大部切除术后亦可出现。⑥本品不影响驾驶和操作机器。

八、护肝药和利胆药

（一）护肝药

1. 葡醛内酯（glucurolactone） 本品又名肝泰乐，本品进入机体，在酶的作用下变为葡萄糖醛酸而起作用，可降低肝淀粉酶的活性，阻止糖原分解，使肝糖原含量增加，脂肪贮量减少，本品能与肝内及肠内毒物结合变为无毒的葡萄糖醛酸结合物而排出，具有保肝及解毒作用。用于急慢性肝炎、化学性肝损。

（1）用法与用量：口服给药，小于 5 岁的儿童：每次 0.05 g，每日 3 次，5 岁及以上的儿童：每次 0.1 g，每日 3 次。

（2）禁忌证：对本药过敏者。

（3）不良反应：①胃肠道：偶见轻度胃肠不适；②皮肤：偶见面红。

（4）注意事项：如出现不良反应，减量或停药后症状即可消失。

2. 还原型谷胱甘肽钠（reduced glutathione sodium） 本药能与许多有毒化学物质及其他代谢产物结合而起解毒作用，对酒精中毒、药物毒性（如肿瘤化疗药物、抗结核药物等）、放射性损害、肝脏疾患有效。

（1）用法与用量：常用剂量 300~600 mg/d，

儿童：每次 1～2 mg/kg，1～2 次/日。肌内注射与静脉注射。

（2）禁忌证：已知对药物成分过敏者。

（3）不良反应：偶见皮疹，停药后即消失。

（4）注意事项：本药不得与维生素 B_{12}、维生素 K_3、甲萘醌、泛酸钙、乳清酸、抗组胺药、磺胺药或四环素合用。

（二）利胆药

思美泰（transmetil） 本品含丁二磺酸腺苷蛋氨酸（ademetionine），后者作为甲基供体（转甲基作用）和生理性硫基化合物（如半胱氨酸、牛磺酸、谷胱甘肽和辅酶 A 等）的前体（转硫基作用）参与体内重要的生化反应。在肝内，通过使质膜磷脂甲基化而调节肝脏细胞膜的流动性，而且通过转硫基反应可以促进解毒过程中硫化产物的合成。只要肝内腺苷蛋氨酸的生物利用度在正常范围内，这些反应就有助于防止肝内胆汁淤积。本品用于治疗非梗阻原因所致肝内胆汁淤积。

（1）用法与用量：初始治疗：使用注射用丁二磺酸腺苷蛋氨酸，每天 500～1000 mg，肌内或静脉注射，共两周。静脉注射必须非常缓慢。维持治疗：使用丁二磺酸腺苷蛋氨酸肠溶片，每天 1000～2000 mg，口服。儿童：每日 10～20 mg/kg。

（2）禁忌证：对本药过敏者。

（3）不良反应：即使长期大量应用亦未见与本品相关的不良反应。改变用药习惯或增加用药剂量同样未见不良反应的报道。对本品特别敏感的个体，偶可引起昼夜节律紊乱，睡前服用催眠药可减轻此症状。以上症状均表现轻微，不需中断治疗。另外，若出现其他症状，请与医生联系。

（4）注意事项：使用本药对驾驶或操作机械能力无影响。有血氨增高的肝硬化前及肝硬化的患者，用药时应注意监测血氨水平。

（三）升白细胞药

重组人粒细胞刺激因子注射液（recombinant human granulocyte colony-stimulating factor） 本药是由 DNA 重组技术制备的人粒细胞集落刺激因子，与天然人粒细胞集落刺激因子（G-CSF）的氨基酸序列和糖链完全相同，不同的是本药链的 N 端含有甲硫氨酸。本药通过与粒系祖细胞及成熟中性粒细胞表面的特异性受体结合，促进前者的增殖分化并增强后者的功能（包括趋化性、吞噬和杀伤功能）。也可驱使中性粒细胞释放至血循环，使外周中性粒细胞数量增多。主要用于：①用于癌症化疗等原因导致的中性粒细胞减少。②用于促进骨髓移植后的中性粒细胞数增加。③用于骨髓发育不良综合征引起的中性粒细胞减少。④再生障碍性贫血引起的中性粒细胞减少；先天性、特发性中性粒细胞减少；骨髓增生异常综合征（myelodysplastic syndromes，MDS）伴中性粒细胞减少；周期性中性粒细胞减少。

（1）用法与用量：皮下注射，每次 2～5 μg/kg，每日 1 次。

（2）禁忌证：①对粒细胞刺激因子过敏者以及对大肠杆菌表达的其他制剂过敏者禁用；②严重肝、肾、心、肺功能障碍者禁用；③骨髓中幼稚粒细胞未显著减少的骨髓性白血病患者或外周血中检出幼稚粒细胞的骨髓性白血病患者。

（3）不良反应：①肌肉骨骼系统：有时会有肌肉酸痛、骨痛、腰痛、胸痛的现象；②消化系统：有时会出现食欲缺乏的现象，或肝脏 ALT、AST 升高；③其他：有人会出现发热、头痛、乏力及皮疹，ALP、LDH 升高；④极少数人会出现休克、间质性肺炎、成人呼吸窘迫综合征、幼稚细胞增加。

（4）注意事项：①本品应在化疗药物给药结束后 24～48 h 开始使用；②使用本品过程中应定期每周监测血常规 2 次，特别是中性粒细胞计数变化的情况；③对髓性细胞系统的恶性增殖（急性粒细胞性白血病等）本品应慎重使用；④长期使用本品的安全有效性尚未建立，曾有报道可见脾脏增大。

虽然本品临床试验未发生过敏反应病例，但国外同类制剂曾发生少数过敏反应（发生率<1/4000），可表现为皮疹、荨麻疹、颜面水肿、呼吸困难、心动过速及低血压，多在使用本品30 min内发生，应立即停用，经抗组织胺、皮质激素、支气管解痉剂和（或）肾上腺素等处理后症状能迅速消失。这些病例不应再次使用致敏药物。

九、止血、抗凝及溶栓药

（一）止血药

止血药种类很多，止血机制也各有不同，如酚磺乙胺是作用于血小板-血管止血机制的药；维生素K通过影响凝血因子而起作用（凝血因子Ⅱ、Ⅶ、Ⅸ、Ⅹ为维生素K依赖因子）；6-氨基己酸和氨甲苯酸则为抗纤溶药等。此外，临床上的止血还应根据其基础疾病而加用不同药物，如溃疡病出血制酸药物的应用，以提高咯血患者垂体后叶素的应用，以及严重肝病时凝血因子的补充等。

1. 酚磺乙胺注射液（etamsylate） 本品通过增加血小板数量、增强血小板的聚集和黏附力可增强毛细血管抵抗力并降低其通透性而发挥其止血作用。可用于预防手术出血，辅助治疗各种原因引起的血小板减少和血小板功能不良，以及血管脆性增加引起的出血等。

（1）用法与用量：一般出血肌内注射及静脉注射每次5~10 mg/kg，2~3次/日；严重出血时可用3~4 g/d，加入等渗盐水或葡萄糖溶液中静脉滴注。

（2）禁忌证：①对本药过敏者；②急性卟啉病患者。

（3）不良反应：本药毒性低，可有恶心、头痛、皮疹、暂时性低血压、血栓形成等。偶有静脉注射后发生过敏性休克的报道。

（4）注意事项：本品可与维生素K注射液混合使用，但不可与6-氨基己酸注射液混合使用。

2. 硫酸鱼精蛋白（protamine sulfate） 本药具有强碱性基团，在体内可与强酸性的肝素结合，形成稳定的复合物。这种直接拮抗作用使肝素失去抗凝活性，用于因肝素过量引起的出血。

（1）用法与用量：静脉注射：抗肝素过量，用量与最后1次肝素使用量相当（1 mg硫酸鱼精蛋白可中和100 U肝素）。每次不超过5 ml（50 mg）。缓慢静脉注射：一般以每分钟0.5 ml的速度静脉注射1 h内（即本品作用有效持续时间内）不宜超过0.1 g。除非另有确凿依据，不得加大剂量。静脉滴注：抗自发性出血，每日5~8 mg/kg，分2次，间隔6 h。

（2）禁忌证：对本品过敏者禁用。

（3）不良反应：①本品可引起心动过缓、胸闷、呼吸困难及血压降低，大多因静脉注射过快所致，系药物直接作用于心肌或周围血管扩张引起，也有肺动脉高压或高血压的报道；②注射后有恶心呕吐、面红潮热及倦怠，如作用短暂，无需治疗；③偶有过敏。

（4）注意事项：①本品易破坏，口服无效，禁与碱性物质接触；②静脉注射速度过快可致热感、皮肤发红、低血压心动过缓等；③注射器具不能带有碱性；④本品过敏反应少，但对鱼类过敏者应用时应注意。

3. 蛇毒血凝酶注射液（hemocoagulase） 本药为从巴西矛头蝮蛇的毒液中分离、精制而得的一种酶类止血药，不含神经毒素及其他毒素。具有类凝血酶样作用，可促进血管破损部位的血小板聚集，并释放一系列凝血因子及血小板因子3（PF3），使凝血因子Ⅰ降解生成纤维蛋白Ⅰ单体，进而交联聚合成难溶性纤维蛋白，促使出血部位的血栓形成和止血。本药在完整无损的血管内无促进血小板聚集的作用，也不激活血管内凝血因子ⅩⅢ，因此，它促进的由纤维蛋白Ⅰ单体形成的复合物，易在体内被降解而不致引起弥散性血管内凝血（disseminated intravascular coagulation，DIC）。主要适用于：用于需减少流血或止血的多种医疗情况，如：内、外、妇产、眼、耳鼻喉、口腔科疾病并发的出血及出血性疾病；也可用于预防出血，如手术前用药，可避免或减少术中、术后出血。

（1）用法与用量：一般出血：成人 1～2 U；儿童 0.3～0.5 U。紧急出血：立即静脉注射 0.25～0.50 U，同时肌内注射 1 U。各类外科手术：术前一天晚上肌内注射 1 U，术前 1 h 肌内注射 1 U，术前 15 min 静脉注射 1 U，术后 3 天，每天肌内注射 1 U。咯血：每 12 h 皮下注射 1 U，必要时，开始时再加静脉注射 1 U，最好是加入 10 ml 的 0.9%氯化钠注射液中，混合注射。异常出血：剂量加倍，间隔 6 h 肌内注射 1 U，至出血完全停止。

（2）禁忌证：①虽无关于血栓的报道，为安全计，有血栓病史者禁用；②对本品或同类药品过敏者禁用。

（3）不良反应：不良反应发生率极低，偶见过敏样反应。如出现此类情况，可按一般抗过敏处理方法，给予抗组胺药或（和）糖皮质激素及对症治疗。

（4）注意事项：①本品如有外观异常或瓶子破裂、过期失效等情况禁止使用；②DIC 及血液病所致的出血不宜使用本品；③血中缺乏血小板或某些凝血因子（如凝血酶原）时，本品无代偿作用，宜在补充血小板或缺乏的凝血因子或输注新鲜血液的基础上应用本品；④在原发性纤溶系统亢进（如内分泌腺、癌症手术等）情况下，宜与抗纤溶酶的药物联合应用；⑤应注意防止用药过量，否则其止血作用会降低；⑥使用期间还应注意观察患者的出、凝血时间；⑦大、中动脉，大静脉受损出血，必须及时用外科手术处理，配合应用蛇毒血凝酶注射液可控制创面渗血，使手术视野清晰，提高手术效率，从而减少失血和输血量。

（二）抗凝药

1. 肝素钠（heparin sodium）　本品通过激活血浆中抗凝血酶Ⅲ，加速蛋白水解酶凝血因子灭活，以及阻止血小板的聚集等作用而影响凝血过程。主要用于预防和治疗血栓形成或栓塞性疾病（如心肌梗死、血栓性静脉炎、肺栓塞等）。用于多种原因引起的 DIC。可作为体外抗凝血药（如体外循环、血液透析、导管术、微血管手术等操作中及血样标本体外试验或器械的抗凝处理等）。DIC 早期高凝状态的治疗，以及血管造影、心导管检查、心脏手术、血液透析等。

（1）用法与用量：深部皮下注射，首次 5000～10 000 U，以后每 8 h 8000～10 000 U 或每 12 h 15 000～20 000 U；每 24 h 总量 30 000～40 000 U，一般均能达到满意的效果。静脉注射，首次 5000～10 000 U，之后或按体重每 4 h 100 U/kg，用 0.9%氯化钠注射液稀释后应用。静脉滴注，每日 20 000～40 000 U，加至 0.9%氯化钠注射液 1000 ml 中持续滴注。滴注前可先静脉注射5000 U作为初始剂量。预防性治疗：高危血栓形成患者，大多是用于腹部手术之后，以防止深部静脉血栓，在外科手术前 2 h 先给 5000 U 肝素皮下注射，但麻醉方式应避免硬膜外麻醉，然后每隔 8～12 h 5000 U，共约 7 日。儿童剂量：静脉滴注，≤1 岁儿童：初始剂量 75 U/kg，静脉滴注10 min给完，维持剂量每小时 28 U/kg，调整剂量保持活化部分凝血活酶时间（APTT）为60～85 s。>1 岁儿童：初始剂量 75 U/kg，静脉滴注 10 min 给完，维持剂量每小时 20 U/kg，调整剂量保持 APTT 为 60～85 s。或不连续静脉注射，初始剂量 100 U/kg，维持剂量 50～100 U/kg，4 h 1 次。深部皮下注射，每次 25～50 U/kg，每 12 h 1 次，或每次 10～15 U/kg，每 4～8 h 1 次。

（2）禁忌证：对肝素过敏、有自发出血倾向者、血液凝固迟缓者（如血友病、紫癜、血小板减少）、溃疡病、创伤、产后出血者及严重肝功能不全者禁用。

（3）不良反应：毒性较低，主要不良反应是用药过多可致自发性出血，故每次注射前应测定凝血时间。如注射后引起严重出血，可静脉注射硫酸鱼精蛋白进行急救（1 mg 硫酸鱼精蛋白可中和 100 U 肝素）。

偶可引起过敏反应及血小板减少常发生在用药初 5~9 天，故开始治疗 1 个月内应定期监测血小板计数。偶见一次性脱发和腹泻。尚可引起骨质疏松和自发性骨折。肝功能不良者长期使用可引起抗凝血酶Ⅲ耗竭而血栓形成倾向。

（4）注意事项：用药期间应定时测定凝血时间。

2. 阿司匹林（aspirin） 本品系常用解热镇痛药，因其有抗血小板聚集作用，临床已广泛用于抗凝治疗，如预防动脉粥样硬化、短暂性脑缺血、心肌梗死等，以及在溶栓治疗后的维持用药、防止术后血栓形成等。

（1）用法与用量：口服给药，片剂：①6~12 岁儿童，每次 250 mg，若症状持续可每 4~6 h 重复给药 1 次，24 h 内给药不超过 4 次。②12 岁以上儿童同成人用法用量。肠溶片：每日 1.5 g/m^2，分 4~6 次服用；或每次 5~10 mg/kg；或每次每岁 60 mg，必要时可每 4~6 h 重复给药 1 次。

（2）禁忌证：①对本品过敏者禁用；②下列情况应禁用：活动性溃疡病或其他原因引起的消化道出血；血友病或血小板减少症；有阿司匹林或其他非甾体抗炎药过敏史者，尤其是出现支气管哮喘、神经血管性水肿或休克者。

（3）不良反应：主要为对胃黏膜的刺激作用，可引起恶心、呕吐、上腹部灼痛，长期服用可引起消化道出血。长期大量用药（如治疗风湿热），尤其当药物血浓度>200 μg/ml 时较易出现不良反应。血药浓度愈高，不良反应愈明显。

（4）注意事项：①交叉过敏反应。对本品过敏时也可能对另一种水杨酸类药或另一种非水杨酸类的非甾体消炎药过敏，但非绝对，必须警惕交叉过敏的可能性。②对诊断的干扰：长期每日用量超过 2.4 g 时，硫酸铜尿糖试验可出现假阳性。葡萄糖酶尿糖试验可出现假阴性。③长期大量用药时应定期检查红细胞压积、肝功能及血清水杨酸含量。

（三）溶栓药

尿激酶（urokinase） 本品能激活纤溶酶原，使其转变为纤溶酶溶解纤维蛋白（原）而起到溶栓作用。用于脑血栓形成、脑梗死、肺梗死、心肌梗死和周围动静脉血栓症等。用量视病情而定，如深静脉血栓无肺梗死危险者，应尽早应用本药溶栓治疗。成人剂量：首剂 4000 U/kg，于 30~45 min 静脉滴注，继以 4000 U/（kg·h）维持溶栓 48~72 h。患者若能耐受，必要时可静脉滴注 5~7 日。采用导管接触溶栓者，可以适当减少剂量。不良反应有恶心、呕吐等消化道反应；少数患者可出现过敏反应。严重的不良反应为脑和消化道出血，可导致死亡。

（1）用法与用量：外周动脉血栓：以氯化钠注射液配制本品（浓度 2500 U/ml）4000 U/min 速度经导管注入血凝块，每 2 h 夹闭导管 1 次，可调整滴入速度为 1000 U/min，直至血块溶解。儿童剂量：首剂 40~80 U/kg，于 30 min 滴入，继以 40~80 U/（kg·h），连续 12 h。

（2）禁忌证：急性内脏出血、急性颅内出血，陈旧性脑梗死、近 2 个月内进行过颅内或脊髓内外科手术、颅内肿瘤、动静脉畸形或动脉瘤、出血性疾病或出血倾向、严重难控制的高血压患者。

（3）不良反应：本品临床最常见的不良反应是出血倾向。以注射或穿刺局部血肿最为常见。其次为组织内出血，发生率 5%~11%，多轻微，严重者可致脑出血。本品用于冠状动脉再通溶栓时，常伴随血管再通后出现房性或室性心律失常，发生率高达 70% 以上。需严密进行心电监护。本品抗原性小，体外和皮内注射均未检测到诱导抗体生成，因此，过敏反应发生率极低。但有报告，曾用链激酶治疗的患者使用本品后少数引发支气管痉挛、皮疹和发热。

（4）注意事项：①应用本品前，应对患者进行血细胞比容、血小板计数、凝血酶时间（TT）、凝血酶原时间（PT）、APTT 测定。TT 和 APTT 应小于 2 倍延长的范围内；②用药期间应密切观察患者反应，如脉率、体温、呼吸频率和血压、出血倾向等，至少每 4 h 记录 1 次；③静脉给药时，要求穿刺一次成功，以避免局部出血或血肿；④动脉穿刺给药时，给药完毕，应在穿刺局部加压至少 30 min，并用无菌绷带和敷料加压包扎，以免出血。

（陈昆山　张靖　单鸿）

参 考 文 献

[1] 国家药典委员会. 中华人民共和国药典（2010 版）. 北京：中国医药科技出版社，2010.
[2] 张爱知，马伴吟. 实用儿科药物手册. 上海：上海科学技术出版社，2000.
[3] 李贵. 儿科常用中西药物手册. 北京：人民卫生出版社，2003.
[4] 沈刚，李智平. 新编实用儿科药物手册. 3 版. 北京：人民军医出版社，2013.

第五章

儿科介入镇静与麻醉

介入手术具有创伤小、操作时间短的特点，部分患者病情复杂，因此对麻醉医生或实施镇静者实施镇静与麻醉技术具有很大的挑战性。在婴幼儿患者群中，即使是最简单的介入手术都需要在手术操作过程中保证患儿安全及无体动。对于不合作的患儿需要应用镇静与全麻技术。MR、CT、数字减影血管造影（DSA）等影像学检查时不能有体动，有时要获得高质量的影像结果还需要患者暂停呼吸。对于有血管痉挛危险（血管造影和栓塞治疗）的患儿采用气管插管全麻有利于通过控制血液中二氧化碳浓度来调节血管紧张度，防止血管痉挛带来的不良反应，保障术中患儿的生命安全。

监测下的镇静镇痛技术的选择应与介入手术的具体操作结合考虑，如穿刺、换管或中枢神经区域置管等大的介入操作手术就需要选择全麻，必要时需要行气管插管全麻，这样会更加安全。对于一些创伤小、时间短的手术可选择用局麻加用镇静或镇痛也能达到很好的效果，如：肺穿刺、胸腔穿刺、放置胸腔引流管膈下引流及放置胆囊支架等都可选择用肋间神经阻滞加上镇静或镇痛完成操作。在B超引导下行神经阻滞，可提高神经阻滞的准确性和有效性。

血管介入包括简单的造影和复杂的治疗性手术。血管栓塞及硬化剂治疗可用于更加复杂的血管畸形及血管异常的治疗。对经皮腔内血管成形术（percutaneous transluminal angiography，PTA）和溶栓最好选择全麻。栓塞治疗常用于血管畸形、不可控制的出血、肾消融治疗、巨大血管瘤手术切除前治疗。实施栓塞治疗需要综合考虑患儿、疾病及手术三方面具体情况来决定镇静与麻醉方式。

儿科介入手术的年龄范围包括早产儿到青少年人群。不同阶段的患儿的生理与心理都不同。尤其是低年龄、低体重患儿在介入治疗的镇静与麻醉实施过程中需要对其生理与心理充分了解，掌握病理生理对呼吸、循环等系统的影响，按照安全、简单、熟悉、有效的原则选择合适的镇静与麻醉技术，保障患儿术中生命安全。

第一节　心理

一、小儿心理

婴幼儿在医疗过程中常常会出现情绪上的变

化，包括不合作、哭闹、反抗或其他过激行为，部分情绪影响延续时间较长。婴幼儿情绪变化的影响因素有家庭背景、家庭教育、疾病、精神状态等，其中年龄是最主要的因素。

一般来说，小于半岁的婴幼儿与父母分开产生明显情绪反应的较少，而学龄前儿童更易出现医疗过程中的情绪变化，在实际临床工作中应引起重视。疾病本身所致患儿身体不适也是引起情绪反应的因素之一，如患有影响呼吸的巨大肿瘤，患儿常因呼吸不畅而出现烦躁、哭闹或拒绝合作等行为。另外反复住院或长时间住院也可引起情绪变化，如患儿不愿意住院或不愿意与医护人员沟通。因此麻醉医生或实施麻醉与镇静的医生在术前访视时需要注意患儿心理变化，充分考虑患儿年龄、理解能力、合作程度与手术等方面对心理的影响，对有理解能力的患儿需要耐心安抚、解释，取得患儿的信任；对于内向的患儿需要更多的关注。

二、父母心理

患儿生病最焦虑的就是家长，因此麻醉医生或实施麻醉与镇静的医生在术前访视时需要充分与父母进行有效的沟通，及时注意父母的情绪及其心理变化，耐心解释父母或监护人关注的问题。父母无焦虑表现则是异常表现，在交流中仍需要尽可能了解其心理及其他可能存在的情况。对于术前谈话时有良好心理准备的家长可根据具体情况考虑让家长参与到患儿的部分医疗过程中，如可以在麻醉诱导和苏醒过程中陪伴患儿。对于很焦虑的父母，医师和护士需要对他们进行充分的解释和交流，减轻他们的焦虑情绪，这样也可间接帮助患儿，但不建议他们在麻醉诱导和苏醒过程中陪护患儿。

麻醉医师或实施麻醉与镇静的医生在与患儿父母或监护人签署全麻同意书时常遇到一些情况：由于知情同意书上描述了很多可能出现的危险情况和严重的后果等加重了父母或监护人的焦虑情绪。尽管如此，父母或监护人还是可能从风险告知谈话了解更多的知识，得到更多的理解；通过交流，父母或监护人也可了解到想知道的内容，增加治疗合作性。

过度焦虑的家长需要特殊对待。其原因是多方面的，可能不全与小儿手术相关。在术前访视这些家长时专业知识方面的谈话对减轻他们的焦虑帮助不大。

总之，麻醉医师或实施麻醉与镇静的医生可按照有效的通用原则来应对焦虑的家长。通过建立在友好、热心、同情、理解和关怀患儿的基础上与父母或监护人沟通与交谈是行之有效的方法。访视时除了解释可能存在的风险外，应充分了解患儿父母或监护人所关心内容，同时回答家长提出的各种相关问题。

第二节　生理

一、头

（一）头颅

婴儿颅骨正处于发育过程中，骨缝未完全闭合，当颅内血、脑脊液（cerebrospinal fluid，CSF）或脑组织容量增加时前囟和骨缝间隙增宽，从而缓解颅内高压，因此无颅内高压的临床表现或表现不明显。幼儿骨缝完全闭合后也没有成人颅骨硬，婴儿可通过触摸前囟来评估颅内压。

（二）脑血流

婴幼儿的血压依赖于心率，而脑血流的变化与血压关系密切，因此严密观察与处理婴幼儿的心率对维持血压和脑血流量很重要。低血压可引起颅内组织供血不足，导致组织缺氧。早产儿脑血管非常脆，特别是覆盖在尾状核头部的生发层，血管破裂可导致颅内出血，且常易扩散入脑室系统，产生脑室内出血（intraventricular hemorrhage，IVH）。出生后的几天内低体重的早产儿易发生 IVH，其诱发因素包括有低氧、高碳酸血症、高钠血症、动静脉压或脑血流波动、低血球压积、输液过量、快速注射高张液体等。在麻醉与镇静过程中需要考虑这些因素，避免严重不良后果的发生。

（三）CSF

CSF 由侧脑室颞侧角的脉络膜和第 3 脑室后部及第 4 脑室顶部的脉络膜丛产生，围绕脑和脊髓，也有少量的 CSF 由脑膜、室管膜血管及脑和脊髓的血管产生。脉络丛是由血管形成的菜花样突出物，并覆盖着薄层上皮细胞，CSF 由此持续渗出，成人每天分泌约 750 ml，这是颅内容量的 5 倍。除脉络丛主动分泌的少量物质外，脑脊液和细胞间质液相同。脑脊液循环是在脉络丛内的搏动推动下由侧脑室经侧孔进入第 3 脑室，并经中脑导水管进入第 4 脑室，由第 4 脑室的侧孔和正中孔进入小脑延髓池和整个蛛网膜下腔。最后通过蛛网膜绒毛在静水压滤过作用再吸收入血液。

二、呼吸

婴幼儿舌头相对大，在麻醉和镇静期间不但易出现舌后坠影响呼吸，而且影响直接喉镜下暴露声门。喉头位置高也是增加声门暴露困难的原因之一。由于婴幼儿肋骨呈水平位，通气主要靠膈肌运动产生，当出现腹部容量增加的疾病时可严重影响到自主呼吸，在麻醉或镇静下会变得更加严重。

在自主呼吸情况下，新生儿呼吸肌更易疲劳，其程度决定于不同类型肌纤维所占的比例，随婴儿的逐步成熟而正常。当有上呼吸道梗阻时，肋骨内陷，膈肌活动加强这种胸廓的矛盾运动，增加了膈肌无效运动，易引起膈肌疲劳。麻醉或镇静后潮气量明显不足，导致低氧血症，严重时可出现心搏骤停。

三、心血管系统

（一）体循环

新生儿出生时心率 100～180 次/分，律齐，随着年龄的增长心率逐渐变慢。常见窦性心律失常，若出现非窦性心律失常，则要考虑其他原因。

足月新生儿收缩压约 60 mmHg（1 mmHg = 0.133 kPa），舒张压约35 mmHg。这些数值可有变异，当脐带钳夹延迟或结扎时收缩压可增高 10～15 mmHg，4 h 内可降至正常水平。早产儿血压偏低，750 g 的早产儿血压仅 45/25 mmHg。

与成人相比，新生儿心脏顺应性差是由于心肌肌性成分少而结缔组织多所致，这种低顺应性导致心搏量受限，因此新生儿的心排血量受心率的影响很大，心率变慢常导致心排血量减少。要维持血压除了正常的心率外还依赖心室的充盈压，因此当血容量不足时易出现低血压。但过量的血容量也因心肌的低顺应性易发生急性心衰的可能，而一侧的心室发生衰竭可很快地累及到另一心室而产生双心室衰竭。婴儿尤其是早产儿的压力感受器发育不成熟，对血管内容量和有效血容量的调节能力不足，因此对低血容量变化的反应差。

在麻醉与镇静时需要监测心率与血压，动脉收缩压与循环血容量紧密相关是判断血容量的很好指标，可有效地指导补液，维持正常的血容量。

（二）肺循环

出生后前 3 个月，由于肺小动脉肌层厚度的退行性变，肺血管阻力缓慢而进行性的降低。但在新生儿期肺血管阻力（pulmonary vascular resistance，PVR）较高，且肌性肺血管具有高反应性。在出现低氧、酸中毒、应激（如气管内吸引）情况下可引起 PVR 的急剧升高，导致肺高压危象，严重时可通过卵圆孔或动脉导管发生右向左分流导致右心室衰竭或双侧心力衰竭的发生。PDA、VSD 可导致肺血流持续增加引起 PVR 升高，早期是可逆的，后期可形成不可逆的肺血管梗阻性疾病。

（三）代谢

1. 葡萄糖 足月新生儿糖原主要储存在肝

脏和心肌，新生儿在生后数小时内，在糖原异生作用形成前应用。早产儿糖原储存不足，不能通过糖原异生作用形成足够的糖。在应激状态下的新生儿常易发生低血糖。重症新生儿应密切监测血糖，若低于 40 mg/100 ml 或 2.2 mmol/L 应持续泵注 10% 葡萄糖液纠正 5 mg/（kg · min）。伴有低血糖症状（紧张不安、淡漠、张力低下、抽搐、呼吸暂停等）应立即静脉注射 10% 葡萄糖液［1~2 ml/（min · kg）］。伴有低血糖症状的婴儿不及时处理易引发神经系统损害。

糖尿病母亲和那些伴有贝－威综合征（Beckwith-Wiedemann syndrome）的婴儿治疗时必须特别注意，因静脉注射治疗量的葡萄糖可引起血胰岛素增高所致的反跳性低血糖，这些患儿需缓慢滴注葡萄糖液［4~8 ml/（kg · min）］。幼儿较少出现低血糖，但仍要注意禁食时间不能太长，必要时在术中进行血糖监测。

2. 水和电解质 新生儿及婴儿液体比重大于成人，体液的分布也有所不同。新生儿及幼儿细胞外液比重较成人高，早产儿细胞外液容量超过细胞内液容量，而年长儿及成人，细胞外液仅为细胞内液的一半。

水的代谢与肾功能密切相关，肾功能决定于肾血管阻力，因此新生儿肾血流和肾小球滤过率（glomerular filtration rate，GFR）低且肾小管功能受限。早产儿的 GFR 更低。早产儿出生 1 周时 GFR 增长的幅度比足月胎儿少。新生儿 GFR 随液体负荷增加而增加，但可增加的容量有限，因此婴儿不能处理过多的水负荷及依赖肾小球滤过来排泄过多电解质或其他物质。缺氧、低温或充血性心力衰竭时，肾小球滤过进一步减少。

补充液体丢失需要考虑不显性失水、尿排出及代谢率。婴儿不显性失水相对较高，这与肺泡通气量高、体表面积大和低体重婴儿皮肤薄有关。应用辐射热和光疗明显增加不显性失水。由于婴儿高代谢，液体转换率较高，而浓缩尿及保留水的能力差，当摄水减少或丢失增加时，易发生脱水。对于有喂养困难、营养差的患儿在术前电解质检测有利排除电解质异常对麻醉和镇静后苏醒延迟的影响。

第三节　评估

一、医患评估

（一）患者与家属

麻醉医生或实施镇静的医生对患儿的全面了解不能光靠患儿父母，还应该包括患儿的直接照顾者，如保姆、爷爷、奶奶等。初步了解患儿的合作程度、可交流程度及焦虑度。除此之外还需要详细了解病史及病历资料，明确实验室检查结果及与临床表现间的关系。对于非麻醉医生的医护人员在实施镇静时需要依据相关表格内容的各医疗情况对患儿进行健康状况筛查。包括过敏史、贫血、家族史、外伤史、手术史、麻醉史，精神、营养、呼吸状况，近期有无上呼吸道感染、鼻塞、流涕等。

所有预登记的患儿家长需要留下可靠的联系电话，在安排手术前通过电话了解患儿近期有无身体状况的变化（如感冒、咳嗽或发热等）及禁食情况。一般情况下，家长都能按照医疗指引做到手术当日起床后进行禁食、禁水（不建议来院时进食少量的液体，可根据禁食、禁水时间尽早补液或加强术中液体管理）。由非麻醉医生实施的镇静通常是 ASA Ⅰ～Ⅱ级患儿，Ⅲ级以上的患儿最好有麻醉医师在场指导或直接实施。成人在局麻或轻度镇静下就可以完成介入操作，但儿童患者因为不合作，而需要深度镇静或全麻下才能完成。

（二）医护人员

在美国，非麻醉医生进行镇静操作需要按照美国麻醉医师协会（American Society of Anesthesiology，ASA）指引进行。根据此指南，注册护士不能进行深度镇静，深度镇静需要由医生、麻醉护士或助理麻醉医生实施。实施镇静的医护人员应熟练掌握面罩给氧、气管插管、喉罩通气、鼻或口咽通气道通气方法。至少有 35 例以上的操作实践。建议通过专业的机构对进行镇静的人员进行专业培训并发相关资格证书。

对于一些复杂的病情，需要对患儿的医学情况或是否具备镇静条件进行评估，可以联系麻醉科。由麻醉医生对需要镇静的患儿进行全面评估，必要时还需要请相关专业的医生进行院内病情会诊（如心脏麻醉、口腔科、普外科、肾内科、心内科及内分泌科等）。主管医生与镇静实施者共同对适合镇静的患者的病情与操作进行讨论与沟通可最大限度地提高安全性。对于高危手术（如颅内栓塞）、伴有明显疼痛（如硬化疗法）、手术时间长等的患儿最好由麻醉医生实施全麻下完成介入治疗。

实施镇静者应该对整个手术的过程与相关合作的需要有充分的了解。如对于同一个患儿来说，适合去做 MRI 的镇静方案不一定适合在俯卧位介入做肾置管操作。虽然患儿是按制定的流程与方法进行镇静，但镇静实施者与放射科医生进行有效的讨论有利于介入治疗过程顺利，同时更能说服患儿接受镇静下进行介入操作。

二、环境评估

（一）布局

介入手术室的位置布局也是评估内容之一。介入手术治疗室最好尽可能地靠近手术室。一是出现紧急情况需要“急救小组”协助时，麻醉科手术室的抢救人员能及时赶到进行协助，因此布局对介入手术室治疗中的患儿的安全很重要。若介入放射科位置远不易及时得到帮助，在做高风险介入手术治疗时需要请麻醉医生到场实施相关操作。

（二）监测

为了实施镇静过程中减少或杜绝用药错误或药量计算错误，可在签署镇静知情同意书时将根据患儿的体重计算出来的药物与剂量打印出来以备实施镇静时使用。介入手术区域实施镇静下介入治疗的患儿生命体征的监测按 ASA 要求需采用与手术室麻醉相同监测标准。操作流程可参照美国儿科协会公布的标准，该指南比麻醉监测的要求更高。由于早期非麻醉医师实施镇静与麻醉医生实施镇静有很大不同，所以 1994 年美国麻醉师协会就发布了非麻醉区域镇静的操作标准。近年来做了进一步的修改，非麻醉医师进行深度镇静时需要监测包括心电图、血氧饱和度、呼吸末二氧化碳和无创血压等。

对于儿科介入治疗数量大的介入手术室的治疗最好还是有麻醉科直接参与麻醉与镇静。麻醉医生不但能够及时提供问题解答、咨询、体检等，还能在介入操作过程中提供有效的技术支持及困难气道处理支持。麻醉医师是非麻醉专业者从事镇静的重要技术保障。ASA 及美国医疗机构评审国际联合委员会（Joint Commission on Accreditation of Health Care Organization，JCAHO）在麻醉与镇静章节对从事镇静者有详细的相关指南与要求。

三、专业评估

（一）ASA 评估

ASA 根据患者体质状况和对手术危险性进行分类，于麻醉前将患者分为 5 级。

Ⅰ级：正常健康。除局部病变外，无系统性疾病。

Ⅱ级：有轻度或中度系统性疾病。

Ⅲ级：有严重系统性疾病，日常活动受限，但未丧失工作能力。

Ⅳ级：有严重系统性疾病，已丧失工作能力，威胁生命安全。

Ⅴ级：病情危急，生命难以维持的濒死患者。

如系急诊手术，在评定上述某级前标注“急”或“E”。

Ⅰ、Ⅱ级患者，麻醉和手术耐受力良好，麻醉经过平稳。常可采用镇静或麻醉标准监护的镇痛加镇静技术完成操作。

Ⅲ级患者麻醉中有一定危险，麻醉前准备要充分，对麻醉期间可能发生的并发症要采取有效措施积极预防。Ⅳ级患者麻醉危险性极大，Ⅴ级患者病情极危重，麻醉耐受力极差，随时有死亡的威胁，麻醉和手术异常危险，麻醉前准备很重要，做到充分、细致和周到。Ⅲ级以上的患儿进行介入治疗需要在全身麻醉下进行，完成手术操作后需要根据具体病情决定转送致复苏室或ICU进行复苏或进一步治疗。

（二）气道评估

气道评估对镇静实施非常重要和必要。术前访视或面谈时需要全面了解可能潜在的气道异常情况，做好相关准备。

临床上较简单易用的评估方法是Mallampati气道评估。

Ⅰ级：可见咽腭弓、软腭和腭垂。

Ⅱ级：可见咽腭弓、软腭，但腭垂被舌体挡住。

Ⅲ级：可见软腭和硬腭。

Ⅳ级：只能见到硬腭。

其中Ⅰ~Ⅱ级无气管插管困难，Ⅲ级有插管困难，Ⅳ级插管非常困难。由于经气道评估准确性约50%，因此困难气道的准确判断还需要其他相关检查，包括查体，如先天性下颌发育不良、Pierre-Robin综合征和21-三体综合征等。查体可测定张口度，正常约3指宽，小于2指可能存在插管困难。张口困难还可见于烧伤后瘢痕挛缩。颈短、肥胖、喉头高等都是暴露声门的不利因素。对于需要进行鼻插管的患儿还需要检查鼻中隔是否存在偏移。辅助检查包括直接喉镜检查、纤维鼻镜检查、颈部正侧位X线检查、CT、MRI及肺功能检查或血氧饱和度检查等。

（三）镇静评估

在实施镇静与麻醉时还需要对患儿进行效果评估，常用Ramsay评分作为镇静后评估。药物起效后根据患儿对指令或刺激做出的相应运动的反应来判断其镇静的深度。

Ⅰ级：个别患者焦虑躁动不安。

Ⅱ级：清醒、安静、合作。

Ⅲ级：安静入睡，仅对指令有反应。

Ⅳ级：入睡，对高声反应活跃，对轻叩眉间或声觉反应敏感。

Ⅴ级：入睡，对叩眉和声觉反应迟钝。

Ⅵ级：深睡或意识消失，处于麻醉状态。

临床实践中，从镇静到麻醉状态没有绝对的分界线，当处于沉睡或意识消失时就处于麻醉状态了，因此深度镇静时或有可能达到深度镇静时需要按全麻的标准备进行准备与监测，以确保镇静过程中的生命安全。

（四）离院评估

ASA Ⅰ、Ⅱ级术后应用改良Alderete评分通过对活动、呼吸、血压、意识、皮肤颜色五个方面进行评估，评分在9分以上的患者可以回病房或出院。

1. 活动

2分：自主或遵嘱活动四肢和抬头。

1分：自主或遵嘱活动二肢和有限制的抬头。

0分：不能活动肢体或抬头。

2. 呼吸

2分：能深呼吸和有效咳嗽，呼吸频率和幅度正常。

1分：呼吸困难或受限，但有浅而慢的自主呼吸，可能用口咽通气道。

0分：呼吸暂停或微弱呼吸，需呼吸器治疗或辅助呼吸。

3. 血压

2分：麻醉前±20%以内。

1分：麻醉前±（20%~49%）。

0分：麻醉前±50%以上。

4. 意识

2分：完全清醒（准确回答）。

1 分：可唤醒，嗜睡。

0 分：无反应。

5. 皮肤颜色

2 分：红润。

1 分：苍白。

0 分：发绀。

第四节 常用药物

镇静药物的选择与患者的病情、年龄、药物耐受性、介入治疗的难易及时间长短相关。镇静用的药物应具有睡眠、抗焦虑和（或）镇痛效果。为了对每一例患儿做到恰当镇静，最重要的部分是熟悉和掌握用于镇静的药物特性及可能出现的不良反应及相应处理。以下介绍轻、中、深度镇静与麻醉相关的药物。

一、酮酪酸

酮酪酸是一种非甾体类镇痛药，但无镇静、睡眠、记忆遗忘作用。静脉注射时间不少于15 s，肌内注射时缓慢给药，并注射于肌肉较深部位。静脉注射后止痛作用持续 4～6 h。2 岁以下患儿不建议使用。与吗啡或哌替啶联合用药可减少阿片类药物的用量。

单次静脉注射剂量：每次 0.5 mg/kg，最大剂量不超过 15 mg。每 6 h 1 次，不超过 72 h。对于短小手术如穿刺，给药后立即起效达到麻醉效果。作为一种非甾体类药，酮酪酸可抑制血小板聚集和延长出血时间，在潜在出血可能的介入手术中不建议使用，以免产生不良后果。在用药前应征询介入医生的意见，否则选用鸦片类药或氯胺酮。

二、阿片类药

根据手术时间长短和镇痛的需要选用。吗啡、雷米芬太尼和芬太尼是最常用的阿片类药。吗啡静脉注射 10 min 后达到最佳效能，作用持续 2 h。芬太尼几分钟就起效，效能是吗啡的 100 倍，根据手术时间每 30～60 min 追加一次。雷米芬太尼作用时间短，可用于持续泵注给药，停药后作用消失快，有痛觉敏化的不良反应。吗啡类药最好在疼痛刺激前应用，当药效达到最大效能时再进行有创操作，可减少疼痛的发生率、降低药物总量。

三、氯胺酮

氯胺酮是苯环己哌啶的衍生物，1964 年用于临床麻醉。作用于网状上行系统，产生分离麻醉。常用于基础麻醉。可静脉注射、肌内注射、口服、直肠、鼻内、硬膜外及气管内给药。在非手术区如胃肠镜检室、肿瘤活检室、口腔门诊、急诊科、放射科等常用氯胺酮镇静或麻醉。氯胺酮有起效快能迅速达到深度镇静或麻醉状态及心肺不良反应少的优点。呼吸通道常维持良好但可能发生呼吸道阻塞或喉痉挛。常用剂量为 1～2 mg 静脉注射，维持镇静或麻醉速率为 125 μg/（kg·h）。单次给药可维持镇静或麻醉 30 min。持续输注可产生稳定的麻醉状态，需要根据疼痛刺激强度进行药物输注调节。对于一些患者有鸦片类药长期应用史或高耐受患者在进行有较强疼痛刺激的介入操作中（硬化剂、胸腔置管）选择用氯胺酮更好。用氯胺酮之前应用抗胆碱类药物，可有效减少口腔内分泌物，利于呼吸道通畅。氯胺酮是除吗啡类药之外临床效果较好的药物之一。

氯胺酮的不良反应有幻视、幻听、噩梦或一过性视觉失明，但在成人出现较多，而在儿童出现较少。与苯二氮䓬类药合用不良反应发生减少，但儿童人群中并不减少发生率。合用苯二氮䓬类药可能会出现呼吸方面问题如呼吸抑制或缺氧。5 岁以下儿童合用苯二氮䓬类药要加强呼吸监测，否则不建议应用。虽然介入科医生应用氯胺酮并不多，但对于不合作的患儿来说仍是不错的选择。

有麻醉科和介入科合作，可由介入科医生监督护士执行，可用于介入治疗、肝、肾穿刺等，部分患儿可能需要全麻。通过筛选和详细了解病情再排除绝对禁忌证后，放射科医生可以安全地使用氯胺酮镇静，避免使用全麻。

四、咪达唑仑

咪达唑仑是水溶性的苯二氮䓬类药物，可用作术前药，其剂量是0.2~0.3 mg/kg，静脉注射有轻度的呼吸抑制，血流动力学稳定。咪达唑仑对ICU小儿的镇静效果好：负荷剂量是0.2 mg/kg，维持量是2~6 μg/（kg·h）。用作麻醉诱导药并不理想，因其剂量大，可控性差。其作为口服术前药最为理想。

五、右美托咪定

右美托咪定是高选择性α_2肾上腺素能受体激动剂，具有中枢性抗交感作用，能产生近似自然睡眠的镇静作用；同时具有一定的镇痛、利尿和抗焦虑作用，对呼吸无抑制，还具有对心、肾和脑等器官功能产生保护的特性。右美托咪定通过作用黑质和蓝斑产生镇痛效果。可用于气管内插管重症患者的镇静、围术期麻醉合并用药和有创检查的镇静。静脉泵注负荷剂量1 μg/kg（输注时间不少于10 min），右美托咪定的起效时间为10~15 min，维持期可持续泵注右美托咪定0.2~0.7 μg/（kg·h），维持Ramsay评分达4~5分。

六、异丙酚

异丙酚是一种短效的睡眠药，应用后恢复快。异丙酚含有乳剂，这种溶剂有利于细菌生长，因此应注意无菌操作，不用的溶液应废弃处理。麻醉诱导的剂量是2.5~5.0 mg/kg，年长患儿或没用术前药的小儿的剂量要大些。睡眠剂量（2.5~3.5 mg/kg）与硫喷妥钠相同，可发生一过性呼吸暂停和轻度的血压降低。

异丙酚可抑制气道反射，可用于气道的操作（放置喉罩）和对气道的急性处理。麻醉诱导时可出现肢体不自主运动，尤其是使用低剂量时。注药部位常有疼痛，但滴注或使用大静脉注射可减轻疼痛。使用1%的利多卡因（1 mg/ml）注入静脉并阻止静脉回流片刻，这样可减轻局部疼痛。在小儿全凭静脉麻醉（TIVA）中已经应用异丙酚作麻醉维持。此方法有利于术后恢复快、后遗症少。且可用于麻醉设备受限的地方。如可用于MRI和其他影像检查、放疗、有创的医疗操作、烧伤换药、内镜检查等。异丙酚有遗忘作用，术后呕吐少。

七、依托咪酯

为快速催眠性静脉全身麻醉药，起效快，消除快，作为全麻诱导或麻醉辅助用药。对心血管和呼吸系统影响较小。可用于休克或创伤患者的全麻诱导，但单次静脉注射量大可引起短期呼吸暂停，不增加组胺释放，可降低脑内压、脑血流和眼内压。诱导剂量静脉注射按体重0.3 mg/kg，依托咪酯可降低血浆皮质激素浓度，且可持续6~8 h，使肾上腺皮质对促肾上腺皮质激素（ACTH）失去正常反应。

静脉注射后，迅速分布至脑和其他组织，通常在1 min以内起效。保持催眠最低血药浓度一般在0.2 g/ml以上，单次注药，血药浓度在30 min内迅速降低。用作静脉全麻诱导，按体重静脉注射0.3 mg/kg（范围0.2~0.6 mg/kg），于30~60 s内注完。本品呈三室分布，与血浆蛋白结合率较高，在肝和血浆中主要被酯酶迅速水解。10岁以下儿童不推荐使用。

常见不良反应有恶心呕吐、呃逆、肌阵挛、注射痛，本品可阻碍肾上腺皮质产生可的松和其他皮质激素，引起暂时的肾上腺功能不全而呈现水盐失衡、低血压甚至休克。术后或危重患者由于应用此药已有需要补充肾皮质激素的报道；若在肘部较大静脉内注射或用乳剂则发生率较低。

癫痫患者及肝肾功能严重不全者禁用，有免

疫抑制、脓毒血症及进行器官移植的患者禁用或慎用。避免与任何降压药合用，如与中枢性抗高血压药可乐定、甲基多巴、萝芙木碱、利血平等，利尿性抗高血压药，钙通道阻滞剂等均可导致血压剧降。当与芬太尼伍用时，可出现不能自制的肌肉强直或阵挛，安定可减少其发生。

长期大剂量静脉滴注依托咪酯可抑制肾上腺皮质对促肾上腺素的应激，导致血浆皮质激素低于正常，如遇中毒性休克，多发性创伤或肾上腺皮质功能低下的患者，可同时给适当氢化可的松。

第五节　常用方法

一、镇静

血管畸形是介入手术中较常见的病种之一，需要考虑血管畸形的分型和生长的部位。血管瘤可能因为过度生长引起临床症状如：压迫、疼痛、畸形、肢体功能受限、溃疡、凝血异常、神经功能异常或麻痹。对于一些表浅血管瘤且生长位置非头颈部，可选择镇静下完成操作，否则就需要在全麻下进行介入治疗。巨大的血管畸形通常选用介入治疗。由于手术治疗可能存在术中大出血与凝血功能异常以及手术及麻醉的相关风险，但通过栓塞治疗后瘤体缩小变硬，可明显降低术中出血风险和外科治疗的难度。

二、监测下的镇静镇痛技术

监测下的镇静镇痛技术（monitored anaesthesia care，MAC）是复合应用静脉镇静药、抗焦虑药和局部浸润或神经阻滞的一种新的特殊技术，具有心理影响小、恢复快的特点。该技术让以前需要住院治疗患者可以安全地在门诊治疗，并且手术当天就可以离院回家。按ASA要求，使用该技术需要监测生命体征，包括：心率、血压、动脉氧饱和度、呼吸末二氧化碳浓度。实施保留自主呼吸MAC的患儿气道的正常通气保障非常重要，因此需要合理选用相关药物，尽量减少呼吸抑制。很多药物可以用来实施MAC，如异丙酚、苯二氮䓬类和鸦片类。但这些药可出现相关并发症，如异丙酚可引起镇静过度和定向障碍、苯二氮䓬类引起意识模糊、而鸦片类可引起呼吸抑制。选择右美托咪定可以避免以上药物的不良作用。右美托咪定有镇静、镇痛效果，无呼吸抑制，半衰期2 h，比苯二氮䓬类短（3~4 h），且安全范围大。这种“清醒性镇静”可以让在治疗过程中术者按需要叫醒患儿且不影响继续入睡。

视网膜母细胞瘤（retinoblastoma，Rb）发生于视网膜核层，易发生颅内及远处转移，对婴幼儿视力和生命有严重的威胁和危害，具有病情重、危害性大及家族遗传的特性，常见于婴幼儿，可单眼、双眼先后或同时受累。早期发现，早期诊断及早期治疗是提高治愈率、降低死亡率的关键。该疾病介入操作治疗时，选择用的镇静与麻醉的前提是需要保证患儿不能有体动，因此可以选择保留自主呼吸的静脉麻醉或镇静加镇痛方法，也可选用气管插管全麻。保留自主呼吸时，需要密切观察呼吸情况，防治呼吸抑制与低氧血症。如果合用了鸦片类药，需要同时备好纳洛酮拮抗术中呼吸抑制。

三、全身麻醉

全麻包括气管插管全麻和非气管插管全麻。复杂病情应用镇静镇痛技术往往不能满足介入治疗所需要的条件或不能保障患儿术中生命安全要求，因此选用全麻可有效提高安全性，必要时可以在手术室完成全麻操作后再转入介入手术室进行手术治疗。

第六节　转运与复苏

在手术室外可能有三种较难处理的情况：

①已知有困难气道的患儿；②未认识到有困难气道的患儿；③心搏骤停。每一种有挑战性的状况必须按照相关指南进行处理。大多数介入室离手术室和对气道操作熟练的有丰富经验的专科医生（耳鼻喉科医生，麻醉医生和外科医生）及气道支持（气管镜和可调气道装置）的支援比较远。若在没有常规配备光纤装置或光纤设备支援情况下，需要使用时须事先在手术室准备好，以备急用。建议有潜在困难气道情况的先在手术室建立气道然后将患者转移到介入手术室。

在介入手术室里，需要有适当的技术支援和保障。每个手术室外的麻醉点的复苏管理都有各自的特点。医生、护士、麻醉医生、技术人员和生命支持的人员必须知道抢救物品所在位置。急救时快速放置一块硬板在患者身体下面有利于抢救。模拟抢救和紧急演练应定期进行确保步骤正确，团队合作和责任明确。

给含碘对比剂时必须掌握过敏反应的风险、预防和介入的知识。对多种物质、贝壳类过敏或遗传性过敏的患者使用含碘对比剂出现过敏的风险增加。这些患者可以用激素和抗组胺药预防处理。

未评估到的困难气道可以选用其他的气道装置，如喉罩，甚至是气管造口，这些装置通常有效。日常贮存在一个固定地点，利于紧急情况下取用。在此事件中，患儿既不能通气也不能插管，置入喉罩可能救命。输血要求少见，术前贫血，血管突然刺破，或医学上需要输血，如镰形红细胞疾病、早产儿可能需要输血治疗。将备好的血制品带入手术室备用。

总之，在非手术区的麻醉与镇静具有挑战与风险。尽管尚未见介入区不良事件的报道，但可以从手术区或急诊科的已有报道看出麻醉与镇静仍是有风险的。尽管手术区外场所的麻醉之间不能直接比较，但事实上这些地方实施麻醉与镇静的风险还是较高。镇静与良好监测的全麻本身仍有风险。临床实践证明，尽量不采用全麻可减少不良事件的发生。有研究表明，监测下的镇静镇痛技术与全麻在严重损伤、死亡、脑神经永久损害方面的危险性一致。其中有 24%的病例出现了呼吸抑制或过度镇静。实施镇静与镇痛者必须十分清醒地认识到患者在实施中可能出现的严重情况。

介入科可有相对固定的麻醉医生，尤其是需要多次进行介入治疗的患儿可由同一麻醉医师实施，这样整个团队包括介入医师、护士、患者及病属对治疗理解早已达成一致而协同性更高。由于麻醉医生在非手术区进行镇静与镇痛仍是处于起步阶段，介入室对麻醉医生与介入治疗医生来说都存在新的挑战，要根据各医疗单位具体的要求配置好相关的人员与设备。

第七节　镇静操作流程

一、镇静操作流程标准

（一）适应证

短、小介入治疗中不合作的患儿。

（二）禁忌证

肝、肾、心脏功能严重障碍者禁用。

（三）检查前准备

1. 对于符合镇静指征的患儿，术前应根据《知情同意管理制度》告知患者和家属，并签署“知情同意书”后方能实施。

2. 镇静前，镇静实施医护人员对患儿进行评估并记录，具体包括以下内容：过敏史、过去给镇静药时发生的不良反应史、镇静方案。给药镇静前对患儿进行再次评估。

3. 根据具体的介入手术要求选用氯胺酮、阿片类、非甾体类药物进行镇静。

4. 给药后密切观察患儿情况，若出现异常情况如呛咳、呼吸抑制等，应立即采取相关急救措施，必要时改用全麻下完成手术操作。

（四）治疗中监护

镇静开始后需要对患儿生命体征进行监测并记录，具体内容包括：心电图、呼吸频率、血压、脉搏、血氧饱和度及评估镇静深度，每 5～10 min 1 次。

（五）治疗结束后监护

治疗结束后，患儿必须在观察区观察30 min，观察过程中注意监测并记录心率、呼吸频率、意识水平，每 5～10 min 1 次。观察区的区域设置按复苏室要求配置，包括氧气、空气、负压等。配备急救车，包括有气管插管工具、除颤仪、吸引装置、急救用药和拮抗剂等急救相关药物与器具。

镇静下患儿较常出现的不良事件是呼吸异常，当患儿出现呼吸暂停发生，可按如下流程进行急救处理措施。

1. 患儿仰卧，垫高肩部，开放气道。

2. 判断口腔内是否有分泌物，如有则用吸痰管清理呼吸道。处理有效时可见患儿胸廓起伏正常，面色转红，自主呼吸正常，否则就需要人工辅助呼吸。

3. 呼吸囊正压给氧。若患儿面色发绀仍不能改善时，使用呼吸囊正压给氧 30 s 后评估面色、呼吸、心率。

4. 若患儿面色发绀不改善，且心率<60 次/分，则给予胸外心脏按压。必要时气管插管，呼叫急救小组进行协助抢救。

（六）离院或转科

1. 门诊患儿清醒后经医生评估确定达到离开指征后，在家属陪同下方可离院，并告之出院后注意事项，如发生任何不适，及时到就近医院就诊。

2. 住院患儿在医生或护士的陪同下，转送回病房，并做好交接班。

3. 镇静过程中发生呼吸骤停的患儿，视病情情况转 PICU 进一步观察与治疗。

（谭永红）

参 考 文 献

[1] 邓小明，曾因明. 主译. 米勒麻醉学 .7 版. 北京：北京大学医学出版社，2011：762-767.

[2] Jerrold L，Charles JC，David JS. Manual of pediatric anesthesia. 6th ed，Churchill Livingstone Elsevier，2010：1-9.

[3] Young TP，Lim JJ，Kim TY，et al. Pediatric procedural sedation with propofol using a higher initial bolus dose. Pediatr Emerg Care，2014，30（10）：689-693.

[4] Kiriyama S，Naitoh H，Kuwano H. Propofol sedation during endoscopic treatment for early gastric cancer compared to midazolam. World J Gastroenterol，2014，20（34）：11985-11990.

[5] Peng K，Li J，Ji FH，et al. Dexmedetomidine compared with propofol for pediatric sedation during cerebral angiography. J Res Med Sci，2014，19（6）：549-554.

[6] Tandon M，Pandey VK，Dubey GK，et al. Addition of sub-anaesthetic dose of ketamine reduces gag reflex during propofol based sedation for upper gastrointestinal endoscopy：A prospective randomised double-blind study. Indian J Anaesth，2014，58（4）：436-441.

[7] Coulter FL，Hannam JA，Anderson BJ. Ketofol dosing simulations for procedural sedation. Pediatr Emerg Care，2014，30（9）：621-630.

[8] Jeyabalan A，Medford AR. Endobronchial ultrasound-guided transbronchial needle aspiration：patient satisfaction under light conscious sedation. Respiration，2014，88（3）：244-250.

[9] Kilgert B，Rybizki L，Grottke M，et al. Prospective long-term assessment of sedation related adverse events and patient satisfaction for upper endoscopy and colonoscopy. Digestion，2014，90（1）：42-48.

[10] Alletag MJ，Auerbach MA，Baum CR. Ketamine，propofol，and ketofol use for pediatric sedation. Pediatr Emerg Care，2012，28（12）：1391-1395.

[11] Jolly T，McLean HS. Use of ketamine during procedural sedation：indications，controversies，and

side effects. J Infus Nurs, 2012, 35 (6): 377-382.

[12] Coruh B, Tonelli MR, Park DR. Fentanyl-induced chest wall rigidity. Chest, 2013, 143 (4): 1145-1146.

[13] Aydogan MS, Korkmaz MF, Ozgül U, et al. Pain, fentanyl consumption, and delirium in adolescents after scoliosis surgery: dexmedetomidine vs midazolam. Paediatr Anaesth, 2013, 23 (5): 446-452.

[14] Eichhorn V, Henzler D, Murphy MF. Standardizing care and monitoring for anesthesia or procedural sedation delivered outside the operating room. Curr Opin Anaesthesiol, 2010, 23 (4): 494-499.

[15] Gozal D, Gozal Y. Pediatric sedation/anesthesia outside the operating room. Curr Opin Anaesthesiol, 2008, 21 (4): 494-498.

第六章

儿科介入血制品合理使用

第一节　儿科介入血制品使用

血制品是指从人类血液中提取的治疗物质，包括全血、血液成分和血浆源医药制品。目前，血液是一种稀缺资源，血液制品资源有限，虽进行严格检测，但仍具有传播疾病的风险，不当输注血制品可能出现严重不良反应。儿科介入患者临床治疗过程中因病情需要可能会输注血制品，为尽可能降低患者出现输血不良反应的风险，血液制品在临床使用中应遵循基本原则，即可输可不输者，坚持不输，必须输血者，也应输成分血。

全血输注缺点：①血中有多种血细胞成分，具有多种不同的抗原，可产生多种血液成分抗体，易发生免疫性输血反应；②全血所含白细胞、血小板和凝血因子少，对严重血小板减少或凝血因子缺乏者难纠正；③小儿循环系统发育不成熟，输全血量多易加重循环负荷甚至导致心力衰竭；④全血输注传播肝炎的风险更高。

成分输注优点：①容量小，浓度与纯度高，针对性强，疗效好；②输用安全，免疫性输血反应、输血传播疾病等不良反应少；③综合利用，节约血源；④便于保存，使用方便。下面就成分输血在儿科介入中的合理应用简单介绍。

一、全血输注

全血是通过静脉穿刺从献血者直接获得的血液，收集在含抗凝剂和保养袋的无菌血袋中，未作任何加工处理。全血中含有细胞成分和非细胞成分，前者包括红细胞、白细胞和血小板等；后者主要有蛋白质、脂类、碳水化合物、凝血因子、水和无机盐等。目前，全血主要是用作制备成分血的原料。国际上一般以 450 ml 全血为1 U，我国则将 200 ml 全血定为 1 U。

（一）全血的种类

根据血液离体时间的长短可将其分为新鲜全血和库存全血。一般说来，新鲜全血是指采集时间在 24 h 内的血液，其粒细胞、血小板及凝血因子Ⅷ保持较好的生物活性，适用于感染、血小板减少、凝血因子缺乏所致出血和贫血等疾病。库存全血是指将血液采集到含抗凝剂和保存液的贮血袋并放入（4±2）℃冰箱或冷室内超过 24 h 的全血，具有红细胞和血浆某些成分的生理功能，但几乎不具有粒细胞、血小板、凝血因子生物活性，故不宜用于感染控制和因血小板减少、凝血因子障碍所致出血，而主要用于恢复有效循环血容量、维持血浆胶体渗透压和纠正贫血等。现代输血大多采取成分输血，不主张进行全血输注。

（二）适应证

由于全血在离体4℃保存24 h后，粒细胞和血小板几乎完全丧失功能，血浆中凝血因子Ⅴ、Ⅷ也明显丧失活性，仅存留具有载氧功能的红细胞和维持渗透压的白蛋白，临床上全血输注的适应证越来越少。

1. 急性失血 外伤、手术或内科疾病引起；短时间内出现休克表现如面色苍白、心动过速（>160次/分）、呼吸急促、烦躁不安、脉搏细弱、体温低下等，估计失血量>20%的血容量；红细胞比容（HCT）<30%，Hb<100 g/L并进行性下降。

2. 体外循环。

3. 换血治疗 目前认为，即使患儿存在急性失血，其红细胞和血容量同时存在严重不足，全血输注也不是首选措施，只有当缺乏适当的红细胞和血浆代用品时才考虑。

（三）禁忌证

1. 心功能不全的贫血患儿 输注全血将进一步加重心脏负担，导致心力衰竭。

2. 需长期反复输血者 全血中含有白细胞和血小板，可以使患儿产生抗体，再次输血时可发生输血反应。

3. 血容量正常的慢性贫血患儿 慢性贫血患儿以循环红细胞数量减少为主，血容量在正常范围内，单纯输注红细胞较为合理；若输注全血，可因血循环超负荷导致肺水肿和心力衰竭。

4. 可能进行干细胞或其他器官移植的患儿 可诱发患儿产生抗体和免疫活性细胞，增加患儿发生宿主抗移植物反应的危险性。

（四）输血量和速度

输注全血0.6 ml/kg可提高外周血Hb 1.0 g/L，故全血输注量（ml）=体重×（预期Hb－实际Hb）×0.6。一般以2～4 ml/（kg·h）为宜，每次输血应在4 h内完成，如患儿出现失血性休克，可加快输血速度。

二、红细胞输注

贫血是小儿恶性肿瘤最常见的症状，特别是化疗后抑制骨髓造血者，贫血更为严重，常需要合理输血才能取得较好效果。对恶性肿瘤患儿的贫血，输注红细胞是治疗贫血的有效措施。

（一）儿科介入常用红细胞制品

1. 浓缩红细胞 浓缩红细胞又称红细胞浓缩液，一般HCT为70%～80%，含血红蛋白220 g/L，是将采集到联袋内的新鲜全血或保存不久的库血经离心或静置待红细胞下沉后，将上层血浆移走，剩下的红细胞和少量血浆即为浓缩红细胞，其容量约为全血的1/2或2/3，保存期同全血，随添加剂的配方不同而异，一般（4±2）℃可保存21～35天。单袋制备或加入生理盐水后应尽快输注，其保存时间不得超过24 h。

浓缩红细胞的优点：①携氧能力保持而容量减半，可降低输血后循环负荷过重的危险；②避免或减少由血浆引起的发热和过敏反应，传播肝炎等危险减少；③减少了血浆中钾、钠、氯、氨、乳酸和枸橼酸钠的含量，更适用于心、肝、肾功能不全患儿输用；④经济实惠，适用于各种贫血病。

2. 红细胞悬液 红细胞悬液是用全血离心的方法将大部分（90%）血浆移去，加入适量红细胞添加剂后制成。一般保存于（4±2）℃。临床输注时，除生理盐水外不可加入其他药物，以防止细胞发生变性、凝血或溶血。红细胞悬液由于移除了大部分血浆，可减少血浆引起的不良反应，由于加入保存液，不仅能更好地保存红细胞，还具有稀释作用，使输注更流畅。适用于血容量正常的慢性贫血患者；外伤或手术引起的急性出血者；心、肝、肾功能不全者以及儿童慢性贫血等。

3. 洗涤红细胞 全血经离心去除血浆和白细胞，再用无菌生理盐水洗涤红细胞 3~6 次，最后加入 50 ml 生理盐水悬浮即制得。每单位洗涤红细胞的总量为 110~120 ml，其中含红细胞 60~70 ml及 0.9%氯化钠注射液 50 ml，该制品已去除 80%以上的白细胞和 99%的血浆。保留了至少 70%的红细胞。在洗涤中同时去除了钾、氨、乳酸、抗凝剂和微小凝块等。应用本品可显著降低输血不良反应的发生率。本制品应在 6 h 内输用，不宜保存，因故未能及时输用只能在 4℃条件下保存 12 h。目前采用最新保存液（MTP）的洗涤红细胞可以在（4±2）℃环境下保存 35 天。

4. 少白细胞的红细胞 少白细胞红细胞液每单位约 120 ml，内含红细胞 60~80 ml、0.9%氯化钠注射液 50 ml，去除白细胞 70%~80%。因此，人白细胞抗原作用较弱，可大大降低同种免疫的发生和输血传染病毒的可能性，适用于反复输血已经产生白细胞或血小板抗体引起非溶血性发热反应、器官移植、再生障碍性贫血、白血病及重型珠蛋白生成障碍性贫血患者。

（二）红细胞输注的指征

红细胞输注的指征应根据贫血的病因、发生贫血的速度和贫血的程度，在结合患者的临床症状综合分析决定，不应只根据血红蛋白单项决定，可参考以下几条。

1. 贫血病因能去除 贫血发生速度较慢，患者已有一定程度的耐受和适应，且贫血临床症状不明显者，因尽快去除病因，进行膳食指导，适当药物治疗，可不输血。

2. 对病因不能去除的慢性贫血 如地中海贫血、慢性再生障碍性贫血等，除给予适当的药物治疗外，因根据病种特点作相应治疗。恶性肿瘤患儿有中重度贫血者，当血红蛋白下降到 60~70 g/L 时，组织供氧有困难，患儿出现不适、乏力、活动减少、胃纳不佳、烦躁等表现。此时应给予红细胞输注，以迅速提高血红蛋白，增加对化疗的耐受性，以保证化疗顺利进行。

3. 快速发生的贫血 1~2 天甚至数小时内血红蛋白成倍下降，如重症、急性溶血等。由于患者未能适应和耐受，需要快速输注或推注红细胞，可同时使用利尿剂以降低血容量。

（三）红细胞输注剂量和用法

剂量为每次 5~10 ml/kg（浓缩红细胞每次 4 ml/kg，可使血红蛋白提高 10 g/L），一次输血的最大安全量为 15 ml/kg。按 2~3 ml/（kg·h）输注。红细胞比容>80%的浓缩红细胞，输注时可加入适量生理盐水配制成约 0.7 比容的浓缩红细胞以利输注。

有严重贫血（血红蛋白<50 g/L），特别是伴有充血性心力衰竭或高血压时，应少量多次输血，即每次给浓缩红细胞 3~5 ml/kg，每次输血持续 3 h 以上，间隔数小时后再输血，以使心血管系统稳定，在 24 h 内恢复带氧能力，以避免迅速大量输血所致的肺水肿。

三、粒细胞输注

粒细胞输注通常是中性粒细胞输注。中性粒细胞具有趋化、吞噬、杀菌功能，是机体抵抗感染的第一道防线。血液系统肿瘤或恶性实体肿瘤在强烈化疗、放疗后常引起严重骨髓抑制和粒细胞缺乏，中性粒细胞缺乏者常并发严重细胞菌感染，革兰阴性细胞败血症、严重真菌感染，且多数感染难以控制，有时需要输注粒细胞。

（一）粒细胞制品

1. 单采粒细胞 应用血细胞分离机单采粒细胞一次可获得粒细胞数约 1.5×10^{10} 个（为一个制备单位）。且对同一供者反复采集，可大大减少因人类白细胞抗原不合所致的不良反应。

2. 浓缩粒细胞 由全血通过离心、过滤、沉降等方法分离制成。一个（制备）单位浓缩粒细胞（由 200 ml 全血制成）约含 0.5×10^{9} 个粒细胞。浓缩粒细胞制备后应尽快（6 h 内）输注。

（二）粒细胞输注的指征

1. 粒细胞缺乏 粒细胞绝对计数<0.5×10^{9}/L，

伴严重感染经用强力抗生素及粒细胞集落刺激因子治疗 48 h 无效者，为输注粒细胞指征。也有人提出粒细胞绝对计数<0.1×10^9/L 考虑进行粒细胞输注。

2. 粒细胞严重减少并发严重感染 小儿血液系统恶性肿瘤及实体瘤经强烈化疗、放疗后引起严重骨髓抑制致粒细胞严重减少并发严重感染者。

3. 粒细胞功能缺陷伴有严重感染 人体内粒细胞存活期为 12.5 天，输入体内的粒细胞半存活期仅 7 h，故输注粒细胞只能暂时性地缓解症状，且易使体内产生同种抗体、发生巨细胞感染，因浓缩白细胞中常混有大量免疫活性的 T 淋巴细胞，免疫功能低下患儿输注后可发生输血相关性移植物抗宿主病等。故一般情况下不主张粒细胞输注或预防性输注，如粒细胞<0.5×10^9/L 而无严重感染者可应用粒细胞集落刺激促进骨髓粒细胞增殖分化、成熟和释放。

（三）粒细胞输注剂量和用法

输注浓缩粒细胞者按 10 U/m^2或 0.2~0.3 U/kg，输注单采粒细胞按 1 U/m^2（制备），可提高外周血粒细胞 1×10^9/L 计算，于 1~2 h 输注完，连续输注 3~5 天，至感染基本控制。

输注后效果评价：主要是评估感染是否控制，体温是否下降，而不要求粒细胞绝对数是否增加。因为粒细胞输注后很快离开血循环，感染时粒细胞常移动至炎症部位，因而不能以外周血粒细胞计数评价疗效。

四、血小板输注

（一）血小板制品

供临床应用的血小板制品包括富含血小板血浆、浓缩血小板、少白细胞血小板、冻存血小板等。其中以浓缩血小板应用最广泛。

1. 人工法制备浓缩血小板 每单位由 200 ml 全血制备，含血小板（2.0~2.4）×10^{10}，尽可能于制备后 6 h 内输注。

2. 机采法制备浓缩血小板 应用血细胞分离机制备的血小板，可从一个供血者一次采得血小板（2.5~5.0）×10^{11}，为一个制备单位（1 大单位），保存期 3~5 天。

（二）血小板输注的指征

原发性和继发性血小板减少或功能障碍所致出血是临床很常见的问题，如原发性血小板减小性紫癜、再生障碍性贫血、白血病及其他恶性肿瘤（特别是放、化疗期间）、药物及脾功能亢进等。一般情况下当血小板>100×10^9/L 时，出血时间正常；当其<10×10^9/L 时，出血时间>30 min；而血小板在（10~100）×10^9/L 时，血小板数与出血时间、出血频率、出血程度呈负相关。但也有少数病例血小板在（20~30）×10^9/L 以上时，临床有明显的出血表现，个别病例血小板<10×10^9/L 时，仍无临床表现。所以合理应用血小板，掌握好血小板输注指征非常重要。

血小板输注指征：①外周血血小板计数<20×10^9/L 伴出血者：如血液系统肿瘤及实体瘤等化疗、放疗后引起的骨髓抑制，以及其他原因引起的血小板减少有严重出血者为输注血小板的适应证；②血小板功能异常而严重出血者，对原发性血小板减少性紫癜，外周血中存在自身血小板抗体，故输入血小板很快被破坏，止血效果较差，但在有危及生命的出血时，可应急输注血小板；③血小板计数<50×10^9/L 做手术的患者；④血小板计数<20×10^9/L，随时有大出血的可能，根据患儿具体情况可预防性输注血小板。

（三）血小板输注剂量和用法

按血小板 10 U/m^2或 0.3 U/kg 可提高血小板计数 30×10^9/L 计算，机采法血小板约为人工法的 10 倍，可按 1 大单位/m^2计算，输注速度在患儿能承受的范围内越快越好。因输注的血小板存活期约 4 天（半存活期仅 1~2 天），故应每 2~3 天输注 1 次，直至临床出血停止。

输注血小板效果评价：临床上能控制出血症状>48 h 为输注有效，而血小板计数可无明显增加。输注血小板后 1 h 后可使血小板上升至 50×

10^9/L 为输注有效，否则为无效性输注。反复多次输注血小板可发生同种异体免疫，此时 70% 的患者血液中可检出抗血小板的淋巴细胞毒抗体，致其输注后血小板计数不上升。

输注血小板后实际提高血小板数常低于理论计算数，甚至有时输注后血小板数无明显增加，但有时临床止血有效，这种情况可能与血小板在血管内皮重排有关。应当注意在血小板减低程度相同的情况下每个患者出血程度可不同，再输入血小板数相同的情况下，每位接受血小板患者的临床止血情况和血小板增加数均可不同。因此，掌握血小板输注指征和剂量均应注意“个体化原则”。

血小板输注注意事项：①血小板有黏附性，输注前要轻摇血袋，混匀，输注后可加入 0.9% 氯化钠注射液，冲刷血袋内膜再输注给患者；②因故未及时输用要在室温下放置，不能放冰箱；③以患者可以耐受的最快速度输注，以便迅速达到 1 个止血水平；④要求 ABO 同型输注，紧急时可相容性输注；⑤Rh 阴性患者需要输注 Rh 阴性血小板；⑥如患者有脾大、感染、弥散性血管内凝血等非免疫因素存在，输注剂量要适当加大。

五、血浆输注

人血浆是指全血中除红细胞、白细胞、血小板等有形成分以外的液体部分，血浆中主要含有白蛋白、球蛋白、凝血因子、多种酶等大分子化合物及大量小分子有机和无机化合物。儿科介入中常用的血浆制品有：血浆、冷沉淀、凝血酶原复合物、血白蛋白、静脉注射用丙种球蛋白、人纤维蛋白原。

（一）血浆

1. 新鲜冰冻血浆

（1）制备和性质：将采集的新鲜全血于 6~8 h 内在 4℃ 离心将血浆分出，并迅速在 -20 ~ -30℃ 保存，即制备成新鲜冰冻血浆。冰冻状态一直持续到应用之前，使用时加以融化。可制备成 50、100、200 ml 等不同规格。新鲜冰冻血浆含血小板及全部的正常人血浆蛋白，包括不稳定的蛋白成分及一些易变的凝血因子。其血浆成分浓度与新鲜全血相似，一般 200 ml 的新鲜冰冻血浆含血浆蛋白 60 ~ 80 g/L、纤维蛋白原 2 ~ 4 g/L、其他凝血因子 0.7 ~ 1.0 U/ml，可有止血、抗休克等作用。-30℃ 下可保存 1 年，1 年后成为普通冰冻血浆。

（2）新鲜冰冻血浆输注的指征：主要用于补充血容量和多种凝血因子。①凝血因子缺乏（弥漫性血管内凝血、消耗性凝血病、严重肝病、凝血酶原缺乏、先天性凝血因子缺陷、血友病等）；②血栓性血小板减少性紫癜；③休克等。

新鲜冰冻血浆输注有传播肝炎的危险，故应严格掌握输注新鲜冰冻血浆的指征，更不能作为补充营养剂输注。新鲜冰冻血浆的不合理应用常见如下几种情况：①用于扩容；②与红细胞重组后应用；③补充蛋白及营养；④治疗免疫缺陷。

（3）新鲜冰冻血浆输注剂量和用法：新鲜冰冻血浆的使用剂量视患儿的病情轻重，平均剂量为 5 ~ 15 ml/kg。临床应用时，可采用首次输注剂量为 10 ml/kg，维持剂量为 5 ml/kg。一般认为，输注剂量 10 ~ 20 ml/kg 时，多数患儿的凝血因子水平可提高 25% ~ 50%。新鲜冰冻血浆应用时在 37℃ 水浴中融化，不断轻轻地摇动血袋，直到血浆完全融化为止。融化后在 24 h用输血器输注。

新鲜冰冻血浆使用时注意事项：①新鲜冰冻血浆不能在室温下放置使之自然融化，以免有大量纤维蛋白析出；②融化后的新鲜冰冻血浆应尽快输用，以免血浆蛋白变性和不稳定的凝血因子丧失活性；③输注前肉眼检查为正常状态（淡黄色的半透明或乳白色浑浊液体），如发现颜色异常或有凝块不能输注；④新鲜冰冻血浆一经融化不可再冰冻保存，如因故融化后未能及时输注，可在 4℃ 暂时保存，但不能超过 24 h。

2. 新鲜液体血浆 新鲜液体血浆是指采血

后在6 h内从全血分离出来的血浆，使用于无冰冻条件的情况下，为解决紧急需要而临时制备，并立刻输注。这种血浆的成分与新鲜冰冻血浆相同，其适应证、剂量和用法均同新鲜冰冻血浆。

（二）冷沉淀

1. 制备和性质 冷沉淀是新鲜冰冻血浆在4℃条件下融化，待其融化至尚剩下少量冰碴时取出，重离心，温度为0~4℃，移出上层血浆，剩下不溶解的白色沉淀物即为冷沉淀。一个制备单位由全血400 ml分离的血浆制备（每袋20~30 ml）。每单位冷沉淀中含有凝血因子Ⅷ和因子ⅩⅢ约100 IU，含纤维蛋白200~300 mg，含约等于200 ml血浆中血管性血友病因子。冷沉淀在-30℃条件下冰冻保存，有效期自采血之日起为1年。融化后4 h内输注。

2. 冷沉淀输注的指征 ①弥漫性血管内凝血引起的凝血因子缺乏、获得性Ⅷ因子、血管性假血友病因子缺乏；②门冬酰胺酶引起的低纤维蛋白原血症等凝血因子缺乏；③甲型血友病、血管性假性血友病（VWD）、ⅩⅢ因子缺乏症；④手术后出血、重症创伤等。

3. 冷沉淀输注的剂量和用法 ①血友病甲：按每袋冷沉淀物含因子Ⅷ 100 U计算，通常早期轻度出血者给予10~15 U/kg，每12 h 1次，共1~3次；中度出血者（明显关节出血、轻度创伤）给予20~30 U/kg，每12 h 1次，连用2天后可隔日应用，直至止血；重度出血者（颅内出血、严重出血、严重创伤，大手术等）首日50 U/kg，每12 h 1次，然后维持因子Ⅷ活性超过50%达5~7天，必要时再维持因子Ⅷ活性超过30%达5~7天。②血管性假性血友病因子缺乏：每5~10 kg体重输1袋，每日1次，维持3~4天，维持剂量减半。③治疗低纤维蛋白原血症的剂量，也可按每5 kg体重输1袋计算。④ⅩⅢ因子缺乏症有出血倾向时，按每5 kg体重输1袋，每2~3周输注1次。

冷沉淀在37℃水浴中约10 min或更短时间即可完全融化，融化后必须在4 h内输注。应用方法可以一袋一袋地静脉输注，也可将数袋冷沉淀逐一汇总，并通过冷沉淀的出口部位加入生理盐水10~15 ml加以稀释后用输血器静脉输注，以患者可耐受的最快速度输注。

冷沉淀输注注意事项：①冷沉淀虽然在袋子上表明了献血者的ABO血型，但通常不要求做血型交叉配合试验，也不要求ABO同型输注，一般认为，不同型输注也不会出现溶血反应。亦有人认为尽管低效价的抗A或抗B对成人没有太大的影响，但对新生儿或早产儿可能有害。因此，新生儿或早产儿输用时最好给予血型相同或血型相容的冷沉淀。目前临床上仍以冷沉淀同型输注为主。②冷沉淀融化时的温度不宜超过37℃，以免引起因子Ⅷ活性丧失。如冷沉淀经37℃加温后仍不完全融化，提示纤维蛋白原已转变为纤维蛋白则不能使用。由于冷沉淀在室温下放置过久可使因子Ⅷ活性丧失，故融化后必须尽快使用。③冷沉淀黏度较大，如经静脉推注，最好在注射器内加入少量枸橼酸钠溶液，以免注射时发生凝集而堵塞针头。

（三）凝血酶原复合物

1. 制备和性质 凝血酶原复合物是用混合人血浆经消毒、稳定、冻干制成，内含维生素K依赖性凝血因子Ⅱ、Ⅶ、Ⅸ、Ⅹ和少量蛋白。每瓶200 U，相当于200 ml血浆中凝血因子的含量。本品亦称Ⅸ因子浓缩剂。

2. 凝血酶原复合物输注的指征 ①弥漫性血管内凝血低凝期；②门冬酰胺酶引起的凝血因子Ⅱ、Ⅶ、Ⅸ、Ⅹ缺乏的出血；③恶性肿瘤患儿长期用抗生素改变了肠道菌群、化疗药物引起的肝脏损害、肝脏肿瘤等引起的与维生素K依赖的Ⅱ、Ⅶ、Ⅸ、Ⅹ凝血因子缺乏，常引起严重出血；④用于凝血酶原时间延长、严重肝病的出血；⑤乙型血友病患者的出血。

3. 凝血酶原复合物输注剂量和用法 乙型血友病急性出血时常用剂量为每次10~20 U/kg

体重，8~12 h 后重复上述剂量，每瓶凝血酶原复合物用 30 ml 注射用水溶后立即注射。为了尽快达到血中的止血浓度，每瓶凝血酶原复合物需在 3~5 min内快速地静脉注射。不宜采用持续静脉滴注的方法。

（四）血白蛋白

1. 制备和性质 白蛋白是一种临床上用量较大的蛋白制剂，该制品是用物理和化学的方法从混合血浆中提取而得。最常用的制备方法是低温乙醇法。分离出的白蛋白在 60℃下 10 h 加热处理以去除杂蛋白并灭活各种病毒，故应用该制品无传播病毒性疾病的危险，较安全，不良反应发生率比血浆低得多，用于“扩容”效果好。目前国内生产的白蛋白有液体和冻干两种剂型。液体剂型有每瓶 2 g、5 g 和 10 g 三种规格；冻干剂型有每瓶 5 g 和 10 g 两种规格。白蛋白比较稳定，在室温下可保存 3 年，在 4℃至少可保存 5 年。

2. 血白蛋白输注适应证 ①循环血容量减少，例如低血容量性休克、败血性休克、烧伤等；②低蛋白血症，主要见于外科手术、急性肝衰竭等；③其他如血浆交换、透析等。

3. 血白蛋白输注的剂量和用法

（1）维持胶体渗透压和扩容作用：白蛋白具有胶体渗透压作用，血浆胶体渗透压低于 2.6 kPa时表示患儿有水钠潴留。临床上为维持血浆胶体渗透压可补充白蛋白，蛋白的补充只要达到临界值即可。

对于轻到中度血容量丧失（<50%）的患儿，并不需要输注白蛋白，仅重度血容量丧失（超过 50%）的患儿需输注白蛋白扩容，此时应维持血浆蛋白在 52 g/L 以上。在输注 20%白蛋白低盐溶液时，应同时补充一定量的晶体液以防脱水。

（2）补充白蛋白丢失：大面积烧伤时由于体液外渗，丢失大量的血浆蛋白，在最初 24 h 内大量补充白蛋白有助于稳定病情。其他急性的白蛋白丢失（如大量腹腔积液、蛋白丢失性肠病、急性肾病等），必要时也可输注白蛋白。

（3）治疗新生儿高胆红素血症：利用白蛋白与胆红素的结合能力治疗新生儿高胆红素血症，可大大减少胆红素脑病的发生。

（4）静脉内营养：白蛋白可作为静脉内营养剂，但由于白蛋白的半衰期太长（21 天），所含的氨基酸释放缓慢，人体必需的氨基酸如色氨酸含量又较低，而且大量使用白蛋白还会抑制体内的白蛋白合成。因此，白蛋白不宜作为常规静脉内补充蛋白营养使用，而对于手术或创伤后的患儿，短期输注白蛋白还是适宜的。

白蛋白输注剂量应根据病情和检验结果而定，小儿剂量一般为 0.5~1.0 g/kg 体重，缓慢静脉滴注，同时也应根据患者年龄、体重、症状及血浆蛋白的质量浓度增减用量。一般应维持循环血浆总蛋白的质量浓度在 52 g/L（5.2%）或白蛋白的质量浓度为 30%（3%）以上。白蛋白不能与氨基酸混合输注，以免引起蛋白沉淀。一般情况下，输注白蛋白并无不良反应，偶见颜面潮红、荨麻疹及头痛。

（五）静脉注射用丙种球蛋白（IVIG）

免疫球蛋白是血液和其他体液中存在的具有抗体活性的一类球蛋白。由于它在抵抗微生物的入侵以及机体的自身稳定和免疫监视中起着十分重要的作用，故免疫球蛋白制品也越来越受到人们的重视。

1. 制备和性质 人血注射用丙种球蛋白源于数千（万）人份血，几乎全是 IgG。利用率高，显效快。

2. IVIG 输注适应证 ①预防某些病毒和细菌感染如麻疹、传染性肝炎等，可使用正常免疫球蛋白；②代替异种血清制品，避免不良反应发生如破伤风免疫球蛋白；③替代治疗，用于治疗免疫缺陷疾患如原发性低丙种球蛋白血症；④血液病：如粒细胞减少、特发性血小板减少性紫癜、器官移植、白血病等；⑤其他：如吉兰-巴雷综合征、川崎病、癫痫等。

3. IVIG 输注的剂量和用法 通常输注的剂

量取决于疾病种类、免疫球蛋白制品和患者体重，低丙种球蛋白血症患者的治疗时将 IgG 水平提升到 2~4 g/L，这个水平对维持效果是有益的。

静脉注射免疫球蛋白要单独输注，避免与其他溶液混合。输注速度宜慢，前 30 min 为 0.01~0.02 ml/kg，如无不良反应可把输注速度增加到 0.02~0.04 ml/kg。

（六）人纤维蛋白原

1. 制备和性质 本品是由乙型肝炎疫苗免疫健康人血浆中采用低温乙醇法提制并灭活病毒处理，冻干而成，适量枸橼酸钠、氯化钠和葡萄糖作为稳定剂，不含防腐剂。

2. 人纤维蛋白原输注适应证 ①低（无）纤维蛋白原血症；②肝脏疾病导致血浆纤维蛋白原合成减少；③弥漫性血管内凝血消耗纤维蛋白原增加；④异常纤维蛋白原血症等。

3. 人纤维蛋白原输注剂量和用法 静脉滴注：每次 1.5~8.0 g，临用前每 1.5 g 加 20~30℃的灭菌注射用水 100 ml 轻轻摇动（不可剧烈振摇）至完全溶解后，以每分钟 40 滴的速度滴入。静脉滴注时使用有筛检程式的输血器，以防不溶性蛋白微粒输入。2%的本品等渗盐水溶液可用于局部止血。

输注配制前应先将本品与溶解液放至室温，因温度过低会造成溶解困难，并导致蛋白变性。加入溶液后应将瓶轻轻转动直至完全溶解，切勿剧烈摇动以免引起蛋白变性。

第二节 常见输血不良反应及处理

一、发热反应

在输血期间或输血后 1~2 h 内，体温升高 1℃以上，并以发热、寒战为主要临床表现的一类输血反应为发热反应。其发生率约为 2.9%，占输血总反应率的 52.1%。

（一）原因

1. 致热源 一般指引起发热反应的各种微量物质，包括细菌性热源、药物中的杂质、非蛋白质的有机或无机杂质、采血或输血器上的残留变性蛋白质等。热原引起的输血反应，随着输血事业的发展，输血器具的不断更新、灭菌条件的改善、制药技术的改进会逐渐减少。

2. 免疫反应 大多数发热反应与多次输入人类白细胞抗原（HLA）不相合的白细胞、血小板有关。另外，由于血浆中的免疫球蛋白和结合珠蛋白等，因个体间差异，能激发产生的同种抗体，也可引起发热反应。

3. 其他反应的早期症状 溶血性输血反应和细菌污染性输血反应等早期或轻症也可表现为发热，要特别加以鉴别。

（二）症状与体征

一般在输血开始 15 min~2 h 内发生，突然发热、畏寒、寒战、出汗、体温可达 38~41℃。某些患者可伴有恶心、呕吐、皮肤潮红、心悸和头痛。血压多无变化，30 min~2 h 后症状渐缓解，7~8 h 体温恢复正常，在全麻状态下，发热反应很少出现。

（三）诊断

1. 输血开始至 2 h 以内体温升高 1℃以上，并伴有发热症状。

2. 受血者有多次输血史，既往有输血发热反应病史，或受血者或献血者血清中有 HLA、粒细胞和血小板抗体。

3. 应同轻症溶血性输血反应和细菌污染反应相鉴别。

（四）治疗

1. 立即停止输血，但保持静脉输液通畅。反应较重者，将剩余血送输血科（血库）和检验科进行检验。

2. 注意保暖、解热、镇静。一般口服阿司匹林或地塞米松等。

3. 医护人员要密切观察病情变化，每15~30 min测体温、量血压1次，给予物理降温。

（五）预防

1. 采、输血器具和制剂的制备过程做到无致热原。

2. 采血和输血应严格无菌操作。

3. 反复发生输血发热反应者，最好输入少白细胞的红细胞或洗涤红细胞。

4. 有HLA抗体的患者。有条件的医院可用微量淋巴细胞毒交叉试验，筛选献血者，或用HLA配型来筛选献血者。

二、过敏反应

过敏反应包括单纯性荨麻疹、血管神经性水肿和更严重者出现呼吸障碍、休克等表现。这是常见的输血反应之一，其发生率为3%，占输血总反应的42.6%。

（一）原因

1. IgA抗体和IgA同种异型抗体 这类免疫性抗体多属IgG，它与抗原IgA结合，可吸附并激活补体，产生血管活性物质，引起过敏反应。

2. 过敏体质 有过敏体质的患者，平时对某些物质过敏，输血浆时，特别是含有变性蛋白血浆，会引起过敏反应。

3. 被动获得性抗体 极少数过敏体质的献血者，体内已产生对某些物质的抗体，可随血转移给受血者，当受血者接触到相关过敏源时，即可发生过敏反应。

4. 免疫球蛋白多聚体

（二）症状和体征

过敏性输血反应一般发生在输血数分钟后，也可在输血中或输血后立即发生。

1. 轻度过敏反应 全身皮肤瘙痒、皮肤红斑、荨麻疹、血管神经性水肿和关节痛，血液嗜酸粒细胞增多。

2. 重度过敏反应 支气管痉挛、喉头黏膜水肿、呼吸困难、哮喘、发绀，更严重者出现过敏性休克。有些患者可伴发热、寒战、恶心、呕吐、腹泻、腹痛等。

（三）治疗

1. 单纯荨麻疹 一般严密观察，减慢输血速度。口服或肌内注射抗组胺药物，如苯海拉明或氯苯那敏，或异丙嗪，或类固醇药物。也可皮下注射1∶1000肾上腺素0.5 ml。经过一般处理后症状很快消失。

2. 重度过敏反应 立即停止输血，保持静脉通畅。有支气管痉挛者，皮下注射肾上腺素0.5~1.0 mg，严重或持续者，静脉注射或静脉滴注氢化可的松或地塞米松等；有喉头水肿时，应立即气管插管或气管切开，以免窒息；有过敏性休克者，应积极进行抗休克治疗。

（四）预防

1. 有过敏史者，在输血前半小时，口服抗组胺药物，如苯海拉明、盐酸异丙嗪等，也可用类固醇药物。

2. 不输用有过敏史献血者的血浆。

3. 对有抗-IgA或限定特异性抗-IgA抗体的患者输血时，应选用洗涤红细胞或缺乏IgA献血者的血液。

三、溶血反应

患者接受不相容红细胞或对其自身红细胞有同种抗体的供者血浆，使供着红细胞或自身红细胞在体内发生异常破坏，而引起的不良反应，成为溶血性输血反应。

溶血性输血反应的发生率直接与输血的申请程序、配血、发血和输血过程的组织管理细致或严格程度相一致。按其发病缓急，分为急性溶血性输血反应和迟发性溶血反应。

（一）急性溶血性输血反应

急性溶血性输血反应于输血后24 h内发生，多于输血后立即发生。

1. 原因 主要原因有：①最常见的原因是ABO血型不合；②A、B、AB型患者输注O型血，过去曾认为O型血可输给A、B、O、AB型受血者，但是，当献血者血浆中抗A（B）凝集素效价较高时，则可引起受血者A、B或AB型红细胞破坏溶解，发生溶血现象。③输注不相容血浆。④Rh血型不合。⑤其他稀有血型不合。⑥献血者之间血型不合。

2. 症状与体征　急性溶血反应发生迅速，只要输入10~50 ml异型血，即可引起溶血反应。主要表现为发冷、寒战、发热、头痛、腰背酸痛、腹痛、胸前压迫感、呼吸困难、发绀、血红蛋白尿、黄疸等，严重者发生休克、弥散性血管内凝血和急性肾衰竭。在处于全麻下，出现不能解释的手术区严重出血及低血压，可为溶血反应的唯一表现。

个别患者因免疫功能低下，血中抗体效价低，误输入少量异型血而不出现典型溶血反应症状。有时症状不明显而被忽视。

3. 治疗　急性溶血性输血反应病死率很高，溶血反应引起死亡的原因主要是休克、弥散性血管内凝血和急性肾衰竭。

（1）发现或怀疑溶血反应，应立即停止输血，保留静脉输液通路，严密观察血压、尿色、尿量和出血倾向等。立即采集患者血液标本，连同所输的剩余血送输血科（血库）进行复查。

（2）尽早尽快补充血容量：尽早输注低分子右旋糖酐、新鲜血浆、晶体液（平衡盐液、5%葡萄糖盐水、0.9%氯化钠注射液）补充血容量。

（3）严重溶血反应，应尽早施行换血疗法，换血量多少根据病情轻重或误输异型血量多少而不同。

（4）尽早应用利尿药物，如静脉注射呋塞米，或静脉滴注20%甘露醇200 ml，有明显的利尿作用，防止游离血红蛋白和肾小管脱落上皮细胞在肾小管沉积堵塞。

（5）应用碱性药物，保持尿为微碱性，以防止游离血红蛋白和红细胞基质在肾小管沉积。

（6）肾上腺皮质激素，能减轻输血反应症状、防止过敏性休克，也可防止和减轻因致敏或回忆反应而再次加重溶血。

（7）其他治疗措施：为了预防急性肾衰竭还可用扩张肾血管的药物或活血化瘀药物，如静脉滴注多巴胺等。

4. 预防　①采血室人员严格核对信息，防止采错血液标本；②发血时，由发血者和取血者共同核对患者姓名、血型；③输血前，应由两名工作人员在床边核对患者血型与献血者血型是否相符，与配血单是否相符；④认真做好患者血液标本及献血者血液标本的血型鉴定和交叉配血试验；⑤对一次大量输血者，献血者之间的血液作交叉配血试验；⑥医护人员应提高对溶血性输血反应的认识和诊断水平。

（二）迟发性溶血反应

迟发性溶血反应，主要是对先前存在致敏的抗原，产生回忆应答反应的结果。通常于输血后2~21天内发生，多半在输血后3~7天发生溶血反应。

1. 原因　①Rh血型不合输血；②其他稀有血型不合；③某些ABO血型不合输血；④接受红细胞血型不合的组织器官移植、骨髓移植的同时，也接受了大量淋巴细胞，这些淋巴细胞继续有分泌产生抗体的功能，产生的抗体可与输入或受者体内的不相容红细胞发生反应，造成溶血。

2. 症状与体征　在输血24 h后，多半发生在输血后3~7天，出现发热血红蛋白下降、黄疸、血浆胆红素升高（以游离胆红素增高为主）。少数可出现血红蛋白尿、发冷、寒战、腰痛、急性肾衰竭等。一般来势不如血管内溶血那样迅猛，但也可致命。

3. 治疗　症状轻者可对症处理，重者可按急性溶血性输血反应处理，贫血严重者可输相应的抗原阴性血。

4. 预防　①详细询问患者的输血史；②短期内多次输血患者，至少每2~3天重复抗体筛选试验；③多采用自身血输注。

（三）非免疫性溶血反应

非免疫性溶血反应也称假性溶血性输血反应，它与输血有关，但又不同于急性和迟发性溶血反应。它由非免疫因素造成红细胞破坏，出现溶血的症状和体征。

四、输血相关的急性肺损伤

（一）原因

输血相关的急性肺损伤是因输入含有与受血者白细胞抗原相应的抗-HLA 抗体、抗粒细胞特异性抗体的全血或含有血浆的血液成分，发生抗原抗体反应，导致急性呼吸功能不全或肺水肿。发病率约为 0.02%，与性别、年龄无关，也与原发病无关。

（二）症状和体征

常在输血后 1～6 h 内，突然寒战、发热、咳嗽、气喘、呼吸急促、发绀、血压下降。肺部听诊两肺均可闻及细湿啰音。胸部 X 线检查可见双侧肺浸润，但无心力衰竭。

（三）治疗

1. 发生反应时应立即停止输血，给氧或机械通气。

2. 应用肾上腺皮质激素，如静脉滴注氢化可的松或地塞米松。

3. 静脉注射呋塞米等利尿药。

4. 应用抗组胺药物。

（四）预防

1. 浓缩粒细胞输注时，一定要慢速滴注，密切观察。

2. 受血者血中有抗-HLA 抗体者，需要输全血或浓缩粒细胞时，应选用 HLA 相容的献血者。

3. 有多次输血史，需要输血尤其是需要输注浓缩白细胞时，最好做 HLA 抗体测定。

五、输血后紫癜

（一）原因

由于输入不相容的血小板，产生抗原抗体反应，破坏同种或自身血小板，引起急性、免疫性、暂时性血小板减少综合征。本病多见于女性。

（二）症状和体征

一般于输血后 5～10 天发生，突然发冷、寒战、高热、荨麻疹、全身皮肤黏膜有出血点、瘀斑，甚至可有出血性荨麻疹，鼻腔黏膜和口腔黏膜出血。严重者头痛、呼吸困难、休克，少数患者呕血、便血、尿血、阴道出血等。

（三）治疗

1. 血浆置换是疗效较快的治疗方法。血浆置换治疗 24 h 后，血小板开始上升。

2. 大剂量短疗程肾上腺皮质激素可缩短病程，减轻症状。

3. 静脉注射大剂量免疫球蛋白：免疫球蛋白 10～20 g/d，静脉滴注。

4. 必要时可输注 PIA1 抗原阴性血小板。

六、血小板无效性输注

血小板输注，对于预防和治疗因血小板减少或功能缺陷引起的出血是一种有效的治疗方法，并可降低放疗或化疗后血小板减少导致出血的病死率，因此，血小板输注逐年增加。随之，发现某些患者在初次或几次血小板输注时，疗效十分明显，在反复输注后，疗效不断下降，最终导致无效，即血小板无效性输注。

（一）原因

血小板同种抗体和非免疫性血小板消耗是导致血小板无效性输注的主要原因。

（二）处理

1. 积极治疗原发病。一旦出现血小板输注无效，首先要判断患者是否存在非免疫性血小板消耗因素。如果是非免疫性消耗因素所致，积极治疗原发病，随着原发病的好转，输注效果就会提高。

2. 输注 HLA-A、B 相容和血小板交叉配合相容的浓缩血小板，提高治疗效果。如不能提供相合的血小板时，可加大输注血小板的量，随后血小板增加值虽不理想，但仍有止血效果。

3. 血浆置换去除大量抗体，或大剂量静脉注射免疫球蛋白。

（三）预防

大量研究表明，去除血小板中的白细胞，使其计数<15×10^{6}，就可以有效地预防或减少同种异体免疫反应。

1. 严格掌握血小板输注的适应证，减少预防性血小板输注。

2. 单采血小板输注，可限制同种异体抗原接触，可减少或推迟同种免疫反应的发生。

3. 去除血小板制剂中的白细胞。

4. 增加血小板的相容性。

5. 紫外线照射血小板制剂。

七、细菌污染性输血反应

（一）原因

1. 血袋、采血器具和输血器具消毒不严、血袋有破损。

2. 献血员手臂皮肤清洗不彻底。

3. 采血、血液成分制备中无菌操作不严格。

4. 献血者有菌血症（有局部感染灶）。

5. 血液贮存温度过高。

6. 血液在贮存前或输血前在室温中放置太久。

（二）症状和体征

轻者以发热为主。重者于输入少量（10～20 ml）血后立即发生剧烈发冷、寒战、高热、烦躁不安、面部潮红、皮肤黏膜充血、头痛、腹痛、恶心、呕吐、腹泻、呼吸困难、干咳、发绀、大汗、血压下降。严重者可发生休克、急性肾衰竭和弥散性血管内凝血。在全麻下可只有血压下降，手术野渗血不止等体征。

（三）治疗

治疗应以抗感染、抗休克及预防急性肾衰竭和弥散性血管内凝血为主。

1. 立即停止输血，保持静脉输液通畅。

2. 应尽早联合使用大剂量、强效、广谱抗生素。病原菌一旦明确，根据药物敏感试验结果，立即改用最敏感的抗生素。

3. 加强支持疗法。

4. 及时采取抗休克、防治弥散性血管内凝血与急性肾衰竭的措施。

八、循环负荷过重

短时间输入大量血液，或输血速度过快，超过患者循环或心脏的负荷能力，导致心力衰竭或急性肺水肿，重者可死亡。

（一）原因

1. 儿童，特别是婴幼儿心功能尚不健全者，血容量较少，不能耐受大量输血。

2. 心肺功能不全的患者，或具有心肺功能不全潜在因素的患者。

3. 血浆胶体渗透压降低（如低蛋白血症）或肺血管渗透压增加的患者（如大面积肺炎）。

4. 快速大量输血或输液。如在1～2 h内输入大量液体，使血容量迅速增加，心肺功能正常者也可引起急性心力衰竭。

（二）症状和体征

输血中或输血后1 h内，患者突然呼吸困难、被迫端坐、频咳、咳大量泡沫样或血性泡沫样痰、头痛、头胀、血压升高、表情恐惧、烦躁不安、口唇发绀、大汗淋漓、四肢湿冷、两肺布满湿性啰音、颈静脉怒张。少数出现心律不齐、休克乃至短期内死亡。

（三）治疗

1. 立即停止输血，输液或减慢输液，保留输液通道。

2. 高压吸氧，使肺泡内压力增高，较少渗出。

3. 速效利尿剂。

4. 强心药物，可用快速洋地黄制剂缓慢静脉推注。

5. 镇静。

6. 血管扩张剂。

7. 氨茶碱。

8. 肾上腺皮质激素。

9. 双下肢下垂，结扎止血带，减少静脉回流。一般 5～10 min 轮流松解止血带。

九、柠檬酸盐蓄积中毒

（一）原因

在快速、大量输入库存血，尤其是受血者伴有休克、组织灌注不足、肝肾功能不全及新生儿或低温麻醉情况下，可发生枸橼酸盐蓄积中毒和低钙血症。

（二）症状和体征

不自主的肌肉震颤、手足搐搦可为首发症状，继之可出现血压下降、心律不齐、心室纤维颤动、出血倾向，严重者可心跳停止死亡。心电图显示 Q-T 间期延长。

（三）防治

1. 一旦出现枸橼酸盐中毒表现，立即减慢输血速度，在另一侧静脉注射 10% 葡萄糖酸钙 10 ml，观察血浆钙离子水平和心电图变化。

2. 出现心律失常者，应用抗心律失常药物。

（陈昆山　张靖　欧阳强）

参　考　文　献

[1] 丁国良，赵树华，王珍. 实用输血学. 上海：第二军医大学出版社，2007：238-250.

[2] 邓硕曾，刘进. 血液保护与输血安全. 成都：四川科学技术出版社，2007：229-234.

第七章

儿科介入射线合理防护

儿科介入放射学是介入放射学的一个分支学科，也是儿科放射学的一个分支学科，包括儿童心脏介入放射学、儿童神经介入放射学、儿童血管介入放射学、儿童非血管介入放射学、儿童肿瘤介入放射学等。

随着对疾病的深入研究和治疗方式的不断改进，有些疾病在介入治疗中逐渐降低了X线的使用率。如淋巴管畸形的治疗，由单纯X线介导逐渐转变为超声介导，或者X线介导和超声介导相结合；血管瘤的治疗，发展出口服普萘洛尔片的内科治疗方法；静脉畸形的治疗，从开始的平阳霉素治疗，到现在聚桂醇和无水乙醇的使用，减少了介入治疗次数。但某些疾病，如巨大血管瘤、各种动静脉畸形、动静脉瘘、肝母细胞瘤、视网膜母细胞瘤等，需要从动脉或者静脉内治疗，仍离不开X线的介导。因此，放射安全及防护仍然是本学科发展的关注点之一。

辐射防护标准是开展辐射防护工作的重要依据。它包括辐射防护的基本标准和由此衍生的各个次级标准。它的目的是防止有害的确定性效应的发生，限制随机性效应的发生率，使之达到可接受的水平。其基本原则有三项，即实践的正当化、防护的最优化及个人剂量限值。

介入诊疗作为一项医疗实践，所受到的辐射属于医疗照射范畴。医疗照射主要是指特定的受照群体（包括受检者、患者以及从事放射性工作的医生或技师等）因疾病诊断、治疗的需要或者为满足各种健康检查的需求而接受的电离辐射照射，具有其特殊性和特点。个人剂量限值是指常规照射下的值，现阶段的医疗环境下，并不适用于医疗照射。医疗照射只能用正当化和最优化来判断，它应当遵守医疗照射正当化和放射防护最优化的原则，有明确的医疗目的，严格控制照射剂量，对邻近照射野的敏感器官和组织进行屏蔽防护，并事先告知受检者及其家人辐射对健康的影响。《国际电离辐射防护和辐射源安全基本标准（IBSS）》中提出使用医疗照射指导水平（medical exposure guiding level）作为参考来约束放射诊疗和核医学的检查，推动医疗照射的最优化。

医疗照射指导水平是经过业务部门与国家主管部门共同制定的一些测量值，其作用是提供给有关从业医生作为指南。当受检者接受的剂量或活度超过该指导水平参考值时，就要对该实践活动进行检查，以判断其是否做到了最优化。要注意的是，医疗照射指导水平就是相当于参考水平中的调查水平，概念上完全不是某种剂量限值或者剂量约束值。目前，医疗照射指导水平都是以典型成年患者为对象，并在特定条件下确定的，儿童方面，暂时没有统一标准，只能在正当化和最优化方面从严控制。

组织的放射敏感性与细胞分裂活动成正比，儿童处于生长发育的快速期，细胞分裂活跃，组织的放射敏感性较成人高，且年龄越小越敏感。如果短时间内连续多次或大剂量接触电离辐射，危害就更大，而射线有累积效应，有可能造成组织细胞不可逆的损害，增加未来诱发血液疾病、不孕不育、癌症等疾病发生的风险，增大了某些严重疾病的发生概率。因此儿童的放射线接触受到人们更加广泛和深刻的关注。国家制定了相关的法律法规和技术规范明确规定了对儿童接触电离辐射检查的防护原则和防护要求。卫生部 2001 年 8 月 11 日发布，于 2002 年 7 月 1 日实施的《放射工作卫生防护管理办法》第二十五条规定："从事放射诊断、治疗的单位，应当制定与本单位从事的诊断、治疗项目相适应的质量控制实施方案，遵守质量控制规范。对患者和受检者进行诊断、治疗时，应当按照操作规程，严格控制受照剂量，对邻近照射野的敏感器官和组织应当进行屏蔽防护"，"对孕妇和幼儿进行医疗照射时，应当事先告知对健康的影响"。2002 年 10 月 8 日发布，2003 年 4 月 1 日实施的《电离辐射防护与辐射源安全基本标准》第七章"医疗照射的控制"，对医学诊治选择使用辐射检查的正当性、合理性及防护作了明确要求。明确规定放射持证工作人员"应对保证受检者与患者的防护与安全负责"。国家技术监督局于 1996 年 12 月 1 日发布并实施的《儿童 X 线诊断放射卫生防护标准》对儿童合理使用放射性检查做出了详尽的规定。

第一节　儿科介入放射防护特点

除外放射敏感性较高这个特点，儿童与成人在病种、疾病的发病机制、进展过程、预后都有着很大的区别。儿童时期是机体处于不断生长发育的阶段。不同儿童其个体差异、性别差异和年龄差异都非常大，无论是对其健康状况的评价，还是对疾病的临床诊断以及治疗，都不宜用单一标准衡量。儿童自身的防护能力比较弱，在心理和生理上，易受到各种不良因素影响而导致疾病发生和性格行为偏离，而且一旦造成损伤，往往影响一生。因此，用医疗照射原则来指导儿科介入射线防护的同时，要考虑其自身生理特点。

一、医疗照射实践的正当化

正当化（legtimacy）就是在进行任何伴有辐射的诊疗实践活动时，首先必须权衡利弊，只有带来的利益大于所付出的代价时，才能认为是正当的。若引进的某种诊疗实践不能带来超过代价的净利益，则不应采取此种诊疗实践。对于介入放射学来说，当启动一项新的介入诊疗时，首先需要进行正当性判断。对已做过，但有可能需要再次进行介入诊疗的，当其疾病发展有了新的临床资料时，也应再审查其正当性，即审核每一次操作的正当性。如果此时不再是利多于弊，则应考虑终止此介入诊疗行为，或者用其他治疗方式替代。

基于儿童生理的基本特点，制定某个介入诊疗计划，需要整体综合进行评估，避免单纯地从疾病诊疗进行考虑。

在儿科介入探索发展中，提出综合治疗这个理念。同类型的疾病，在不同患儿，不同年龄，不同发展阶段，均有与之相对应的适合的治疗方法。如儿童血管瘤，观察其特点，可以采用不同的治疗方式，包括持续观察、病灶加压包扎、局部注射、口服普萘洛尔片的内科治疗、影像引导经动脉硬化栓塞介入治疗，或者多种治疗方式相结合。

二、防护的最优化

最优化（optimization）就是在考虑到经济和社会因素后，使任何辐射照射保持在可以合理做到的尽可能低的水平，即 ALARA（as low as reasonably achievable）原则。即是说，在进行引起照射的诊疗行为时，不一定是剂量越低越好，而是在考虑到经济和社会因素的条件下使照射低到合理的可以做到的程度。衡量最优化比较简单而有效的方法是进行代价与利益的分析，其目的是确定最优化的防护水平，即达到此防护水平后，再继续降低照射就不适宜了。

在介入手术过程中，辐射防护最优化主要用于防护措施的选择、设备的设计和确定各种特准限值。最优化不是唯一的因素，但它是确定这些措施、设计和限值的重要因素。

国内外大量调查监测数据表明，即使施行同一种放射诊疗检查，在不同的医疗机构，由于设备、操作以及受检者等因素不同，对受检者所致的辐射剂量差别很大，甚至能达几个数量级，可见医疗照射的放射防护最优化留有很大空间。而且，往往在施行医疗照射时，容易注重医疗目的而忽视防护的最优化。

三、医疗照射指导水平

医疗照射剂量指导水平，是依据各 X 线诊疗单位在各种 X 线诊疗检查中所致的平均值的排序，以 75%分位剂量值而确定的。其目的是，当某诊疗单位在 X 线诊疗检查中所致的受检者的剂量超过指导水平时，说明该单位在 X 线机性能，条件设置、诊疗水平等方面可能存在问题，需要加以改进。

介入放射学是一项较特殊的医疗照射实践，不同疾病在介入诊疗时的辐射剂量悬殊，同种疾病不同患儿介入诊疗时剂量悬殊也很大（表 7-1-1）。这与受检者的个体差异和介入手术操作者业务水平息息相关，所以，很难制定出一个标准。目前，我国尚未有正式标准，只能在实践中不断完善与推广应用医疗照射指导水平。

儿科介入，在我国起步较晚，目前，国内开展儿科介入的医院并不多，我国儿科介入的医疗照射指导水平的制定是一个艰巨的挑战。

四、个人剂量限值

医疗照射剂量指导水平这一概念的提出，推动着相应医疗照射防护最优化的持续性发展，在持续改进中使医疗照射剂量向个人剂量限值靠近。所以，在这里仍需提及个人剂量限值这一概念。

表 7-1-1　一些常见疾病的介入资料

疾病类型	操作名称	平均曝光时间（min）	平均 DAP（$cGy \times cm^2$）	累积剂量（mGy）
淋巴管畸形	影像引导经皮硬化术	1.62（0.3~3.7）	52.5（15~128）	1.1（1~11）
静脉畸形	影像引导经皮硬化栓塞术	2.61（0.7~6.5）	816.4（3~6260）	38.4（1~282）
血管瘤	经动脉导管硬化栓塞术	10.95（6.8~15.2）	1874.1（744~7593）	94.6（28~196）
肝母细胞瘤	经动脉导管灌注化疗栓塞术	15.2（10.3~20.5）	2779（1057~4100）	122.7（76~176）
视网膜母细胞瘤	经眼动脉导管灌注化疗术	11.0（1.4~37.3）	1197.1（40~3894）	170.2（9~743）

注：随机抽取广州市妇女儿童医疗中心儿科介入常见疾病各 10 例；DAP：单位面积射线剂量（dose area product），所有手术均在 GE Innova 3100 下完成

个人剂量限值（individual dosage limit）是指放射性职业人员和广大居民个人所受的当量剂量的国家标准限值。个人剂量限值是个人在一年期间受到的外照射所产生的有效剂量与这一年内摄入的放射性核素所产生的预期积累有效剂量之和。

虽然儿童的放射敏感性比成人大，但至今为止，暂时没有相关儿童个人剂量限值的制定，只能沿用国际常规标准。

国际标准如下：

（一）放射工作人员（职业照射）的剂量限值

1. 防止确定性效应

（1）眼晶体年当量剂量<150 mSv。

（2）四肢或皮肤年当量剂量<500 mSv。

2. 限制随机效应

（1）连续五年的年平均有效剂量<20 mSv。

（2）任何一年中的有效剂量<50 mSv。

（二）公众的个人剂量限值

1. 防止确定性效应

（1）眼晶体年当量剂量<15 mSv。

（2）皮肤年当量剂量<50 mSv。

2. 限值随机效应

年有效剂量<1 mSv。有效剂量为人体各组织或器官的当量剂量乘以相应的组织权重因数的和，其公式估算：$E=\sum_T W_T \times H_T$

其中，E 为有效剂量，W_T为组织权重因子，H_T为当量剂量。表 7-1-2 为人体一些组织或器官的组织权重因子（W_T）。

表 7-1-2　组织权重因子（W_T）

W_T	组织或器官
0.01	骨表面、皮肤
0.05	膀胱、乳腺、肝、食管、甲状腺、其余组织
0.12	肺、胃、结肠、红骨髓
0.20	性腺

第二节　儿科介入放射学的辐射剂量评估

一、儿科介入诊疗患者的辐射剂量估算

影响患者诊疗辐射剂量的因素很多，机器类型、防护条件、医生手术的熟练程度、机器操作熟练程度、术中麻醉深浅和疾病类型等都可造成患者辐射剂量的较大变化。

由于射线的特性，在介入诊疗过程中，主要受照部位是照射野，相邻部位受照剂量次之。儿科介入疾病涉及全身各个器官部位，对于眼晶状体、甲状腺、性腺等射线敏感区域，在某些疾病的诊疗中不可避免成了照射野。

数字减影血管造影机经过多年的发展，现在都已经自带辐射剂量统计软件，可以直接从操作界面上了解。在这里仅简单列举两种传统方法。

（一）直接热释光剂量计（TLD）测量

这种剂量估算是将 TLD 直接放在所要考虑的剂量分布区内，得出的各部位剂量值，应用 W_T 进行加权，求出不均匀照射有效剂量（E）的加权平均值。

（二）面积剂量估算法

由于介入手术中，投照面积剂量分布的不均匀性，提出了将测得的吸收剂量乘以照射面积的表达方法。它的国际单位是 Gy·cm²。例如，某区域测得的吸收剂量为 1 Gy，它的照射野面积为 30 cm²，假设该照射野内的剂量分布是均匀的，那么它的面积剂量为：

$$1\ Gy \times 30\ cm^2 = 30\ Gy \cdot cm^2$$

二、介入操作者个人剂量估算

介入操作是近距离操作，操作者受到主射线和散射线的照射。根据介入手术的复杂程度和操

作者的技术水平，每次操作者接受辐射的剂量都不相同。

（一）个人剂量监测

一般情况下，个人剂量监测可以在手术者的胸部或身体的多个关键部位佩戴剂量计进行累计剂量的测量，然后估算有效剂量。要求介入手术医生在防护衣内外都要放置剂量计。剂量计一般放于胸部，对于仍有生育意向的介入医生，可以把内部的剂量计放于腹部或靠近生殖腺附近。

（二）有效剂量估算

介入操作全身照射是不均匀的。因此，佩戴一个剂量计无法准确地反映操作者全身的有效剂量。一般采用佩戴多个剂量计，求出多个部位的剂量值进行加权估算。

采用有效剂量公式估算：

$E = \sum_T W_T \times H_T$

对各部位实测值进行多点加权。

第三节　儿科介入放射学的防护

介入放射学，涉及人体消化、呼吸、骨科、泌尿、神经、心血管等多个系统疾病的诊断和治疗，尤其对以往认为不治或难治的病症（各种癌症、心血管疾病、复杂脉管性疾病），介入开拓了新的治疗途径，且简便、安全、创伤小、并发症少、见效快。但介入手术中，X线曝光量大，时间长，操作者必须在床旁工作，身体各部位受到不同程度的照射，患者更是直接暴露在X线下。至今，国内尚无统一的介入操作质量保证管理办法，国内介入放射学的放射防护由于各医院的重视程度和操作者自身观念不同，使得防护条件参差不齐。

影响儿科介入放射学辐射剂量的因素很多，包括介入操作设备，工作场所和防护条件，介入医生的个人业务水平和工作责任心，介入手术量的多少、疾病类型等。

介入手术所使用的仪器设备在不同的医院差别较大。条件好的医院，配备大型专用多功能血管造影机、数字减影设备等，影像清晰度高，获取图像快，辐射剂量低，防护条件好，可以大大降低介入手术时间和辐射剂量。另外，合格的工作场所对降低辐射剂量是必要的。按照《医用X线诊断卫生防护标准》规定，介入手术室内面积的大小与X线机的额定管电流有关，200 mA以上的X线机室内面积不得小于36 m^2，室内墙壁必须达到足够的防护厚度，室内布局合理，不能堆放与诊疗无关的杂物，以减少散射线。室内必须配有有效的通风设备以减少有害气体的堆积。

介入操作医生的个人业务水平和工作责任心在减少辐射剂量方面作用巨大，医生的专业理论和操作水平很大程度上决定了手术曝光时间。合格的介入医生，必须牢记人体各器官部位的解剖结构和血管解剖，熟练掌握各种介入手术技术和技巧，善于处理术中出现的各种意外。术前认真检查患者，查阅病历及相关影像资料，了解病灶血供和毗邻解剖结构特点，必须全面检查术中所需的器械，核实所有设备处于正常工作状态，才能进行介入手术。

受照射剂量与曝光时间、照射强度成正比，而曝光时间、照射强度与患者的疾病类型、体型、胖瘦及手术的复杂程度息息相关。

一、儿科介入诊疗患者的防护

（一）防护总则

1. 儿科介入诊疗过程中受到医疗照射，必须遵循X线检查的正当化和放射防护最优化原则，在获得必要诊疗的同时使受检儿童受照射剂量保持在可以合理达到的最低水平。

2. 在对儿童施行介入诊疗，必须注意到儿童对射线敏感、其身躯较小等特点，结合手术的需要，采取相应有效防护措施。

3. 建立并执行介入手术诊疗的质量保证计划，提高诊疗水平，合理减少儿童受检者所受照射剂量并降低治疗次数。

4. 各种用于儿童的医用诊疗数字减影血管造影机的防护性能，场所防护设施及安全操作均须符合 GB8279 的要求。

5. 配备齐全儿科介入中需要用到的各类介入器材。

（二）防护设备和用品的防护要求

1. 必须配备有保护组织和器官的具有≥0.5 mm铅当量的防护用品。

2. 在不影响手术的前提下，术中对非手术野部位使用防护用品，减少散射辐射的影响。

（三）对介入医生的要求

1. 严格掌握手术适应证，对是否要进行介入治疗、采用何种介入治疗方式、手术的过程及可能出现的问题等进行讨论。

2. 对患儿进行诊疗时，优先考虑采取非电离辐射的方法，譬如采用超声介导。

3. 手术过程中，避免连续曝光，并注意尽量缩短曝光时间。

4. 手术过程中，在满足诊疗的前提下，降低透视脉冲频率，合理使用低剂量曝光模式，利用光栅以缩小手术曝光范围，减少正常组织受辐射剂量。在不影响诊疗情况下，尽量避免采用视野放大功能。

5. 熟悉检查床与 C 臂的操作，病灶定位精准，降低对位时产生的辐射剂量。

6. 图像采集时尽量于显示屏中心显示完整病灶，造影时把握好对比剂的流速和总量，尽量避免重新采集。

7. 熟悉机器性能，选择合适的功能，缩短手术曝光时间。

8. 尽量使 X 线球管靠近患者，平板尽量靠近患者。

介入手术过程中，一些小细节需要注意。对于体型较小，体层较薄的患者，尽量把滤线栅去掉，可以减少大约 40%的剂量。还可以使平板远离患儿，移开光栅。对于某些习惯不适用光栅、全视野观察手术的医生，可以放大视野，虽然由于放大视野使得曝光条件增加，但减少了曝光面积，总体下来，使得曝光剂量减少，减少量大概为 30%。

美国儿科放射协会在 2006 年 2 月第三届辐射防护合理最低值（ALARA）会议上提出儿科介入放射操作应遵循 ALARA 原则。在介入治疗相关设备的要求、制定介入治疗的 X 线剂量指导水平及从事介入治疗医师的要求等方面做了指导性阐述。

临床诊疗过程中，儿科介入的射线防护应贯穿入院到出院整个过程。医疗照射防护原则指导整个过程的放射防护。门诊期间，医生根据患儿的病情，依据放射实践的正当化原则，考虑介入手术的必要性。术前，告知患儿家长有关辐射损伤及防护相关问题。术中，做好防护的最优化，并进行个人剂量统计，对以后可能要再次行介入手术的患儿的实践正当化做参考。术后，可适当给予营养与保健支持。

儿科介入患者，一般年龄偏小，不能主动配合完成手术。因此，一般儿科介入手术全程采用镇静或全身麻醉。麻醉的深浅程度对手术的顺利完成与否有很大关系。对于年龄稍大，能主动配合手术的患儿，不要忽视其心理生理承受能力范围。手术过程尽量温和，避免引发患儿惊恐心态，造成心理生理上的伤害。

二、介入操作者的防护

（一）介入手术操作特点

1. 在现阶段的医疗环境下，介入手术仍属于床旁近距离操作，医生与 X 线球管的距离一般不大于 80 cm，手或者前臂等部位可能在无防护情况下直接暴露于射线下工作。

2. 视疾病种类不同，有些高难度手术曝光时间长达半小时，或者高达几小时，操作时间较长。

3. 介入放射技术的应用包含了 X 线诊断检

查及治疗，所以介入放射工作的受照射剂量较大。

4. 手术过程中，手术医生的操作熟练程度不同，辐射剂量亦不同。

（二）防护设备和用品的防护要求

1. 介入科室常用的防护设施主要有床旁立式铅玻璃防护屏，悬带铅胶帘，悬挂式活动铅玻璃防护屏，床下吊帘，床上盖板等。

2. 个人常用防护用品，包括铅围裙、铅围脖、铅帽、铅眼镜、铅面罩、铅手套等。

3. 对防护效果、适用性能与经济代价综合考虑，不同防护部件，可分别采用 0.6 mm、0.7 mm、1.0 mm 和 1.4 mm 铅当量的防护厚度。

（三）介入操作者的防护

1. 提高操作熟练程度，缩短操作时间，减少不必要的曝光。

2. 术中穿戴必备的个人防护设备，合理使用防护设施。佩戴个人剂量计，对个人剂量进行统计，指导个人剂量防护。

3. 设法增大操作者与 X 线光源、患者之间的距离。

4. 术中使用高压注射器行造影，减少操作者射线接触。

5. 营养与保健支持，提高蛋白质与维生素的摄入，必要时服用减轻辐射损伤的药品和保健品。

有研究表明，在介入手术过程中，第一手术者站立区域，距离地面高 50~80 cm 处为高辐射区，主要是由于 X 线经过患者和检查床散射所致，所以，在检查床上、下放置防护装置对降低辐射非常有效。下肢及足踝部的辐射防护不能忽略，必要时可在相应局域放置至少 0.5 mm 铅当量挡板，用以屏蔽来自近地面的散射辐射。

介入手术，降低了患者的辐射剂量、散射剂量，也就减少了整个手术团队的辐射剂量。因此，介入操作者应尽量避免手术过程中不必要的射线操作。

铅衣作为最主要的个人防护装备，平时要注意维护。对于铅衣的维护，我们应该做到以下几点。作为防护衣，铅衣还是不能完全阻隔 X 线；它有可能过期，使用者必须定期确认；存储防护衣时，必须避免折叠，使用后用衣架或者挂钩挂好，保持平衡，折叠有可能会损坏里面的防护材料；不要给予过大的压力于防护衣上，不要直接放置于椅子或者地上，更不要坐在上面；定期检查防护衣，确认无破损；定期进行透视检查，确认无破损及无防护材料丢失；另外，还要注意防护衣的表面清洁，使用温水或者其他清洁剂，保持防护衣表面无血迹和对比剂。

第四节　儿科介入射线合理防护展望

儿科介入放射学因其微创，疗效切实、安全、恢复快等优点而得到医师和患儿家长的认可。近 40 年来发展迅速，在发达国家已较广泛地用于诊断和治疗各种儿童疾病。近 10 年来，在我国也得到了一定发展。我国的儿科介入放射学尚处于起步阶段，目前，广州、北京、上海、长沙、成都等大城市少数医院都有开展儿科介入治疗，但仅有广州市妇女儿童医疗中心成立了独立的儿科介入科。

一直以来，国家在放射卫生方面都在加强管理，陆续出台不少政策。但也仅在相关专业行业内得到加强。近年来，日本福岛核泄漏事件，使得群众谈核色变。抢盐、囤盐事件的出现在另一方面凸显了我国卫生组织对于辐射防护在公众中的宣传力度不够，没能真正普及辐射防护知识。作为放射工作者，有必要对患儿及其家长进行介入手术中辐射防护的宣教，提高其对辐射防护的认识。

在强调儿科介入中的医疗照射的实践正当化和防护最优化的同时，确立具有指导性的医疗照射剂量指导水平是必要的，它是推动相应医疗照射防护最优化的新举措。但对于儿科介入放射学来说，它的特殊性使得相对应的医疗放射剂量指导水平的确立困难重重。首先，儿童处于一个生长发育过程，个体差异非常大。其次，儿童的辐射敏感性强，年龄越小越明显。此外，相同疾病发生部位的不同，对机体造成的辐射有效剂量也不相同。一个介入手术，它的复杂性和持续透视曝光时间，在很大程度上还要取决于具体的临床情况。因此，在制定指导水平时，考虑到介入设备的同时，还要考虑以上特殊性。这可能会产生多个量值，才能充分估算出患儿辐射剂量和随机效应的危险度。

确定医疗照射指导水平，应遵循以下指导原则：①地区、国家或当地的目标要清楚界定，这包括对医学成像任务临床和技术条件的规范程度；②要根据有关地区、国家或当地的数据来选择指导水平值；③指导水平所用的量可通过实践途径得到；④指导水平所用的量是患者组织剂量，因而也是确定医学成像任务患者的危险度相应变化的适宜量度；⑤清楚地阐明应用于实践的指导水平方式。

随着影像医疗设备的发展，现阶段，介入治疗中常规使用的数字减影血管造影机一般都具有内置式完整的辐射剂量测量系统，在操作过程中对辐射量测量信息进行实时监测，统计出本次X线检查患者所受到的辐射剂量，这极大方便了个人医疗照射辐射剂量的统计，也利于儿科介入医疗放射指导水平数据的采集。

另外，辐射具有累加性，个人辐射剂量统计，作为一项医疗行为，对后续的相关影像学诊疗具有指导性意义，也对我国儿童临床辐射损伤随机性效应的基础研究具有重大意义。因此，每次介入诊疗都应记录患儿的射线曝光时间、累积剂量，并将之写入病历，建立起介入手术患者的指导守则。

（黄晓明　张靖　欧阳强）

参 考 文 献

[1] 强永刚，张林. 医用影像辐射防护学. 广州：广东世界图书出版公司，2001.

[2] 郁鹏，程玉玺，刘澜涛，等. 介入诊疗中重要站立区域辐射剂量的测定与评价. 中华放射医学与防护杂志，2004，24（6）：573-575.

[3] 程信，张宏艳. 小儿先天性心脏病介入治疗的放射防护. 国际儿科学杂志，2009，36（2）：131-132.

[4] 欧阳强. 我国儿科介入放射学现状及展望. 介入放射学杂志，2007，11（11）：724-726.

[5] 郑钧正. 我国放射防护新基本标准强化对医疗照射的控制. 辐射防护，2004，24（2）：74-91.

[6] Temple M，Marshalleck FE. Pediatric interventional radiology. New York：Springer，2014.

[7] JCS Joint Working Group. Guideline for radiation safety in interventional cardiology（JCS 2011）—digest version. Circ J，2013，77（2）：519-549.

第二篇

各　论

第八章

儿科神经系统介入诊断与治疗

第一节　儿科全脑血管造影诊断

一、定义

20 世纪 90 年代以来，一种崭新的 X 线检查新技术在临床广泛展开，其于右股动脉置鞘，透视下经导丝引导下放置导管，通过推注对比剂动态显示全脑动脉，这种技术称为全脑血管造影，后经电子计算机辅助成像，称为脑血管数字减影造影（digital subtraction angiography，DSA）。其因直观、全面反映颅内及头颈部血管源性病变及病灶相关供血情况，为临床带来崭新的诊断思路而广受临床医师欢迎。

二、临床应用病种

各种原因或无明显诱因出现的神经系统体征，均可以选择全脑血管造影，其作为一种检查手段适用病种较为广泛，儿童主要涵盖以下三大类：颅内血管性病变、颅内占位性病变、头颈部血管源性占位。

（一）颅内血管性病变

中枢神经系统血管畸形的分类一直是有争议的话题。自 18 世纪以来，有过很多的分类方法，至今尚缺乏一种被公认的有说服力的分类方法。Chaloupka 和 Huddle 等于 1998 年进行了现代综合分类，将中枢神经系统血管畸形分为三大类：增生性血管肿瘤、非增生性血管畸形和综合征型中枢神经系统血管畸形（表 8-1-1）。

儿童脑血管异常主要包括动静脉畸形、海绵状血管瘤、烟雾病和动脉瘤。其他少见的有毛细血管扩张症、静脉瘤、大脑大静脉畸形、硬膜动静脉畸形和颈动脉-海绵窦瘘。

（二）儿童脑血管病

脑血管病是危害生命健康最严重的疾病，从儿童期开展脑血管病研究是近年来的一种新的思路，国外学者对卒中的研究甚至已从胎儿开始。儿童卒中反映的是一个异质性诊断，常常很少发现疾病的潜在原因，部分病例目前发病机制仍然不明。缺血性卒中包括动脉缺血性卒中和脑静脉窦血栓形成两类，两者目前在儿童临床逐渐成为一种严重而常见的小儿神经系统疾病。

表 8-1-1　中枢神经系统血管异常分类

增生性血管肿瘤
- 血管瘤非增生性血管畸形（或异常）
- 毛细血管畸形（或毛细血管扩张症）
- 静脉畸形（或静脉生长异常）
- 海绵状血管畸形（即海绵状血管瘤）
- 动脉畸形（无动静脉分流）
  - 先天性血管发育异常（节段性或弥漫性血管扩张症；闭塞性发育异常，如肌纤维发育异常，Ehlers-Danlos 综合征和神经纤维瘤病）
  - 颅内动脉瘤（囊状/樱桃状、巨大、梭形）
- 动静脉分流性畸形
  - 经典脑/软脑膜动静脉畸形
  - 软脑膜动静脉瘘
  - 颈动脉海绵窦瘘
  - 硬脑膜动静脉瘘或硬脑膜动静脉畸形
  - Galen 动静脉畸形（或 Galen 动静脉瘘）
- 混合型畸形
  - 静脉-海绵状型
  - 动静脉畸形-静脉型
  - 海绵状-动静脉畸形

综合征型中枢神经系统血管畸形

注：本表格引自：张晓龙. 中枢神经系统血管畸形的分类（一）. 国外医学临床放射学分册，2000，6：343

以上颅内血管性病变详细介绍请参阅本书另两章。

（三）颅内占位和头颈部血管性占位

1. 所有种类的颅内及头颈部占位需要确定占位的血供和与周边血管关系时可行此项检查。

2. 颅内及头颈部血运丰富占位需要确定其血供方式、供血动脉及引流静脉时可行此项检查。

三、适应证

1. 临床有或无明显神经功能障碍，CT 或 MRI 检查发现脑实质病变或血管病变。

2. 自发性脑内血肿或蛛网膜下腔出血病因检查。

3. 颅内占位性病变的血供与邻近血管的关系，某些占位的定性。

4. 头颈部富血供占位术前了解血供及相关血管状况。

5. 头颈部及颅内血管性疾病治疗后复查。

四、禁忌证

1. 碘对比剂、麻醉剂过敏者。

2. 颅内出血处于急性期。

3. 凝血功能障碍，严重出血倾向。

4. 出现进行性意识障碍。

5. 严重心、肾、肝功能不全。

6. 严重糖尿病（术前血糖>7.5 mmol/L），严重呼吸功能不全不能平卧者。

7. 双下肢股动脉严重狭窄（>70%）者。

五、术前检查及准备

1. 常规术前检查，包括血、尿常规、凝血功能、肝功能、肾功能、心电图及胸部 X 线片。

2. 头颅或头颈部平扫和或增强 CT、MRI、CTA、MRA。

3. 术前 8 h 禁食、禁水。

4. 双侧腹股沟及会阴区备皮。

六、设备、器械、药品及人员要求

（一）设备、器械及药品要求

1. 设备及器械　DSA 机器、穿刺针、手术包、4F 或 5F 动脉鞘及相应型号 Simmons 导管和 Cobra 导管、导丝、高压注射器、连接管、三通接头。

2. 药品　肝素、造影剂。

（二）人员要求

具有神经介入治疗资质的医师 2 名，介入技师、护士各 1 名，麻醉师 1 名。

七、操作流程及注意事项

（一）总体原则

1. 脑动脉的各段均要分析，不可遗漏。

2. 造影诊断时要时刻避免栓塞事件　每次注入对比剂前均要回抽血液，然后用肝素生理盐水冲洗导管；选择性插管时，要遵循“红绿灯”原则，遇到动脉开口部狭窄时，导管不要进入该支。

3. 对病变区要行放大造影，并根据不同的部位选择不同的投照角度，充分展示病变的长度、程度、与周围血管的解剖关系、成角情况、血流情况，同时需注意相邻血管的关系。

4. 复查病例要结合前次检查。

（二）操作流程

常规穿刺、置鞘、肝素化后置管，按以下顺序依次进行造影，病变处放大造影。

1. 主动脉弓造影

（1）体位：双斜位造影，常规左前斜位 45°～60°，右前斜位 30°～45°。

（2）观察内容：弓上血管大致走行方向，有无发育异常、血管畸形；初步观察无名动脉、右锁骨下动脉近端、右椎动脉开口、右颈总动脉开口、左颈总动脉开口、左锁骨下动脉近端、左椎动脉开口有无狭窄、闭塞、血液反流；观察椎动脉优势情况。

2. 右椎动脉造影

（1）颈段

1）体位：标准正侧位。

2）观察内容：右椎动脉开口、V_1段、V_2段有无狭窄、闭塞、发育异常，应适当延长静脉期的造影时间，以观察椎动脉有无盗血情况（双侧椎动脉造影都应如此）。

（2）颅内段

1）体位：正侧位，正位应向头侧给角度（汤氏位）。

2）观察内容：右椎动脉 V_3段、V_4段、基底动脉、双侧大脑后动脉有无狭窄、闭塞、发育异常；有无代偿颈内动脉系统供血。

3. 右颈总动脉造影

（1）颈段

1）体位：标准正侧位。

2）观察内容：右颈总动脉（包括分叉处）、右颈内动脉 C_1段、右颈外动脉有无狭窄、闭塞、无发育异常。

（2）颅内段

1）体位：标准正侧位，为展示病变，需加多角度投照体位。

2）观察内容：右颈内动脉 C_2～C_7段、右大脑中动脉、右大脑前动脉有无狭窄、闭塞或发育异常；有无代偿椎-基底动脉系统供血。

4. 左颈总动脉造影

（1）颈段

1）体位：标准正侧位。

2）观察内容：左颈总动脉（包括分叉处）、左颈内动脉 C_1段、左颈外动脉有无狭窄、闭塞、发育异常。

（2）颅内段

1）体位：标准正侧位。为展示病变，需加多角度投照体位。

2）观察内容：左颈内动脉 C_2～C_7段、左大脑中动脉、左大脑前动脉有无狭窄、闭塞、发育异常；有无代偿椎-基底动脉系统供血。

5. 左椎动脉造影

（1）颈段

1）体位：标准正侧位。显示椎动脉开口需加照双斜位。

2）观察内容：左椎动脉开口、V_1段、V_2段有无狭窄、闭塞、发育异常。

（2）颅内段

1）体位：标准正侧位。

2）观察内容：左椎动脉V_3段、V_4段、基底动脉、双侧大脑后动脉有无狭窄、闭塞或发育异常；有无代偿颈内动脉系统供血。

造影结束后，撤出导管，拔出动脉鞘，双手于穿刺点及穿刺点上方股动脉搏动处压迫10～15 min止血。穿刺点以无菌敷料覆盖，弹力绷带加压包扎返回病房，穿刺侧下肢制动8～10 h，注意观察足背动脉搏动情况。

八、并发症及处理

1. 穿刺部位出血、血肿、假性动脉瘤、动静脉瘘 三指压迫穿刺部位15～20 min，松开后观察5 min，无出血后加压包扎。小血肿直径<10 cm时24 h后局部热敷或理疗，如造成局部压迫者可外科手术切开清除。如动静脉瘘形成可行球囊栓塞、带膜支架植入或手术修复。

2. 血管内膜损伤、内膜下夹层，甚至血管闭塞、血管撕裂 操作过程注意轻柔、不可强行进管，结构复杂的血管须用路径图。损伤形成后必要时行外科手术。

3. 血管痉挛 轻柔操作、血管痉挛后可给予动脉内缓慢推注罂粟碱（15 mg加10 ml等渗盐水）或静脉泵入尼莫地平。

4. 血栓形成或栓塞 全面造影，找出栓子的位置，行溶栓治疗。按急症溶栓常规溶栓，应在动脉瘤完全致密填塞后进行溶栓，尽量采用微导管超选择溶栓，溶栓药的剂量尽可能减小，应以影像上血管通畅为标准。

九、全脑血管造影与其他影像学检查方法的比较

随着现代医学影像学的发展，MRI、MRA、CTA等无创技术因其简便快捷、既能提供血管病变的情况，又能提供脑实质改变的情况而为临床医师和患者广为接受。但较之脑血管造影MRA对某些病变，例如动脉瘤的敏感性和特异性略低；检查过程较长，如患者轻微移动，会造成MRA图像无法观察；某些范围过大的头颈部血管病变一次扫描可能无法完全覆盖，或提供血管细节信息不够丰富；涉及颈部的血管，会因患儿的无意识吞咽而产生伪影；颅内占位合并出血时会干扰相邻血管的信息，且血管分辨率不够。而CTA对于在颅底海绵窦段、床突上段颈内动脉的病变可能因骨骼、钙化的影响而显示不清。因此全脑造影仍是全面、精确评价颅内及头颈部血管病变的金标准。

但同时需要注意的是，有些患儿被高度怀疑脑血管病变，但在进行脑血管造影术后却是阴性结果，这时要考虑隐性脑血管畸形的可能。隐性脑血管畸形又称为血栓化动静脉畸形，主要是由于血栓机化、钙化及胶质增生造成血管腔基本不通，或者出血掩盖了瘤灶，或是供血动脉过细在血管造影中难以显示等原因，所致常规的全脑血管造影下病变不显影。隐性脑血管畸形包括血栓化的动静脉畸形、海绵状血管瘤、毛细血管扩张症和静脉性血管瘤。其中以海绵状血管瘤最常见。此时CT及MRI，尤其是高场强MRI对其敏感性强、特异性高，可以清晰分辨瘤灶及各期出血。所以全脑造影也不是万能的，与其他影像学检查是相互辅助的关系，需要综合评估和应用。

总而言之，儿童脑血管造影术是一种安全、可靠、有效的方法，在儿童神经系统疾病诊断学和治疗学上有广泛的应用价值。

（彭芸　胡迪）

第二节　儿科缺血性脑卒中介入诊疗

一、定义

缺血性脑卒中是各种原因所致脑部供血动脉发生急性阻塞，使相应部位脑组织出现血液循环障碍而引起一系列脑组织缺血缺氧或坏死的严重临床症状和体征，多发生于65岁及以上的老年人。儿童出现脑卒中的情况并不多见，发生率为（2~8）/10万，虽然儿童脑卒中发病率较成人明显偏低，但儿童预后很差，是导致其终生残疾的重要因素。故缺血性脑卒中患儿临床主张早期诊断、早期治疗、早期康复和早期预防再发。有文献报道，在发生症状后的12 h内做脑血管造影，90%以上的患者都可以发现与症状相关的动脉狭窄部位。随着介入技术的发展，动脉血管内溶栓技术被广泛用于临床并取得了良好的效果，缩短脑缺血的时间，最大限度地恢复脑的正常功能。

二、临床要点

（一）病因

儿童脑卒中病因较成人更为复杂，包括遗传性缺陷或后天获得，也可以是两者同时存在。有研究将缺血性脑卒中患儿病因划分为5类：①心源性脑卒中：先天性心脏病、获得性心脏病和节律紊乱；②血管源性脑卒中：烟雾病、血管炎、血管病和血管畸形等；③血液性疾病：血液肿瘤、贫血及凝血紊乱性疾病等，包括红细胞紊乱、遗传及获得性血栓形成倾向；④其他已明确病因学疾病：感染、外伤以及代谢病等少见疾病；⑤特发性脑卒中，同时合并2种或2种以上病因。

其中感染是脑卒中发作重要的诱发因素之一。其确切发病机制仍不明确，可能与通过系统炎症反应形成高凝状态和（或）直接损伤血管内皮细胞有关。其次是血液系统紊乱（包括有红细胞紊乱、遗传及获得性血栓形成倾向），以及头部外伤等。可以看出儿童缺血性脑卒中发病虽以获得性因素占主导，但也可能基于一定遗传背景，在某些诱因（感染、外伤等）存在时更容易发病。

（二）临床表现及诊断

最常见的临床症状是肢体活动受限，主要表现为无力、偏瘫；其次是惊厥、意识障碍等；伴有发热、头痛、呕吐、失语、共济失调。神经系统体格检查出现肢体功能障碍，肌力减退以及手足精细运动功能差。值得注意的是，不同年龄的首发临床表现有很大区别，婴幼儿及学龄前期儿童，尤其是小于4岁的儿童主要以惊厥和意识障碍起病，而较大儿童则主要表现为偏瘫、失语和共济失调等。

1. 脑病变与血管病变检查　应用CT、MRI平扫及多模式扫描可发现颅内病灶，并可确定病灶大小、部位与梗死时间等，识别缺血半暗带。并鉴别非血管病变（如脑肿瘤）等。常见脑梗死区为基底核区，皮质梗死或包括基底核在内的多个部位梗死，少见部位为小脑区、大脑脚及丘脑。

2. 诊断流程

（1）是否为脑卒中？排除非血管性疾病。

（2）是否为缺血性脑卒中？进行脑CT或MRI检查排除出血性脑卒中。

（3）病因分型？结合病史、实验室、脑病变和血管病变等检查资料确定病因。

（4）脑卒中的严重程度？根据神经功能缺损症状和体征并结合影像学表现进行评估。

（5）能否进行溶栓治疗？核对适应证和禁忌证。

三、病例选择

（一）适应证

1. 临床有明显神经功能障碍体征者超过

24 h。

2. CT 或 MRI 检查显示有脑梗死灶。

3. 时间窗选择。对于儿童缺血性脑梗死溶栓治疗时间窗目前尚无国际标准。成人缺血性脑卒中发病机制主要是动脉粥样硬化斑块脱落栓塞血管所致，其动脉管壁已发生变性，溶栓治疗中易发生出血等严重并发症。而儿童缺血性脑卒中病因主要是遗传性的缺陷或是后天获得性等多种原因引起，动脉管壁无基础疾病。因此，儿童缺血性脑血管病的发生与成人有本质的不同，其治疗时间窗可适当放宽。武汉市儿童医院一组 32 例患儿经 DSA 造影后行动脉溶栓治疗的病例显示，该组患儿从偏瘫发作到动脉内溶栓时间最短 24 h，最长达一年，无一例并发出血。因此，时间窗的要求对儿童患者仅作参考。

（二）禁忌证

1. 碘对比剂过敏者。

2. 既往有颅内出血或 CT 可以辨认的脑出血存在。

3. 凝血功能障碍，有明显出血倾向者。

4. 出现进行性的意识障碍。

5. 严重心、肾、肝功能不全。

四、器械、人员要求和术前准备

1. 人员要求 具有神经介入治疗资质的医师 2 名，介入技师、护士各 1 名，麻醉师 1 名。

2. 设备、器械及药品要求

（1）设备及器械：儿童介入所需常规设备，器械要求：4F 或 5F 动脉鞘及相应型号 Simmons 导管和 Cobra 导管以及微导管。

（2）药品：除介入手术所需常规药品外，需准备罂粟碱和尿激酶作治疗用药。

3. 术前准备

（1）介入手术常规术前检查项目。

（2）神经系统检查项目：神经专科体格检查，脑电图，尤其 MRI、MRA 或 CTA 检查是 DSA 造影及治疗的重要参考资料。

五、操作技术、DSA 造影表现、治疗与注意事项

1. 操作技术 国内外已应用于缺血性脑卒中的血管内介入技术主要包括两大类：血管介入技术导引的动脉内药物性溶栓，血管重建及血栓的机械性清除。在儿童缺血性脑卒中的介入治疗中主要采用前者。

（1）动脉内溶栓治疗的理论基础：脑组织对缺血耐受性有限，脑动脉闭塞后其供血中心部分缺血严重，梗死将在 60 min 内形成，而周边部分通过侧支循环得到一定的血供，虽然其生理活动消失，但尚能维持自身离子平衡，一旦血液改善可恢复正常，这就是 Astrup 提出的缺血半暗带（ischemic penumbra，IP）。半暗带能存在一定时间，这为临床上脑梗死的治疗提供了一个时间窗。在半暗带存活的时间内，设法将血栓溶解，解除血管狭窄，使血管及时再通，恢复脑血流灌注，就可挽救半暗带脑组织，这就是溶栓和血管内治疗的理论依据。

（2）脑血管造影：参考 MRI、MRA 或 CTA 检查提供的病灶部位，选择双侧颈内动脉或椎动脉造影。脑血管造影能直观显示病变血管。我院一项研究显示，一般单侧受累最常见，右侧较左侧容易受累，常见部位为大脑中动脉及分支豆纹动脉，其次为大脑前动脉，大脑后动脉及颈内动脉。

具体方法：全身麻醉下，采用 Seldinger 技术，经股动脉穿刺插管，按肝素 125 IU（1 mg）/kg 体重进行全身肝素化，将 4F 或 5F Simmons 导管或 Cobra 导管置于颈内动脉或椎动脉颅外段造影，明确诊断后置于微导管，尽可能接近靶血管，进行溶栓扩管动脉灌注治疗。

2. 脑血管造影表现（图 8-2-1～图 8-2-3）

（1）管腔狭窄：显示血管粗细不均，走行僵直，实质期染色淡。

（2）血管闭塞：显示血管中断，所属供血区

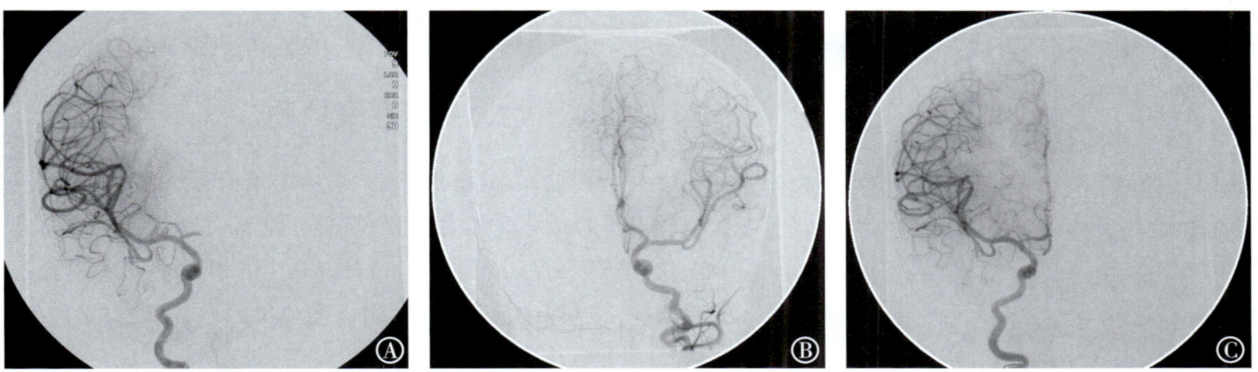

图 8-2-1 脑血管造影表现 患儿，男，1 岁 2 个月。抽搐 1 日，表现为双目上翻，凝视，意识丧失，四肢活动正常。A. 脑血管造影显示右侧大脑前动脉闭塞；B. 对侧颈内动脉造影显示前交通支及基底核区网状侧支开放；C. 动脉灌注后造影：豆纹动脉清晰，右侧大脑前动脉开放。患儿术后无抽搐发生

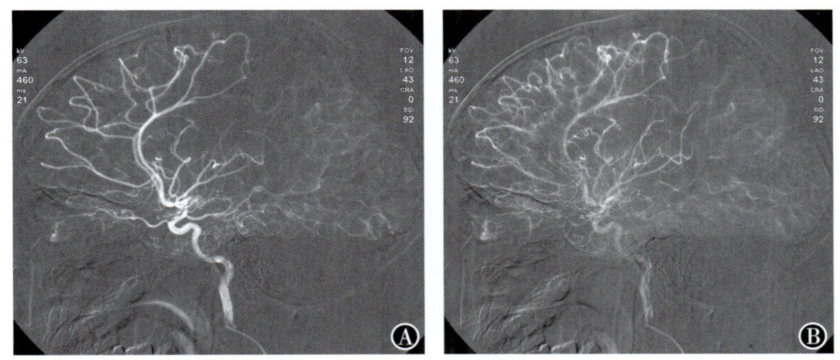

图 8-2-2 脑血管造影表现 患儿，男，8 岁 3 个月，头痛、呕吐伴右侧肢体无力 2 天入院。查体：右侧肢体肌力 2 级。A. 脑血管造影示左侧大脑中动脉主干闭塞。B. 动脉灌注后造影：左侧大脑中动脉主干显影。术后 1 周复查：患儿右侧肢体肌力 4^{+}级。右手持握功能及精细动作较术前明显改善

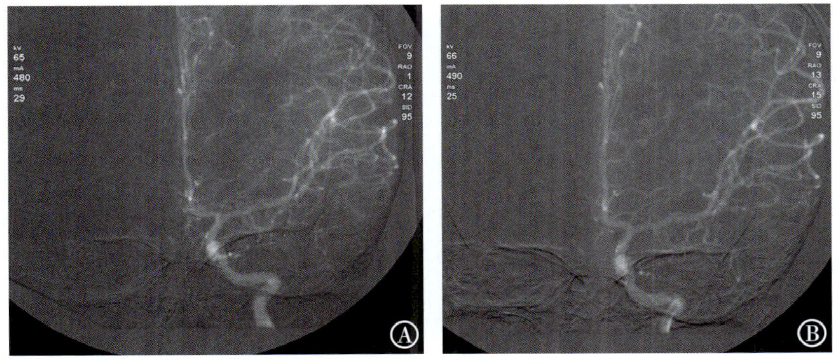

图 8-2-3 脑血管造影表现 患儿男，4 岁 10 个月。进行性右侧肢体无力 3 天。查体：右上肢肌力 4 级，右下肢肌力 2 级。A. 脑血管造影显示左侧大脑中动脉分出之豆纹动脉紊乱、模糊，见网状侧支血管开放，呈“烟雾”状。B. 动脉灌注后造影显示豆纹动脉轮廓清晰，网状侧支血管关闭。患儿出院查体右上肢肌力 5^{-}级，右下肢肌力 5^{-}级。无明显并发症

域血管数目减少，可见不规则侧支血管影。

（3）侧支循环形成：对侧动脉同时显影，提示交通支开放。

（4）基底核区豆纹动脉改变：不显示或数目减少、模糊不清，周围呈淡薄片状或网状影，呈“烟雾样”改变。

3. 治疗 将微导管尽可能接近靶血管，药物经其注入。

第一组：罂粟碱 1.0～1.5 mg/kg 溶于 15～20 ml生理盐水，用微泵 1 ml/min 速率灌注。

第二组：尿激酶 2000～3000 U/kg 溶于 15～20 ml 生理盐水，用微泵 1 ml/min 速率灌注。

两组药物依次注入。

4. 注意事项

（1）一定要重视全身肝素化，必要时 1～2 h 后按半量再重复一次，防止血栓形成加重病情。

（2）造影导管不能插入过深，防止导管嵌顿，阻断血流，引起大脑缺血。导管置于颈内动脉或椎动脉颅外段为宜。

（3）当颈内动脉或椎动脉插管困难时，应考虑其闭塞的可能，需做相应颈总动脉或锁骨下动脉造影加以证实。

（4）严格控制液体总量和灌注速度，防止脑过度灌注损伤。

六、疗效判断

1. 脑血管造影的疗效判断 药物灌注治疗后即刻再行脑血管造影，是评估溶栓治疗是否有效的客观影像学依据。并依据造影表现选择是否完成此次治疗。治疗有效时脑血管造影表现为：①管腔狭窄程度减轻，实质期染色增浓；②闭塞血管开通或部分开通，所属供血区域血管数目增加，侧支血管关闭；③交通支关闭，对侧动脉不再显影；④基底核区豆纹动脉显现或数目增加、轮廓清晰，“烟雾样”改变减轻或消失。

2. 临床疗效判断 术后密切观察患儿神经功能恢复情况，一般患儿术后肌力有不同程度的提高，惊厥、意识障碍症状消失或减轻；头痛、呕吐等伴随症状消失，手足精细运动功能改善。

七、并发症及处理

1. 脑出血 针对溶栓治疗后颅内出血的危险因素采取相应的措施。控制血压，使舒张压低于 95 mmHg（1 mmHg = 0.133 kPa）。以及在溶栓过程中密切监测出、凝血时间（CT、PT）等，使其不超过对照值 1.5～2.5 倍。

2. 再灌注损伤 由于再灌注损伤而导致的脑水肿是溶栓过程中重要的并发症。脑缺血后和（或）血流再通后过氧化物脂质含量高，自由基生成过多，细胞外 Ca^{2+} 快速内流，细胞内钙超载，加重了脑组织损害。故术前、术后应用脑保护液，防止脑损伤和脑水肿，并防止急性脑梗死造成的半暗带区的神经细胞毒性物质对神经元的损伤，使脑组织损伤降至最低限度。

3. 血管再闭塞 多是由于血栓被溶解后的血管内膜仍残留凹凸不平，易于继发血栓形成。溶栓前后的抗栓治疗成为解决再闭塞的主要措施。临床常用药物为阿司匹林和低分子质量肝素。

八、结语

缺血性脑卒中患儿虽然发病率不高但预后很差，可出现终生认知或运动障碍，故早期诊断及早期治疗至关重要。动脉血管内溶栓治疗可以针对性的对狭窄血管及脑缺血病灶进行治疗，可以最大限度地缩短脑缺血时间及恢复脑的正常功能，从而取得良好的临床疗效而越来越广泛地应用于临床。相信随着临床研究的继续深入，这项技术将得以继续完善和发展。

（黄穗　王立丹）

参考文献

[1] 王教恩. MRA 诊断颅内动脉瘤的价值和进展. 国外

医学临床放射学分册，2013，24（2）：73-75.

[2] Lynch JK，Hirtz DG，Deveber G，et al. Report of the national institution of neurological disorders and stroke workshop on perinatal and childhood stroke. Pediatrics，2002，109（1）：116-123.

[3] 郑涛，马青，刘瑞宏. 三维数字减影血管造影及仿真内窥镜技术在脑血管造影中的应用价值. 中日友好医院学报，2011，25（1）：12-14.

[4] 邹丽萍. 儿童脑血管疾病的现状及展望. 国际儿科学杂志，2009，36（1）：1-3.

[5] Wraige E，Pohl KR，Ganesan V. A proposed classification for subtypes of arterial ischemic stroke in children. Dev Med Child Neurol，2005，47（4）：252-256.

[6] 中华医学会神经病学分会脑血管病学组急性缺血性脑卒中诊治智囊撰写组. 中国急性缺血性脑卒中诊治指南 2010. 中华神经科杂志，2010，43（2）：146-153.

[7] Steinlin M，Roellin K，Schroth G. Long-term follow-up after stroke in childhood. Eur J Pediatr，2004，163（4-5）：245-250.

[8] Aarsen FK，Paquier PF，Reddingius RE，et al. Functional outcome after low-grade astrocytoma treatment in childhood. Cancer，2006，106（2）：396-402.

[9] 李彦豪，何晓峰，陈勇. 实用临床介入诊疗学图解. 3 版. 北京：科学出版社，2012：268-271.

[10] 夏琨，孙丹，涂文静，等. 儿童缺血性脑血管病的临床特点与病因分析. 实用儿科临床杂志，2008，23（24）：1897-1899.

[11] 涂文静，刘智胜，徐三清. 儿童动脉缺血性卒中的起病方式、梗死部位与病因诊断. 实用儿科临床杂志，2008，23（24）：1906-1907.

[12] 刘帆，秦增辉，黄穗，等. 儿童缺血性脑血管病颈内动脉溶栓治疗. 临床儿科杂志，2009，27（2）：156-158.

[13] Astrup J，Siesjo BK，Symon L. Thresholds in cerebral ischemia-the ischemic penumbra. Stroke，1981，12（6）：723-725.

[14] Smith WS. Pathophysiology of focal cerebral ischemia：a therapeutic perspective. J Vasc Interv Radiol，2004，15（1）：S3-S12.

第九章

儿科呼吸系统介入诊断与治疗

第一节　儿童气道狭窄球囊扩张与支架治疗

一、概况

气道也称呼吸道，以声门为界分为上呼吸道和下呼吸道。声门、喉腔、咽腔和鼻腔为上呼吸道，声门以下的声门下腔、气管和各级支气管为下呼吸道。通常气道狭窄是指气管和各级支气管病变，病变管腔直径与其正常气管、支气管管腔直径相比，缩窄率大于50%。

儿童气道狭窄病变（stenosing airway disease）的发生率较低，临床表现大多以喘鸣及呼吸困难为主。其病因复杂多样，以良性狭窄多见。早期明确诊断、选择恰当治疗手段对预后有重要意义。

对儿童而言，呼吸道狭窄少见而且处理起来非常棘手。1984 年 Cohen 首次以球囊扩张术治疗 1 例支气管袖状切除术后吻合口狭窄，1985 年 Croft 以球囊扩张气管插管导致的气道狭窄获得成功，1987 年 Fowler 以球囊扩张右主支气管鳞状细胞癌行袖状切除术后管腔狭窄获得成功，1988 年 Carlin 球囊扩张 2 例良性气道狭窄成功。1991 年 Nakamura 采用可弯曲支气管镜，局麻下为结核性支气管狭窄患者行球囊扩张支气管成形术。20 世纪 90 年代中期球囊扩张成形术临床广泛使用，奠定了这一新型的介入治疗方法在气道狭窄治疗中的重要地位。

儿童气管狭窄病变中，气管软化-环状软骨变性占一大部分，为了建立和维持足够的空间通气，支架置入显示了其重要价值。1933 年，Canfield 等采用一根银质管置入患儿喉部治疗其软骨性狭窄，为这个 2 岁儿童解决了呼吸困难，这是人类首次采用金属支架治疗儿童气道狭窄的报道。1988 年 Loeff 等发表了一篇关于硅酮橡胶覆膜不锈钢弹簧支架治疗儿童气管梗阻的报道，自此以后，儿童支架置入术的应用越来越受到重视。值得一提的是对儿童的支架植入必须严格掌握其适应证，尤其是良性狭窄。

二、临床要点

（一）病因

儿童气道狭窄有先天性气道狭窄和获得性气

道狭窄两大类。先天性气道狭窄是由于气道本身或邻近组织发育异常而致，气道自身病变多为气管、支气管软骨环发育不全或畸形引起，以局部或广泛的全软骨环形成（即“O”形软骨环）为特征，导致气管或（和）支气管固定性狭窄；气道邻近病变多以先天性心血管发育畸形最常见，异常血管环如环状主动脉弓等压迫或牵拉气道。获得性气道狭窄多见于原发性肺结核-支气管内膜结核，长时间气管插管（气管套管的球囊持续长时间高压压迫气道）、气管切开术后（气管套管型号过大，持续刺激气管）、气道烧伤和各种气道创伤等。

1. 外压性气管狭窄 先天性心血管畸形是儿童气道狭窄第一位原因，包括动脉导管未闭、室间隔缺损、房间隔缺损及血管环畸形，其中血管环畸形为常见原因。血管环是指因主动脉弓胚胎期异常发育而形成的包围甚至压迫气管和食管的血管结构，包括动脉或由血管退变而成的韧带。其发生率占先天性心血管畸形的1%。与气道压迫相关的血管环畸形主要有双主动脉弓或环状主动脉弓、迷走右锁骨下动脉、右位主动脉弓伴主动脉憩室、右位主动脉弓伴左侧动脉韧带、Neuhauser畸形、无名动脉压迫及肺动脉吊带等。其中双主动脉弓、右位主动脉弓伴迷走右锁骨下动脉、肺动脉吊带为最常见可导致气管、主支气管受压的畸形。多累及气管下1/3，41%的病例继发长段气管、支气管软化。50%~60%肺动脉吊带患儿同时伴有先天性气管膜部完全缺损。

先天性心脏病（先心病）中动脉导管未闭、室间隔缺损、房间隔缺损也可引起气管和主支气管外压性狭窄，因左主支气管毗邻增大的左心房，左心房增大，持续压迫导致左主支气管的软骨变性软化，甚至当压力解除后仍不能缓解。先天性心血管疾病患儿中有20%~58%伴随气管支气管软化症，重度软化者若治疗不及时，病死率可高达80%。其次，巨大心脏和心包肿瘤或肥厚心肌也可压迫气道造成气管狭窄。

2. 气道内梗阻 原发性肺结核（伴或不伴有支气管结核）是儿童良性气道狭窄第二位原因，为婴幼儿喘息的重要病因之一。纵隔淋巴结肿大是原发性肺结核的重要特点，肿大淋巴结主要分布为气管旁、气管隆嵴下及左右主支气管周围。随着病情进展，肿大淋巴结可出现干酪样坏死并侵蚀邻近的气管支气管，形成支气管淋巴结瘘，干酪物质破溃入气道，致支气管结核。抗结核治疗有效者，肿大的纵隔淋巴结可逐渐缩小，但破溃入气道的干酪样物及周边增生包裹的肉芽可导致气管狭窄。气道内梗阻还可因长时间气管插管、气管切开术后金属套管、吸入性烧伤或创伤后的瘢痕所致。

先天性气道狭窄病理特征是气管膜部的缺损，气管支气管软化的病理特征则是气管后壁膜部面积的增加，气管软骨与膜部面积比值的改变反映了不同程度的狭窄和软化。文献报道，气道狭窄及气管支气管软骨软化在先心病合并染色体异常者中发生率较高，如唐氏综合征患儿40%患有先心病，其中合并气管狭窄率为1.2%；肺动脉闭锁合并室间隔缺损、主肺动脉侧支、染色体22q11缺失者多合并支气管软化。

（二）症状

严重大气道狭窄，临床表现为持续性、进行性加重的呼吸困难，部分与哮喘、支气管炎和大叶性肺炎重叠，较难识别。儿童气道狭窄轻者可无症状，严重者新生儿期即可出现呼吸困难和急性缺氧发绀，甚至依赖呼吸机。

先天性心血管畸形患儿在出生后不久即可出现呼吸道症状，最常见表现是气促、持续性喉鸣、刺激性咳嗽，严重者还有呼吸困难、发绀、窒息和呼吸暂停等，可引起意识丧失、抽搐甚至死亡。

先天性心脏病患儿伴发的呼吸道症状常常掩盖气道自身病变，可致多数患儿直至麻醉诱导插管或心脏术后拔管困难时才被发现气道狭窄。对反复或持续呼吸道感染、肺不张、咳嗽、严重喘鸣、吸入性胸骨凹陷、活动耐量降低、呼吸困难、窒息或有长期插管史且不能用其他原因解释的患儿，应高度怀疑气管狭窄。96%血管环患儿症状出现在1岁之内，其中新生儿占28%。由于气管和食管同时受压，除呼吸道症状外，还存在吞咽困难、胃食管反流等上消化道症状。通常压迫越严重症状表现越早，双主动脉弓畸形是血管环中症状最早出现、程度最为严重的一种类型。

（三）体征

大气道严重狭窄均可见典型的三凹征，吸气性呼吸困难，患儿平卧或放平时呼吸困难加剧，坐立或抱起时呼吸困难减轻。哭闹时呼吸困难加重，发绀加重；高压吸氧时呼吸困难减轻，发绀减轻，较远距离即可闻及高调的喘鸣音。

三、诊断方法

详细的病史采集、体格检查发现吸气性呼吸困难和三凹征，必要的支气管镜、肺功能及胸部医学影像学检查等相互结合，尤其胸部螺旋CT，对病变定性诊断和评价严重程度具有确诊性价值，对于选择合适的介入治疗方法、麻醉方式及预测可能的并发症及判断患者预后具有重要意义。

（一）胸部螺旋CT

多层螺旋CT为诊断气道狭窄、进行正常气道径线和狭窄病变测量的重要手段。

1. CT扫描 扫描前准备：若病儿严重呼吸困难不能平卧接受检查，可在CT检查前5～10 min静脉注射地塞米松以消除气道狭窄区域水肿，减缓狭窄率，增加患儿应激能力。

扫描技术：颈胸部快速连续扫描，至少扫描范围要涵盖咽腔、喉腔、气管、主支气管和肺部，以利于全面评价气道和气道临近结构与病变。尽可能以低剂量技术扫描，使患儿所接受的X线辐射剂量最低。扫描时还要注意患儿扫描野以外头部、腹盆部的防辐射防护。

2. 图像处理 一般以0.625 mm厚度扫描，以3～5 mm厚度重建横断面扫描图像。肺窗窗宽1000 HU，窗位-600～-700 HU，观察肺部结构和病变，大概判断气道狭窄区域。特殊的纵隔窗（脂肪窗）窗宽400 HU，窗位-50～100 HU，观察纵隔结构、气道结构、气道周围结构，气道狭窄的程度与范围，并以此特殊的脂肪窗测量正常气道内径，狭窄气道内径，以扫描层面数计算气道长度，狭窄区域长度。常规纵隔窗（窗宽400 HU，窗位50 HU）消瘦患儿的纵隔缺乏脂肪组织，气道结构不能完整显示。重建气管树三维立体图像，构建虚拟气管-支气管图像，整体性显示气道结构域病变。

3. 气道测量 调整图像至特殊脂肪窗条件，在横断面扫描图像进行各种测量和测算。不推荐在三维重建图像或冠状面重建图像与矢状面重建图像上进行气道径线测量，后者由于重建图像时设置的图像CT阈值不同，其气道径线有一定失真变化。气管走行与扫描横断面垂直，可以在横断面图像直接测量径线；主支气管走行倾斜与横断面扫描图像交叉成角，应以三角函数-勾股定理测算，根据水平距离（勾）、垂直距离（股），计算出主支气管（玄）的长度。CT检查可获得高达94%的确诊率（特异度100%，敏感度93%），但需给患儿静脉应用对比剂且存在X线辐射。

MRI的快速扫描技术也可判断气道狭窄程度及类型，尤其是对支气管外源性狭窄的判断更为准确。MR检查特点如下：无X线辐射，也无需静脉注射对比剂，但显影耗时长，需给患儿应用镇静药物。多普勒超声可用于气道狭窄合并先心病的患儿，必要时行心血管造影检查。

（二）纤维支气管镜

纤维支气管镜是诊断气道狭窄最重要的方法，直接观察气道内膜形态和运动，气道病变、狭窄程度、长度，并可进行活检定性诊断。有助于鉴别腔内、腔外梗阻，评价受压部位、范围及程度。搏动性压迫提示梗阻来源于大动脉压迫。

通过观察有无呼气末正压自主呼吸或咳嗽时的气道形态及动态变化，判断有无气道软化。当呼气、咳嗽或自主呼吸时气道管腔塌陷≥50%，或软骨与膜部管壁面积比值<3∶1时即可诊断为气道软化。

文献报道，纤维支气管镜检使50%气道软化漏诊者得以检出，特别是小婴儿不配合呼吸运动、无创气道动态显影困难及气道软化的确诊必须依赖纤维支气管镜检查。另外，通过超细支气管镜可判断狭窄远端支气管和肺组织功能情况。可以提供心脏手术前后，尤其是血流动力学不稳定、依赖机械通气者的床边即时评估。纤维支气管镜检查不受年龄限制，Lee报道受检对象平均6个月，最小4天，确诊率92%，无一例发生严重并发症，被视为可靠安全的检查手段。

内镜检查的缺点是无法获得气道相邻血管结构和心内畸形的信息。严重气道狭窄时，患儿难以耐受检查，或内镜无法通过狭窄区，而无法判断狭窄段和狭窄段以远气道结构。

四、治疗

随着近些年介入新技术的发展，关于气道狭窄的处理，出现了很多介入治疗新方法。例如纤维支气管镜下可以行支气管腔内激光烧灼、电刀烧灼、高频电、微波、冷冻、光动力治疗、支架置入、球囊扩张及近距离照射等介入治疗。在这里，我们介绍的儿童气道狭窄的球囊扩张、支架置入是在DSA下进行。随着介入诊疗工作的快速开展，介入医生水平的显著提高，气管狭窄的球囊扩张及支架的植入适应证会更加宽广。

（一）保守治疗

气道软骨直径和支撑强度随年龄的增长逐渐发育成熟，可增加其对外来压迫的承受力，先天性气道软化有自限性，而且病理狭窄的气道亦存在不同程度的生长性。无明显或仅表现轻度呼吸道症状，能进行日常活动的血管环和腔内气道轻度梗阻患儿目前主张采取内科保守治疗，包括呼吸物理治疗、应用敏感抗生素控制感染。同时密切随访观察，一旦症状加重需及时介入治疗。

（二）手术治疗

有明显呼吸道症状、中等或严重程度的气道梗阻危及生命者，一经明确诊断应尽早手术治疗，以降低并发症和病死率。

1. 血管环压迫的手术治疗 双主动脉弓形成环状主动脉弓，包绕压迫气管。患儿多在出生时或出生后不久即出现气道狭窄症状，由于双主动脉弓形成的血管环不能随着患儿的生长而相对增大，故压迫症状随着患儿的成长而加重，应该及早进行外科矫形。

血管环导致的气道梗阻治疗，切断潜在血管环（双主动脉弓切非优势动脉弓，以左侧为多）或吊带成分，重新移植异位起源的血管以及对异位主动脉弓进行换位。继发气管软化者可附加气管外悬吊。Yilmaz等报道手术后87%无症状，10%有残余呼吸道问题，3%存在胃食管反流，病死率和并发症发生率低，远期效果良好。气管软化、双主动脉弓构成的完全血管环以及晚期手术的治愈率（50%、53%和43%）明显低于无气管软化、其他血管环畸形以及早期（诊断后1个月内）手术者（83%、100%和74%），同时修补心内缺损者相对风险高。术后持续的气道梗阻与残余压迫、继发性气道管壁软化或气管自身缺损有关，多造成呼吸机撤机困难。

2. 先天性气管狭窄的外科治疗 没有某一种手术方法能解决所有的气道狭窄，因此，手术方案应个体化。目前手术面临的挑战不仅是单纯提高生存率，更重要的是如何减少并发症和提高长期有效率。值得关注的是重建气道的生长性、修补部位早期和晚期瘢痕组织形成的发生率以及远期功能。手术方法分为以下3类：①用自身气道组织重建气道，包括狭窄气道切除、瓦片状气道成形、游离气道移植；②非气道组织成形，利用肋软骨和心包补片修补；③利用同种气道重建。

切除狭窄段后端端吻合适用于气道短段狭窄，用于狭窄范围少于4个气管环者。因婴儿或儿童的气管对端吻合口张力的耐受低于成人，且气管管腔直径小，耐受水肿差，因此气管病变作切除对端吻合术，必须慎重，应尽可能将手术推迟。心包补片重建气道的优点是暴露气管前壁所需的切口小，能保留侧面血供；补片能扩大整个气管，甚至主支气管；补片处可再上皮化并有生长性。

气道成形是治疗气管长段狭窄（即狭窄段≥气管长度的30%）的最佳手段。瓦片状成形的突出特点是保留了气管自身组织而无需采用移植物，能迅速恢复重建气道的稳定性，具有生长性，并发症相对低，很少形成颗粒组织，术后插管时间短（<24 h），近、中期预后优于肋软骨移植，因而是首选方法。>1岁患儿术后转归良好，小婴儿如涉及气道管径极度狭窄，则易形成颗粒组织。

3. 气管软化的治疗 严重先天性或继发性气管软化者可采用主动脉悬吊，即将主动脉和无名动脉用缝线固定至胸骨后，从而缓解对气道的压迫。手术耐受良好，并发症少，术后复发率为10%~25%。

（三）球囊扩张治疗

儿童良性近端气道狭窄为球囊扩张适应证，包括先天性气管-支气管狭窄，结核性支气管瘢痕狭窄，气道插管或切开后的瘢痕性狭窄，外伤性支气管挫伤修复后狭窄，支架置入后球囊扩张使其膨胀充分，贴壁良好，肺移植后吻合损伤性狭窄通过球囊扩张亦能取得良好疗效。Choong等发现在239例进行肺移植的患儿吻合口狭窄，仅仅重复使用球囊扩张术就可维持足够的空间通气。严重气道狭窄无法进行其他介入治疗时，应先进行扩张。对于不适合用其他方法治疗的气道狭窄，也可进行扩张治疗。

（四）气道支架置入治疗

1. 气道支架置入的适应证

（1）气管支气管软化症：这是儿童置入支架的主要适应证。软化症导致气道闭合时引发呼吸暂停或心动过缓，喂养困难引起严重的生长发育迟缓，慢性呼吸困难引起氧气需求及热量消耗增加。气道支架能提供气道软化部位坚固的支撑，从而避免呼气时气道塌陷。

（2）软骨发育异常性气道狭窄：也是支架置入适应证。正常的气道壁结构是由不完全性软骨环（“C”形）构成，先天性气道狭窄由于一个或多个气道软骨发育不全或畸形，以局部或广泛的全软骨环形成（即“O”形软骨环）为特征，导致气管支气管固定性狭窄。对于此类结构性狭窄，主张外科切除或扩张气道狭窄的部分，由于婴儿气道软骨、肌肉及弹性支撑薄弱，对外来压迫较敏感，即使手术解除了外来压迫，术前严重的气道受压仍可能影响手术预后，导致脱机困难，此类患儿术后置入临时气道支架以保持气道通畅，气道手术后数天或数周内将支架取出。

（3）其他气道狭窄：全身状况较差、不能耐受手术或心血管畸形纠治术后长期插管的气道梗阻也是支架植入的适应证。

2. 气道支架的类型 支架可根据材料分为五种类型。

（1）塑料内支架：为硅橡胶塑形形成的管状结构，优点是稳定性好（外壁有钉状突起）支架不易移位，生物相容性好不易刺激内皮细胞过度增生，易取出，内腔表面光滑；缺点是支架管壁厚、管腔小，外形不可变需要手术或硬质气管镜置入，技术难度大，不易掌握。

（2）球囊扩张式金属支架：优点是管壁薄、管腔大，支撑力强，缺点是外展性弹力差（需球囊扩张），柔韧性差，并发症发生率较高。最经典的是Palmaz支架，其由不锈钢制成，属于自动膨胀式金属支架。1995年首次由Filler等报道，目前患儿气管支架介入植入首选Palmaz支架。自动膨胀式支架优点在于置入支架后避免了持续向外的压力，这种压力经常引起一系列的并发症，比如侵蚀周围组织导致主要血管破裂引起大出血。Miyamoto 等报道过 1 例 7 个月的患儿置入 Palmaz 支架后出现过度膨胀导致支架损坏，锐利的碎片刺入周围脏器形成肺支气管瘘。另外，Palmaz 支架经常会在置入几星期后被黏膜覆盖导致取出支架非常困难，通常需要手术。

（3）自动膨胀式金属支架：常用为 Wallstent 支架，这种钢质支架非常柔软却可保持相当大的膨胀力，在压缩后能再次扩张，更易适应气道弯曲。Goldstraw 等于 1988 年首次将 Wallstent 支架用于成年人气管治疗，而后他又将 10 个支架置入 5 例先天性心脏病患儿的气管中，随访期间 1 例于 4 周后出现肉芽组织，但没有一个支架出现移动。支架的异物刺激性较大，易于引起内膜过度增生，导致气道再狭窄。支架置入后取出困难。

（4）镍钛记忆合金支架：支架在温度超过 30℃时具有良好的弹性和形状记忆性，接触体温（36℃）后可膨胀到设计的直径大小，具有优良的生物相容性和耐腐蚀性。因其稳定的形状记忆特性和超弹性，已广泛应用在因良、恶性病变造成的胆道狭窄或梗阻中，支架作用在内壁上，能顺从气道的生理性弯曲。镍钛记忆合金支架使气道狭窄部位扩张并恢复通畅，能随正常的气管蠕动而变形，使气管保持通畅又无不适感，因反复压缩后对呼吸道的损害小且移位次数少，已被认为是至今用于人类气道支架的最佳材料，置入记忆合金支架是气道最佳选择。

支架优点是管壁薄，管腔大，可塑性好，扩张力大，支撑力强，可永久放置，支架两端圆滑，无光角或毛刺，显著减少对气管壁的损伤，网状支架可解决管状支架阻碍纤毛运动的问题。缺点是网状支架有较大的网眼，肉芽组织可通过网眼生长到支架管腔内，重新阻塞管腔，取出较难。可压迫、刺激、损伤周围组织（特别是血管），甚至引起致命的大咯血。最早使用的典型代表是 Ultraflex 支架（机织型），支架顺应性良好，需要捆绑式置入。在成年人，有研究证实置入此类支架可安全有效地缓和良性/恶性气道狭窄问题，改善 92%/72% 的呼吸问题，同时早期并发症只有 17%/18% 的发生率，且不会产生严重的长远影响。Kim 等曾将 30 个记忆合金支架置入 24 例支气管狭窄的患者（12～58 岁）中，随访期间（24 个月），组织增生、支架移位及左主支气管梗阻的发生率分别为 36.7%、13.3% 及 3.3%。在儿童，最早在 2001 年由 Nicolai 等发表关于将 13 个 Ultraflex 支架置入 5 例患儿气管的研究，故其利用率及使用经验相对于 Palmaz 支架很有限。Pramesh 等指出但是在有限的病例中，相对于其他支架，置入 Ultraflex 支架后并没有发生严重的阻塞和大出血。

目前儿童气道软化症多选用移位发生率较低的自动膨胀式金属支架（self-expandable metalstents），对于其他良性病变尽可能选用无覆膜的金属网眼支架，以求最大限度地保存气道黏膜的湿化和纤毛上皮的清除功能。支架长度根据支气管镜或 CT、MRI 测量的狭窄段确定。选择膨胀直径时需慎重，球囊直径太小易引起支架移位，太大则过度膨胀压迫气道管壁，导致黏膜缺血，加剧炎性反应。Itzllak 等成功报道了 32 例儿童支架植入，年龄最小的为 1 个月，平均 4.5 个月。支架膨胀直径 4.9 mm，长度 14.7～19.6 mm，植入部位包括气管、主支气管或二者兼有，1/3 的病例需多个支架。经治疗后大多数患儿呼吸道症状迅速缓解，支架放置 48 h 内拔管成功率为 91.3%。支架置入短期随访效果良好，儿童不是缩小的成人，他们一直生长发育着，尽量避免在儿童长期植入支架。近些年研究表明儿童支架置入，成功率达 92.6%，病死率 11.6%，其中肉芽组织增生的发生率达 10%，支架移位及出血的发生率达 6%，出血所造成的病死率可高达 90%。

（5）可回收内支架：以单根记忆合金丝整体化一体性编织而成，没有焊接点。易于置入，也易于取出。生物相容性较差，有一定的异物刺激性，刺激黏膜过度增生可发生再狭窄。支架覆以硅橡胶膜后生物相容性提高，一定程度预防内膜过度增生；但覆膜内支架覆盖气道内膜，其排痰能力下降。这种内支架单根丝整体性编织，易于取出。内镜或介入勾取内支架的任何一处金属丝，即可将内支架拉出体外。

3. 支架植入的方法及技术要求 支架植入要求操作者具有丰富的介入支架植入经验，术前了解患儿临床症状，通过影像学检查选择合适支架，要考虑支架植入后可能发生的急性期及远期并发症并制定出应急方案。麻醉成功后，导管导丝配合将导丝越过狭窄后沿导丝引入支架推送装置，精确定位后释放于气管狭窄部位。

（1）气道支架植入常规流程（图 9-1-1）：儿童良性近端气道狭窄为球囊扩张适应证。气管支气管软化症、全身状况较差、不能耐受手术患儿是支架植入的适应证。对于呼吸道狭窄外科手术解除了外来压迫但是脱机困难，患儿术后置入临时气道支架以保持气道通畅，气道手术后数天或数周后将支架取出。

1）介入术前准备：①设备：需要 DSA 或具有数字化采集功能的胃肠机一台，麻醉机、中心供氧、负压吸引器、多功能心电监护仪和 X 线防护等设备；②人员：参与气道支架或球囊扩张成型术需要介入医师 2 名，麻醉师 1 名，护士 1 名，操作 DSA 的技师 1 名；③沟通：气道内支架置入是一项新生技术，对于家属是比较陌生的一项技术。介入治疗前，介入医师及麻醉医师术前要有细致的谈话沟通并签字。医生应与患儿监护人进行充分沟通，充分告知该介入方法的必要性、可能出现的并发症及其处理方案，征询监护人同意后签署知情同意书。随着人们健康意识的不断提高，有必要告知患者或陪同检查人员该项治疗尽管我们已经采取措施进行必要的 X 线防护，依然存在少量 X 线辐射。

2）麻醉：患儿不可能配合气道内支架置入的介入操作，介入操作应该在全麻下进行。气道严重狭窄无法进行气管插管，有不少麻醉师由此而拒绝实施麻醉，这是不负责任的。建议气道内支架置入使用喉罩通气全麻。喉罩通气全麻在呼吸道介入治疗中优势明显。

喉罩是一种新型的通气方式，可在全身麻醉中保障患者呼吸道通畅。放入咽喉后能与喉形成一个密封圈，既可让患者自主呼吸，又可进行正压通气，是介于气管插管与面罩的通气工具。与气管插管比较，喉罩操作简便，易掌握，不需要特殊器械。喉罩的置入对咽喉和气管不产生机械损伤，对血液循环影响轻微。同时采用喉罩建立人工气道实施全身麻醉，不需要占据患者的气道内空间，即使存在气道病变，亦不会造成明显的阻碍，因而可为术者提供足够的操作空间，并保

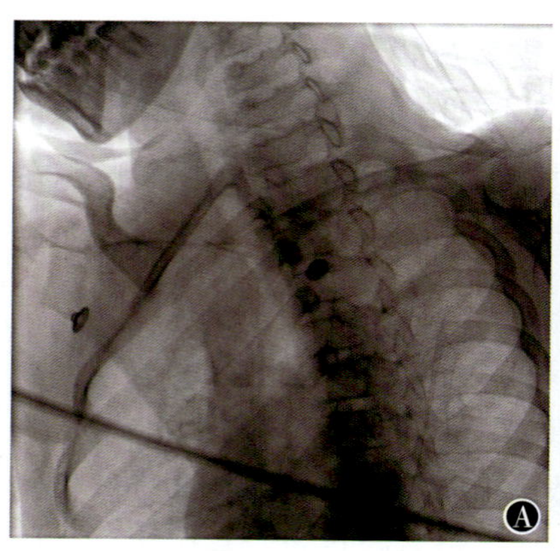

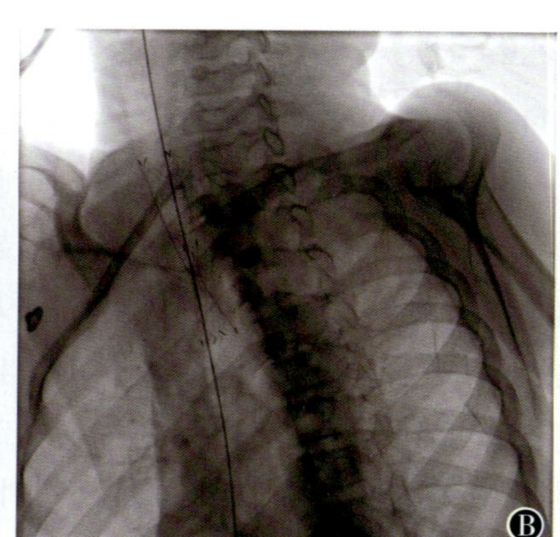

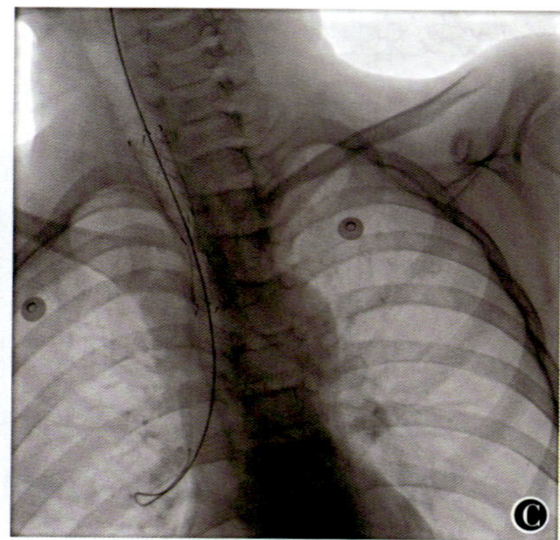

图 9-1-1 气道支架植入常规流程 A. 斜位透视可见气管狭窄；B. 气管支架植入后即刻支架仍可见明显狭窄；C. 气管支架植入后支架渐膨胀

证患者的通气和氧合功能。另外，喉罩是按照人体解剖形态制作而成，不进入气管内，术后患者较易耐受，异物感少。腺体因刺激减少，分泌减少。同时纤毛活动没有受到影响，减少了术后肺部感染的机会。喉罩通气全麻是目前进行气管内介入治疗较理想的麻醉方法。而对于气管狭窄，尤其是气管上段狭窄（声门下 5 cm 内）的呼吸困难患者，喉罩通气全麻是目前唯一有效控制气道的方法。

3）插导管和导丝：麻醉完成后，调整 DSA 的 C-臂至左前斜 25°，将图像显示野调整至 9 in（1 in = 2.54 cm）或以下，缩小有效光圈至上下长方形的窄条状，尽量避免气道以外区域被辐射。5F 猎人头导管与 0.035 in 水膜导丝配合，经喉罩内腔插管，透视监测下进入喉室、进入气管和下叶支气管。退出水膜导丝，经导管注入 1~2 ml 碘对比剂造影证实气道无误，必要时造影证实狭窄病变。而后沿导管引入加强硬度导丝至下叶支气管内，并牢靠固定导丝。

4）预扩张，必要时预扩展狭窄，若估计狭窄严重，尤其是瘢痕性狭窄难以通过内支架推送器，或者依靠内支架的自身膨胀力难以解除管腔的顽固性狭窄，一般选择正常气管直径的 50%以上的球囊直径，把狭窄扩张至正常气道管腔的 50%以上即可。扩张不是为解除狭窄，而是为顺利置入气道内支架。

5）引入内支架推送器套装，助手牢靠固定加强导丝，保持导丝在气道内是位置不变。沿导丝引入内支架推送器套装，当推送器推至声门区域时，透视监测下前推越过狭窄区至少 20 mm，结合各种位置，对照各种解剖部位，反复定位内支架位置跨越狭窄区。

6）释放内支架，确定推送器套装的内支架位置跨越狭窄区，固定患儿身体位置不变，透视监测下缓慢释放内支架至狭窄区远端 10~20 mm，可见到释放的内支架膨胀开贴壁于正常段与狭窄段气管内，可以判断内支架跨越狭窄以远的长度，一般控制内支架超越狭窄以远 10 mm 左右，若内支架覆盖正常段>10 mm，固定内支架推送器与内支架回拉调整至满意长度；而后再释放 10~20 mm，判断内支架与狭窄区的对应关系，还有内支架与下端-隆突结构的空间关系应该保持在 10 mm 以上，内支架与上端声门的空间关系也应保持在 10 mm 以上。判断内支架位置无误后即可完全释放之。

7）吸痰与止血处理，气道狭窄者远端支气管与肺泡内潴留大量痰液，一旦狭窄解除，这些潴留的痰液将涌向大支气管和气管内，导致呼吸困难症状加重，应沿导丝引入吸痰管子隆突以远的双侧主支气管内，反复彻底抽吸痰液，改善呼吸，提高血氧饱和度。气道内支架置入后若出现血痰，或大量出血，即可经导管向气道内注射肾上腺素盐水，促使血管收缩以止血。

8）残余狭窄处理，气道支架置入后，对于支架膨胀欠佳者，若残余狭窄小于 50%，一般可满足正常呼吸不予处理，并且依靠内支架的持续膨胀力，狭窄还会逐渐缓解。若残余狭窄超过 50%，可采用支架腔内球囊扩张术，以使支架能够充分膨胀。

（2）术后处理和疗效判断，气道狭窄常不同程度的合并感染，感染又可加重气道梗阻，故有效控制感染亦十分重要。应用全身或局部雾化吸入激素避免支架肉芽肿形成。介入治疗前后气道狭窄程度根据胸部 CT 及支气管镜结果判定。气促症状评分按美国胸科协会（ATS）评级方法进行评分。

（3）并发症处理原则和预防，选择儿童气管支架植入一定要谨慎，在内科药保守治疗及外科手术均无效的情况下方考虑支架置入，而且除非支架取出后患儿再发呼吸困难，一般情况下最好是临时植入。支架虽然可使气道开放，改善临床症状，但一旦置入支架，应考虑支架植入后严重的并发症，最常见的不良反应是肉芽组织增生。可能与植入前气管炎症、支架过度膨胀等因素有关。肉芽肿形成与支架的植入部位有关，单纯气管内支架好发于支架下端，主支气管或联合气管内支架的发生率高好发于支架上端。可应用全身或局部雾化吸入激素避免肉芽形成，必要时以球囊扩张压迫治疗肉芽肿，也可经气管镜清除肉芽组织，使通气顺利。其他并发症包括感染、支架移位、腐蚀、穿孔，但均少见。细致地随访和并发症的预测很有必要，除了呼吸困难和呼吸道感染等症状的进展或消失，影像学检查、肺功能测定、支气管镜检查都可以监测介入治疗的效果。

五、结语

儿童气道狭窄少见，临床表现非特异性，其病因复杂多样，处理起来非常棘手，早期明确诊断、选择恰当治疗手段对预后有重要意义。对儿童呼吸道狭窄而言，球囊扩张及支架植入介入治疗是有效的方法。

（王艳丽　韩新巍）

第二节　小儿咯血的支气管动脉栓塞

一、概况

咯血是指来自呼吸道咳出的血或血痰。咯血量小到从痰中带血，大到危及生命。儿科大咯血的定义为 24 h 失血>8 ml/kg。在专科医院小儿咯血并非罕见病。或因地区分布和年龄不同，咯血的病因也不同。但咯血最常见的病因包括结核、霉菌感染、支气管扩张症和囊性纤维变等。慢性或危及生命的大出血需要积极的治疗，在多数情况下支气管动脉栓塞是有效控制咯血的治疗选择之一。但支气管动脉栓塞往往面临技术上的困难。尽管这一方法被认为是安全的，有关操作相关并发症虽不常见，但也可以是严重或危及生命的。

二、小儿咯血病因

危及生命的小儿咯血包括如下潜在病因：①肺囊性纤维化；②结核；③支气管扩张；④感染；⑤肿瘤或肿瘤样病变；⑥先天性心或肺血管畸形；⑦医源性原因（肺活检、气管或心肺手术）；⑧血管炎；⑨异物吸入。

三、小儿咯血的病理生理

肺接受双重供血。一个来自较高压力的支气管动脉（占 1%），为气道和肺动脉滋养血管，其他 99% 来自压力相对低的肺动脉并参与气体交换。支气管血管在靠近肺动脉营养血管水平体循环和肺动脉毛细血管之间由薄壁吻合。

肺血管阻塞性疾病（先天性心脏病、血管炎和栓塞）由于肺动脉血流减少，导致这些吻合网开放，使本已脆弱血管加入来自支气管动脉的高压血流。咯血是由于血流破裂进入肺泡和支气管。小儿咯血主要来自支气管动脉，少数情况下来自体循环动脉或肺动脉。大咯血危及生命的主要原因为出血淹没气道导致窒息。在气管支气管感染的情况下，作为气道炎症的结果，气管充血、脆弱更易于出血。慢性感染（如支气管扩张症）由于血管生长因子的释放可以导致全身血流增加，导致新生血管和倾向于破裂“弱”血管形成。

四、小儿咯血的影像学评估

小儿咯血虽不常见，但备受父母和儿科医师的担忧。由于难以诱出清晰的病史和进行详尽的体检使诊断变得困难，特别是咯血量较少的患儿倾向将血痰吞咽使发病之初可能没有注意到。影像学扮演的重要角色包括：①出血来源；②潜在原因；③制定治疗计划。明确咯血表现，确定出血原因下一步才是考虑治疗的防范。

通常前后位胸部 X 线片作为初始筛查，帮助出血定位，发现肺实质和胸膜异常。有时也需要侧位胸部 X 线片。侧位胸部 X 线片是当发现前后位胸部X线片不透光异物时，可以除外食管或气管病变。但近30%咯血患儿胸部X线片可以是正常表现。增强CT是一种快速和非侵入检查方法，它可以：①通过证实潜在的疾病评价出血；②评估出血后遗改变；③提供胸腔内血管全况；④其他需要仔细评估的各种结构，包括肺实质、气管支气管、肺动脉、支气管动脉和非支气管动脉。因为增强CT需要承受电离辐射。使用最佳低剂量方案以保持可行和尽量低的辐射剂量。增强CT的巨大优势排除了纤维支气管镜的应用，MRI应用有限。DSA血管造影术仅在需要栓塞治疗前应用。

五、小儿严重咯血的治疗

如果出现呼吸功能障碍或低血压，首先是复苏治疗。吸氧的同时，进行血常规和凝血功能的检查。一旦需要积极地进行包括输血在内的血容量的补充。维生素K、奥曲肽、凝血酸（氨甲环酸）和抗纤溶剂等止血药物值得一试。对于肺内病变局限的严重咯血病例可以考虑急诊肺切除，但弥漫性病变如肺囊性纤维化罕有适合外科手术的病例。

虽然支气管动脉栓塞治疗小儿严重咯血的临床试验证据尚未建立，但专家共识支持其用于其他治疗失败时的咯血控制。临床实践表明支气管动脉栓塞是有效的。它的主要缺点是栓塞技术成功依赖学习曲线，潜在严重并发症以及仍然是一种侵入治疗。

六、小儿咯血的支气管动脉栓塞的适应证

小儿支气管动脉栓塞通常的适应证是当其他治疗失败时危及生命的严重咯血。许多作者建议基于咯血量的干预阈值。Sweezey等建议肺囊性纤维化患儿出血量每天>300 ml持续2天，或每天>100 ml持续6天进行支气管动脉栓塞。Barben等在急诊咯血>100 ml为进行支气管动脉栓塞的阈值。主要的问题是咯血的量在急诊情况下是难以精确计算的。潜在的病因诊断对于栓塞的选择也是非常重要的。

七、支气管动脉解剖

操作者应该熟悉支气管动脉正常或异常开口位置和方向，常见的非支气管动脉咯血的来源动脉和潜在病因。

支气管动脉正常解剖变异较大。90%的支气管动脉开口于胸5椎体上缘和胸6椎体下缘之间的降主动脉区域，超出这一范围的被认为是异常或异位开口。典型的右侧支气管动脉>80%表现为开口起自主动脉前壁或前侧壁的右肋间支气管干的形式。也有人认为其开口于主动脉的侧壁和侧后壁，主要参与右侧支气管的供血，有时也存在迷走右侧支气管动脉。右肋间支气管干也会发出左侧支气管而形成左右支气管共干。左侧支气管动脉开口通常更靠主动脉前壁的位置。左侧支气管动脉有时为两支，其中一支作为支气管共干的分支。左右支气管动脉共干的情况，其开口多位于主动脉前壁偏右侧。将近10%的支气管动脉开口在降主动脉以外的地方，包括起自主动脉弓的凹面和凸面、锁骨下动脉、胸廓内动脉，腹主动脉和膈下动脉等。

值得注意的是支气管动脉有时和脊髓动脉的分支在主动脉享有共同开口，其中最大的一支称为Adamkiewics动脉，此时支气管栓塞会导致脊髓缺血而使患者瘫痪。在小儿患者先天性心脏病、肺血管疾病或慢性肺疾病的情况下，来自非支气管动脉的体循环动脉通过下肺韧带、感染或外科手术导致的胸膜粘连达到肺内供血。这些血管包括锁骨下动脉、腋动脉、胸廓内动脉、胸外侧动脉、甲状颈干、颈肋干以及肋间动脉。罕见情况下小儿咯血来源于肺动脉，如肺动静脉畸形和部分肺霉菌球病以及部分血管炎。

八、血管造影技术

为了获得更为清晰的血管影像，小儿血管造

影通常在全麻下进行。支气管动脉栓塞通常从右股动脉入路，使用4~5F鞘和相应导管，最常使用Cobra导管，其适合多数情况下支气管动脉解剖变化，但如牧羊钩形（Shepherd's hook）、猎人头（Headhunter）Mikaelsson或Yashiro（侧面螺旋形导管），Simmons，Sidewinder和Sos-Omni导管在特殊的情况下也被使用。不需要充分的抗凝，但需要使用肝素盐水冲洗导管。股动脉入路或支气管动脉开口导管困难时考虑肱动脉入路。

对于有操作经验者无需双相造影（biplane angiography）设备。有些作者建议所有患者操作初始就进行主动脉造影以寻找支气管动脉和其开口位置。但也有人认为倾向直接进行选择性支气管动脉造影，仅在选择支气管动脉造影困难的病例进行主动脉造影，如未在常见位置找到支气管开口。

导管和导丝轻柔操作，一旦抵近支气管动脉开口灌注血管扩张剂和共轴微导管的使用对于避免支气管动脉痉挛和夹层非常重要。支气管动脉造影时发现造影剂外溢的咯血直接征象十分少见。出血责任血管的间接征象包括支气管动脉异常增粗和纡曲、新生血管网、支气管-肺动脉分流和支气管动脉瘤。应避免导管在阻塞血管位置（wedged position）时注射对比剂，或造成血管痉挛，或正常组织过度染色的假象。

九、支气管动脉栓塞技术

支气管动脉栓塞的目标是通过阻塞来自体循环的动脉血流，减少与咯血相关的病变支气管动脉灌注压。除了在可能的情况下栓塞全部的异常血管，更重要的是栓塞部位尽可能接近异常支气管动脉的末梢，接近于肺动脉吻合的位置以防止来自非支气管的体循环动脉的侧支形成导致咯血的复发。从这一点来说，仅仅在支气管动脉开口栓塞弹簧栓子应该绝对避免。弹簧栓子仅用于非靶血管的栓塞，如阻塞右肋间支气管共干动脉中的右肋间支可使栓塞微粒全部进入右支气管动脉。对于以前使用弹簧栓子阻塞支气管动脉主干的患者，再出血时注意开放的侧支循环栓塞。

所有来自于肺侧支循环相关的非支气管体循环动脉都应该进行栓塞治疗，因为这些肺内的异常血管都承载着来自体循环的动脉血压。

因为担心潜在的血管再通，不再推荐单一使用吸收性明胶海绵胶浆或吸收性明胶海绵微粒进行支气管动脉栓塞。PVA通常被认为是永久栓塞剂，可应用的直径范围为50~2000 μm，没有关于支气管动脉栓塞最好选择的共识。文献报道中包括150~550 μm，255~1100 μm，甚至更大直径用于支气管动脉栓塞。

原则上PVA应该小到足以阻塞支气管动脉的末梢分支，又不至于引起由支气管动脉供血的组织坏死，如食管，主动脉营养血管和不能通过支气管动脉到肺动脉或肺静脉的瘘。常用300~500 μm较为合理。

PVA是透光物质，使用时必须与对比剂混合以便在透视下可见。为了将PVA的栓塞部位尽可能地接近异常支气管动脉的末梢，在技术上尽可能将导管头深入靶血管深处并避免导管头阻塞靶血管血流，使PVA可以在血流导向下到达支气管动脉接近与肺动脉吻合的位置。适当用造影剂稀释PVA和间断缓慢推注栓塞剂也有利于支气管动脉的末梢栓塞。

十、支气管动脉栓塞并发症

支气管动脉栓塞有许多潜在的并发症，但严重并发症发生率低，例如一项140例支气管动脉栓塞的报道中无严重并发症发生。

1. 咯血 操作期间发生严重咯血可能危及生命，可能和全麻正压通气相关。其发生率为8%。

2. 神经损伤 膈神经麻痹是由于栓塞胸廓内动脉的心包膈支。脊髓缺血可能的发生率<1%，多数为暂时性缺血，但有可能造成永久性瘫痪风险。脑梗死的发生主要是由于栓塞剂通过

支气管-肺静脉交通，或心内右到左分流通道以及与椎动脉有交通的迷走动脉。

3. 心肌梗死 是由于意外栓塞支气管动脉到冠状动脉的吻合支。

4. 指尖缺血 栓塞微粒经过侧支循环到达锁骨下动脉所致。

5. 肠缺血 支气管动脉栓塞时，少量微粒反流至主动脉内并不引起症状，过多反流可能引起肠缺血。

6. 支气管缺血并发症 包括支气管狭窄，气管-食管瘘曾有报道。

7. 其他轻微并发症 支气管动脉栓塞后发生胸痛，占近 50% 的患者。少数患者有低热或（和）吞咽困难。轻微并发症多在几天后自行缓解。

十一、结果

支气管动脉栓塞后即刻咯血控制率在 85% 左右，或患有肺囊性纤维化儿童会更高。多数患者术后超过一年不再咯血，重复栓塞最终有 30%～40%的患者。

（杨宁　姜娟　刘晖）

第三节　儿童肺隔离症介入治疗

一、历史和发展

1877 年，Huber 第 1 次描述了肺隔离症的异常血供。1946 年，Pryce 报道了肺切除 336 例，其中有 6 例为本病，首先使用肺隔离症一词，并提出了血管牵拉学说。1956 年 Smith 提出肺动脉供血不足学说，指出由于主动脉压力较肺动脉高 6 倍，隔离肺受压迫，使病肺组织产生囊性及纤维性变，再加上隔离肺与支气管多不相通，故使病肺内分泌物因无法排出而易形成囊肿，并易继发感染。Eppinge 等认为隔离肺来自于原始前肠，由于在胚胎发育过程中与主动脉相连的血管残留，形成异常血管，供应隔离肺组织。关于肺隔离症的成因，目前假说较多，多数学者支持 Pryee 的血管牵引学说，但现今也有研究认为肺隔离症是由原始食管旁异常副肺芽生长形成，更有研究认为该病为获得性，源于肺部感染。Pryce 等认为，在胚胎发育初期，在原肠及肺芽周围有许多内脏毛细血管与背主动脉相连，当胚胎肺组织与原肠发生脱离时，这些相连的血管即逐渐衰退、吸收。由于某种原因，发生血管残留时，就成为主动脉的异常分支，牵引一部分胚胎肺组织形成肺隔离症。在胚胎肺组织脱离时受到牵引，则形成叶内型肺隔离症；在脱离之后受到牵引，则形成叶外型肺隔离症，常合并其他先天性畸形，如先天性食管-气管瘘、先天性膈疝、先天性心脏病、异位心包、胰腺及结肠等脏器畸形等。

二、临床要点

（一）病因

在胚胎发育期间，肺动脉发育不全致使一部分肺组织血液供应受障碍，并由主动脉的分支替代肺动脉供应该区肺组织，由于来自主动脉的血液含氧量与来自肺动脉的血液完全不同，致使该段肺组织的功能无法正常进行。

（二）病理生理

病变肺组织接受体循环动脉系统供血，由于与体循环交通，动脉压明显增高，引起病变肺组织囊性变。

（三）临床表现

肺隔离症多见于青少年，男性多于女性，年龄在 10～40 岁，根据隔离肺组织有无完整的胸膜与正常肺组织分界，肺隔离症分为叶内型、叶外型。叶内型多于叶外型，且左侧多于右侧。

1. 叶外型肺隔离症 较叶内型少见，男女之比约为 4∶1；左右侧之比约 2∶1。多位于下部胸腔的肺下叶与膈肌之间，邻近正常肺组织，也可位于膈下、膈肌内或纵隔。多合并其他先天性畸形以先天性膈疝最为常见，约占30%。但叶外型肺隔离症因有完整胸膜，犹如分离的肺叶，可视为副肺叶。因其不与支气管相通，故质地柔韧，内含大小不等的多发囊肿。

2. 叶内型肺隔离症 男女发病率相近，左右侧比例为（1.5~2）：1，多位于下叶的内、后基底段，很少合并其他先天性畸形，最常合并食管憩室、膈疝及其他骨、心畸形。病变组织无自身胸膜与正常肺组织隔离，故异常、正常肺组织间无明显界限，共存于同一肺叶中。有1个或多个囊腔，实质部分更多，囊内充满黏液。叶内型肺隔离症，特别是与支气管相通的，几乎所有病例在一定时期后均继发感染，多在青壮年出现以下症状：咳嗽、咳痰、咯血、反复发作的肺部感染及心悸、气短等。严重者还可出现全身中毒症状，与肺脓肿症状相似。症状多因感染时囊腔内为脓液，且病变与支气管交通所致。经抗感染治疗，症状可暂时缓解，但病程也有迁延数月甚至数年之久的。查体局部叩诊浊音，呼吸音减低，有时可听到湿啰音，部分患者有杵状指。囊肿可单发或多发，大小不等，周围肺组织常有肺炎，此时要待炎症消退后，才能证实阴影的囊性特征，病变大小可随时间有很大变化，主要依其内部的气体、液体量。如果隔离肺有感染，其阴影形态可在很短时间内有很大变化。在呼气时，可见隔离肺内有气体滞留。

3. 先天性支气管肺前肠畸形 指与胃肠道交通的肺隔离症，最常见为肺隔离症的囊腔与食管下段或胃底交通。异常肺段最常见于食管（多在下段）交通，也可是胃。其右侧多见，占70%~80%，男女发病率均等，虽成人也可发病，但多在1岁前诊断。表现为慢性咳嗽、反复发作的肺炎或呼吸窘迫，常伴随其他畸形，如：叶外型肺隔离症及膈疝。

4. 短弯刀综合征 指含有以下3种畸形的疾病：①右肺发育不全；②右肺静脉回流异常，肺静脉汇入右心房和（或）下腔静脉；③体动脉供血。因胸部X线片有右心缘旁弯刀状异常静脉阴影而得名，有明显的家族倾向。

三、病例选择

（一）适应证

1. 以咯血为主要症状、无其他严重并发症、CT表现为局限性肺多血管征。

2. 难以耐受外科手术。

3. 无明显临床症状者。

（二）禁忌证

1. 严重心、肝、肾衰竭者。

2. 严重凝血功能障碍者。

3. 恶性甲状腺功能亢进、多发性骨髓瘤。

4. 重度全身性感染或穿刺部位有炎症。

（三）诊疗常规流程

临床表现为青少年，长期、反复或持续肺部感染者。胸部X线片或CT检查见肺下叶后基底段内有单个或多发的圆形、卵圆形囊性病变阴影，囊壁厚薄不等，周围有炎症病变征象基本可明确诊断。选择性胸或腹主动脉造影，为诊断本病的金标准，可显示病变的供应血管来自胸或腹主动脉的异常分支，并能清楚显示这些分支起源的部位、数目和大小。

四、器械、人员要求和术前准备

数字减影机一台。机房内还需装备有中心供氧、负压吸引和多功能监护仪等设备；这些在对出现严重并发症的患者进行急救处理中都是必须的。

参与介入手术的工作人员配制为3人，其中熟悉数字减影机的技师1人，以及介入科医师2人。

在手术之前，介入医生应与患儿监护人进行谈话，告知该项治疗的必要性、可能出现的并发症及其处理方案、拒绝治疗的后果及可替代的其他方法，征询监护人同意后签署知情同意书。随着人们健康意识的不断提高，有必要告知患者或陪同检查人员该项检查存在少量 X 线辐射。

五、操作技术与注意事项

麻醉下，经股动脉插管至主动脉弓降部，血管造影，明确异常血管解剖类型、起源、走行、数目及直径，有无与正常的血管相通。根据造影结果选择堵塞方式和堵塞材料的种类、大小。采用非可控钢丝弹簧圈或蘑菇伞片，直径需大于异常血管管径的 30%~40%。用右冠状动脉导管或端孔导管插至异常血管口，使导管头达理想位置，用引导钢丝推送弹簧圈至异常动脉血管腔内，5~10 min 后再造影，如无残余瘘，撤离导管，压迫止血。如仍有分流，追加或改换封堵器至无残漏，撤离导管，压迫止血。

六、术后处理

1. 观察病情 观察血管堵塞是否影响到周围正常肺组织，监测血氧饱和度及有无呼吸困难、发绀等低氧症状。

2. 穿刺侧肢体护理 由于术中应用肝素抗凝，术后容易发生穿刺部位出血。治疗后需卧床 24 h，双下肢制动 12 h，腹股沟处穿刺部位纱布加压包扎固定。

3. 预防感染 由于介入为侵入性手术，术后易继发感染，注意创口周围清洁。

七、并发症处理原则及预防

1. 不同程度的下胸背部或上腹部疼痛 异常血管堵塞治疗后，局部肺组织缺血坏死和无菌性血栓性血管炎可致胸痛，当异常血管粗大时容易发生。除应用药物外，分散患者注意力可减轻疼痛。

2. 术后咯少量陈旧性血块 咯血时鼓励患者轻轻咳出，避免憋气和情绪紧张，以免诱发和加重出血，必要时给予止血药。

3. 出现恶心、呕吐、低热等症状 予以相应对症处理，7~10 天后上述症状可基本消失。

4. 血栓形成 儿童血管管径较细，相对导管较粗，容易造成血管内膜损伤，诱发血栓形成，而穿刺部位靠血栓形成止血，如血栓过大或血栓脱落将堵塞下肢动脉，造成下肢血液供应不足甚至坏死。术后密切观察下肢皮肤温度、色泽、足背动脉搏动、肢体活动，发现异常及时尿激酶溶栓处理。

八、结语

本病是一种先天性的肺发育异常，是良性疾病，除非并发致命性的大出血或心力衰竭，介入手术基本可痊愈。虽也有文献报道本病有癌变的可能，但临床上极为罕见。综合来看，只要能及时明确诊断，尽早治疗，本病的预后还是非常好的。

（张文显　薛磊）

参考文献

[1] Ashleigh RJ, Webb AK. Radiological intervention for haemoptysis in cystic fibrosis. J R Soc Med, 2007, 100 (Suppl 47): 38-45.

[2] Marshall TJ, Jackson JE. Vascular intervention in the thorax: bronchial artery embolization for haemoptysis. Eur Radiol, 1997, 7 (8): 1221-1227.

[3] Munk PL, Morris DC, Nelems B. Left main bronchial-esophageal fistula: a complication of bronchial artery embolization. Cardiovasc Intervent Radiol, 1990, 13 (2): 95-97.

[4] Yovichevich S. Commentary on bronchial artery embolization for hemoptysis in young patients with cystic fibrosis. Radiology, 2003, 228 (3): 903, author reply 903-904.

[5] Irimia P, Martinez-Vila E, Martinez-Cuesta A, et al. Delirium due to brain microembolism: diagnostic value of diffusion-weighted MRI. J Neuroimaging, 2007, 17

(2)：175-177.

[6] Liu SF，Lee TY，Wong SL，et al. Transient cortical blindness：a complication of bronchial artery embolization. Respir Med，1998，92（7）：983-986.

[7] 焦安夏，饶小春. 儿童良性中央气道狭窄 133 例病因分析. 山西医科大学学报，2010，41（6）：559-562.

[8] McLaren CA，Elliott MJ，Roebuck DJ，et al. Tracheobronchial intervention in children. Eur J Radiol，2005，53（1）：22-34.

[9] Li ZM，Wu G，Han XW，et al. Radiology-guided forceps biopsy and airway stenting in severe airway stenosis. Diagn Interv Radiol，2014，20（4）：349-352.

[10] Vinaya KN，White RI Jr，Sloan JM. Reassessing bronchial artery embolotherapy with newer spherical embolic materials. J Vasc Interv Radiol，2004，15（3）：304-305.

[11] 刘玺诚. 中国儿科介入肺脏病学现状和展望. 中国小儿急救医学，2013，2（20）：9-11.

[12] 卫华，黄先玫，龚方戚. 儿童肺隔离症的介入治疗. 临床儿科杂志，2005，23（11）：817-819.

第十章

儿科消化系统介入诊断与治疗

第一节 肠套叠空气灌肠整复治疗

一、历史和发展

肠套叠（intussusception）是小儿外科常见的急腹症，是肠管的一部分及其相应系膜套入邻近肠腔内的一种肠梗阻。诊治不及时可导致肠坏死、肠穿孔甚至危及生命。早在17世纪人们就认识了肠套叠，Hutchinson首次对其进行了论述，但直到19世纪早期才有使用空气灌肠治疗肠套叠的文献报道，但疗效与其他方法无明显差别。19世纪晚期，医生们认识到空气或液体灌肠成功复位取决于施加的压力大小，并且液体灌肠复位逐渐被广泛接受，然而当时灌肠导致患儿死亡的比率依旧很高（>20%）。直到20世纪初期肠套叠的诊断和治疗才出现了明显的改进。1948年，Ravitch报道其X线透视下钡剂灌肠复位率达75%，死亡率为0。从那以后放射科医生参与到肠套叠的治疗中并对灌肠技术进行了进一步的改进，不再采用钡剂作对比剂，而是用空气作为对比剂。随着人们对X线辐射危害的关注，近期B超水压灌肠复位的方法开始在临床受到重视并尝试使用。

目前，空气灌肠治疗肠套叠仍是最直接、最有效的非手术治疗方法，已经作为肠套叠的首选治疗方法被广泛接受。其技术优点在于，诊治时间短、见效快、整复率高。统计广州市妇女儿童医疗中心近12年11 940例的空气灌肠病例，整复率达到94.1%，整个检查只需要15 min左右，而整复过程大多在3 min内即可完成。相对于手术治疗来说，它操作简单、患儿更舒适、绝大部分无腹腔污染。即便造成穿孔，肠管出现的孔洞也很小，且检查费用少。

二、临床要点

（一）病因

肠套叠以3~9个月的婴儿最多见，新生儿及5岁以后少见，男孩较女孩多发。肠套叠的病因虽然目前并未完全明了，但很多影响因素已较为明确。引起肠套叠按病因可分为原发性和继发性两大类。大部分病例为原发性肠套叠，目前大部分学者认为可能与肠道感染（腺病毒、轮状病毒、肠道病毒感染）、饮食改变、活动量过大、肠痉挛等因素有关。此外，我们还观察到肥胖以及气候变化显著时也易引起肠套叠。继发性肠套叠主要由梅克尔憩室、肠重复畸形、小肠血管瘤、肠系膜淋巴结肿大、肠壁血肿（如过敏性紫癜）及腹部手术等引起。

（二）病理生理

肠套叠的方向一般与肠蠕动的方向一致，即近段肠管套入远端肠管。套叠的外层为鞘部，套入里面的部分为套头部。所有肠套叠患者一般都要经历这样一个病理过程。首先部分肠管运动功能异常（多为蠕动亢进）或原发性病灶影响，从而套入到邻近的远端肠管中，随其套入的还有相应的供血动脉和引流静脉。在套鞘的挤压下，套头部动脉供血出现障碍，并且静脉回流受阻、血流淤滞、静脉压升高，套头部出现水肿，而这种水肿进一步加重套鞘对套头的压迫。如套叠未及时解除，静脉压不断升高，最终必然影响动脉血供或发生血管栓塞改变，造成套头部完全坏死。

（三）临床表现

1. 症状 呕吐是小儿肠套叠最常见的症状，发生率在80%以上。早期呕吐物多为奶块或食物，晚期可为胆汁，甚至粪便样物。其次为阵发性哭闹，哭闹有一定节律，一般哭闹持续10~20 min，然后有5~10 min的平静期，如此重复发作。哭闹时可伴有手足乱动、拒食等。40%以上的患儿出现果酱样血便，部分患儿还可能出现腹胀、大汗、脸色苍白等症状。值得注意的是，大龄儿童由于其肠管较婴幼儿宽大，且耐受性好，往往临床症状不典型。如发病时间多较长，表现为不完全性肠梗阻，血便发生率也较婴幼儿明显降低，常于肠套叠发生几天后才就诊。

肠套叠早期一般全身情况良好，部分可出现脸色苍白，烦躁不安；晚期则可能出现脱水、电解质紊乱、嗜睡、意识淡漠及反应迟钝等症状；发生肠坏死时，有中毒性休克症状。

2. 体征 腹部包块为特征性的体征，80%病例可触及。查体多于右上腹部（肿块可向横结肠及降结肠方向伸展）触及腊肠样、有弹性、有一定活动度的包块。肛门指检可见直肠内有黏液血便。疾病晚期出现则出现腹胀、腹肌紧张，需评估有无脱水及其严重程度。

（四）病例选择

1. 适应证 病程不超过48 h，全身情况良好，生命体征稳定，无明显脱水及电解质紊乱，无明显腹胀，无腹膜炎表现及中毒症状者。

2. 禁忌证

（1）发病超过48 h或全身情况不良，有高热、脱水、精神萎靡不振及休克等中毒症状者。

（2）腹胀明显且于透视下见肠腔内多个巨大张力性液平面。

（3）已有腹膜刺激征或怀疑有肠穿孔者。

（4）小肠型套叠。

（5）血便出现早而且量多，肠壁管损害严重者。

（6）小于3个月的婴幼儿。

（五）肠套叠诊治常规流程（图10-1-1）

对于典型肠套叠患者，即同时具备阵发性腹痛、血便、呕吐及腹部包块，可直接进行诊断性灌肠。而对于临床表现不典型的患者为避免X线辐射危害，可先行超声检查，超声对于肠套叠的诊断准确率高达97%以上。对于那些不适宜灌肠检查的肠套叠患者应尽早手术，以免发生或加重肠管的坏疽。对于首次灌肠不成功的患者，如果患者一般情况良好，可肌内注射山莨菪碱，这有利于减轻腹痛、降低腹压，以及松弛套叠部。然后再次行灌肠检查，第二次灌通的概率可达60%。

（六）器械、人员要求和术前准备

一般需要X线数字胃肠机1台，空气灌肠机1台。灌肠中多选18F Foley管，也可使用双腔导尿管。机房内还需装备有中心供氧、负压吸引和多功能监护仪等设备，这些在患者出现严重并发

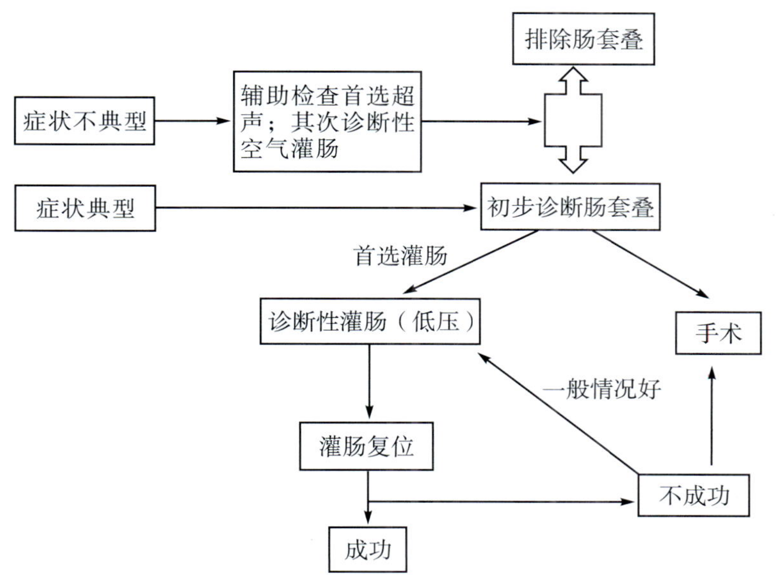

图 10-1-1 急性肠套叠检查流程图

症时进行急救处理的过程中都是必备的。

参与肠套叠空气灌肠检查的工作人员配制为2名，其中熟悉X线机操作的放射科医师1名，以及外科医师1名。外科医生陪同是非常有必要的，他在整个空气灌肠检查过程中对于患者的病情观察，以及并发症出现时的处理都是必不可少的。

在进行空气灌肠治疗检查前，放射科医生应与患儿监护人进行谈话，告知该项检查的必要性，可能出现的并发症及其处理方案，拒绝检查的后果及可替代的其他方法，征询监护人同意后签署知情同意书。随着人们健康意识的不断提高，有必要告知患者或陪同检查人员该项检查存在少量X线辐射。指导陪检人员须穿戴铅防护服。检查最少需要2位家长陪同检查。

（七）操作技术流程与注意事项

1. 对伴有呕吐或腹胀的患儿 应常规安置胃肠减压管，以便减轻梗阻段以上的胃肠压力，减轻呕吐症状，尤其是在灌肠的过程中可以减少并发症的发生。

2. 胸腹部X线片 空气灌肠前拍胸腹部X线片，可以对患者是否存在禁忌证做进一步判断，如是否出现气腹，有无明显的肠管坏死情况，是否有多个巨大张力性气液平面等（图10-1-2A），并证明吸入性肺炎或其他肺部病灶是否在检查前已经存在。

3. 肛门插管行空气灌肠 ①诊断性灌肠时压力应控制在6~8 kPa，当套叠头显影时停止通气并拍片记录套叠的解剖位置（图10-1-2B），为后续治疗性灌肠提供依据。②治疗性空气灌肠压力应控制在14~16 kPa。尤其对于<6个月的婴儿，应严格控制适应证及灌肠压力，因为该年龄组患儿是肠穿孔的好发阶段。③对于难复性肠套叠，整复时间较长，不宜长时间持续加压，每次持续加压时间应控制在2 min内。持续的加压会加重肠管的血供障碍，从而增加肠穿孔的概率。④增加复位成功率的方法：对于难复性肠套叠在灌肠过程中可以结合腹部手法按压来提高成功率；其次，注射平滑肌松弛剂，如阿托品，可以使套叠更容易回缩；最后，对于首次不能整复的患儿，如果患儿一般条件允许，可重复进行空气灌肠，提高肠套叠的整复率。⑤检查过程中应预

防误吸，即使已经使用了胃肠减压管也不能完全避免误吸的可能，因此检查前嘱咐陪检家属在检查过程中密切观察患者，一旦发现患儿将出现呕吐应立即使患儿头部偏向一侧。

治疗结束，不管成功与否均应拍腹部立位片，确定是否发生穿孔（图 10-1-2C）。

复位成功后应提醒患儿家属注意以下 3 点：①提醒家属在肠套叠整复成功后的 3 天内应密切观察好患儿，因为这段时间是肠套叠复发的关键时期，一旦发现类似症状应立即返院复诊。②患儿在整复成功后的 3 天内应尽量多休息，患儿活动剧烈可能增加复发概率。③术后禁食 6~24 h，减少肠管蠕动；之后患儿可开始进流质饮食，如果能耐受再进一步过渡到普通饮食，避免暴饮暴食。

4. 复位失败的常见原因 主观原因：①空气灌肠机及有关连接管道缺乏正常维护，出现漏气的情况，导致灌气后套叠头区域达不到预定压力；②对患儿病情把握不准确，灌肠压力不够或持续时间过短。客观原因：①与套叠类型有关，复杂型套叠（包括回盲结型、回回结型、回回盲结型）整复成功率低，复杂型套叠头一般较大，呈分叶状，较难整复。②与套叠头套入深度有关。套叠头位置多见于横结肠，而位于降结肠、乙状结肠或直肠部位的相对较难整复。③与临床症状有关，如年龄<4 个月，血便出现早，量多，频繁，甚至出现休克，多提示肠坏死。

（八）术后处理

灌肠复位后应注意以下事项：①拔除肛管后有排气、排便；②患儿安静入睡，哭闹、呕吐消失；③腹部软，包块消失；④口服碳粉 0.5~1.0 g，6~8 h 后排出；⑤复查 B 超“同心圆”或“靶环”征消失。

（九）并发症处理原则和预防

灌肠复位的并发症主要为结肠穿孔（图 10-1-3）。一般对于经过严格培训的医生来说肠穿孔的发生概率一般在 1%以内。

在 16 kPa 压力以内肠穿孔与压力的大小并不成正比。即使在 6 kPa 的压力下也同样会发生肠穿孔，这是因为部分患者的肠壁在灌肠之前就已经穿孔，但由于套鞘部的包裹从而在术前腹部立位片中并没有发现膈下游离气体。根据我院的经验，穿孔主要发生于<6 个月婴儿以及症状体征持续时间很长的患儿。因此关注穿

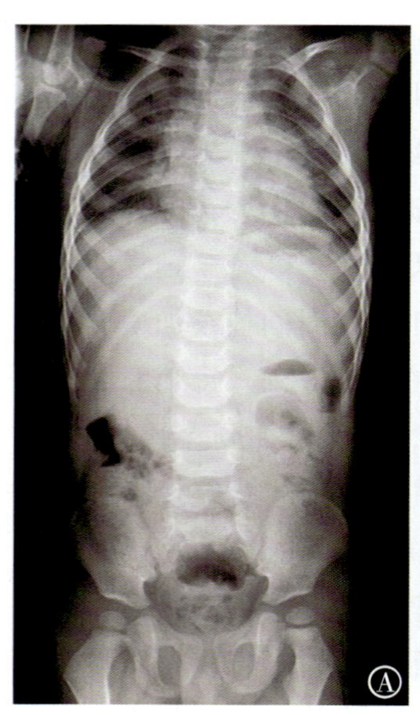

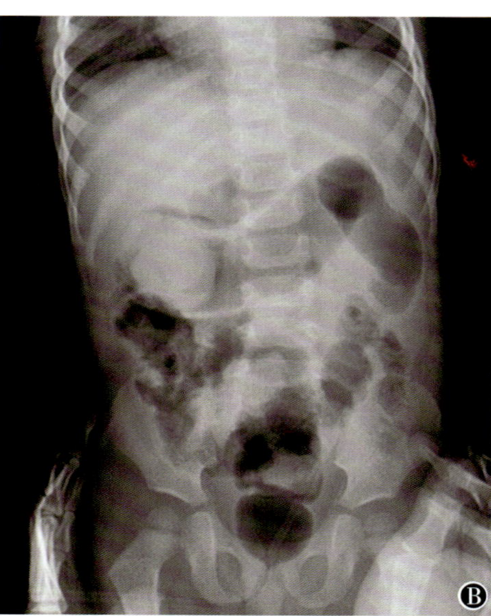

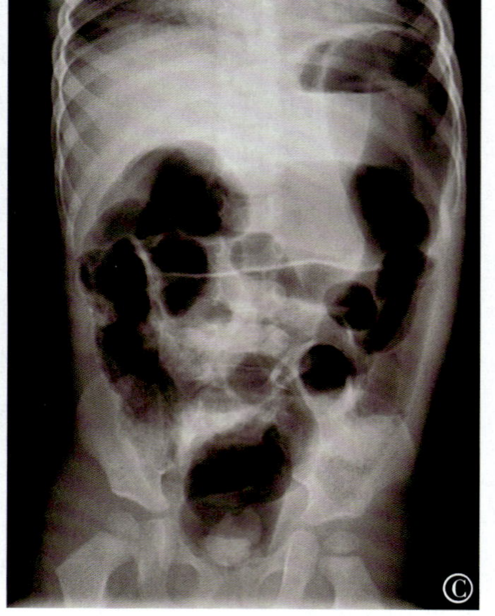

图 10-1-2 空气灌肠图像 A. 空气灌肠前腹部 X 线片；B. 肠套叠空气灌肠中；C. 空气灌肠复位成功后

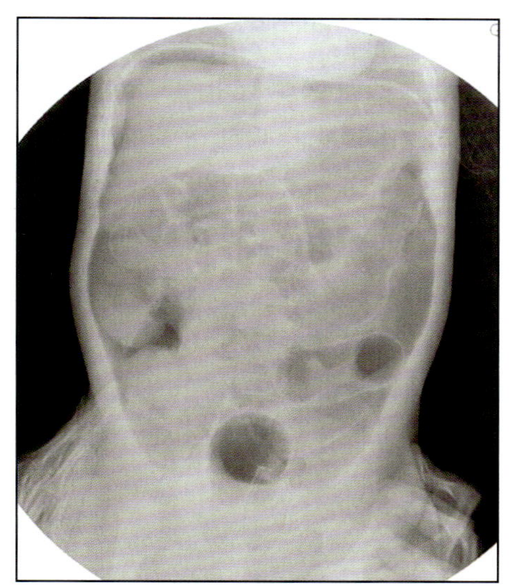

图 10-1-3　空气灌肠术中穿孔图像
空气灌肠导致的肠穿孔透视下腹腔出现“闪光”现象，即空气充满整个腹腔，腹部透亮度增大，可见膈下游离气体

孔好发人群及控制好灌肠指征是降低并发症的主要措施。

空气灌肠穿孔一旦发生，应遵循以下原则：首先，立即停止灌肠，灌肠所用的 Foley 管可留置于肛管内，帮助排气。其次，若患儿腹胀明显，影响呼吸，可于剑突下刺入消毒的针头，帮助排出腹腔内气体，然后急诊手术修补。

三、结语

肠套叠是婴幼儿腹痛及肠梗阻的常见原因之一，大部分病例都有典型的症状和体征。空气灌肠整复术目前是公认的治疗肠套叠的首选方法，具有治疗时间短、创伤小、成功率高等多方面优点。空气灌肠不仅显示套叠部位、包块形态，更重要的是还可以观察整个复位过程，确定复位成功与否，达到诊断与治疗的双重目的。只要掌握好适应证，空气灌肠仍是对儿童急性肠套叠最直接、最有效的非手术治疗方法。

（艾斌　张靖　欧阳强）

第二节　儿童食管狭窄球囊扩张及支架治疗

一、历史和发展

食管狭窄是指由于各种原因引起食管全程或局限性的管腔缩小并引起的一系列临床症状。与成人主要以恶性肿瘤为病因不同，儿童食管狭窄最常见的病因为：外科手术后致吻合口瘢痕性狭窄或食管化学性灼伤导致的腐蚀性狭窄。

文献报道食管狭窄的治疗方法包括最初的手术切除，到后来的食管探条法，直到最近发展起来的球囊扩张术。由于导致儿童食管狭窄的原因不同，造成狭窄程度、狭窄长度及发生时间和部位都有所不同，其扩张的难易程度也不同。

二、临床要点

（一）病因

儿童食管狭窄均为良性狭窄，其病因包括因先天性食管闭锁、胃代食管等行外科手术术后的吻合口狭窄，以及因误服化学品而导致的腐蚀性食管狭窄。儿童先天性食管狭窄极为罕见。

（二）病理生理

外科术后导致吻合口狭窄均为瘢痕性短段型狭窄，狭窄口以上显著扩张呈囊袋状，狭窄段以下为正常食管，狭窄程度及扩张术预后常与外科手术中断口吻合是否整齐有关。一般术后短期内即可出现临床症状。腐蚀性食管狭窄因化学物质大面积损伤食管，往往为长段型，甚至累及食管全段。在食管损伤后的最初几天内食管黏膜发生炎症、水肿或坏死，出现早期食管梗阻症状；损伤后 1~2 周，坏死组织开始脱落，出现软的、红润的肉芽组织，梗阻症状常可减轻，约 1 个月后瘢痕及狭窄形成，并逐渐加重，病理演变过程可进行数周至数月。

（三）临床表现

儿童食管狭窄均为良性狭窄，其临床表现主要为吞咽困难和进食后呕吐，以及长期进食困难导致的营养不良。不同程度的狭窄可导致患儿进食固体食物、半流质和流质食物困难，最严重者甚至不能喝水。儿童食管狭窄引起呕吐的特点：进食少量食物后马上呕吐，呕吐物为未经消化的食物，无胃酸、胆汁等成分。

三、病例选择

（一）适应证

所有因外科手术导致食管吻合口狭窄以及化学物质损伤后慢性期的食管狭窄均可行球囊扩张术治疗。对于多次反复扩张仍有严重临床症状的病例可选择可回收支架植入治疗。

（二）禁忌证

食管化学性损伤急性期为食管球囊扩张治疗的禁忌证，一般损伤后至少间隔3个月才能进行食管球囊扩张治疗。

四、儿童食管狭窄的诊治流程

临床上对于有可疑病史及呕吐症状的患儿，可行食管造影确诊，并确定狭窄的类型、长度及狭窄程度。因为此类患儿往往容易进食后呕吐，因此食管造影必须选用非离子型对比剂，以杜绝患儿呕吐导致误吸而引起严重后果。

确诊后可根据食管造影所见准备好合适的球囊，按常规儿童全身麻醉术前准备完善，并在全身麻醉下行食管球囊扩张术，术后留院观察3~5天，无严重并发症可出院，嘱咐家属3~4周后带患儿返院复查，以评估扩张疗效并制定后续治疗方案。对于多次扩张术后仍有显著临床症状的病例，可根据最后一次扩张时的食管造影定做可回收覆膜支架，在适当时间进行支架植入术治疗。

五、人员要求和术前准备

采用球囊扩张术治疗儿童食管狭窄术前器械、术前准备与普通的儿科介入手术术前准备大致相同，另外此类手术术前需根据食管造影情况准备合适尺寸的球囊导管。球囊直径的选择可参照患儿的年龄及狭窄程度，除了年龄的限制一般选择比狭窄段最窄处直径宽3~5 mm的球囊。对于长段型腐蚀性食管狭窄的患儿，球囊的长度越长越好，以减少扩张次数，而对于吻合口狭窄这种短段型，亦不宜选用过短的球囊，因过短的球囊在扩张过程中会移位偏离狭窄段，笔者建议选择长55 mm的球囊。

表10-2-1　不同年龄可选择球囊导管直径上限（mm）

年龄/月龄	最大球囊直径
1月龄	6
6月龄	8
1周岁	10
18月龄	15
2岁及以上	20

对于多次扩张疗效欠佳者可考虑植入可回收性腹膜支架予持续性扩张，达到更好的效果。支架尺寸的选择参照以下数据：支架直径按食管正常段直径增加1 mm，支架长度按狭窄段长度上下各增加5 mm，支架类型可选择腹膜支架，支架上端可做成稍扩开的喇叭口状以防止支架下滑，支架顶端须连接回收线以固定支架及用于支架回收。

因儿童食管狭窄扩张术必须在全身麻醉下进行，术中患儿不会吞咽，因麻醉方式必须选择气管插管麻醉以防止术中胃内容物或对比剂、血液反流误吸，气管导管应选择质地较硬的，以防扩张过程器官导管被压扁而导致缺氧。

对于过于狭窄的进行初次扩张的患儿，可准备不同大小的扩张条进行预扩张，并术前备血防止因过度撕裂导致大量出血。

六、操作技术与注意事项

（一）食管狭窄球囊扩张术

1. 气管插管全身麻醉成功后，经口插入有端孔的胃管并使胃管前端位于食管狭窄段以上，行食管 DSA 造影，了解食管狭窄情况，由于食管狭窄对比剂通过受阻，部分对比剂滞留在扩张段内，在操作过程中可更好地显示狭窄段入口处情况。

2. 经胃管插入 0. 0038 in 泥鳅导丝，在 DSA 透视引导下扭控导丝小心通过狭窄段并进入胃内（图 10-2-1）。此为手术关键步骤，操作过程中务必使导丝软头无阻力通过狭窄段，切忌强行暴力插送导丝，以防止导丝插入食管黏膜下层造成食管夹层。对于极其严重的狭窄，尝试多次仍不能通过狭窄段，可在扩张段内注入少量气体，与对比剂一起行双对比剂造影，能更好地显示狭窄段入口并使导丝顺利通过。

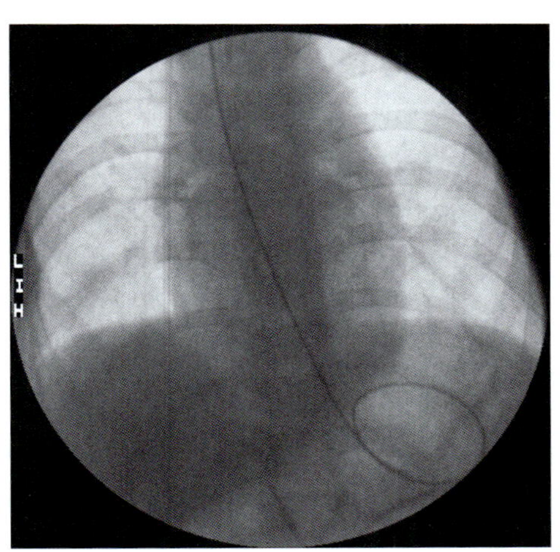

图 10-2-1　插入导丝　导丝通过狭窄段并进入胃内，操作过程中务必使导丝软头无阻力通过狭窄段，切忌强行暴力插送导丝以防止导丝插入食管黏膜下层造成食管夹层

3. 确认导丝通过狭窄段并进入胃内后可退出胃管，沿导丝送入预选球囊导管并置球囊于狭窄段。球囊位置合适与否可影响扩张效果，对于短段型狭窄，应把狭窄段置于球囊两个标记的中间；对于狭窄段长度大于球囊者，应分次扩张，每次调整球囊位置务必使狭窄整段都在球囊两个标志内并被扩张过。

4. 使用 10 ml 或 20 ml 螺口注射器通过三通旋塞与导管球囊接口连接，在 DSA 透视监视下使用 50%对比剂充盈球囊扩张狭窄段。球囊被充盈时因受狭窄段压迫常容易上下移位，偏离狭窄段而影响扩张效果。防止球囊移位可采用以下措施：对于短段型狭窄，可先部分充盈球囊使其出现“腰”后调整球囊位置，使其“腰”位于球囊两个标志的中点，再次缓慢充盈球囊，因球囊“腰”卡在狭窄段而不能上下移动；对于狭窄长度大于球囊者可将球囊完全放置于狭窄段内，充盈球囊同时用力牵拉导管防止导管往下滑脱。完全充盈球囊后关闭三通旋塞可持续扩张食管。见图 10-2-2。扩张程序为分 3 次扩张，每次持续时间分别为 1 min、3 min、5 min，间隔时间为 1 min，期间要把球囊完全抽空。扩张过程要注意多次观察有无出现气胸征象。

5. 扩张完成后退出球囊导管观察球囊表面如可见少量血迹，则是由于食管黏膜撕裂所致，如球囊表面无血迹，往往提示扩张程度不够，需要选择大一号球囊。再次行食管造影了解狭窄段扩张情况，并仔细观察有无食管憩室、食管夹层、食管全层撕裂等异常征象。造影结束后立刻使用负压吸引器把口腔及食管内残留的对比剂及少量出血吸引干净，经鼻孔留置鼻管。

（二）支架植入术

1. 支架植入前需先行对狭窄段进行扩张，所选择的球囊直径必须大于球囊输送器直径，而小于支架直径，目的在于使支架输送器可顺利通过狭窄段，又不会因狭窄段太宽导致支架易于移位。

2. 扩张完毕后经口插入加硬导丝并通过狭窄段进入胃内，沿导丝送入支架输送器，输送过程中使患儿头部尽可能后仰减少口腔与食管夹角使

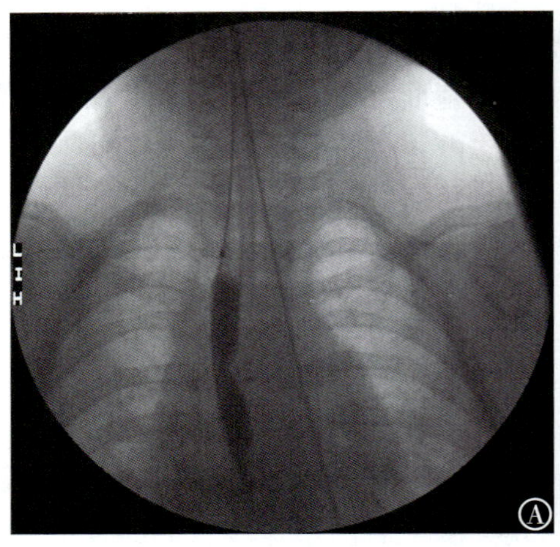
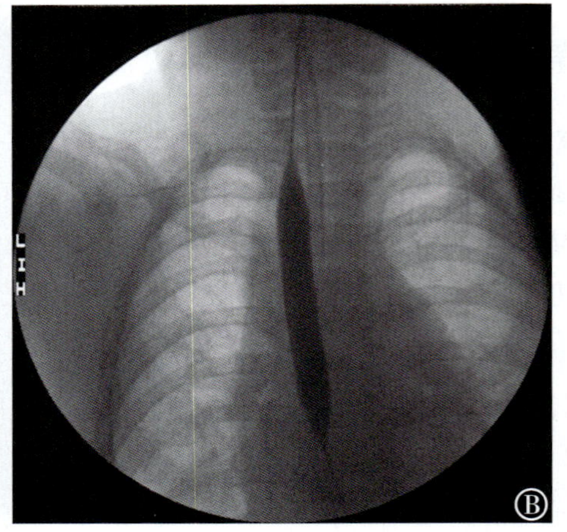

图 10-2-2　充盈球囊扩张狭窄段　A. 部分充盈球囊，使狭窄段卡在球囊中间的“腰”；B. 完全充盈球囊，使狭窄段被动扩张

输送器易于进入食管。透视监视下推送输送器直至支架的远端越过狭窄段进入正常段，此时支架应跨越狭窄段，其两端分别位于扩张段及正常段内，固定输送器芯并缓慢后退外鞘，退出外套过程中可观察到支架由远及近逐渐扩开，此过程一定要确保输送器芯无分毫移动。支架完全扩开后提示其已全部从外鞘中脱出并镶嵌在狭窄段，完全退出输送器外鞘及芯。见图 10-2-3。

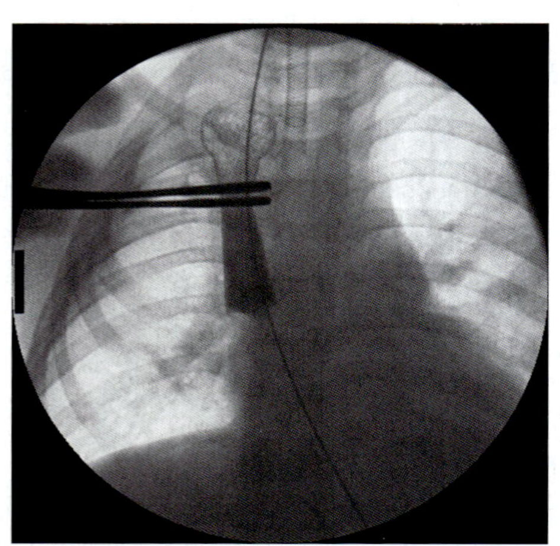

图 10-2-3　食管支架形状　使用近端为喇叭口的覆膜支架有利于支架固定于狭窄段

3. 经一侧鼻孔插入导丝并从口引出，把支架回收线固定在导丝末端，牵拉导丝使回收线从鼻孔引出，透视下轻拉回收线直至完全绷直，把回收线体外部分固定在患儿体表。

4. 再次行食管造影了解支架是否通畅，造影结束后立刻使用负压吸引器把口腔及食管内残留的对比剂及少量出血吸引干净，经另一侧鼻孔留置鼻管。

（三）支架取出术

1. 解开支架固定线体外部，使用卵圆钳在咽喉壁处夹住固定线并从口拉出。

2. 经口插入加硬导丝并通过支架进入胃内，沿导丝及固定线送入支架取出器，输送过程中使患儿头部尽可能后仰减少口腔与食管夹角使取出器易于进入食管。透视监视下推送取出器直至其顶端金属圈与支架近端接触，用力拉紧回收线使回收器金属圈紧紧抵住支架近端，同时固定回收器外鞘并把回收器芯往回拉，此时支架应逐渐被拉长并收缩。拉回收器芯直至支架完被收进外鞘后退出整套系统。

3. 行食管造影了解狭窄段扩张情况，并仔细观察有无食管憩室、食管夹层、食管全层撕裂等异常征象。造影结束后立刻使用负压吸引器把口腔及食管内残留的对比剂及少量出血吸引干净，经鼻孔留置鼻管。

七、术后处理

术后留置胃管饲奶 1~2 天，以便有充足的时间让撕裂的食管黏膜愈合，同时每天予患儿饮用 4000 U 糜蛋白酶稀释液以减轻瘢痕形成。注意观察术后有无内出血、气胸等症状。拔除胃管后让患儿从流质食物逐渐过渡到固体食物。

植入支架者术后需查胸部 X 线片以判断支架是否完全张开及是否有移位。支架置入初期患儿会有比较强烈的异物感和疼痛，无法耐受者可静脉给予山莨菪碱解痉，予口服布洛芬止痛直至患儿耐受支架。支架位置较高者如术后出现显著呼吸困难，多因支架压迫气管所致，严重者必须调整支架位置甚至需要把支架取出。

八、并发症处理原则和预防

食管狭窄球囊扩张术主要并发症包括因食管全层撕裂而导致气胸、食管纵隔瘘以及食管夹层，预防食管全层撕裂的最重要的措施是术前根据食管造影选择最合适的球囊，以防食管过度扩张严重撕裂。术中仔细操作，避免暴力通过狭窄段，逐步扩张可有效防止食管夹层形成。术中应多次透视双肺情况，扩张完毕后细致观察食管造影情况，一旦发现气胸、对比剂外逸等食管全层撕裂征象，应立即停止球囊扩张，并请胸外科急会诊处理并发症。

支架植入的患儿并发症还包括气管严重受压而致呼吸困难、支架移位进入胃内等。术后出现呼吸困难的患儿，可予雾化、吸氧等对症治疗，如症状无改善，可透视或行 CT 检查了解气管与支架的位置关系，如气管受压严重可调整支架位置甚至取出支架。胸、腹部 X 线片可简便、快速了解支架张开情况及是否移位，如发现支架进入胃内，需尽快联系消化内科通过胃镜取出支架。

九、结语

食管狭窄是一种严重影响儿童发育、危及患儿健康的疾病，外科手术对于此病往往无显著疗效，甚至加重狭窄程度。采用球囊扩张术，其治疗效果显著，且安全易操作，因此可以考虑作为食管狭窄的首选治疗方案。对于多次扩张疗效欠佳的患儿，可采取支架置入的方法以达到很好的扩张效果。

（周少毅　张靖）

参考文献

[1] Blanch AJ, Perel SB, Acworth JP. Paediatric intussusception: epidemiology and outcome. Emerg Med Australas, 2007, 19 (1): 45-50.

[2] 金晔，徐斐燕. 小儿肠套叠的超声诊断价值及误诊分析. 中华超声杂志，2009，25（2）：146-148.

[3] 徐文彪，肖伟强，刘立炜. 儿童肠套叠空气灌肠整复失败原因及解决方法的探讨. 影像诊断与介入放射学，2007，16（4）：175-177.

[4] Weintraub JL, Eubig J. Balloon catheter dilatation of benign esophageal strictures in children. J Vasc Interv Radiol, 2006, 17 (5): 831-835.

[5] Chang CF, Kuo SP, Lin HC, et al. Endoscopic balloon dilatation for esophageal strictures in children younger than 6 years: experience in a medical center. Pediatr Neonatol, 2011, 52 (4): 196- 202.

第十一章

儿科泌尿生殖系统介入治疗

第一节　肾囊肿介入治疗

一、概述

肾脏囊肿性病变是多病因所致的一组疾病，随着医学影像设备的发展，这组疾病早期即可被检出，甚至在胎儿期即可诊断。影像学检查在小儿肾脏囊肿性病变的诊断中起着不可忽视的作用。肾脏囊肿性病变依病因可分为遗传性和获得性，其共同特点为肾脏出现被覆上皮细胞的囊肿。该类疾病可发生于任何年龄，可单发或多发。其中囊肿性肾病中单纯性肾囊肿发生率随患者年龄增长而增加，如 40 岁人群中发生率约 50%，在成人囊肿性肾病中最常见，属后天获得性疾病，其确切发生机制仍不明晰，可能与肾实质缺血有关。与之相反，小儿单纯性囊肿性肾病则以遗传性和发育异常多见。

肾囊肿病变主要包括以下几种：常染色体隐性遗传性多囊肾；常染色体显性遗传性多囊肾；单纯性肾囊肿；肾盂旁囊肿；多囊性发育不良肾；肾髓质囊肿所形成的疾病；其他疾病所致多发肾囊肿等。对于遗传性肾囊肿性疾病，患儿起病年龄越小，肾损害越严重，有研究显示>75%的围生期和新生儿期起病的遗传性肾囊肿患儿，多数于围生期窒息（双肾异常增大致难产），或肺发育不良、肾衰竭。

二、临床要点

（一）病因与病理

1. 常染色体隐性遗传性多囊肾　其基本病理改变为远端肾小管和集合管呈梭形囊状扩张，多伴肝内胆管扩张，门静脉周围纤维化。根据患者年龄、肝脏和肾脏病变程度该疾病分为婴儿型、中间型和肾小管扩张伴肝纤维化。婴儿型多囊肾，多见于 7 个月以下婴儿，是常染色体隐性遗传性多囊肾中最常见的类型。

2. 常染色体显性遗传性多囊肾　也称成人型多囊肾，该病为第 16 号染色体短臂变异所致。囊肿源于近端肾小管、肾小球囊，肾脏皮质和髓质内见多发大小各异的囊肿，囊肿间可见散在正常肾实质，囊肿与肾单位和集合管交通，25%～50%的患者无家族史，有家族史者可见于儿童期。

3. 单纯性肾囊肿 是发生在正常肾皮质内的单房囊性病变，可孤立单发也可多发。小儿相对少见，发病率低于1%。囊肿大小悬殊，囊内为浆液性液体，囊肿与收集系统不相通。其病因尚不完全清楚，目前认为它的形成及进展与肾小管上皮增生、尿液潴留（由上皮分泌）、肾小管基底膜退化以及由此引起的肾小管扩大有关。囊肿可合并出血、感染或破裂等。

4. 肾盂旁囊肿 也称肾窦囊肿，囊肿位于肾窦内围绕在肾盂肾盏周围。病因尚不清楚，可见于儿童，见于1.5%的尸检病例。临床症状依据囊肿的大小和囊肿内压力而异，临床可出现肾积水和肾性高血压。

5. 多囊性发育不良肾 病因不明，肾脏被大小不等、数目不一成簇状的囊肿所替代，其间含有岛状肾组织，收集系统缺失，输尿管缺如或呈纤维索状。

6. 肾髓质囊肿 髓质海绵肾，为先天性疾病，可以单侧或双侧，一个或多个肾锥体集合管扩张为特征。约75%病变为双侧。囊的直径很少有超过5 mm，这些囊位于肾乳头内，经常伴发微小结石。

7. 获得性多囊性肾病 囊肿直径多为2 cm，与腹膜透析和血液透析有关。透析少于3年的患者约43.5%可发生，长期透析患者约90%可发生。囊肿主要位于肾皮质，也可位于髓质。集合小管阻塞、间质纤维化、局灶性上皮增生和基底膜病变可能是囊肿形成的原因。

（二）临床表现

不同类型的肾囊肿临床表现不同，需注意患儿的首诊年龄、症状、体征、肾功能、肾外病变、家庭史、实验室检查结果等。

1. 症状 遗传性多囊肾病，初诊以肾功能不全，如尿毒症或终末期肾病为首诊病状，如多饮、多尿、贫血、肾功能低下，患儿出生后不久即可出现。而髓质海绵肾则以并发症为首发症状，如肾结石、泌尿系感染。部分小的肾囊肿多无症状，多于体检时发现。若囊肿较大时，可出现腹部包块、腹部不适、血尿、腹痛或呕吐等症状。另外，遗传性多囊性肾病可合并有其他脏器的病变，如肺发育不良、消化道发育不良、肝脾大、输尿管异常等引起的各类临床症状。

2. 体征 较小的肾囊肿，无明显阳性体征，病变较大时，可出现腹部包块，患侧肾区叩击痛等。若合并有其他脏器的病变，如肺发育不良、消化道发育不良、肝脾大、输尿管异常等可引起各类体征。如合并肝、脾等多脏器多发囊肿，可触及右上腹肿大的肝缘，或左上腹肿大的脾等。

（三）诊断

不同类型的肾囊肿，影像表现各异。需充分掌握患儿临床病史，了解各种类型儿童肾囊性病变的病理发展过程，有助于该疾病的诊断。

1. B超 肾囊肿的B超典型表现为肾实质内可见单个或多个囊性边界清晰的低回声区，占位效应明显，可伴肾脏增大，局部凸起。若出现囊肿位于肾髓质，多发，囊腔大小均匀，且囊腔内伴多发高回声小结石等征象，需考虑为髓质海绵肾可能。

2. CT与MR表现 CT平扫多示患侧肾脏轮廓增大，皮质内或髓质内多发囊性低密度影，边界清，无强化。若伴囊肿内出血，可出现片状高密度影。同时需注意患儿肝脏、脾脏是否存在多发囊肿。MR表现为肾实质内多发囊性占位，边界清，T_1WI呈低信号，T_2WI呈高信号，无强化。可出现肾实质、肾盂、肾盏受压变形，见图11-1-1。

3. 静脉肾盂造影 静脉尿路造影显示患侧肾脏轮廓增大，肾实质对比剂显影延迟，若囊肿较大，可出现肾实质、肾盂、肾盏受压变形征象，见图11-1-2。

三、儿童肾囊肿的介入治疗

儿童单纯性肾囊肿可通过在超声引导下穿刺

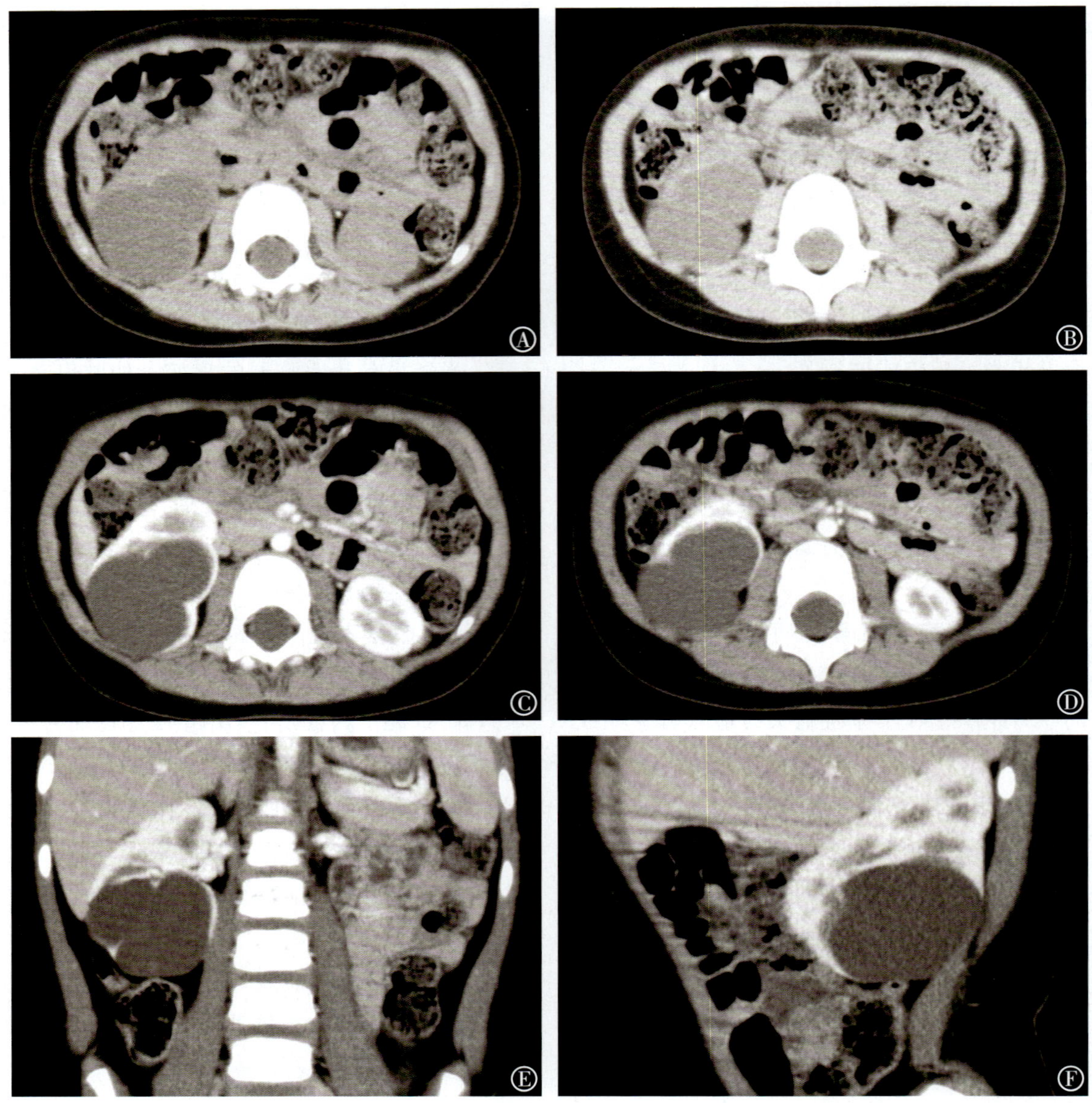

图 11-1-1　肾囊肿 CT 表现　患者女，3 岁，因右上腹部包块就诊。A、B. 右上腹平扫 CT 示右肾囊性包块，边缘清晰，内密度均匀；C～F. 增强 CT 示右肾囊性包块无强化，边界清晰，边缘光滑，呈分叶状，内呈水样密度影。周围肾实质受压变薄，肾盂、肾盏变形

介入治疗，一般无需外科手术治疗，见图 11-1-3。目前肾囊肿的治疗方法主要有开放或腹腔镜手术切除囊肿或囊肿去顶减压术。肾囊肿穿刺抽吸囊液或加用硬化剂注射等。单纯肾囊肿穿刺抽吸囊液复发率较高，目前多采用囊肿穿刺，囊液抽吸后加硬化剂注射治疗。硬化剂可选择无水乙醇、高渗液等，目前临床最常用的是 95%～99% 的乙醇溶液。由于囊肿内液被抽尽后囊肿容积即可缩小，再注入无水乙醇，可迅速破坏囊壁内膜的上皮细胞，使之失去分泌功能，从而囊壁组织纤维化、囊壁收缩，最终使肾囊肿缩小甚至消失。无水乙醇渗透纤维囊过程缓慢（4～12 h），但代谢迅速。儿童单纯性肾囊肿常位于皮髓质交界处，即位于较深处，因此若用腹腔镜治疗需切开较多肾实质，可引起出血量较大。囊肿穿刺抽吸加注入硬化剂治疗则不论囊肿深浅均能较易进

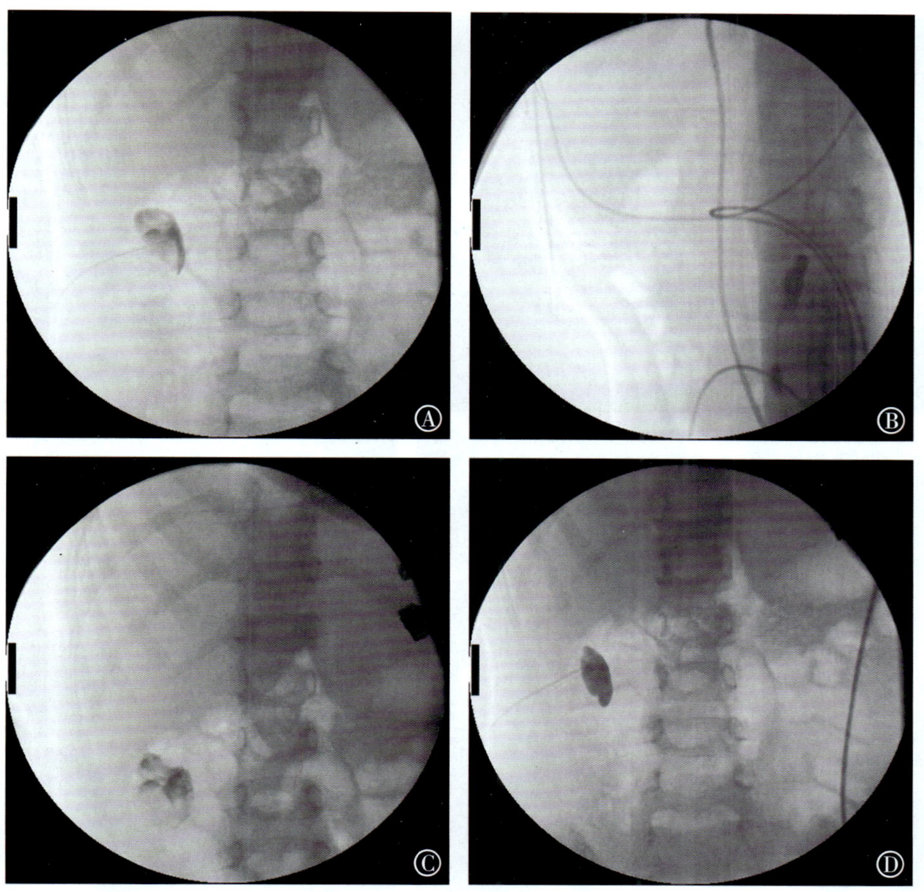

图 11-1-2　肾囊肿造影表现　图 11-1-1 患者在超声及 DSA 引导下行右肾囊肿穿刺抽吸术，术中 DSA 造影示右肾囊肿囊腔缩小，未见囊腔内对比剂外溢现象

行治疗，较切开肾组织出血量明显减少。由于小儿耐受力较成人差，多次注射可能会增加患儿的痛苦和不适感，且可能增加手术并发症的风险，因此儿童单纯肾囊肿一般无需多次注射硬化剂。

（一）适应证

依据临床表现及影像学检查诊断为单纯性肾囊肿的患儿。有症状者、肾囊肿破裂出血、囊肿直径大于 3 cm、囊肿有增大趋势或囊肿位于肾包膜下极有可能在外力下破裂者。

（二）禁忌证

合并有严重肝、肾功能及其他重要脏器功能不全者慎用。

（三）器械、人员要求和术前准备

需要彩色多普勒超声仪一台以及介入手术相关的耗材。手术间内还需装备有中心供氧、负压吸引和多功能监护仪等设备。这些在对出现严重并发症的患者进行急救处理中都是必需的。

参与介入手术的工作人员配制至少 3 名，其中熟悉超声仪操作的介入科医师 1 名，麻醉医师 1 名，以及护士 1 名。

完善相关术前检查，包括 B 超、CT 或 MR 检查。在进行介入手术前，介入医师及麻醉医师应与患儿监护人进行谈话，告知介入手术的必要性、可能出现的并发症及其处理方案、拒绝检查的后果及可替代的其他方法，征求监护人同意后签署知情同意书。

（四）手术过程及要点

1. 手术过程　患儿取俯卧位，基础加局部麻醉后超声定位，先确定囊肿的大小、位置，穿刺道上是否有重要血管（彩色多普勒确定），然

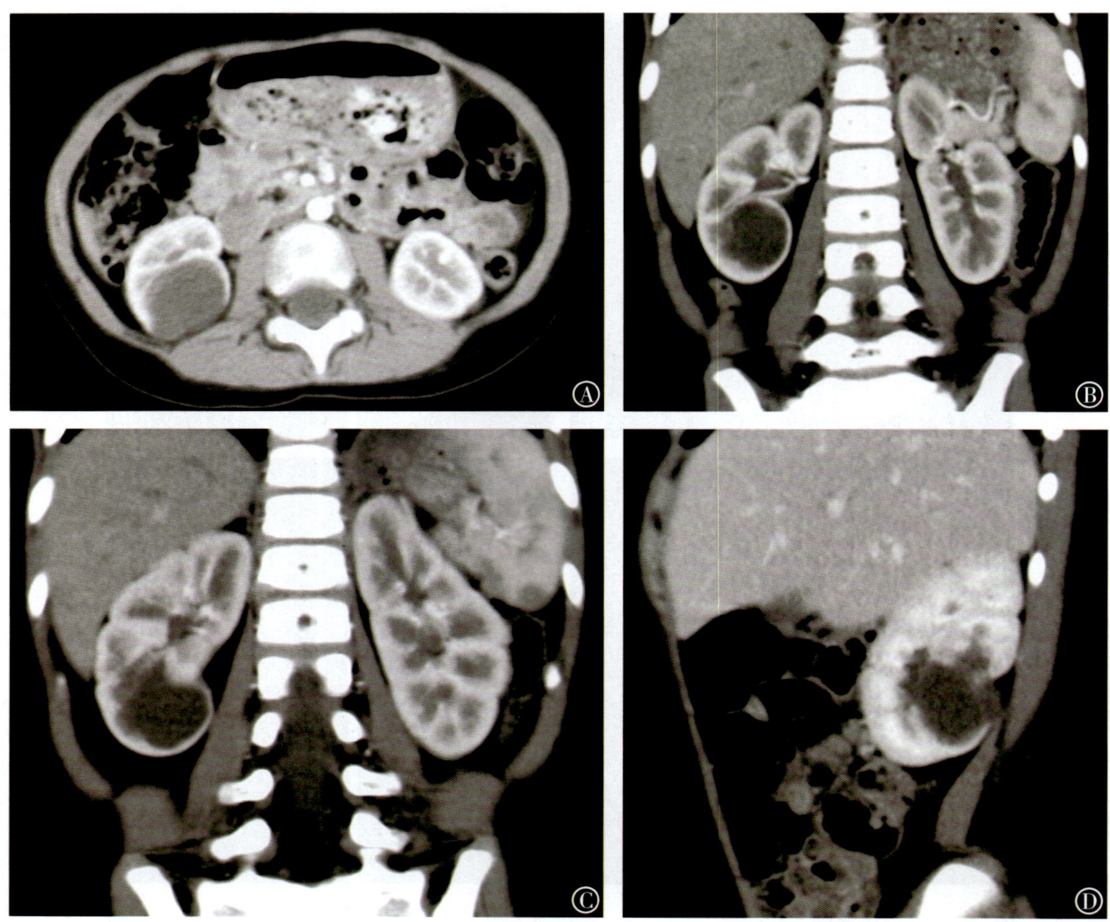

图 11-1-3 肾囊肿介入治疗后表现 图 11-1-1 患者术后 4 个月复查腹部 CT 示右肾囊肿明显缩小，内仍可见水样密度影，右肾周围脂肪间隙清晰 A. 轴位；B、C. 冠状位；D. 矢状位

后标出皮肤进针点、进针的角度和深度，局部皮肤严密消毒，铺洞巾。根据超声定位要求进针，超声引导下用套管针进行穿刺，确认进针到位后拔出针芯，固定并留置针管。抽尽囊内液体常规送检细菌培养及细胞学检查，然后按抽取囊液体积的 20%~50%缓慢注入无水乙醇（一般不超过 5 ml），拔出针管，局部加压包扎。

2. 术后处理及疗效判断 术中严密观察患儿血压、心率、呼吸等生命体征，术后俯卧 2 h，继续监测生命体征 6 h。局部疼痛不适者予对症处理。术后观察患儿有无腹疼或排尿疼痛、有无血尿和感染等。若无症状，术后 2 天出院。术后随访主要观察患儿症状改善情况及有无出血、感染等并发症，并定期复查 B 超了解囊肿大小变化。

四、结语

超声引导下经皮穿刺无水乙醇硬化剂注射治疗儿童单纯性肾囊肿是一种安全、有效、经济、微创的治疗方法，可推荐作为儿童单纯肾囊肿的首选治疗方法。该方法的远期疗效有待进一步观察。此外，需注意与小儿囊性部分分化性肾母细胞瘤、多房囊性肾肿瘤相鉴别，该疾病虽然发病率极低，但术前影像学检查难与其他单纯肾囊性病变相鉴别，最终需病理诊断，有研究报道术前穿刺针活检术可能有导致该肿瘤局部扩散、复发的风险。

（刘珍银　张靖　欧阳强）

第二节　儿童肾血管性高血压介入诊断治疗

一、前言

1%~5%的儿童出现过高血压症状，有研究报道肾血管性高血压（renal vascular hypertension，RVH）占儿童高血压5%~10%。年龄在5个月~20岁的高血压患者中，约3%是由于患者肾血管狭窄所引起。虽然多种影像检查方法（超声、CTA、MRA）可以显示肾动脉狭窄，但数字减影血管造影（digital subtraction angiography，DSA）仍作为诊断该疾病的“金标准”。RVH诊断标准：①高血压诊断标准参照1996年美国第二届儿童血压控制专题工作组会议修订的新标准；②影像学检查肾动脉及其主要分支狭窄程度≥50%。儿童应根据性别、年龄、身高分层统计的血压正常范围，对其高血压状况分期：血压<第90百分位为正常，血压位于第90~95百分位或血压>120/80 mmHg为高血压前期，血压位于第95~99百分位+5 mmHg为高血压1级，血压>第99百分位+5 mmHg为高血压2级。肾动脉造影的适应证：高血压大于同年龄组的正常值99%区间，且需要两种以上药物才能控制血压。Shahdadpuri报道了符合此标准的患者进行动脉造影后约43%确认此疾病。

二、临床要点

1. 病因　引起肾血管内血流动力学改变的因素均可导致RVH，常见的原因包括先天性肾动脉发育不良、纤维肌性发育不良（fibromuscular dysplasia，FMD）、Ⅰ型神经纤维瘤病，先天性单侧或双侧肾动脉主干或分支狭窄，肾发育不良，或腹主动脉或肾动脉炎引起。在青少年儿童，近50%的RVH患者双侧肾动脉受累，其中约50%患者一侧病变明显重于另一侧，52%的患者同时伴有主动脉受累。

2. 病理生理　肾动脉狭窄时，肾灌注压降低，肾血流量减少，造成肾组织（特别是肾皮质）缺血，从而刺激肾小球旁器分泌肾素。在转化酶作用下，产生血管紧张素Ⅰ，再经水解酶作用，转化成具有更强烈收缩平滑肌作用的血管紧张素Ⅱ，血管外周阻力增高，使血压升高。与此同时，血管紧张素Ⅱ可促使肾上腺皮质分泌醛固酮增多，造成水、钠潴留，血容量增加，致使血压进一步升高。因此，肾血管性高血压患儿大多表现出周围血浆肾素活性增高。

3. 临床表现　肾血管性疾病是儿童高血压的一种罕见但重要的病因，通常在正确诊断之前会有较长时间的误诊或漏诊，这是由于儿童很少测量血压，而且较高的血压值往往被认为是测量错误而不予以重视。此外，许多患儿常伴其他血管（主动脉、脑血管、髂部血管）畸形。由于部分儿童情绪波动或“白大衣效应”，往往在就诊时难以获得准确的血压值，此时可考虑行24 h动态血压监测，以更准确地评价血压情况。青少年儿童肾血管性高血压可发生在任何年龄，已有许多婴儿病例报道，最小者仅为7~10天。男女发病率相似，症状轻重不一。婴儿可有呕吐、发育营养差、充血性心力衰竭及急性肾衰竭等表现。可因为头痛特别是枕部头痛、眩晕、急躁、过度兴奋、不安及疲乏而就医。重症患者可有高血压脑病，有一过性视力障碍、抽搐等，有的可表现为行为异常或好动等。大多数患儿是由于严重高血压已存在相当长时间，诊断时多数已经出现心、脑、肾等靶器官受累的症状。若肾血管性高血压病因是大动脉炎，患者可出现低热、乏力和关节痛等症状。

三、病例选择

1. 适应证　研究显示RVH患者用药物控制血压效果良好，但其肾功能也会进行性下降。由于介入治疗肾血管性高血压的有效性以及创伤小的优点，使其成为重建肾动脉血运的首选方法。其适应证为：高血压大于同年龄组的正常值99%区间，且需要两种以上药物才能控制血压。此外，小儿或儿童持续性高血压，血液检验示血浆肾素活性增高，超声检查示双肾长径相差>1.5 cm，CTA或MRA或超声检查提示患儿肾动脉狭窄均有重要提示价值（图11-2-1、11-2-2）。

2. 禁忌证

（1）凝血功能异常：术前均需要检测患者血液标准部分凝血活酶时间（PTT）和凝血酶原时间（PT）以及血小板计数，凝血功能异常是介入手术治疗的禁忌证。

（2）合并其他重要脏器严重功能不全，如心脏、肝肾功能不全或功能衰竭等。

四、引导与监视设备

采用DSA引导下手术操作，DSA具有直观、体位灵活和定位快速等优点，实时显示血管内导丝和导管的位置，通过注入对比剂显示血管的形态与位置。经股动脉插管后，在DSA引导下将导管头放置在腹腔干上方，通过高压注射器快速注入对比剂，可清晰显示腹主动脉主干及各个分支情况，若发现左、右侧或双侧肾动脉狭窄，再通过微导管入患侧肾动脉进行造影，能更清晰地显示肾动脉狭窄情况。

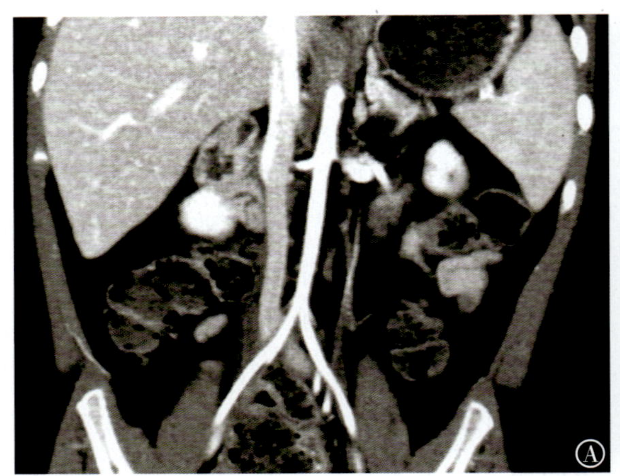

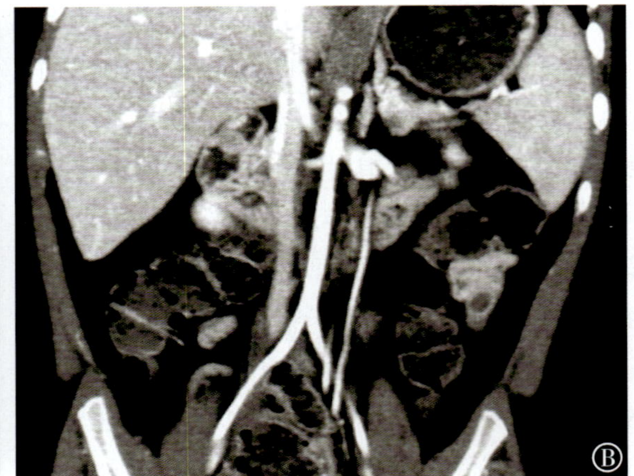

图11-2-1 腹部增强CT 示右肾动脉较左侧显著变细

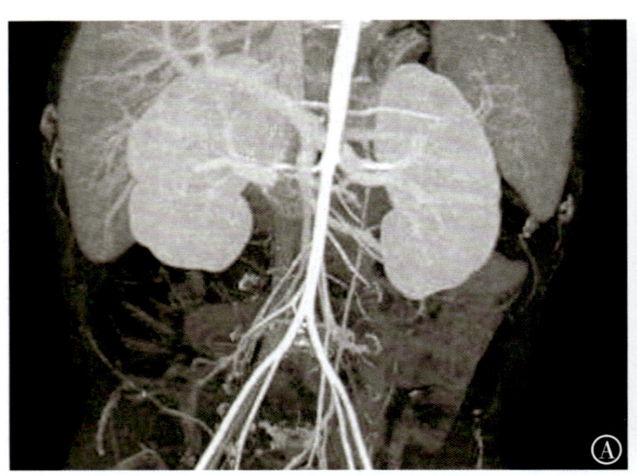

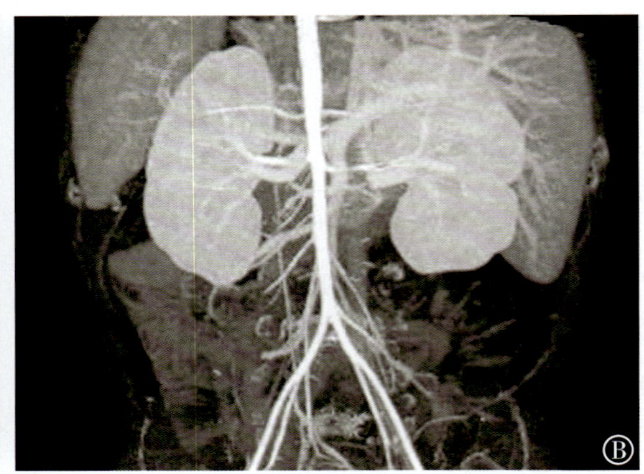

图11-2-2 腹部血管CTA重建 示右肾动脉细小

五、术前准备

1. 常规准备 心、肺、肾、肝功能检查，功能不全者予以纠正；凝血功能检查，不良者予以纠正；血常规检查，若存在异常，需对症治疗，予以纠正。

2. 知情同意书 熟悉患儿全部临床资料、影像资料及检查资料，明确适应证。介入术前，需告知患儿家属所采用的手术方法以及可能出现的各种并发症，并签署肾动脉造影术和（或）肾动脉狭窄扩张术知情同意书。介入治疗过程需在患儿全身麻醉下进行，麻醉医师术前需告知患儿家属相关事宜，并签署麻醉知情同意书。

3. 患儿术前准备 患儿术前需留置静脉针，为下一步镇静、静脉输液做好准备。患儿平躺在手术台，护士充分暴露双侧腹股沟区，并做好双侧腹股沟区充分消毒。

六、操作技术与注意事项

患者仰卧，常规双侧腹股沟区消毒、铺巾。在腹股沟区搏动最明显处下方 1.0~1.5 cm 为穿刺点，穿刺针呈 45°角进针，针尖指向头侧，拔出枕芯，缓慢退针套至出现动脉血喷出。穿刺成功后，将导丝送入腹主动脉，并用 4~6F 扩张鞘扩张局部穿刺通道。通过导丝将动脉导管送入腹主动脉腹腔干开口上方，采用猪尾巴导管进行腹主动脉全景造影，可检测患侧肾动脉狭窄的部位。然后通过导丝进入患侧肾动脉，进行患侧肾动脉造影。此外，对于婴幼儿与较小的儿童，在其血管内注入高渗透压的对比剂可能导致血浆渗透压快速上升，进而可能导致急性血浆电解质的失平衡，因此在儿童患者推荐使用等渗非离子型对比剂，并且选用适宜的剂量。由于儿童血管直径较细且易发生强烈痉挛，操作手法需轻柔，有助于减少血管痉挛的发生概率。条件允许时，行狭窄肾动脉球囊扩张术，此时需注意选择直径与狭窄两端比正常肾动脉略大或相同的球囊。若肾动脉狭窄较严重，建议首先选择比正常肾动脉小 1 mm 的球囊进行预扩张，然后应用较大的球囊再次扩张。若常规球囊扩张术效果不理想，则可选用切割型球囊，使切口之间内壁在扩张时保持完整，减少发生内膜严重撕裂的概率，从而最大限度地减少血管内皮细胞受损伤，保护血管回缩弹性（图 11-2-3）。

由于儿童处于生长发育期，经皮腔内肾动脉成形术（percutaneous transluminal renal angioplasty, PTRA）肾动脉支架植入不予优先考虑。对于多次球囊扩张术临床效果不明显者，需考虑支架植入术，但需要反复多次植入扩张的支架，直至患者体格发育成熟。所以，当不得不行支架植入术

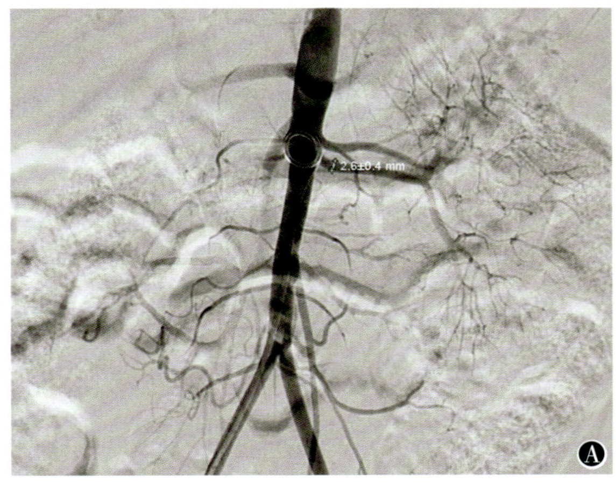

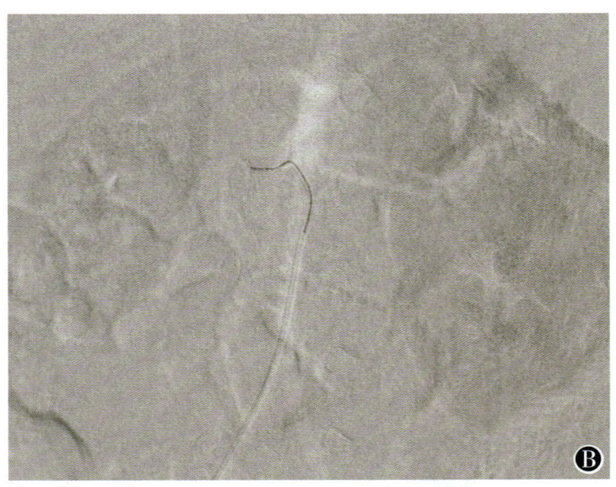

图 11-2-3 右肾动脉狭窄行 DSA 造影及球囊扩张术 A. DSA 造影；B. 球囊扩张

时，需考虑选用球囊扩张型支架。但对于有内膜增生的动脉，如累及肾血管的大动脉炎患者，支架植入远期效果则低于单纯球囊扩张术。肾动脉支架结局成功与否，与疾病的病因有关，纤维肌性发育不良、动脉炎等预后较好。此外，病变位置也影响PTRA术预后，中、远端局限的肾动脉病变较起始端或多灶病变容易解决，血管病变的范围也影响预后。Srinivasan等历时11年对PTRA术后的RVH儿童（2~19岁）进行了疗效随访观察，结果显示PTRA术成功率为84%，其中只有62.5%的患者治愈或有远期受益。

对于肾脏分支动脉病变引起的RVH，则可使用无水乙醇消融术，无水乙醇可造成严重的不可逆性的血管内皮损伤，引起目标动脉及其远端毛细血管床破坏，使该段肾脏滤过功能及内分泌功能丧失，病灶组织不能释放过多的肾素，故能改善患者高血压症状。该方法较节段性肾脏切除术创伤少，对正常肾组织影响亦较小。

七、术后处理

肾动脉狭窄介入扩张后要注意观察以下事项：①腹股沟区穿刺点有无渗血；②患儿安静入睡，血压逐步恢复正常；③复查B超、CTA示原肾动脉狭窄处的管径较前扩大。

八、并发症处理原则和预防

1. 穿刺点并发症 由于血管成形术中球囊与支架推送器进出的需要，一般所选用的股动脉鞘管较粗，加上术中及术后肝素的应用使得动脉压迫止血难度增大，需保证股动脉穿刺点足够的压迫时间（≥10 min）。倘若出现局部血肿，一般不需特殊处理，血肿会自行吸收。为防止血肿发生，可采取术后保留动脉鞘管，直到肝素化停止2 h后拔管。

2. 急性肾动脉血栓 PTA与PTAS术中有可能发生急性肾动脉血栓（1%），致肾动脉闭塞，一旦发生应立即实施动脉溶栓术。使用多侧孔高压脉冲溶栓导管，高浓度尿激酶通常被认为是最为有效的药物。

3. 肾动脉破裂出血 主要由于导丝、导管过硬或强行球囊扩张所造成，出血轻者可保守治疗，若大量出血血压下降严重，应考虑外科手术治疗。

4. 动脉内膜撕裂 动脉内膜撕裂，可出现动脉夹层，需重复行球囊扩张术，使撕裂的内膜片重新贴壁，如再次球囊扩张仍失败，则需植入支架。不过，现在多采用小球囊预扩张术，内膜撕裂并发症很少见。

九、总结

肾血管性疾病是儿童高血压的一种少见却极其重要的原因，但RVH患儿早期临床症状多样，不典型，缺乏特异性，故儿童RVH极易被延误诊治。头痛、呕吐和抽搐是RVH患儿最常见的临床症状，对于收治上述症状的患儿，需考虑RVH疾病可能，宜尽早行动态血压监测。随着影像技术的发展，CTA、MRA一般情况下均可清晰显示狭窄的肾动脉，但当病变复杂时，易误诊，故DSA仍作为诊断该疾病的“金标准”。在肾动脉狭窄部位行球囊扩张术能有效减除患儿高血压症状。

（刘珍银　张靖　金科）

第三节　儿童先天性肾积水介入治疗

一、定义

先天性肾积水是常见的小儿泌尿系统疾病，系先天发育畸形所致。其主要原因是由于先天性肾盂输尿管连接处梗阻（congenital ureteropelvic junction obstruction，UPJO）。发病率报道不一，一般为0.13%~0.16%。男性多于女性，左侧多于右侧，双侧者占10%左右。随着产前超声诊断的不断发展，使得出生婴儿肾积水的检出率有所提高，欧洲的一项流行病学调查显示，在每10 000名出生儿中就有11.5名存在先天性肾积水。目前国外绝大多数学者仍使用通过B超检查的肾盂前后径值（APRPD阈值）来划分肾积水的程度。正常（0~4 mm）、轻度（5~9 mm）、中度（10~15 mm）、重度（>15 mm）。

虽然产前诊断的胎儿肾积水中有大部分是一过性、生理性的肾盂扩张，出生后随时间的推移可自行缓解，但仍有部分患儿其肾积水不会自行缓解，而使肾盂进行性扩张，肾功能损伤持续加重。临床研究发现，大多数泌尿道梗阻所致的肾功能损害是可逆的，一旦梗阻解除，肾实质形态及肾功能就会有不同程度的恢复。且小儿肾脏处于发育期，有旺盛的再生能力，康复潜力大。因此，对于先天性肾积水患儿应引起足够的重视，早期诊断及明确病因，早期治疗尤为重要。近年来，随着介入技术的发展，国内外许多学者相继采用介入的方法治疗UPJO或手术后吻合部再狭窄的病例均取得良好疗效。

二、临床要点

1. 病因 UPJO致肾积水是由多种因素参与的病理过程，目前认为其发病机制可能与肾盂输尿管连接部狭窄、瓣膜、息肉、高位输尿管开口、迷走血管或副血管压迫及肾盂输尿管连接肌性发育不良等有关。

（1）肾盂输尿管连接处狭窄：为最常见原因，约占94.3%。其形态学异常主要表现为肾盂输尿管连接部肌层增厚和纤维结缔组织增生，导致相应部位自主神经运动的缺陷，使输尿管平滑肌蠕动功能障碍，进一步加重了结构上的变化，形成机械性及功能性梗阻，最终导致肾积水。

（2）肾盂输尿管连接处瓣膜或输尿管上段瓣膜形成。

（3）纤维索带及血管压迫所致。

（4）创伤性梗阻：手术后瘢痕形成等。

（5）结石梗阻：肾盂、输尿管结石梗阻或结石合并狭窄。

（6）少见原因：原发性巨输尿管、重复肾盂输尿管、肾旋转畸形、输尿管末端囊肿以及肾发育不全或异位肾等。

由于以上因素所致肾盂输尿管梗阻后，梗阻以上管腔压力增大，最终出现肾积水和肾功能损害。

2. 临床表现 反复发作尿路感染，尿频、尿急、排尿困难，腰部疼痛，无尿、少尿、间断多尿。不明原因的高血压或肾衰竭。有时也可无明显临床症状，只在腹部触及较大的肿块或体检偶尔发现肾积水。

3. 影像学检查方法

（1）超声检查

1）优点：无创伤且操作方便，可以显示肾盂分离、积水程度、输尿管梗阻部位及扩张程度等。目前仍然为临床首选检查项目。

2）缺点：在尿路梗阻的鉴别诊断及评价肾功能方面欠佳。

（2）静脉尿路造影（intravenous urography，IVU）

1）优点：为泌尿系统疾病最常用的影像学诊断方法，能够清晰显示肾盂肾盏大小、形态，肾积水程度，肾盂输尿管梗阻部位及初步判断病因，图像整体观较强，可对肾功能进行大致评价。

2）缺点：需静脉注射对比剂，对外压性病变的来源显示困难。

（3）MRI

1）优点：通常对于碘对比剂过敏以及肾功能不全患儿，可选择MRI检查以明确诊断。特别是MRU可通过水成像原理显示扩张的肾盂肾盏及输尿管梗阻部位，因其无需对比剂、不依赖于肾功能，故对于IVU患肾显影欠佳或不显影的重度肾积水诊断尤其有优势。

2）缺点：评价肾功能方面欠缺。

（4）CT

1）优点：可显示输尿管梗阻部位，肾积水程度，对外压性病变的来源显示较好。

2）缺点：需静脉注射对比剂，X 线辐射量较大。

（5）放射性核素造影

1）优点：可通过肾脏对放射性核素的摄取和排泄进行动态显影，并可定量计算分肾功能。

2）缺点：对尿路梗阻的诊断仅有一定的提示作用，且有检查时间较长及不能显示肾实质情况的局限性。

以上各种影像学检查方法各有利弊，应根据需要由简到繁、逐步深入地形成一个既简捷又实用的诊断流程以判定：①是否有肾积水及肾积水程度；②是否梗阻性疾病以及梗阻的位置；③梗阻的病因。

三、肾积水介入治疗

1. 经皮肾盂造瘘术（percutaneous nephrostomy，PCN） 为肾盂输尿管梗阻时的基础介入方法。

（1）适应证：①对重度肾积水患儿的一种姑息治疗方法，可快速解除或缓解肾积水，降低肾内压，重建或恢复肾脏的滤过和排泄功能，为进一步治疗提供条件；②可以为后续肾盂输尿管腔内介入处理建立通道。

（2）禁忌证：①严重泌尿系感染、肾衰竭，严重高血压、心脏病；②输尿管下端进入膀胱处的梗阻；③下尿路梗阻及伴有膀胱输尿管反流的输尿管积水；④凝血功能障碍。

（3）术前准备：常规全身麻醉下介入手术术前准备，泌尿系影像学检查，MRU 或 IVU，以了解肾积水程度以及肾盂输尿管梗阻的部位和病因。

（4）器械准备：动脉穿刺包 5～7F 导管各一套，猪尾巴导管 1 根（作引流管用）。

（5）操作方法：全身麻醉下，患者采取侧卧位，常规消毒，于第 2～3 腰椎水平患侧椎旁肌外缘（肾窝）进穿刺针（也可于手术前 30 min，按 IVU 用量静脉注射对比剂使肾盂显影后在透视下定位穿刺），从肾脏后外侧经肾皮质进入肾盂或肾盏，穿刺成功后可见尿液流出（图 11-3-1A），造影确定进针位置后，经穿刺针引入导丝，利用动脉鞘中的鞘芯，由 5～7F 导管逐步扩张穿刺通道，最后置入 7F 动脉鞘于肾盂内（图 11-3-1B），再沿导丝经动脉鞘送入猪尾巴引流管至肾盂合适位置（图 11-3-1C），并将动脉鞘及引流管用“人”字形弹力胶布固定于皮肤，经猪尾巴引流管用庆大霉素盐水冲洗肾盂后连接尿袋。

（6）术中注意事项及术后处理：①肾盂穿刺应垂直进针，不可晃动，避免对肾脏切割损伤；②尽可能由肾脏下极穿刺进针，便于后期操作；③手术中庆大霉素盐水冲洗肾盂要充分，防止凝血块堵塞引流管；④造瘘口清洁包扎，定期清洗消毒，以防造瘘口感染；⑤手术后保持引流管的通畅，定期庆大霉素盐水冲洗；⑥注意观察引流管周围尿漏和感染等情况。

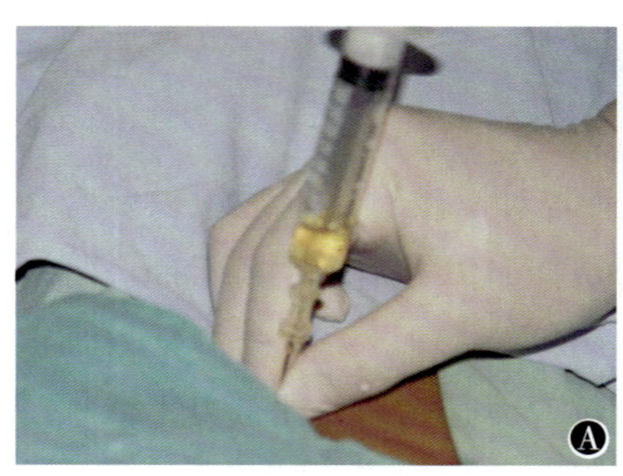
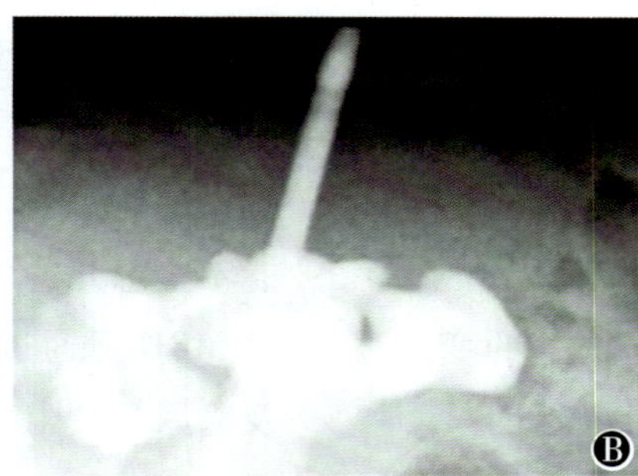
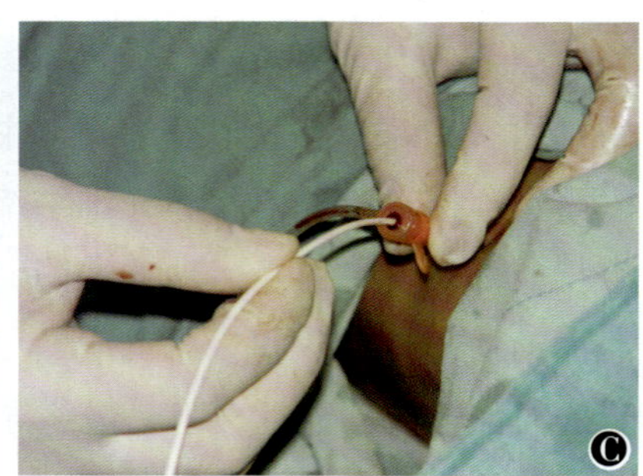

图 11-3-1 经皮肾盂造瘘术操作方法 A. 穿刺；B. 置入动脉鞘；C. 送入引流管

2. 经皮输尿管球囊扩张及支架置入术 在经皮穿刺肾造瘘基础上更进一步重建输尿管通道的方法。由于肾盂输尿管梗阻部位比较坚韧，弹性恢复力强，单纯的通过一过性球囊扩张不易达到恢复和维持管腔通畅的目的，一般需要置入支架以持续扩张保持管腔通畅。而儿童对永久性支架置入目前尚存在争议。另外，此方法技术难度相对较高，有创伤，并发症多，术后护理困难，目前很少采用，已被下一种方法取代。此章节不作详细阐述。

3. 经尿道逆行持续输尿管球囊扩张及支架置入术（图 11-3-2、11-3-3） 在膀胱镜的辅助下，利用人体自然通道，经尿道逆行将器械置入输尿管狭窄段对其进行持续扩张治疗。此方法操作简单，创伤小，并发症少，疗效好，为目前主要介入治疗方法。早在 1998 年国外学者 Ravery 等报道治疗成功率在 45%～88%，平均 55%。国内张小东等报道治疗成功率接近 90%。

（1）适应证：①先天性肾盂输尿管连接处狭窄，如瓣膜、纤维索带粘连、输尿管平滑肌发育不良；②手术后吻合口瘢痕收缩及粘连；③局限性炎性后遗所致输尿管狭窄；④结石取出后继发局限性狭窄；⑤腹膜后纤维化、腹膜后肿瘤及输尿管周围的血管压迫所致狭窄。

（2）禁忌证：同经皮肾盂造瘘术。

（3）术前准备：同经皮肾盂造瘘术。

（4）器械准备：5F 右心导管，5F 超滑导丝，5F 血管内用球囊导管（球囊直径视测量狭窄部位以下输尿管直径而定）。

（5）操作方法

1）球囊扩张：全身麻醉下，常规消毒，利用膀胱镜逆行将导丝插入输尿管中段，透视下置换 5F 右心导管并逆行输尿管造影，明确狭窄部位、狭窄程度。再经导管插入导丝并试探通过输尿管狭窄部位于肾盂内，保留导丝，撤出导管。测量狭窄部位以下输尿管直径，选择相近直径的球囊导管，沿导丝送入至狭窄部位进行试扩张，寻找到“细腰”状狭窄部位后，逐渐扩张球囊，直至扩张效果满意，“细腰”消失，保持扩张状态，撤出导丝，固定导管。导管球囊口用三通器封闭，导管口用延长管接尿袋。每间隔 24～48 h 透视观察球囊位置，并抽小球囊 10 min 后再次充盈球囊，保留球囊在狭窄段 1～2 周，经造影证实狭窄段基本消失后拔管，完成治疗。

2）支架置入术：儿童建议采用临时双 J 管支架治疗输尿管狭窄。方法是在球囊扩张完成后，沿导丝换置双 J 管，一端置入肾盂内，一端置于膀胱内。可支撑扩张后狭窄段，既可充分引流尿液保持肾盂在低压状态，又利于扩张撕裂的输尿管内膜和肌层的绕周生长，避免再次狭窄。放置1～3 个月后取出并复查 B 超或 IVU。留置双 J 管时间过短，引流不充分，易引起再狭窄。留置时间过长，可引起感染及堵塞，输尿管输送尿液功能减退。故引流时间一般不超过 3 个月。双 J 引流管大小长短的选择要根据患者的实际情况而定。引流管过长，对肾盂及膀胱产生刺激，患者出现腰痛、尿急、尿频等刺激症状。引流管过短容易移位，导致脱落或者回缩至输尿管中取出困难。

（6）术中注意事项及术后处理：①术中操作手法轻柔，导丝、球囊通过输尿管狭窄段切不可暴力进退，否则易穿破输尿管或引起输尿管黏膜剥脱，撕裂；②扩张球囊时，充盈速度不宜太快，先缓慢试扩张，明确狭窄部位后将球囊充盈；③最好选择血管内用球囊导管，球囊直径不要超过正常段输尿管直径，重度狭窄者宜分次逐渐扩张，突然增压易引起输尿管破裂；④建议手术后 3 天内每间隔 24 h 透视观察球囊位置，并抽瘪球囊 10 min 后再次充盈球囊，有利于观察球囊是否移位，避免无效扩张并可改善局部血供；⑤观察患侧尿量，间接判断肾功能变化；⑥每天可用庆大霉素及肝素盐水冲管，防止导管堵塞；⑦双 J 管的取出用膀胱镜拔出，如发现双 J 管退回输尿管需用输尿管镜取出。

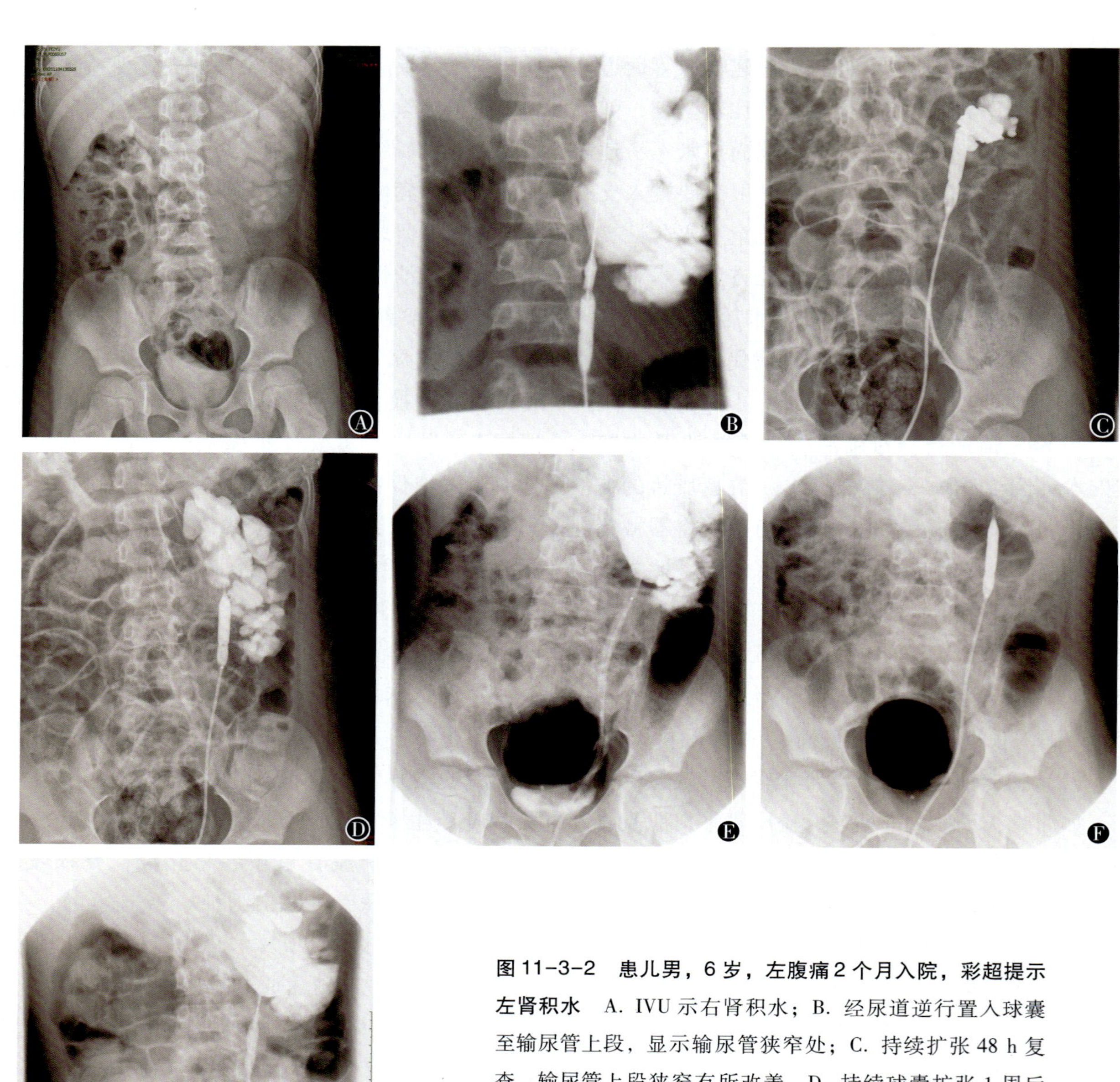

图 11-3-2 患儿男，6 岁，左腹痛 2 个月入院，彩超提示左肾积水 A. IVU 示右肾积水；B. 经尿道逆行置入球囊至输尿管上段，显示输尿管狭窄处；C. 持续扩张 48 h 复查，输尿管上段狭窄有所改善；D. 持续球囊扩张 1 周后复查显示狭窄段进一步改善；E. 2 周后复查球囊“细腰”征消失；F. 对比剂进入膀胱顺利；G. 术后 3 周复查，左侧输尿管未见梗阻，管腔通畅

四、疗效评价

治愈：症状消失，B 超或 IVU 复查示肾积水明显好转；有效：症状明显好转，肾盂积水有改善或无进一步加重；无效：症状无缓解或消失后重现，肾积水无改善或加重。

五、并发症及处理

1. 发热、出血、泌尿系感染及经皮造瘘口局部感染等症状 应在术后行抗感染处理，并保持造瘘口清洁护理。

2. 双 J 管堵塞引起再狭窄 由于尿中沉淀

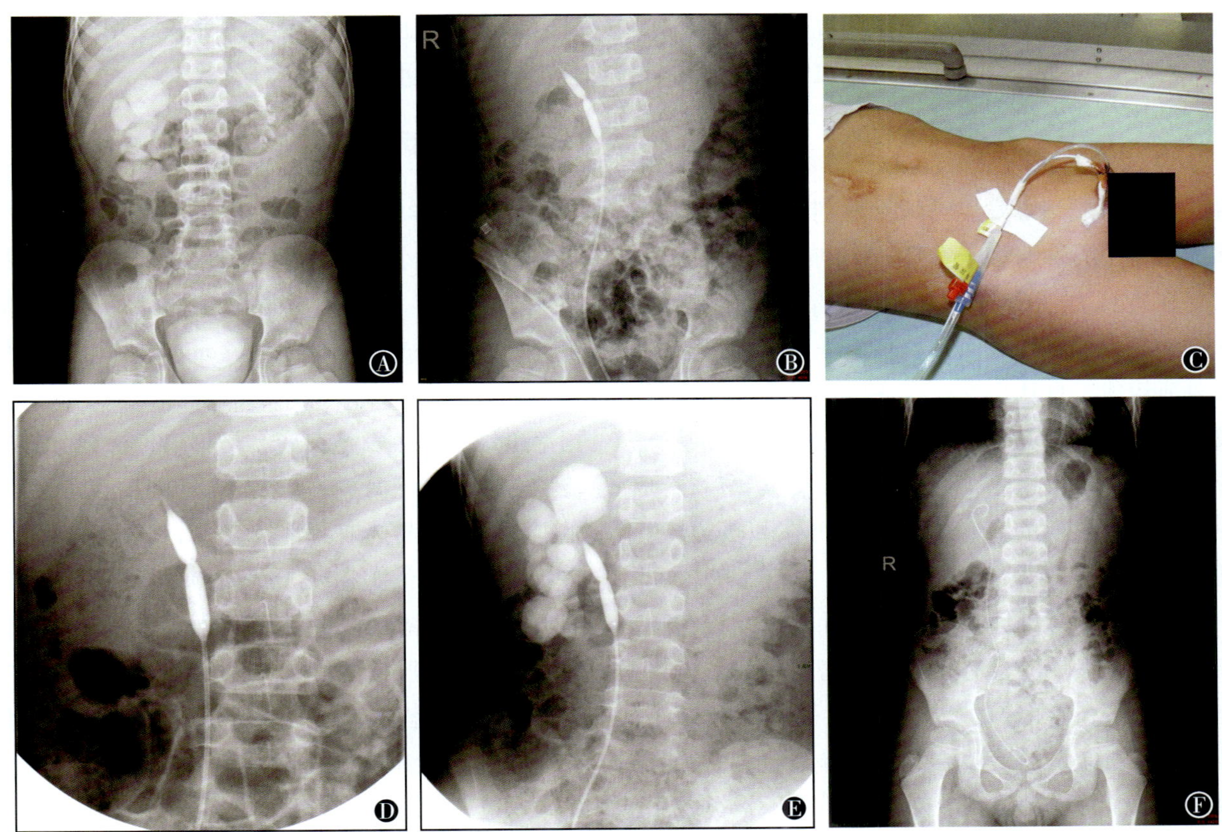

图 11-3-3 患儿男，9 岁 1 个月，间断发热 1 个月入院，双肾彩超提示右肾积水 A. IVU 示右肾积水，右肾多发结石，右侧肾盂输尿管连接处梗阻；B. 经尿道逆行置入球囊持续扩张，输尿管狭窄段呈“细腰”征；C. 术后将球囊导管及导尿管外固定于皮肤；D. 术后 24 h 复查球囊位置及形态，“细腰”仍存在；E. 术后 4 天复查显示输尿管狭窄未解除，拔管；F. 采用置入双 J 管支撑输尿管狭窄段进一步治疗

物、结晶可能会引起双 J 管堵塞，一般较少见，嘱患者多饮水可避免堵塞。

3. 双 J 管脱落 定期复查支架位置，如果发生脱落至膀胱，及时取出支架。

4. 膀胱刺激征 多由于双 J 管过长刺激膀胱三角区引起，可给予解痉治疗，无效时可通过膀胱镜调整位置。

六、结语

介入治疗儿童先天性肾积水，避免了开放手术以及由此带来的多种并发症，患者创伤小、出血少，安全性高，可重复性强，是一种简单、有效的治疗方法。

（王立丹　黄穗）

第四节　儿童肾母细胞瘤介入治疗

一、历史和发展

肾母细胞瘤又称为威尔姆瘤（Wilms tumor），是儿童最常见的腹部恶性肿瘤，在文献上称谓此瘤的名称多达 80 余个，反映出对该肿瘤认识过程的复杂性，常用的名称包括肾混合瘤、肾胚胎瘤、腺肌肉瘤。其发病率在小儿腹部肿瘤中占首位。肿瘤主要发生在生后最初 5 年内，特别多见于 2~4 岁。左右侧发病数相近，3%~10%为双侧性，或同时或相继发生。男女性别几无差别，但多数报告中男性略多于女性。个别病例发生于成人。在近代称为肾母细胞瘤（nephroblastoma），该肿瘤是由后肾发展而来，且由类似肾母细胞的成分所组成。自从化学业疗法问世以来，尤其是发现了放线菌素 D 与长春新碱对本病具有的特殊疗效，再加以采用综合治疗方案，使其预后得到明显改善。各期的 2 年生存率均可在 80%以上，甚至达 92%。

目前对于肾母细胞瘤以肾切除辅以化疗为治疗的主流方案。随着对肾母细胞瘤组织病理学检查及 DNA 含量测定的研究，并根据临床分期与病理类型所制定的治疗方案，肾母细胞瘤的治疗效果取得了惊人的进步。对一些无手术指征的患儿，肿瘤局部向外侵犯或跨越中线，甚至伴有下腔静脉右心房瘤栓或远处转移者，根据其临床分期，病理类型进行相应的放化疗，同样也能获得较好疗效，部分甚至可获得进一步手术切除的机会。经肾动脉化疗栓塞术作为肾母细胞瘤外科切除前的准备方案，已经得到了广泛认可，其技术亦趋于成熟。目前普遍认为术前肾动脉的完全栓塞相当于术中先结扎肾动静脉，不仅可以减少术中肿瘤播散机会，而且由于阻断了肿瘤血供，造成肿瘤缺血坏死萎缩，病肾因梗死而水肿，与健康组织层次分明，曲张的肿瘤血管塌陷，这样既缩短了手术时间，又提高了手术切除的成功率。对于不易切除的巨大肿瘤，或者伴有严重并发症患者，亦是一种良好的姑息治疗方法。经肾动脉栓塞后，肿瘤缩小，临床症状缓解，可增加手术切除肿瘤的机会。同时，经肾动脉的化疗栓塞术可激活机体免疫机制来对抗肿瘤，还可使转移灶缩小，从而提高疗效。因此，我们对有手术机会的患儿在做出明确诊断后，为防止术中肿瘤播散和（或）沿腹膜种植转移，在术前采用经肾动脉化疗栓塞具有重要意义。

二、临床要点

1. 病因学和胚胎学 肾母细胞瘤可能是后肾胚基未向肾小管和肾小球分化导致异常增殖的结果。1976 年 Bove 和 McAdams 提示肾母细胞增生复合体（nephroblastomosis complex）可能转化为肾母细胞瘤。1972 年 Knudson 和 Strong 认为根据生殖细胞是否发生突变，可将 Wilms 瘤分为遗传型和非遗传型两类。若属于遗传型，则肿瘤发生得更早，更易为双侧性及多中心形式发生。所有双侧性肾母细胞瘤及 15%~20%的单侧性肾母细胞瘤与遗传有关。此外，遗传型双侧肾母细胞瘤的后代发生肿瘤的概率可达 30%，而单侧病变者约为 5%。据统计约 15%肾母细胞瘤患儿合并有其他先天性畸形，如泌尿生殖系畸形（隐睾症、尿道下裂及肾融合或异位）、外耳畸形、智力迟钝、头面部畸形、腹股沟斜疝或脐疝。2.9%有单侧肢体肥大，常合并有胚胎癌、肾上腺皮质癌、肝母细胞瘤。此外，肾母细胞瘤患儿可合并身体其他部位的恶性肿瘤（肉瘤、腺癌及白血病）。

2. 病理学特征

（1）肉眼观：常为单侧性，双侧发生者仅 5.8%。偶尔，肿瘤在一侧肾内可呈多发结节状，或在肾包膜下呈弥漫性生长。瘤体较大，平均直径 12 cm，界限较明显。切面灰白色，质软，结构纤细，肿瘤组织明显突出于切面，很像髓样癌。有时见灶性出血及坏死，呈多彩状。若肿瘤富于间质成分，质变韧，偶见囊性变，可误诊为多囊肾。钙化灶不常见（3%~14%）。肿瘤常推压周围肾组织，形成假包膜。肿瘤也可浸润肾周脂肪组织、肾静脉或累及肾门淋巴结。肿瘤突破肾包膜后，可广泛浸润周围器官及组织。肿瘤经淋巴转移至肾蒂及主动脉旁淋巴结，亦可沿肾静脉延伸入下腔静脉，甚至右心房。

（2）镜下特点：典型肾母细胞瘤是由肾胚芽原始成分、向肾单位作不同阶段分化的上皮成分，以及向肾间质分化的间叶性成分组成，而原始肾胚芽则由密集的、核小浓染、细胞质少的小细胞组成。这些细胞排列呈宽带状或岛状，由纤维性间质将其分隔。肾母细胞瘤中的间质成分常为不同成熟程度的纤维性或黏液组织。还可出现一些异源性的间质成分，如软骨、脂肪、骨等，肾母细胞瘤基本组成成分的多样性，以及各种组成成分在肾形成过程中表现为不同分化阶段的多样性，这就构成了肾母细胞瘤组织学类型的复杂性。按组织学分类看，肾母细胞瘤可分为以胚芽性成分为主、上皮性成分为主，或间质性成分为主三大类。在同一个肿瘤中，不一定同时具备上述三种成分，而其中以胚芽性或间质性成分为主的也并不少见，因此需要分别与小细胞性恶性肿瘤、低分化癌和间变型肉瘤相鉴别。肾母细胞瘤中出现异质性间叶成分，如横纹肌或骨质成分时，应与畸胎性肿瘤鉴别，其区别在于肾母细胞瘤中这些成分不出现器官样分化。

（3）组织学分类：肾母细胞瘤预后与构成肿瘤的结构有关，上皮细胞居多者预后良好，故目前按其组织结构将肿瘤分为：①典型肾母细胞瘤，预后较好；②多囊性肾母细胞瘤，由弥散的多房性囊肿构成，单侧，表面光滑，只在囊间隔上存在分化不良的细胞，可发展成为典型的肾母细胞瘤，预后好；③未分化型，多见于较大的患儿，占肾母细胞瘤的4.5%，胞核大，染色质增多，异型性明显，可见多极分裂象，由于出现弥散性生长方式，预后较差。

3. 临床表现

（1）腹部肿块：进行性增大的腹部肿块是最常见的症状，常在为患儿穿衣或洗澡时偶然发现。肿块较小时无明显症状，不影响患儿营养及健康，易被忽视。肿瘤巨大时可产生压迫症状，可有气促、食欲缺乏、消瘦、烦躁不安等表现。肿块位于上腹季肋部一侧，表面光滑，中等硬度，无压痛，早期可稍有活动性，迅速增大后，少数病例可越过中线。

（2）腹痛：约有1/3患儿出现，程度从局部不适、轻微疼痛到绞痛、剧烈疼痛不等，如果伴有发热、腹部肿物、贫血、高血压常提示肾母细胞瘤包膜下出血。很少有继发于瘤体腹腔内破裂导致的急腹症者。

（3）血尿：约25%患儿有镜下血尿，肉眼血尿见于10%~15%患儿。血尿出现与肿瘤侵入肾盂有关，不作为肿瘤的晚期表现。

（4）高血压：30%~63%病例出现，可能由于肾血管栓塞或肾动脉受压缺血，产生肾素所致。有的作者认为肿瘤细胞可以产生肾素，与近球细胞瘤相似，一般在肿瘤切除后恢复正常。

（5）并发症：红细胞增多症罕见，原因可能与肿瘤产生促红素有关。若合并肾病综合征，则形成Wilms肾炎。有时合并精索静脉曲张、疝、睾丸肿大、先天性心力衰竭、低血糖、皮质醇症、急性肾衰竭。

（6）转移症状：下腔静脉梗阻在肝静脉以上可有肝大及腹腔积液，如侵入右心房可致充血性心力衰竭或心脏杂音。血行转移可播撒至全身各部位，而以肺转移为最常见，可出现咳嗽、胸腔积液、胸痛、低热、贫血、恶病质。

（7）肾外肾母细胞瘤：罕见，可位于腹膜后或腹股沟区，可成为复合畸胎瘤的一部分，其他部位包括后纵隔、盆腔及骶尾区。

（8）全身症状：无力、疲乏、烦躁、体重下降、食欲缺乏等，发热亦较常见。

4. 临床检查

（1）实验室检查：需做血、尿常规，血尿素氮及肌酐、肝脏酶的测定。如疑为神经母细胞瘤，应查尿儿茶酚胺代谢产物和骨髓穿刺涂片。如患儿有高血压则肾素水平可能上升，也有报道红细胞增多者。如肾母细胞瘤并发先天性畸形，则应查染色体。

（2）影像检查：如小儿以腹部肿块就诊，应先做超声检查，以分辨是实质性抑或囊性肿块，也可检出下腔静脉是否通畅，如疑有下腔静脉瘤栓，应做下腔静脉造影，如下腔静脉梗阻，应做上腔静脉和右心导管检查。CT 或 MRI 可判断原发瘤的侵犯范围，与周围技能组织、器官的关系；有无双侧病变，有无肝转移及判断肿块性质，MRI 与 CT 相比较，前者不用对比剂，更易辨别肾静脉及腔静脉情况。另外，静脉尿路造影仍然是一重要手段，患侧肾不显影或表现为肾内肿块即患侧肾盂肾盏被挤压、移位、拉长变形或破坏，10%病例因肿瘤侵犯肾组织过多或侵及肾静脉而不显影。

三、病例选择

1. 适应证

（1）影像学诊断提示为肾母细胞瘤Ⅲ ~ Ⅳ期，例如有血性腹腔积液、腹膜后淋巴结转移或肺转移，估计一期手术切除困难。

（2）患儿全身状况较差，近期不能耐受较大手术。

（3）肾肿瘤伴有大量血尿。

（4）肿瘤巨大，内侧边界达到或超过腹中线，不能确定有无肾外浸润或肾门、腹主动脉旁淋巴结转移。

（5）影像学诊断方法未能明确诊断的腹膜后肿块，可通过肾动脉造影明确诊断，排除肾上腺或交感神经节等肾外肿瘤后可行肾动脉化疗栓塞。

2. 禁忌证 对比剂过敏，凝血功能障碍，肝、肾功能严重损害和恶病质患者不宜行介入治疗。

四、术前准备

1. 明确肿瘤部分、大小、范围和组织学类型。

2. 完善常规实验室检查，血常规，出、凝血时间，肝、肾功能。

3. 局麻药、对比剂过敏试验。

4. 术前 8 h 禁食、禁水。

5. 合理选择化疗药物及用量。

五、操作技术与注意事项

1. 操作方法 动脉化疗栓塞（transarterial chemoembolization，TACE）是将化疗药与栓塞剂（如碘油）等混合后经导管注入肿瘤供血动脉，栓塞肿瘤血管，并使药物在肿瘤内滞留、缓慢释放，引起肿瘤细胞凋亡和坏死（图 11-4-1、11-4-2）。具体操作方法是先经皮行股动脉穿刺插管，双侧肾动脉造影，明确肿瘤的血供来源及了解肿瘤的影像特点，大多数肿瘤表现为动脉增粗，血管呈抱球状或杂乱扭曲、粗细不均、血管湖形成，实质期肿瘤染色。然后超选择插管至患侧肾动脉，经导管注入栓塞剂，一般栓塞剂为超液化碘油、阿霉素、顺铂和生理盐水混成的乳剂。栓塞乳剂要缓慢注入瘤肾动脉，同时透视下密切观察，防止发生栓塞剂反流或误栓，栓塞剂灌注完后可用吸收性明胶海绵条与生理盐水注入并栓塞肾动脉主干，治疗结束后拔管、加压包扎穿刺部位。有腹腔播散或转移者经导管动脉化疗栓塞后加用长春新碱、放线菌素 Q 等静脉给药行全身化疗，2~3 周后手术切除瘤肾。

2. 注意事项

（1）为减少化疗药物的全身不良反应，介入治疗时应按照化疗原则全身应用辅助药物进行水化、碱化、利尿、止吐等相关措施。

（2）化疗栓塞和动脉化疗灌注都可间隔 4 周重复实施，一般不超过 3 次。

（3）儿童由于疾病本身及生理特点，导管操作技术要求较高，在行肾动脉栓塞时，需进行全麻。一般来说儿童股动脉穿刺比成人困难，特别在患儿比较小，而肾母细胞瘤较大，腹部比较膨隆时，又有严重的血管压迫狭窄推移，因此操作时要特别耐心细致，动作轻柔，必要时可用 Pigtail 导管增加侧位及斜位造影，以充分了解患

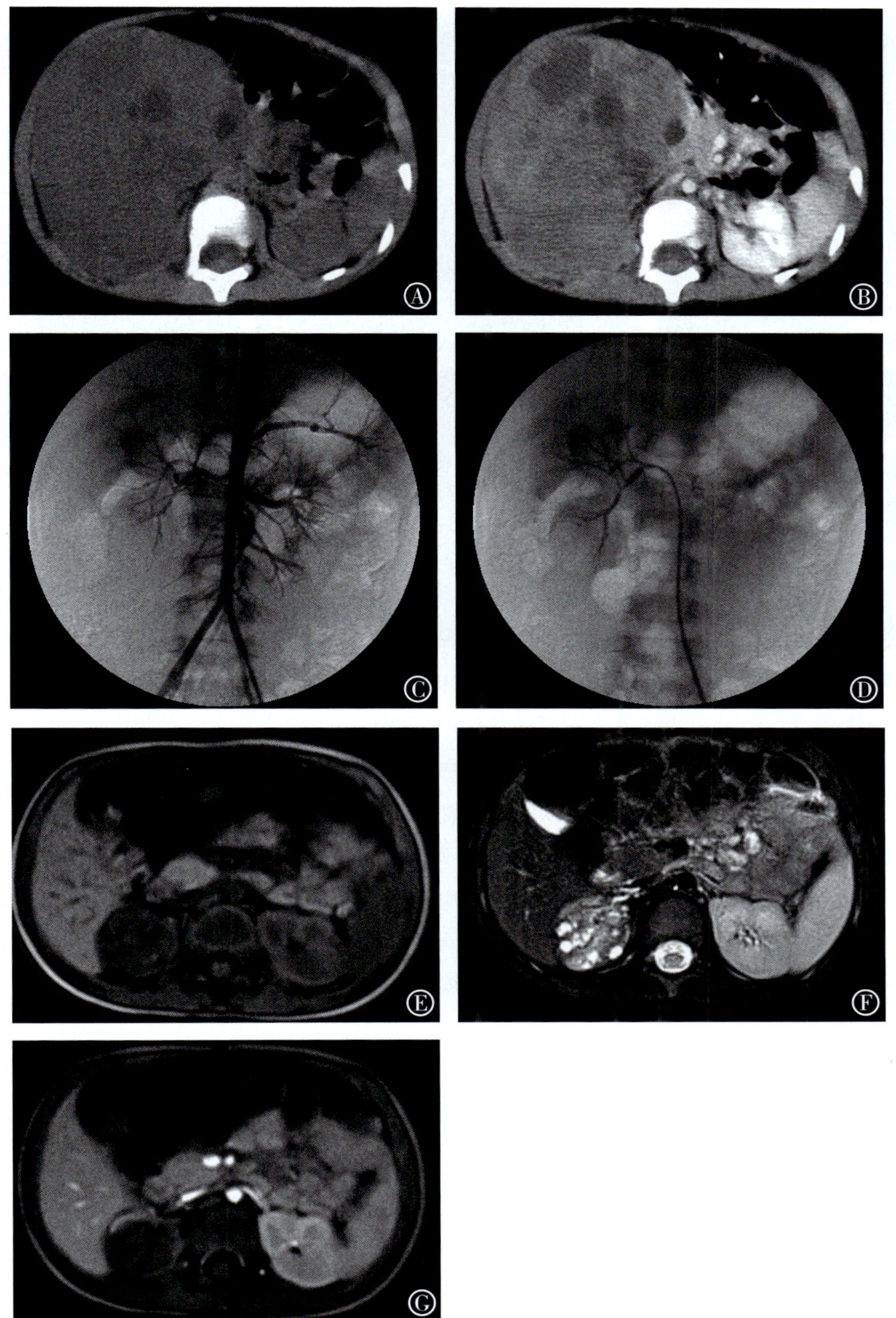

图 11-4-1 右侧肾母细胞瘤经动脉栓塞化疗术前、术后对比 病例 1，患儿男，1 岁 10 个月，发现腹部巨大肿物入我院就诊。A. 横断面腹部 CT 平时显示右肾巨大占位性病变，呈等低密度，肿块内信号不均匀，可见多发类圆形更低密度坏死区，肿瘤向左跨过中线，后腹膜多发淋巴结肿大；B. 横断面腹部 CT 增强显示肿瘤呈轻中度强化且不甚均匀，内部可见多处不强化的坏死区，肿瘤边界显示不清，腹主动脉及下腔静脉被肿大淋巴结包埋；C. DSA 术中行双侧肾动脉造影，可见右侧肾动脉主干及分支走行异常，远端较多杂乱的肿瘤血管影，肿瘤几乎累及整个右肾；D. DSA 术中经右侧肾动脉灌注碘油化疗药物混悬液，碘油逐步在瘤体内沉积；E. 术后复查，T_1WI 序列显示右肾肿瘤体积显著缩小，瘤体内低信号反应肿瘤的坏死囊变，肿瘤分界较术前清楚；F. 术后复查，T_2WI 脂肪抑制序列显示右肾肿瘤体积显著缩小，瘤体内多发类圆形高信号影，反映肿瘤的坏死囊变；G. 术后复查，T_1WI 增强序列显示右肾肿瘤体积显著缩小，瘤体本身基本不强化，外周少量残存的肾组织有明显强化，腹膜后肿大淋巴结消失

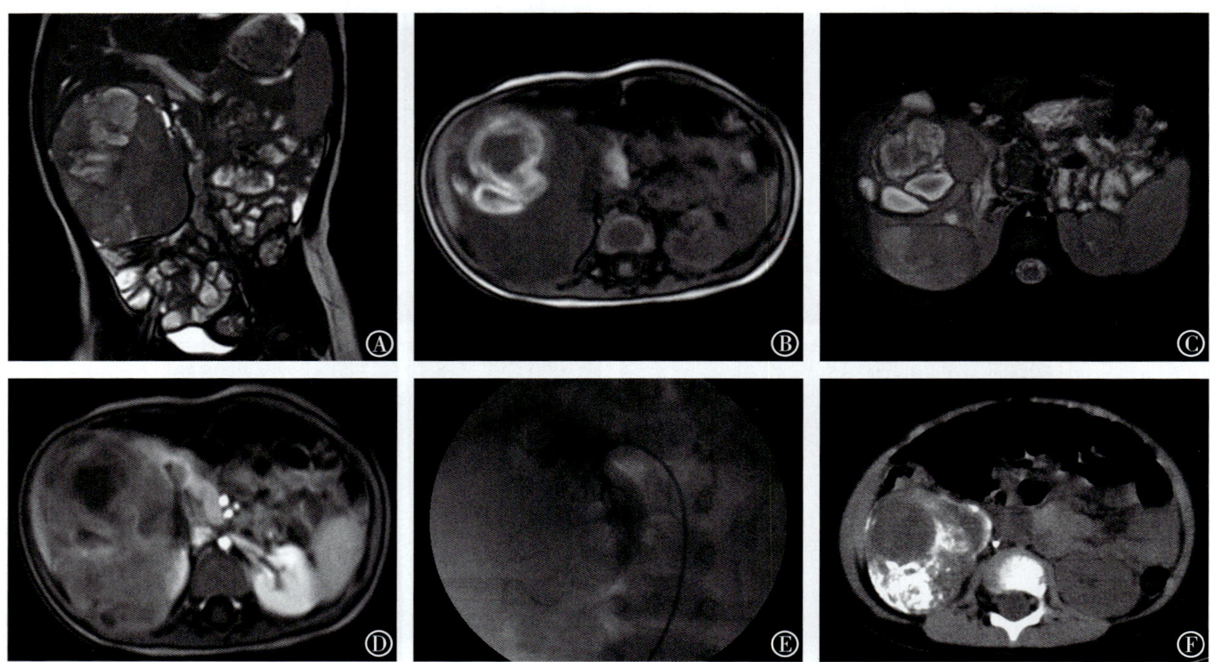

图 11-4-2 右侧肾母细胞瘤介入栓塞化疗术前、术后对比 病例 2，患儿男，1 岁 7 个月，发现腹部巨大肿物入我院就诊。A. 冠状面 T_2-TrueFisp 序列显示右肾巨大占位性病变，呈长 T_2高信号，肿块内信号不均匀，部分区域为带有分隔的更高信号及小片状等低信号影，其反映了肿瘤内部有出血和囊变；B. 横断面 T_1WI 序列显示肿瘤主体呈低信号，其前部可见多个环形高信号，反映的是肿瘤内部有出血，肿瘤大部分边界显示不清；C. 横断面 T_2WI 脂肪抑制序列显示肿瘤前部呈多囊性高低混杂信号，其内可见明显分隔；D. 横断面 T_1WI 增强扫描显示肿瘤大部分呈明显强化，中央可见不强化的坏死区，肿瘤外周界限不清；E. DSA 图像显示术中经右侧肾动脉注入碘油化疗药物，右肾大部分为肿瘤组织所占据，肿瘤内血管粗细不均，走行紊乱，仅外周残存少量正常肾脏组织，呈“抱球征”；F. 右侧肾母细胞瘤经动脉栓塞化疗术后复查 CT 显示右肾肿瘤体积显著缩小，瘤体内高密度区显示碘油沉积较好，肿瘤分界较术前清楚

肾动脉开口部位，或者通过对导管头端的修剪或自制导管头端的办法有助于手术成功。同时对肾动脉及其分支、肿瘤血管的栓塞要彻底。

六、术后处理和疗效判断

1. 术后处理

（1）常规给予补液利尿，预防感染可以少量使用抗生素，对于出现严重恶心、呕吐、发热、胸痛者，予以对症处理。

（2）注意穿刺侧肢体的皮温、脉搏。

2. 疗效判断

（1）肾母细胞瘤介入治疗后血尿停止、肿瘤缩小、坏死区增大，超声检查肿瘤血流明显减少，全身状况好转，对手术耐受性提高，转移灶得到控制或消失。

（2）术中可见肿瘤表面蔓状怒张血管萎瘪，分离时出血较少。虽然肿瘤内部坏死液化区扩大，但肿瘤假包膜增厚和纤维化，不易破裂，较易分离和切除。原来受肿瘤浸润的肾外组织也可发生坏死和机化，较易彻底清除。

（3）肾动脉化疗栓塞后肿瘤的组织类型不会发生改变，但由于原来的肿瘤肾外浸润部分肿瘤细胞坏死机化，或肺转移者经术前治疗后远处转移灶消失。根据术中和病理检查所见肿瘤范围而定的临床分期与入院时有所不同，即所谓的“降期”（down staging）。

七、常见并发症及处理原则

1. 肾母细胞瘤 TACE 后一般会有发热和腹痛，但多不严重。如持续发热，可行物理降温或短期应用地塞米松，少数病例腹痛较剧烈时，可以短期使用镇痛药。

2. 术后穿刺部位局部发生再次出血，需要及时局部压迫止血，然后加压包扎。

3. 穿刺部位血肿一般无需处理，如血肿较大时可以局部热敷或物理治疗。

4. 极少数肾母细胞瘤自发破溃，临床上与急腹症表现相似，需要外科及时处理。

八、结语

总之，肾母细胞瘤是治疗比较成功的一种儿童肿瘤，绝大部分可以治愈。治疗中要加强小儿外科、病理科、放射科及肿瘤科医生之间的交流与合作，准确临床分期和病理分级，以便进行分层次治疗。对手术切除困难的中晚期患者术前化疗数周，可降低手术风险、提高肿瘤切除率。为避免术前化疗患者出现肿瘤降期和组织分型不准确导致的治疗过度或不足，对拟行术前化疗患儿行穿刺活检，明确分期，正确选择治疗强度，减少治疗后并发症，提高长期治愈率。

（赖灿）

参考文献

[1] 李欣. 儿童腹部影像学诊断. 中国实用儿科杂志，2005，20（8）：504-506.

[2] 刘美娜，陈述枚，卢亚亚，等. 小儿囊肿性肾病 47 例. 实用儿科临床杂志，2007，22（17）：1317-1322.

[3] 王晓豪，吴德华，唐达星，等. 超声引导下经皮穿刺无水酒精注射治疗儿童单纯肾囊肿. 中华小儿外科杂志，2009，30（4）：212-215.

[4] Martin LG，Rundback JH，Wallace MJ，et al. Quality improvement guidelines for angiography，angioplasty，and stent placement for the diagnosis and treatment of renal artery stenosis in adults. J Vasc Interv Radiol，2010，21（4）：421-430.

[5] Ghabril R. Renovascular hypertension in children. J Med Liban，2010，58（3）：146-148.

[6] 管娜，姚勇，肖慧捷，等. 儿童肾血管性高血压 29 例诊断方法的回顾性分析. 中国循证儿科杂志，2012，7（1）：50-54.

[7] 刘琦，任华亮，郑月宏. 青少年及儿童肾血管性高血压外科诊治. 心肺血管病杂志，2011，30（6）：477-479.

[8] Jonathan SW，Stacey MB，Paul RC. Blood-pressure measurement. N Engl J Med，2009，360：e6.

[9] Tullus K，Brennan E，Hamilton G，et al. Renovascular hypertension in children. Lancet，2008，371（9622）：1453-1463.

[10] Sharma S，Gupta A. Visceral artery interventions in Takayasu's Arteritis. Semin Intervent Radiol，2009，26（3）：233-244.

[11] Sanders JT，Jones DP. Work up of the child with hypertension. J Med Liban，2010，58（3）：156-160.

[12] Tullus K，Roebuck DJ，Mclaren CA，et al. Imaging in the evaluation of renovascular disease. Pediatr Nephrol，2010，25（6）：1049-1056.

[13] Garne E，Loane M，Wellesley D，et al. Congenital hydronephrosis prenatal diagnosis and epidemiology in Europe. J Pediatr Urol，2009，5（1）：47-52.

[14] Brown E，Hebra A，Jenrette J，et al. Successful treatment of late，recurrent wilms tumor with high-dose chemotherapy and autologous stem cell rescue in third complete response. J Pediatr Hematol Oncol，2010，32（6）：241-243.

[15] Izumi K，Narimoto K，Sugimoto K，et al. The role of percutaneous needle biopsy in differentiation of renal tumors. Jpn J Clin Oncol，2010，40（11）：1081-1086.

[16] Nakamura L，Ritchey M. Current management of Wilms' tumor. Curr Urol Rep，2010，11（1）：58-65.

第十二章

儿科肝脏疾病介入治疗

第一节　肝母细胞瘤概述

一、历史与发展

肝母细胞瘤（hepatocastoma，HB）是儿童最常见的原发性肝脏恶性肿瘤，约占 15 岁以下儿童恶性肿瘤的 1%和肝脏原发恶性肿瘤的 79%。在美国，每年 4 岁以下的儿童发生率为百万分之五，1975—2009 年，发病率几乎翻了一番，过去的二十年中，每年以大约 4%速度递增。20 世纪 80 年代以前，小儿肝母细胞瘤的治愈率仅为 30%。目前，国际上有四个最主要的儿童肝肿瘤研究组，北美的儿童肿瘤学组（Children's Oncology Group，COG），国际儿童肝肿瘤协作组（International Childhood Liver Tumor Strategy Group SIOPEL），德国儿科肿瘤学和血液学学会（German Society of Pediatric Oncology and Hematology GPOH）和日本儿童肝肿瘤研究组（Japanese Study Group for Pediatric Liver Tumor，JPLT）。对于治疗前的分期，以上 4 个组织均采用（PRETEXT）分期，是基于 CT 或 MRI 等影像学诊断为基础的分期系统。手术切除仍然是治疗肝母细胞瘤的基石，随着化疗药物种类及方案的变化，特别是以顺铂为基础的新辅助化疗的应用，目前总的 5 年生存率达到 70%。但治疗方面仍然存在很多挑战，比如多灶性肝母细胞瘤、发生转移的病例、有大血管浸润病例，还有进展复发的病例，目前生存率很低。

二、临床要点

（一）病因

详细发病机制尚未完全明了，但近来研究认为其可能与染色体异常、出生低体重、母体妊娠期不良外界因素等有关。一般认为可能在胚胎发育时期肝脏肿瘤的增生和发育异常，至胎儿期或出生后肝脏内仍然存在未成熟的肝脏胚胎组织持续异常增生，形成发育幼稚的组织块，转化为恶性肝母细胞瘤。低出生体重与 HB 的发生有一定的相关性，出生体重低于 1000 g 与重于 2500 g 相比其发生 HB 相对危险度为 15.64，考虑为氧自由基诱导肝脏损伤所致。其发生的家族相关因素有：贝-威综合征（Beckwith-Wiedemann syndrome，

BWS）和家族性腺瘤样息肉病综合征（familial adenomatous polyposis，FAP）患者常常合并 HB。

（二）病理生理

HB 属于胚胎性肿瘤，源于未分化的胚胎组织中能分化为肝细胞和胆管上皮细胞的多潜能干细胞。组织学上分为两型：上皮细胞型（占 56%），完全成上皮样结构，按照组织特点分为 4 个亚型：胎儿型（占 31%）、胚胎型（占 19%）、巨梁型（占 3%）、小细胞未分化型（占 3%）。还有混合型，同时有上皮组织和间叶组织结构，占 44%，常见骨及软骨成分，其存在则预后良好。

（三）诊断要点

1. 临床表现 早期 HB 常表现为无症状性上腹部增大包块，随着病情发展，以消化道症状（比如体重减轻、食欲减退、呕吐、腹痛）为主，还有贫血、精神萎靡。晚期出现腹腔积液，巨大肿瘤压迫引起的呼吸困难以及肿瘤转移的症状，肿瘤以肝右叶多见，诊断时约 20% 患儿存在远处转移，最常见的转移部位是肺，其次是脑和骨髓。少数患儿因肿瘤生长快致包膜破裂出现突发上腹部痛。一些患儿出现性早熟的症状如声音低沉、阴毛生长等。

2. 实验室检查 大约 90% 患儿血清甲胎蛋白（AFP）水平升高，且升高水平与疾病程度具有相关性。可以作为肝母细胞瘤的诊断、预后疗效的观察指标。AFP 正常或轻度升高（<100 ng/ml）的肝母细胞瘤属于高危级别，对化疗不敏感，预后不良。

3. 影像检查 超声下 HB 影像表现为强回声、实质性、肝内包块。CT 平扫为肝内低密度肿块，在增强 CT 扫描中表现为外周强化，中心空腔样改变，甚至类似于囊性改变，这主要是由于肿瘤血运丰富，质地十分脆弱的缘故。CT 和 MRI 均能确定肿瘤浸润范围，显示侵犯的肝段数和邻近的门静脉，帮助判定肿瘤切除的可能性。超声下 HB 与周围正常肝组织比较时表现为边界清楚的低度衰减包块，并能确定钙化影。肝动脉造影能够明确肿瘤的大小、部位、血管供应等，同时行栓塞化疗等肿瘤缩小后再进行手术切除。

4. 鉴别诊断 需要鉴别的儿童肝脏肿瘤有血管瘤、血管内皮瘤、错构瘤、畸胎瘤、未分化肉瘤等。因为后期进行化疗存在不良反应。推荐所有怀疑 HB 的患儿进行病理学诊断，尤其是 AFP 不高的患儿。另外，必须排除肝细胞肝癌（HCC）。虽然儿童肝细胞肝癌临床上少见，已有报道在 3 岁以下儿童预后极差。

5. 分期 CGSG/POG 系统以术后评估为基础，基本不依赖影像学检查结果：①Ⅰ期，可完全切除；②Ⅱ期，镜下残余灶；③Ⅲ期，镜下残余灶，包膜破裂，不能切除；④Ⅳ期，远处转移。PRETEXT 系统（PRE Treatment EXTent of disease）分期系统（图 12-1-1）是依赖于影像学的术前分期系统。该系统利用影像学，把肝脏分为 4 个部分，称为肝区。PRETEXT 分期取决于未受肿瘤侵犯的肝扇区数目，包括：Ⅰ组，肿瘤局限在 1 个扇区并且 3 个相邻的扇区无肿瘤侵犯；Ⅱ组，肿瘤累及一个或两个扇区，且 2 个相邻的扇区未受肿瘤侵犯；Ⅲ组，肿瘤累及 2 个或 3 个扇区，且没有两个相邻扇区未受侵犯，Ⅳ组，肿瘤侵及所有的 4 个扇区。肝外生长的肿瘤用以下的 1 个或多个特征来标记：V，下腔静脉和（或）其主要分支；P，门静脉和（或）其主要分支；E，肝外腹腔内侵犯；M，远处转移（最常见为肺转移）。PROTEXT 系统对总的和无疾病生存率具有预后价值，且对确定治疗方案很有帮助。目前国际上主要应用 PROTEXT 系统。

三、综合治疗

肝母细胞瘤目前治疗方案是联合手术、化疗（辅助和新辅助）、介入治疗、肝移植、放疗、免疫、生物治疗等综合治疗。手术切除是目前首选和最有效的治疗手段。如果不能一期切除应当考虑术前化疗（包括静脉化疗、肝动脉栓塞化疗），

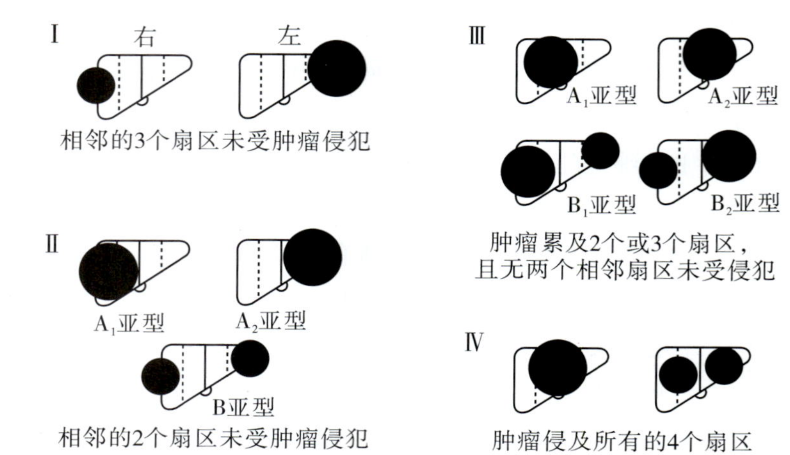

图 12-1-1 PROTEXT 系统 引自：European Journal of Cancer，2005，41：1031-1036

当肿瘤缩小后，将不能切除的肿瘤转化为能切除的肿瘤。当然术后也应当考虑辅助化疗防止转移复发。

（一）化疗

肝母细胞瘤对于化疗敏感，围手术期化疗对提高肝脏肿瘤手术切除率、降低术后复发和转移、延长生存时间具有重要意义。恶性肿瘤目前认为是一种全身性疾病，化疗药物进入机体在杀灭原发病灶肿瘤细胞的同时也杀灭了转移灶肿瘤细胞，在杀灭较大肿瘤病灶的同时也杀灭了全身的微小病灶，因此，化疗在根治恶性肿瘤中起着不可替代的作用。经典化疗方案：20 世纪 80 年代以前，小儿肝母细胞瘤的治愈率仅为 30%。自 1990 年开始的 SIOPEL-1 期临床实验成功制定出 PLAD（顺铂+阿霉素）的术前化疗方案，患儿 5 年无瘤生存率为 70%。顺铂是在所有 4 个肝学组治疗方案的核心的化疗药。COG 标准方案包括顺铂、氟尿嘧啶和长春新碱（C5V）。AHEP0731 临床试验建议低危组用 C5V 方案，中间风险和高危患者采用 C5V 和阿霉素。SIOPEL 和 GPOH 推荐每一个患者术前进行化疗。SIOPEL 推荐标准风险的患者每月铂类药物化疗，高危患者采用每周铂类药物化疗。

（二）手术切除治疗

目前，手术完整的切除肿瘤仍是最重要、最有效的治疗手段。术前通过各种影像学检查，了解肿瘤的大小、数量、部位、有无转移，以及与肝脏血管间的关系。肝脏血管造影对手术可行性判断有重要意义。随着术前评估、肝脏切除技术和术后护理技术的提高，肝脏切除的术中病死率和并发症已经很低。

（三）介入治疗

1. 经导管动脉化学栓塞技术（transcatheter arterial chemoembolization，TACE） 是目前较为热点的一种治疗方案。临床实践证实，术前介入或术中置管的肝动脉内化疗能有效地减少肝动脉的血液供应，使肿瘤血管变细、减少或完全消失，从而使肿瘤体积缩小。它的优势在于能够使肿瘤吸收最大剂量的药物以及最大限度地减少药物的全身剂量。TACE 后肿瘤包膜增厚，手术只需沿包膜外缘切除，不留肉眼残余即可，避免过多切除肝脏组织。Ohtsuka 等报道，进行术前 TACE 的 HB 患儿甲胎蛋白均显著降低，肿瘤均有不同程度缩小，并认为没有发生远端转移的 HB 患者，无论是否原发瘤可以切除，TACE 应被当作首选和唯一的术前治疗，并且可以通过多次 TACE 达到治疗目的，对于发生远端转移的 HB，在进行 TACE 时必须配合全身化疗。因此 SIOPEL 组织推荐在预计肿瘤无法完整切除时采用 TACE

技术。

2. 消融治疗 影像导引下对于肿瘤进行射频消融、冷冻、微波消融、海扶刀消融，目前广泛应用于成人肝肿瘤治疗，对于儿童肝肿瘤消融治疗鲜有报道，对于不能切除的肝母细胞瘤具有良好应用前景。

（四）肝移植

对于不能切除的肿瘤，肝移植也是一种治疗方法。SIOPEL组织在2005年对于肝移植的适应证和禁忌证进行了总结。

1. 适应证 ①PRETEXT Ⅳ组，此组肿瘤可分为多发病灶组和单发的巨大病灶组；②单发的位于中央的PRETEXT Ⅱ或Ⅲ组肿瘤，侵犯主要的门静脉结构或主要的肝静脉。这是这些血管在化疗中很难达到无肿瘤残余的水平。

2. 禁忌证 严重的持续性化疗毒性反应，导致不可耐受手术是肝移植唯一的绝对禁忌证。肝部分切除术后肿瘤残留或者肝内复发是补救性肝移植的相对禁忌证。HB移植成功最重要的预后因素是对化疗敏感，表现为肿瘤缩小和AFP水平显著降低。已报道肝移植术后总的无复发存活率为79%～100%，最近SIOPEL-1研究与HB有关的肝移植报道显示，将肝移植作为基本治疗者10年生存率是85%，相反作为补救治疗者10年生存率为40%。

（五）治疗展望

HB最基本的治疗方法是手术切除，不能手术切除或术后复发的HB则预后极差而需要新的治疗方法。伴随成人肝脏肿瘤诊疗技术的进步，许多运用于成人的诊疗手段已在儿童中逐渐开展。例如肿瘤介入化疗，放疗、超声聚焦治疗。伴随抗移植排斥反应药物的进步，活体肝叶移植较尸体肝移植的供体具有更多选择性。使儿童肝移植具有更广泛的前景。同时，肿瘤诱导分化治疗、免疫治疗、基因治疗等已有一定的实验基础，部分已试用于临床。在不久的将来，通过手术、化疗（辅助和新辅助）、肝移植或干细胞移植、放疗、介入治疗、免疫治疗、基因治疗等综合治疗手段，加上高危人群的早期筛查技术的日益更新，无论是可切除HB还是不能手术切除HB的治愈率和长期存活率都将大大提高。

（申刚　张靖　李家平）

第二节　肝母细胞瘤化疗进展

一、前言

20世纪80年代以前，小儿肝母细胞瘤的治愈率仅为30%，完整地手术切除是治疗肝母细胞瘤是最基本的方法，但是大约有一半的HB患者在诊断时就已经发展到肿瘤不可切除。在一项研究中发现，对于仅仅手术切除的患者，尽管切除地很完整，最后还是约30%的患者出现肿瘤复发。自1990年开始的SIOPEL-1期临床实验成功制定出PLADO（顺铂+阿霉素）的术前化疗方案，患儿5年无瘤生存率为70%，效果非常显著。在国际上几个儿童肝肿瘤研究中心的累积病例报告都提示，在HB的治疗方案中引入化疗大大提高了患者生存率。因此证实，化疗在HB治疗中起着非常重要的作用。以下回顾了国际几个主要临床试验组的化疗临床试验方案进展：北美协作组（COG）、国际儿童肝脏肿瘤协作组（SIOPEL）和日本儿童肝肿瘤研究组（JPLT）。

二、各研究组研究历史与进展

（一）国际儿童肝肿瘤协作组（SIOPEL）研究

1. SIOPEL-1试验（1990—1994年） 国际儿童肿瘤协会（SLOP）肝肿瘤组在20世纪90年代建立的分期系统（PRETEXT）分期系统，是国际目前几个实验组都使用的分期系统，便于大家进行疗效比较。在1990年，SIOPEL-1试验作为SIOPEL研究组第一个国际多中心联合研究项目开始。该试验的结果促使形成治疗HB的根本概念。SIOPEL引入了先化疗后手术的概念，HB患者术前新辅助化疗的最大好处在于大约2/3的不能手术切除的肿瘤在新辅助化疗之后可以切除了。而且新辅助化疗后肿瘤缩小以及对于显性的或隐性的远处转移的抗肿瘤作用，使得术后并发症减少。在该研究中，患者接受术前4个疗程的顺铂和阿霉素（PLADO）新辅助化疗，术后另外两个疗程的PLADO方案。该方案使得患者的5年整体生存率显著提高到75%和无瘤生存率为66%。同时，115例患者中有32例因为术前PLADO方案的新辅助化疗，使得肿瘤分期下降。然而，对于那些有远处转移的患者，5年整体生存率和无瘤生存率则为57%和28%。同样，对于那些PRETEXT-Ⅳ分期的患者，5年整体生存率和无瘤生存率为57%和46%。根据这些试验结果，国际儿童肿瘤协会（SLOP）制定了一个风险分类系统，将HB患者分成两大风险类别：①标准风险肿瘤，其肿瘤局限（PRETEXT Ⅰ~Ⅲ），且没有其他不利特征（转移，血管形成，其他肝脏疾病，肿瘤破裂）；②高风险肿瘤。随后的SIOPEL研究都根据这样的风险分类进行研究。

2. SIOPEL-2试验（1994—1998年） 因为在标准风险患者中应用PLADO方案的良好疗效，在SIOPEL-2试验中尝试单用顺铂化疗，以避免阿霉素所引起的毒性作用。而对于高风险肿瘤，强化化疗交替使用顺铂+卡铂和顺铂+阿霉素。三年的整体生存率和无瘤生存率在标准风险患者分别是91%和89%，高风险患者中是53%和48%。该试验的结果证实，对于标准风险的HB患者单用顺铂化疗也是很有效的，但对于高风险患者则没有比之前的研究有显著性提高。

3. SIOPEL-3试验（1998—2006年） 标准风险的患者随机分配接受单用顺铂化疗，或者一次单用顺铂化疗后使用PLADO方案。按意向处理分析结果显示，完全切除率在单用顺铂组为95%，在顺铂+阿霉素组是93%；而按方案分析的话，这个比例分别是99%和95%。三年无瘤生存率和整体生存率在单用顺铂组分别是83%和95%，在顺铂+阿霉素组分别是85%和93%。与顺铂+阿霉素方案相比，在标准风险HB患者中，单用顺铂取得了相似的完整手术切除率和生存率，提示在治疗标准风险的HB时，可以安全地取消阿霉素的使用，还减少化疗相关的不良反应。在SIOPEL-3试验中，高风险的患者接受强化化疗方案（图12-2-1）：交替使用顺铂和卡铂+阿霉素（7个疗程的术前新辅助化疗和3个疗程的术后化疗。高风险的定义如下：在所有的肝组织中都有肿瘤组织（如PRETEXT Ⅳ期），或者侵犯血管［门静脉（P+），三条肝静脉（V+）］，或者腹腔内的肝外侵犯（E+），或者远处转移，或者诊断时AFP<100 ng/ml。按整个组来计算，无瘤生存率和三年整体生存率为65%和69%。如果分别计算，对于PRETEXT-Ⅳ期患

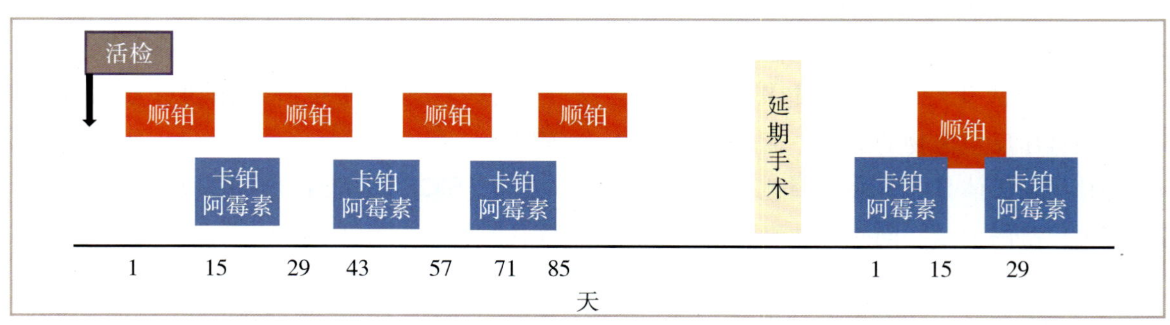

图12-2-1 SIOPEL-3试验高风险肿瘤强化化疗方案 引自J Clin Oncol，2010，28（15）：2584-2590

者的无瘤生存率和三年整体生存率为68%和69%，有远处转移的患者，则分别是56%和62%。这些结果提示强化顺铂化疗可以改善高风险患者的治疗效果。

4. SIOPEL-4 试验（2005—2009 年） 本研究的目的是进一步加强高危HB患儿化疗的密集性。检测以顺铂作为基本药物的强化密集化疗方案的有效性和安全性，提高生存率。方案见图12-2-2，本研究中，顺铂按每周一次给药［A1~A3周期：第一天，顺铂80 mg/（m^2·d），持续24 h缓慢静脉滴注；在第8、15、29、36、43、57和64天，分别给予顺铂70 mg/（m^2·d），持续24 h缓慢静脉滴注；在第8、9、36、37、57、58天，给予阿霉素30 mg/（m^2·d），持续24 h缓慢静脉滴注］，之后如果条件允许手术切除所有肿瘤病灶，甚至包括肝移植和远处转移瘤的切除。化疗后肿瘤仍然不能切除的患者接受另外的术前新辅助化疗［周期B：在第1~3天，22~24天，阿霉素25 mg/（m^2·d），持续24 h缓慢静脉滴注；第1天和22天，在给予卡铂曲线下面积（area under the curve，AUC）10.6 mg/（ml·min），持续1 h缓慢静脉滴注］。术后化疗，对于那些不能耐受周期B的患者，采用［周期C：第1、2、22、23、43和44天，阿霉素20 mg/（m^2·d），持续24 h缓慢静脉滴注，在第1、22、43天，卡铂6.6 mg/（m^2·d）持续1 h缓慢静脉滴注］。治疗结束时62例患者中49例（79%）可以达到手术完全切除肿瘤组织。术后随访，三年无瘤生存率是76%，三年整体生存率是83%。其中60例患者（97%）出现3~4级的造血系统不良反应（表现为贫血、中性粒细胞减少、血小板减少等）。其他主要的不良反应包括感染、厌食、黏膜炎症等。有1例小儿死于中心粒细胞缺乏所致真菌感染。31例（50%）患儿出现中度~重度耳毒性。18例出现严重的不良反应（包括2例死亡）；最常见的不良反应是耳毒性（5例出现）。本试验在高风险HB患者中应用以顺铂为基础剂量高密集的化疗方案，取得了有报道以来最高的生存率。该方案的主要不良反应在于血液系统事件和听力丢失。长期不良反应还需要进一步观察监测。

总的来讲，SIOPEL的系列研究结果显示：①单用顺铂足以治疗标准风险HB；②对于高风险HB患儿，增加术前新辅助化疗顺铂的剂量密度，可以通过提高反应率提高患儿的生存率。

（二）北美的儿童肿瘤学组（COG）研究

1. CCG 831/SWOG 7495 试验（1975—1982） 北美协作组对于儿童肝脏恶性肿瘤的研究开始于20世纪70年代。在早期的试验中，联合应用长春新碱、环磷酰胺和放线菌素D，或更加积极的治疗方案（长春新碱、环磷酰胺、阿霉素和氟尿嘧啶）。但疗效均不理想。三年的无病生存率仅为25%左右。

2. CCG 823F 及 POG8697 试验（1988—1993 年） 儿童肿瘤研究小组（CCCG）在CCG 823F试验中报道联合应用顺铂和阿霉素对于Ⅲ期

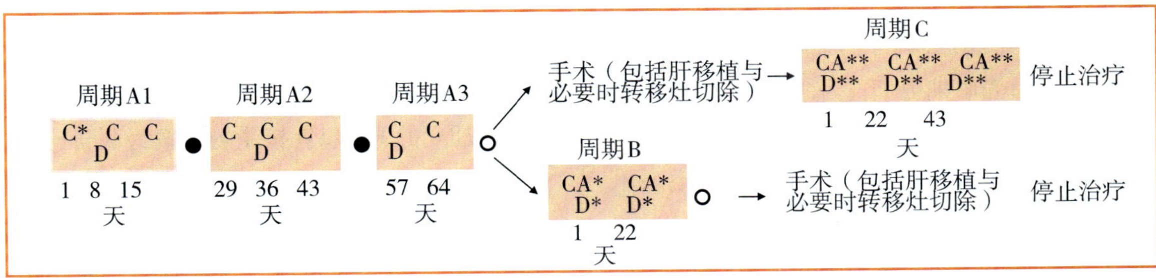

图12-2-2 SIOPEL-4试验强化密集化疗方案 C：顺铂；D：阿霉素；A：卡铂。引自Lancet Oncol，2013，14（9）：834-842

和Ⅳ期的患者来说，分别将三年的无病生存率提高到55%和30%。把顺铂引入化疗方案中显著提高了HB患者生存率。在POG8697试验中，HB患者联合应用顺铂，5-FU和长春新碱，甚至可以达到Ⅰ/Ⅱ期患者90%的无病生存率，Ⅲ期达到67%，Ⅳ期都可以达到12.5%。

3. INT-0098试验中（1993—1999年） 患者随机接受顺铂+阿霉素或者长春新碱（C5V）进行化疗，来比较这两种治疗方案的疗效，结果表明应用顺铂+阿霉素患者的疾病复发进展的比率低于C5V方案，进展比率分别为23%和39%。五年的无病生存率分别为：C5V治疗组的57%和顺铂+阿霉素治疗组的69%，两者比较无统计学差异。但同时顺铂+阿霉素的不良反应高于C5V。因此在以后的北美HB临床治疗试验中，C5V化疗方案被作为标准方案被采用。

4. P9645试验（1999—2002年） 本试验目的是检测强化使用铂类药物可以提高已经转移的、不能手术切除患者的疗效，同时使用细胞保护剂氨磷汀可以降低不良反应。Ⅲ/Ⅳ期的HB患者随机接受C5V或者强化方案，交替使用强化的顺铂、卡铂，同时使用或者不使用氨磷汀。一年的无病生存监测结果显示：顺铂/卡铂组（37%）明显比C5V组疗效差（57%）。没有数据显示氨磷汀具有减低毒性的效果。由于顺铂/卡铂组治疗效果并非如预期那样可以提高生存率，因此这项试验在开始后3年就停止了，这些患者用C5V进行治疗，使用或者不使用氨磷汀。在P9645试验中，Ⅰ/Ⅱ期的HB患者使用C5V治疗，随机分配使用或者不使用氨磷汀。然而，这项随机试验也被停止，因为中期分析显示氨磷汀并没有预期的降低毒性、降低血液系统并发症的作用。在这项试验中，所有11例Ⅰ期仅有胎儿组织的患者都没有进行化疗并存活，提示这些病例可以仅仅通过手术切除而治愈，不需要进行任何化疗。

5. AHEP0731临床试验是目前正在进行的儿童肿瘤研究组（COG） 对于新诊断的HB患者的研究显示，所采用的基于风险的方案是根据长期合作研究的发现。风险分组根据肿瘤分期、组织学、甲胎蛋白（AFP）水平。患者为Ⅰ期，仅有胎儿组织（PFH）的被认定为极低风险，仅仅用手术切除治疗就可以；Ⅰ期患者，但不是仅有胎儿组织（non-PFH），非小细胞的（SCU）或者Ⅱ期非小细胞的（non-SCU）HB患者认定为低风险，治疗用两个疗程的C5V辅助化疗；而对于那些进展期的疾病，则在标准C5V方案中加入阿霉素，根据INT-0098研究数据的再评价显示阿霉素的肯定性作用。而那些Ⅰ期的SCU，Ⅱ期的SCU，或者任何Ⅲ期的HB患者都认定为中度风险，治疗应用C5VD化疗联合积极的手术治疗，包括肝移植。任何Ⅳ期的患者或者不管疾病处于第几期，只要诊断时AFP<100 ng/ml就被认定为高风险组。因为高风险患者的治疗效果依旧很不理想，C5VD化疗方案需要联合前期辅助治疗的需要来发现新的化疗药物和（或）新方案。联合应用长春新碱和伊立替康作为前期辅助化疗，因为伊立替康已有报道证实对难治性或复发的HB有效。

北美研究的结果显示：①Ⅰ/Ⅱ期的患者使用标准的化疗（C5V）可以获得长期的生存率，对于这些患者，可以避免使用强化化疗来降低化疗不良反应的发生率和强度；②强化化疗方案或者新的有效药物的研发需要提高Ⅲ/Ⅳ期患者的疗效。

（三）日本儿童肝肿瘤研究组（JPLT）研究

随着JPLT在日本成立，该研究机构在1991年开始了第一个全国范围的儿童肝母细胞瘤治疗方案试验研究。研究中，采用CGSG/POG分期系统，Ⅰ或Ⅱ期的HB患者接受的方案为联合应用低剂量的顺铂（40 mg/m^2）和吡柔比星（30 mg/m^2）；Ⅲ或Ⅳ期的患儿则使用顺铂（80 mg/m^2）和吡柔比星（30 mg/m^2）两天。Ⅰ期的6年整体生存率为100%，Ⅱ期为95.7 %，ⅢA期为73.8 %，ⅢB期为50.3 %，Ⅳ期则为38.9 %。病灶局限的患者化疗效果显著；然而联合应用顺铂和吡柔比星对于不能切除或不能完整切除的肿瘤，或者远处转移瘤的患者未提高其生存率，这些患者中的无瘤生存率小于50%。

JPLT在1998年开始一项多中心的研究。在此研究中使用了PRETEXT分期系统。PRETEXT-Ⅰ期肿瘤只进行完整地手术切除，PRETEXT Ⅱ~Ⅳ期的患者接受术前新辅助化疗，方案为：顺铂（80 mg/m^2）+吡柔比星（30 mg/m^2），（CITA方案）连续两天，当此方案疗效不佳，化疗就转为抢救方案，由异环磷酰胺、吡柔比星、依托泊苷和卡铂（ITEC方案）组成。术后化疗：PRETEXT Ⅰ期和Ⅱ期的患者接受半量CITA（低剂量-CITA）化疗方案，PRETEXT Ⅲ、Ⅳ期和那些有远处转移的患者接受CITA或ITEC（那些需要在术前接受ITEC化疗的患者）方案化疗。那些有远处转移的患者同时接受高剂量化疗，以及自体干细胞移植。PRETEXT Ⅰ期，没有转移的HB患者5年整体生存率为100%，PRETEXT Ⅱ期为87.1%，PRETEXT Ⅲ期为89.7%，PRETEXT Ⅳ期是78.3%。PRETEXT Ⅰ~Ⅲ期患者的疗效与其他多中心的研究结果相似。与JPLT-1试验相比，在没有转移的PRETEXT-Ⅲ期患者中，生存率有所提高。那些有远处转移的患者生存率依然不够理想，尽管有三分之一的患者使用了高剂量化疗方案，但5年的整体生存率为43.9%。

三、展望

正如上面所述，在没有远处转移，可切除的肝母细胞瘤患者中，以顺铂为基础的化疗联合手术切除都可以获得满意的生存率。对于不可切除的肿瘤，通过强化化疗，肝移植等方案可以提高生存率。但是，有远处转移的HB患者仍然疗效不佳。COG试验正在尝试应用长春新碱+伊立替康作为早期治疗方案。肝母细胞瘤属于罕见肿瘤，因此需要国际联合研究来精炼治疗方案，共同制定有效的高风险肿瘤治疗方案。为了这个目的，SIOPEL、COG、JPLT建立了儿童肝肿瘤国际联合会（CHIC），并创建一个通用的风险分类标准，开始儿童HB治疗方案的国际联合临床试验。

（申刚　张靖　李家平）

第三节　肝母细胞瘤经导管动脉化疗栓塞治疗

一、历史与发展

经导管动脉化疗栓塞（transcatheter arterial chemoembolization，TACE）已经广泛应用于成人肝癌治疗，特别是对于中晚期肝癌，是首选的治疗方法。

肝母细胞瘤发病率占小儿原发性肝脏恶性肿瘤的首位，而且还有上升的趋势。到目前为止，手术完整切除肿瘤仍然是治愈肝母细胞瘤的决定性因素。但不幸的是，就诊时有50%以上的患者已不能完全手术切除或者已有远处转移，即使能完整切除肿瘤者术后也有30%的复发率，因此单纯手术对肝母细胞瘤的治疗是远远不够的。20世纪80年代初国际小儿肿瘤研究组，研究认为肝母细胞瘤是一种化疗敏感性肿瘤，环磷酰胺、长春新碱，以及放线菌素D相继被认为对肿瘤有效，但只有当含有顺铂和阿霉素的化疗方案出现后才使肝母细胞瘤患者生存率有大提高，特别是新辅助化疗的出现使手术切除率提高到60%~70%，同时减少了复发。因此手术和化疗的综合治疗模式渐渐成了肝母细胞瘤治疗的首选。但术前术后全身化疗用药量大，对正处于生长发育阶段的小儿打击较大，对长期生存患儿的远期影响尚未明确，且术前化疗准备时间长。

肝母细胞瘤TACE，对于不能切除的肝母细胞瘤的治疗是一种安全有效的治疗方式。正常肝脏血液75%来自门静脉，25%来自肝动脉，而肿瘤的血供70%~95%来自肝动脉，肝动脉及其侧支的栓塞不会引起肝组织的广泛坏死，反而会对肿瘤产生巨大的杀伤作用，还可选择性将药物送到肿瘤的供血动脉。肿瘤局部药物浓度高，达到外周静脉给药难以到达的浓度，药物的作用明显，而全身不良反应少。

近年来，经动脉插管进行TACE已被成功应用到那些不能手术切除的肝母细胞瘤患儿，并取得较好的效果。1998年日本医生Osaka等首先报道TACE治疗8例巨大肝母细胞瘤，术后均完整切除，取得良好疗效。2000年美国医师Christoper报道TACE治疗7例无法切除的肝母细胞瘤，术后肿瘤体积及AFP水平明显下降，3例死亡，平均生存时间15个月。2004年广州儿童医院胡显良等首先报道1例TACE治疗巨大无法切除的肝母细胞瘤，经过4次介入治疗后，AFP正常，影像学检查没有活性肿瘤存在。2004年日本Yasuhiro Ohtsuka提出对未发生转移的无法一期切除肝母细胞瘤应首选TACE治疗。2004年中山医科大学第一附属医院李家平等报道13例常规估计不能切除的肝母细胞瘤，先行经动脉化疗栓塞，再行Ⅱ期外科手术切除，术后数天至4个月复查，肿瘤体积明显缩小，AFP水平显著降低，无明显的化疗毒性反应，其中11例患儿安全地施行外科手术。目前TACE治疗肝母细胞瘤的病例在欧洲北美均有报道，但目前最大一组数据是2013年广州市妇女儿童医疗中心张靖报道24例不能手术切除的肝母细胞瘤患者，先行经动脉化疗栓塞，再行Ⅱ期外科手术切除，共有22例患者行安全完整的手术切除。

二、介入治疗适应证、禁忌证

（一）适应证

1. 不能手术切除的肝母细胞瘤，瘤体占肝体积70%以下，肝功能为Child A、B级者。

2. 肿瘤过大，可用栓塞治疗使肿瘤缩小，以利二期切除。

3. 肝母细胞瘤破裂出血不适于行手术切除者。

4. 行肝移植术前等待供肝者，可考虑化疗栓塞以期控制肝母细胞瘤的发展。

（二）禁忌证

1. 肝、肾衰竭。
2. 有严重出血倾向。
3. 碘过敏患者。
4. 穿刺部位感染。
5. 广泛肝外转移者。
6. 门静脉主干被瘤栓完全阻塞者。
7. 大量腹腔积液、全身状况差或恶病质。

三、术前准备

（一）患者准备

1. 全身体格检查。

2. 完成各项常规检查及特殊检查项目，包括生化检查、三大常规、出凝血时间、心电图、胸部X线片检查、B超、CT或MRI。

3. 向患儿家长解释介入手术方法及目的，术中及术后可能发生的并发症、不良反应，以取得合作。

4. 碘过敏试验。

5. 术前4~8 h禁食、2~3 h禁水。

6. 双侧腹股沟区备皮。

7. 术前30 min皮下注射东莨菪碱0.01 mg/kg体重（<0.3 mg）。

8. 如术前肝功能差，需积极进行护肝治疗。

（二）器械准备

小儿穿刺套针，导管多选用4F Cobra导管或RH导管，为达到超选择靶血管、保留部分正常肝组织的目的，同时选用微导管。

（三）药物准备

1. 常用药物 对比剂、肝素、止呕药、地塞米松针剂。

2. 栓塞剂 碘化油、吸收性明胶海绵、弹簧钢圈、PVA或载药微球（如DDP微球、丝裂霉素微球）。

3. 化疗药物 常用吡柔比星 THP、顺铂 DDP。化疗方案为顺铂 60 mg/m^2 + 吡柔比星 30 mg/m^2。

四、操作技术、步骤和注意事项

常规静脉复合全麻（异丙酚+氯胺酮）后行右股动脉 Seldinger 穿刺，成功后置入 4F 小儿鞘管，使用 4F Cobra 管行腹主动脉及肝总动脉造影，明确肿瘤供血动脉后，行供血动脉超选择性插管，必要时使用 2.7F Progreat 管（日本 Terumo 公司），将导管头停留供血动脉行肝动脉化疗药碘油乳剂栓塞。应尽可能找到肿瘤所有供血动脉，依次进行化疗栓塞。肿瘤供血动脉除常见的肝左动脉和肝右动脉外，还有来自肠系膜上动脉之分支、来自肾动脉之分支、来自膈下动脉及腰动脉分支，应依次造影。化疗方案均使用顺铂（cisplatin，DDP）60 mg/m^2 + 吡柔比星（pirarubicin，THP）30 mg/m^2。首先将碘化油与化疗药及少量对比剂充分混合后制成乳剂，行肿瘤供血动脉栓塞，然后再使用吸收性明胶海绵颗粒、聚乙烯醇颗粒及不锈钢圈行供血动脉主干栓塞。小儿的血管较细小，同时由于肿块通常较巨大，对血管压迫造成移位，因此对操作者的要求更高。微导管对于儿童患者的使用非常必要，可以超选择肝段动脉栓塞，减轻化疗药物和栓塞剂对正常肝组织的损害。

五、术后处理和疗效判断

（一）术后处理

栓塞后综合征是最常出现的不良反应，包括恶心、呕吐、腹痛、发热等症状。原因主要是由于化疗栓塞导致的肿瘤组织坏死和器官缺血、水肿、迷走神经反射等所引起。处理措施为对症处理，恶心、呕吐和腹胀可给予止吐药如格雷司琼，腹胀可给消化道动力药如多潘立酮，在明确腹痛是肿瘤缺血引起的急性肝区疼痛时可予布洛芬等非甾体消炎药止痛，必要时使用吗啡。术后出现大汗、脉搏缓慢、四肢湿冷等迷走反射征时应予以吸氧、肌内注射阿托品，直至脉搏变快，四肢变暖。术后 3 天连续予 3000 ml/m^2 液体进行水化利尿等治疗，同时适当补碱。由于 TACE 术后对肝功能的损害 1 周左右达到顶峰，所以常规加强护肝 1 周左右，后复查肝功能。

（二）疗效判断

介入治疗是肝母细胞瘤非手术治疗中疗效较好的一种方法，其疗效判断方面可参考以下几点：①患儿生活质量的改善。②肿瘤的大小及血供状态变化：可通过 B 超、CT、MRI、血管造影等方法测定，它是判断实体瘤的重要指标。③病理组织学改变：治疗后的肿瘤病理组织学改变是判断疗效的最客观的指标，肿瘤组织细胞坏死越彻底，正常肝组织受累越小，则治疗越有效。④AFP的变化。AFP 是肝母细胞瘤患者预后情况及治疗效果的重要客观观察指标。

六、介入治疗并发症处理原则和预防

导管操作、对比剂过敏反应所致并发症与其他血管性介入操作相同。栓塞术中的疼痛、栓塞术后综合征、非靶器官栓塞等的预防及处理均与肿瘤性血管栓塞相同。肝脓肿较少见，严格无菌操作是避免感染的重要方法。如发生脓肿，除需联合应用抗生素外，还要考虑经皮穿刺放置引流管进行引流。

七、典型病例报告

病例 1 患儿男，1 岁 1 个月，因发现腹部包块 4 个月入院。CT 示（图 12-3-1A～C）：肝左叶占位，考虑肝母细胞瘤。AFP：127 278 ng/ml，血常规：WBC 11×10^9/L，Hb 79 g/L，Plt 941×10^9/L，生化：ALT 18 U/L，Cr 15 U/L，CK 92 U/L，ALB 37.2 g/L。病理活检：肝母细胞瘤（混合型），行 1 次 TACE 治疗（图 12-3-1D、E），术后 1 个月复查 CT（图 12-3-1F、G）AFP：

3264 ng/ml，血常规：WBC 13.6×10^9/L，Hb 99 g/L，Plt 511×10^9/L，生化：ALT 58 U/L，Cr 10 U/L，CK 87 U/L，ALB 39.9 g/L。再次行 TACE 术，术后 1 个月复查 CT（图 12-3-1H、I），1 个月后行手术切除，术前 AFP 61.4 ng/ml，血常规：WBC 8.7×10^9/L，Hb 119 g/L，Plt 404×10^9/L，生化：ALT 21 U/L，Cr 13 U/L，CK 112 U/L，ALB 44.6 g/L，切除后肿瘤坏死面积达 96%（图 12-3-1J）。术后病理：符合肝母细胞瘤（混合型）。

病例 2 患儿男，2 岁 8 个月，因发现腹部包块 2 个月入院。CT 示（图 12-3-2A）：肝右叶占位，考虑肝母细胞瘤。AFP：43 500 ng/ml。病理活检：肝母细胞瘤（上皮型），行 TACE 治疗（图 12-3-3A、B），经过 4 次 TACE 治疗后 CT（图 12-3-2B）AFP：122 ng/ml，完整切除肿瘤。术后病理：符合肝母细胞瘤（上皮型）。

八、结语

肝母细胞瘤术前 TACE，能使肿瘤迅速缩小，降低分期；使 AFP 降低，肿瘤细胞灭活；增加正常肝脏供血，促进肝脏增生，改善临床症状，为手术切除创造条件；安全、微创。

（申刚　张靖）

第四节　肿瘤消融治疗

一、历史与发展

肿瘤的消融治疗是指在影像设备的引导下用物理方法或化学方法直接破坏异常病变组织达到治疗目的，化学消融主要制剂有乙醇、乙酸、细胞毒性化疗药物，物理消融主要有射频、冷冻、激光、微波、高强度聚焦超声等方法。目前化学消融治疗主要有无水乙醇、乙酸、细胞毒性化疗药物等。无水乙醇注入瘤体内后、肿瘤细胞出现脱水、细胞内蛋白凝固，同时肿瘤血管内血栓形成进一步促使肿瘤细胞坏死，纤维化。从目前的资料看来，对小肝癌的治疗，无水乙醇消融治疗同外科手术相比，中远期存活率差异无显著性意义。

经皮局部热消融治疗是目前临床应用最为广泛的消融手段，主要包括射频消融（radiofrequencey ablation，RFA）和微波凝固治疗（micro-waveablation，MWA）。针对肿瘤有不耐热的特点，采用物理方法对肿瘤组织局部加热，可使其发生凝固性坏死。PMCT 和 RFA 是分别应用电磁波和高频电流的热效应，在极短的时间内产生 60~100℃以上的局部高温，使肿瘤坏死。适合于治疗直径<4.0 cm 的少血管型肝细胞癌及转移性肝肿瘤。局部热消融联合 TACE 治疗肝肿瘤将有利于发挥各自优点，增强疗效。

经皮穿刺氩氦刀消融治疗将超低温与升温技术相结合，超过了单纯冷冻或热疗的效果。冷刀中空，其内先后输入高压常温氩气（冷媒）和高压常温氦气（热媒），藉氩气在刀尖急速膨胀，在 60 s 内冷冻病变组织至-140℃；再藉氦气在刀尖急速膨胀，快速将冰球解冻，并可升温到 40~45℃，这种冷热逆转疗法对肿瘤摧毁更为彻底，并可调控肿瘤抗原，激活机体抗肿瘤免疫反应。氩氦刀冷冻治疗肝癌的适应证同 RFA 和 MWA，术中冷冻对直径>3 cm 肝癌也有较好的疗效。适合于肝癌术后复发的多发小病灶，实验研究显示氩氦刀冷冻无论在消融靶区面积、肿瘤完全消融率方面均优于 RFA 和 MWA，是一种新兴有潜力的微创消融技术。

HIFU 是近年来发展起来的既能定位又能瞬间产生高温的低创伤性新技术，作用机制是利用超声波的可视性、软组织穿透性和聚焦等物理特点，将体外低能量超声聚焦在体内肿瘤病灶处，通过焦点区高能量超声产生瞬态高温的热效应、空化效应和机械效应杀死肿瘤细胞。HIFU 治疗

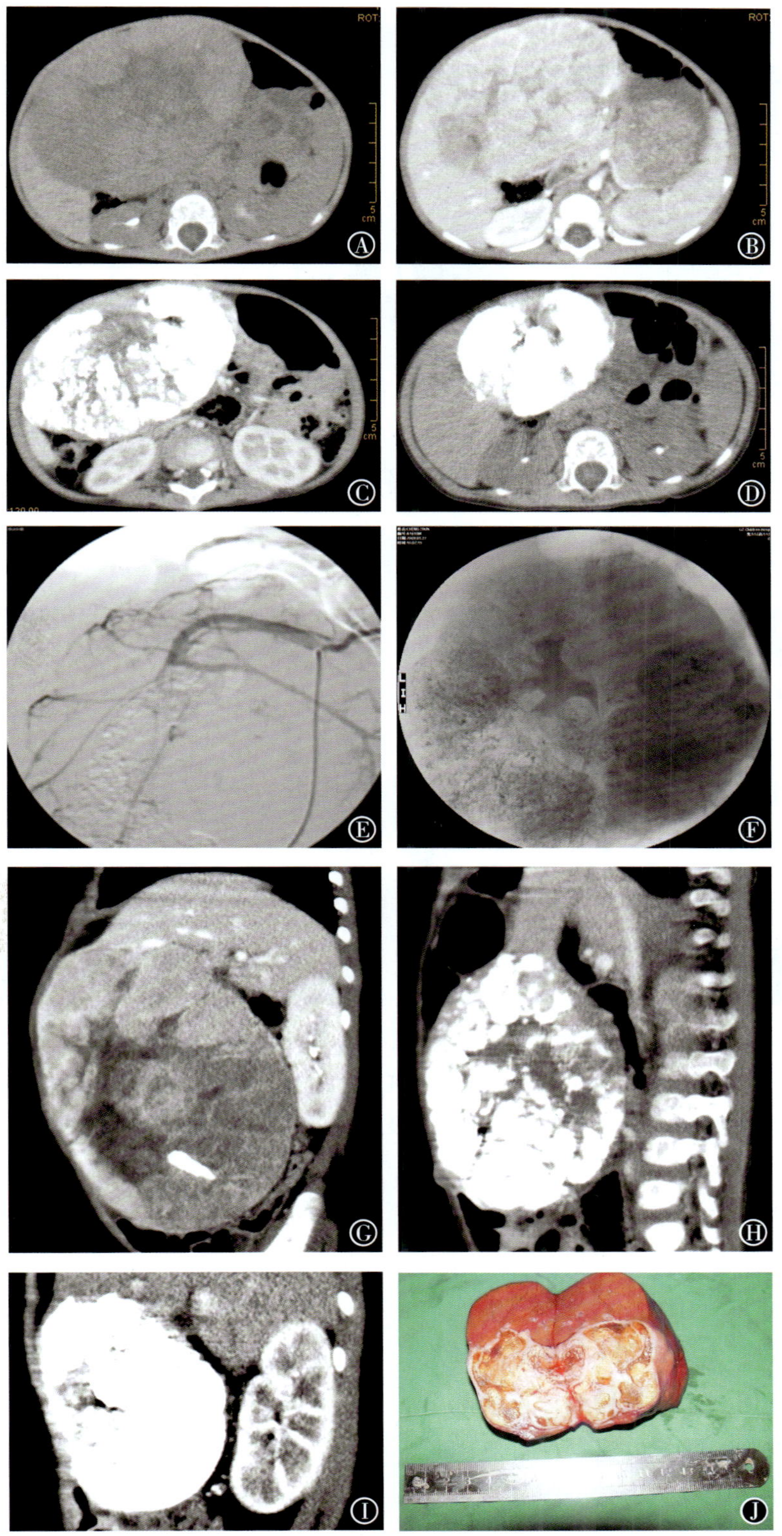

图 12-3-1　病例 1 图像　A. CT 平扫；B. 增强 CT 横断位；C. 第 1 次 TACE 后 1 个月横断位 CT；D. 第2 次 TACE 后 1 个月复查横断位 CT；E. 肝动脉造影；F. 第 1 次 TACE 后造影；G. 增强 CT 矢状位；H. 第 1 次 TACE 后 1 个月矢状位 CT；I. 第 2 次 TACE 后 1 个月复查矢状位 CT；J. 切除的肿瘤

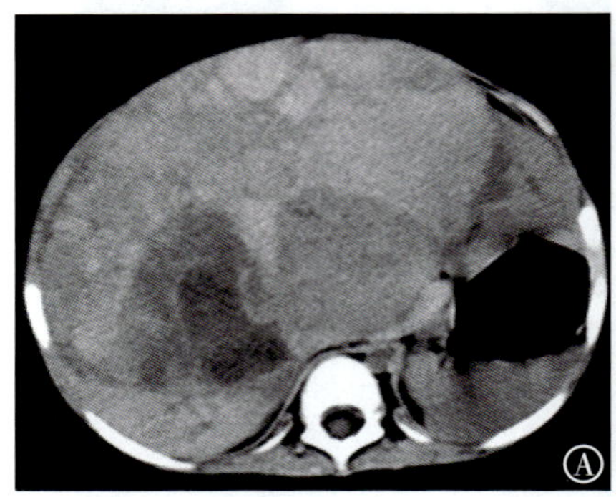
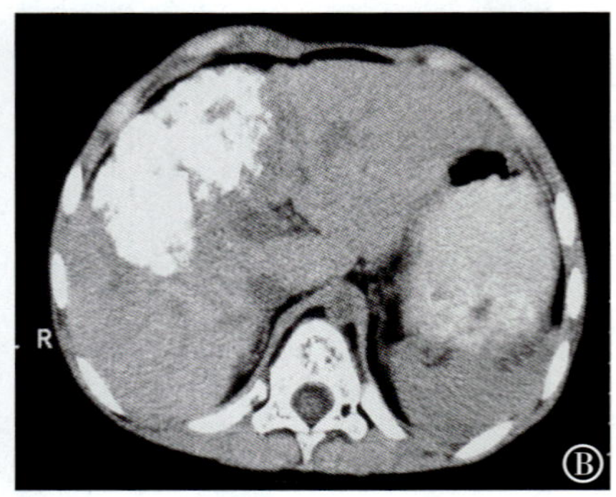

图 12-3-2 肝肿瘤 CT 图像 A. TACE 前显示肝内巨大肿块；B. 4 次 TACE 后栓塞剂碘油沉积在肿瘤中，肿瘤明显缩小，正常肝脏增生

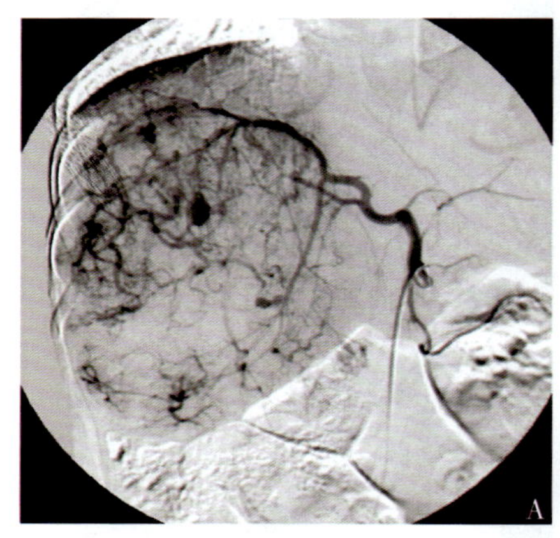
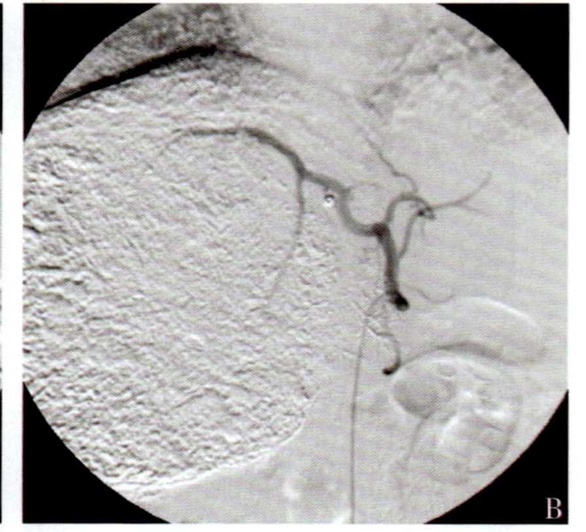

图 12-3-3 肝母细胞瘤 TACE 治疗 A. 肝动脉造影显示肝右动脉供血区杂乱肿瘤血管显影及肿瘤染色，肝左动脉显示纤细；B. 碘油化疗药乳剂、PVA、不锈钢圈依次栓塞肿瘤供血动脉后，肿瘤血管及染色消失，肝左动脉明显增粗

肝肿瘤的研究已有十余年历史，具有无创性、具有良好的方向性、组织穿透性、可聚焦性。可视性、多次重复性等特点。HIFU 体外非创伤性治疗肝肿瘤是一种有效、安全、可行的治疗手段，理论上可以运用于任何大小的肝肿瘤。但实际上由于影像学技术的限制，肋骨的遮挡及肝脏随呼吸上下移动，目前在临床应用中常受限，尚有待技术上的更大突破。2013 年重庆医科大学儿童医院报到 12 例肝母细胞瘤患儿行高强度聚焦超声（high intensity focused ultrasound，HIFU）治疗，取得良好临床疗效。HIFU 不需要穿刺，相对于射频、微波和冷冻而言，是更微创、更有潜力的介入技术

消融治疗目前广泛应用于成人肿瘤治疗，对于儿童肝肿瘤消融治疗鲜有报道。国内外大量文献报道，局部消融术治疗成人肝癌、特别是小肝癌疗效确切，具有创伤小、并发症少、安全、起效快、可反复多次治疗等优点，得到国内外同行一致认可。此外，该技术用于治疗成人肺癌、骨转移癌等恶性实性肿瘤已有 10 多年的历史，技术也日趋成熟。然而，经查阅文献，国内外尚未见 RFA 及微波用于治疗肝母细胞瘤的报道，究其

原因，可能如下：①肝母细胞瘤发病率较低，约占儿童恶性肿瘤的1%，能开展儿童介入手术治疗的医院不多；②50%以上患儿在确诊肝母细胞瘤时往往因瘤体较大，瘤体多占肝脏体积一半以上，RFA效果欠佳。2012年起广州市妇女儿童医疗中心张靖主任对数例肝母细胞瘤患儿进行TACE术后，再行RFA及微波治疗治疗，术后1个月复查CT见瘤体明显缩小。为此，我们预测，消融治疗术能大大减少肝母细胞瘤TACE次数，特别对于多次TACE术后供血欠佳的肝母细胞瘤是一种更好的治疗选择，能够为肝母细胞瘤患儿尽快进行Ⅱ期外科手术切除争取到宝贵的时间。并且期望对肿瘤位置特殊，如靠近肝门区等不能手术切除的患儿提供一种治疗方式。以下笔者重点介绍目前临床应用最为广泛的射频及微波消融治疗。

二、消融治疗适应证、禁忌证

（一）适应证

1. 单发肿瘤，最大直径≤5 cm；或者肿瘤数目≤3个，最大直径≤3 cm。

2. 没有脉管癌栓、邻近器官侵犯。

3. 肝功能分级 Child-Pugh A或B，或经内科治疗达到该标准。

4. 不能手术切除的直径>5 cm的单发肿瘤或最大直径>3 cm的多发肿瘤，消融可作为姑息性治疗或联合治疗的一部分。

（二）禁忌证

1. 弥漫型肝母细胞瘤。

2. 伴有脉管癌栓或者邻近器官侵犯。

3. 肝功能 Child-Pugh C，经护肝治疗无法改善者。

4. 治疗前1个月内有食管（胃底）静脉曲张破裂出血。

5. 不可纠正的凝血功能障碍及严重血常规异常，有严重出血倾向者。

6. 顽固性大量腹腔积液、恶病质。

7. 活动性感染尤其是胆道系统炎症等。

8. 严重的肝肾心肺脑等主要脏器功能衰竭。

9. 意识障碍或不能配合治疗的患者。

10. 第一肝门区肿瘤为相对禁忌证；肿瘤紧贴胆囊、胃肠、膈肌或突出于肝包膜为经皮穿刺路径的相对禁忌证；伴有肝外转移的病灶不应视为禁忌，仍然可以采用RFA治疗控制肝内病灶情况。

三、术前准备

（一）患者准备

1. 患者术前评估及化验检查 肿瘤患者ECOG评分3分以下。复查血常规、血型、肝功能、肾功能、出凝血时间全套检查。

2. 术前其他检查 主要包括监测生命体征如血压、脉搏等，接受常规胸部X线检查（观察有无肺气肿、胸膜肥厚）和心电图、腹部B超等检查。如临床考虑需经过肺进行近膈顶部肝区或肺部肿瘤RFA治疗，还需检测肺功能。

3. 术前准备 术前禁食、禁水8 h。准备好静脉留置针，开通静脉通路术前禁食、禁水8 h。准备好静脉留置针，开通静脉通路。

（二）器械准备

射频治疗仪（包括冷却循环仪）、射频治疗针；微波治疗仪、微波治疗针；或5 ml或10 ml注射器、18G静脉留置针、2%利多卡因、碘酒和棉签、胶带、腹带、血压计和听诊器、无菌手套。必要时备血浆或血小板。手术室应有吸氧、吸痰、心电监护和除颤仪，备好抢救药品。

四、操作技术、步骤和注意事项

1. 详细超声检查（或阅读CT片），明确肝脏病灶情况，制定合理的进针路径和布针方案。

2. 手术区域常规消毒、铺巾。

3. 再次全面超声或CT扫描，确定进针点、进针角度和布针和布针方案。

4. 尽量选择肋间进针，超声/CT引导下，尽量选择先经过部分正常肝脏，再进入肿瘤。穿刺应准确定位，避免反复多次穿刺，导致肿瘤种植、损伤邻近组织或肿瘤破裂出血等；如果进针过深，不应直接将电极针退回，而是应该在原位消融后，再退针重新定位，避免肿瘤种植；一般情况下，应先消融较深部位肿瘤，再消融较浅部位肿瘤。

5. 参照各消融治疗仪的说明，进行消融治疗，逐点进行。为确保消融治疗的效果，消融范围应该力求达到 0.5 cm 的安全边界，一针多点的重叠消融方式可以保证消融范围和减少漏空的发生；消融完成后，争取在拔针时进行针道消融，防止术后出血和肿瘤沿针道种植。

6. 治疗结束前再次超声/CT 全面扫描肝脏，确定消融范围已经完全覆盖肿瘤，力求有 0.5～1.0 cm 的安全消融边界，排除肿瘤破裂、出血、（血）气胸等并发症可能。

7. 术后常规禁食、监测生命体征 4 h，卧床 6 h 以上，注意监测血常规、肝功能、肾功能等。并给予护肝、预防感染、镇痛、止血等治疗，预防并发症的发生；发生并发症应积极处理。

五、疗效判断

消融治疗后应定期观察病灶坏死的情况，如有病灶残留，应积极补救治疗，提高消融治疗的疗效。评估局部疗效的规范方法是消融后 1 个月左右，治疗后 1 个月复查肝 3 期 CT/MRI，以评价消融疗效。

1. 完全缓解（complete response，CR）。肝脏 3 期 CT/MRI 随访，肿瘤所在区域为低密度（超声表现为高回声），动脉期未见强化。

2. 不完全缓解（incomplete response，ICR）。肝脏 3 期 CT/MRI 随访，肿瘤病灶内局部动脉期有强化，提示有肿瘤残留。

3. 对治疗后有肿瘤残留者，可以进行再次消融治疗，若两次消融后仍有肿瘤残留，则确定为消融治疗失败，应该选用其他的治疗手段。

六、典型病例报告

病例 1 女，5 个月，因发现腹部包块 15 天入院。CT：肝左叶占位，考虑肝母细胞瘤（图 12-4-1A），AFP 113 008 ng/ml，血常规：WBC 10×10^9/L、Hb 65 g/L、Plt 941×10^9/L，生化：ALT 18 U/L、Cr 15 U/L、CK 92 U/L、ALB 37.2 g/L，活检：肝母细胞瘤（混合型）。经过 3 次 TACE 术后肿瘤明显缩小（图 12-4-1B），AFP 下降至 126.4 ng/ml，后又升至 268 ng/ml，血常规：WBC 9.6×10^9/L、Hb 109 g/L、Plt 356×10^9/L，生化：ALT 28 U/L、Cr 19 U/L、CK 121 U/L、ALB 38.6 g/L。但肿块位于肝门部无法切除，后在 DSA 的 C 臂 CT 功能监视下行射频消融术（图 12-4-1C），术后 AFP 下降至8 ng/ml。

病例 2 男，8 岁，1 年前行肝母细胞瘤切除术后，AFP 再次升高入院，PET/CT：肝右叶肿瘤复发（图 12-4-2A、B），AFP 2845 ng/ml，血常规：Hb 107 g/L、Plt 925×10^9/L，生化：ALT 19 U/L、Cr 23 U/L、CK 98 U/L、ALB 33 g/L。CT 下行 RFA 术（图 12-4-2C、D），术后 AFP 下降至 9.4 ng/ml。

第五节　肝血管瘤介入治疗

一、历史和发展

肝血管瘤（hepatic cavernous hemangioma，HCH）是最常见的肝脏良性肿瘤，分为肝海绵状血管瘤、毛细血管瘤、血管内皮细胞瘤等。成人发病主要是海绵状血管瘤，而血管内皮瘤则多见于儿童。婴儿血管内皮瘤是一种先天性疾病，发病率约占儿童肝脏肿瘤的 12%，约有 90%病例在出生后半年内出现症状和体征，且女性患儿较多。依肿瘤直径大小，肝血管瘤可分为三级。直径<

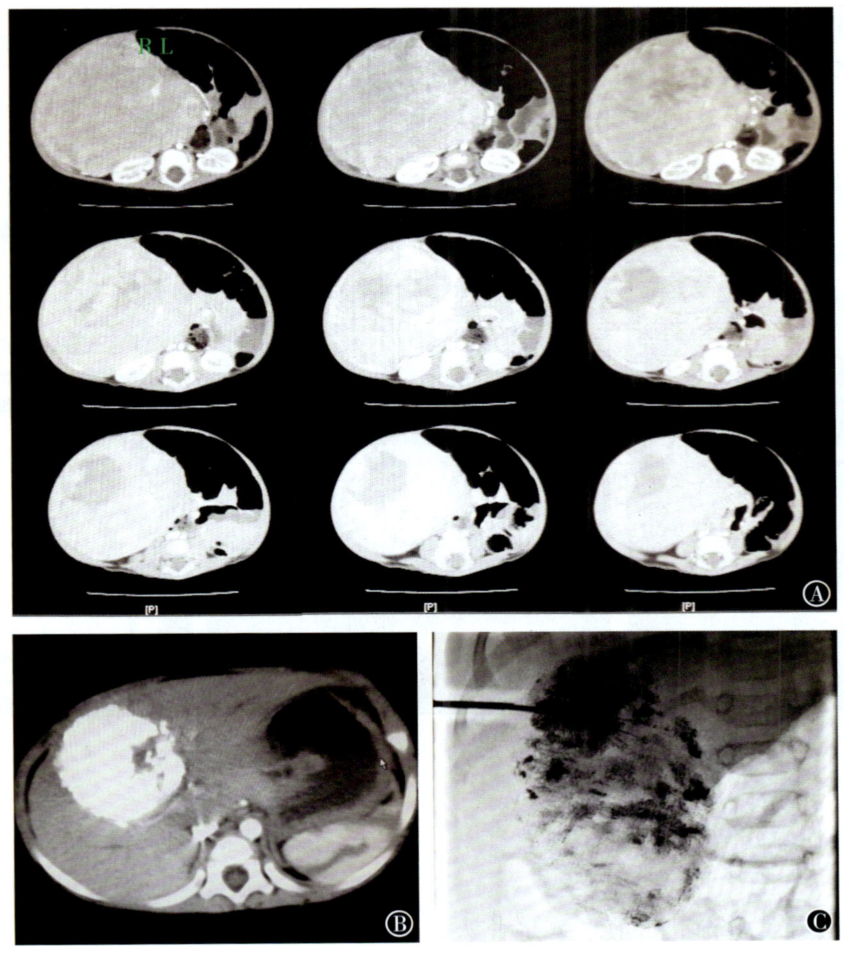

图 12-4-1 病例 1 图像 A. 术前 CT；B. TACE 术后 CT；C. 在 DSA 的 C 臂 CT 功能监视下行射频消融术

5 cm者称小血管瘤，5～10 cm 者为大血管瘤，>10 cm者称为巨大血管瘤。

肝血管瘤的临床分类和治疗方案目前尚不统一，而且手术指征及术式的选择存在着较多争议。随着对肝血管瘤自然病程的深入了解，其手术的恰当时机和指征有着新的不同认识。大多数学者认为肝血管瘤是良性病变，生长速度缓慢，自发性破裂也甚为罕见。肝血管瘤治疗的重点在于如何解除症状及预防性控制巨大的、多发性的瘤体破裂出血可能。根据当前多中心临床治疗前瞻性研究的结果，建议直径≤5 cm（小血管瘤），破裂的概率极小，尤其无临床症状表现者，多无需手术，可定期随访，了解其生长变化情况；直径>5 cm 的血管瘤，可适当选择治疗方式。传统治疗方法以外科手术为主，但手术风险大、创伤大、出血多。随着介入放射学迅速发展，微创治疗也逐步称为治疗肝血管瘤的一大利器，包括 RFA、微波消融术及经肝动脉栓塞治疗，其中经肝动脉栓塞治疗肝血管瘤具有创伤小、恢复快、费用较外科手术低、疗效好、并发症低等优点，随着近年来技术的不断成熟及完善，其已经成为肝血管瘤的主要治疗方法。

二、临床要点

（一）病因

肝血管瘤的病因尚未明了，可能与先天性血

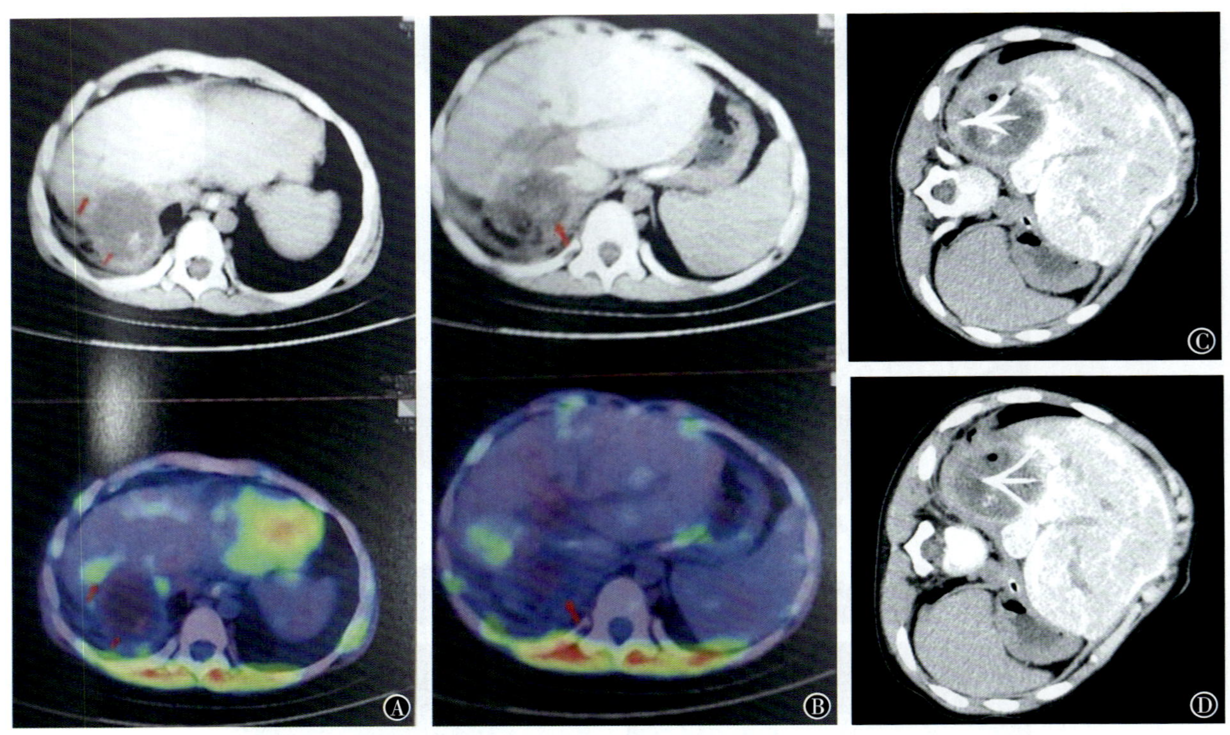

图 12-4-2　病例 2 图像　A、B. PET/CT；C、D. CT 下行 RFA 术

管发育异常及后天性内分泌影响有关。主要有以下几种学说。

1. 先天性发育异常学说　目前多数学者认为血管瘤的发生是先天性肝脏末梢血管畸形引起，一般认为在胚胎发育过程中由于肝血管发育异常，引起血管内皮细胞异常增生而形成肝血管瘤。

2. 激素刺激学说　有学者观察到在女性青春期、怀孕、口服避孕药等可使血管瘤的生长速度加快，认为女性激素可能也是血管瘤的致病机制之一。

3. 其他　如毛细血管组织感染后变形，导致毛细血管扩张，肝组织局部坏死后血管扩张形成空泡状，其周围血管充血扩张；肝内区域性血循环停滞，致使血管形成海绵状扩张。

（二）病理生理

瘤体以大小不一的血窦组成，由结缔组织分割或包绕，内壁由单层幼稚管内皮细胞组成，其管壁缺乏肌层和弹力层，缺乏神经纤维的支配。切面呈蜂窝状，其内充满血液。光镜下可见大小不等的囊状血窦，血窦壁内衬覆一层内皮细胞，常充满红细胞，血窦之间为纤维组织所分隔，偶见被压缩的细胞索，大的纤维分隔内有血管和小胆管。

（三）临床表现

1. 症状　小血管瘤均无症状，即使大血管瘤也没有典型临床表现。当瘤体较大牵拉肝被膜或压迫胃肠道等邻近组织器官时，可有上腹部不适、食欲减退、恶心、嗳气。儿童肝血管瘤发现时多数无典型临床表现。

2. 体征　常常表现为肝大或者腹部包块，肝血管瘤往往伴随其他部位的血管瘤，最常见为皮肤，其次为中枢神经系统、肠、肺等，且多脏器的血管瘤临床症状重，死亡率高。

（四）诊断

肝血管瘤的诊断主要依据临床表现及肝脏 B 超或 CT 检查，肝穿刺活检比较危险，不主张使用。

1. B超 肝血管瘤的B超典型表现多为边界清晰的低回声占位伴有后方不甚明显的回声增强效应。但是大多数小血管瘤为强回声。

2. CT表现 CT平扫示病灶均匀低密度，中央可见更低密度区，偶见钙化，增强扫描早期病灶边缘明显结节状强化，延迟扫描病灶部分或全部强化，呈等密度，这可与肝母细胞瘤或肝转移性肿瘤鉴别，后两者表现早期边缘或整个瘤体明显强化，延迟扫描病灶呈低密度，很少出现等密度充填。

三、儿童肝血管瘤的介入治疗

经肝动脉栓塞治疗（transcatheter arterial embolization，TAE）治疗肝血管瘤是借鉴于TAE治疗肝癌的经验，理论是基于肝血管瘤主要由肝动脉供血，栓塞动脉后瘤体内可形成血栓，血栓机化、纤维化使瘤体形成纤维瘤样结构而达到缩小、硬化血管瘤的目的。

肝血管瘤瘤体内血流缓慢，碘化油和平阳霉素乳化剂在栓塞治疗后可在瘤体内长期沉积。平阳霉素是一种比较温和的血管硬化剂，在与瘤体血管内皮细胞长期接触的过程中，血管内皮细胞被破坏，血栓形成，碘化油和平阳霉素乳化剂填塞瘤体血窦，瘤体逐渐缩小或消失。为防止瘤体供血动脉血流的冲刷，用适量可吸收性栓塞材料（吸收性明胶海绵、PVA等）对瘤体供血动脉进行栓塞，可使病灶缩小较明显，取得更好的效果。

（一）适应证

依据临床表现及影像学检查确诊为肝血管瘤的患儿。有症状者、肝血管瘤破裂出血者、肿块直径>5cm者、肿瘤有增大趋势者或肿块位于肝包膜下有可能在外力下破裂者。总体来说，不论部位、范围、数量均可行介入治疗。

（二）禁忌证

无绝对禁忌证，但严重肝、肾功能不全者慎用。

（三）器械、人员要求和术前准备

需要DSA机一台以及介入手术相关的耗材。机房内还需装备有中心供氧、负压吸引和多功能监护仪等设备；这些在对出现严重并发症的患者进行急救处理中都是必需的。

参与介入手术的工作人员配置至少4名，其中熟悉DSA机操作的放射科技师1名，麻醉医师1名，护士1名以及介入医师1名。

完善相关术前检查，包括B超及CT检查（图12-5-1A、B）。在进行介入手术前，介入医师及麻醉医师应与患儿监护人进行谈话，告知介入手术的必要性、可能出现的并发症及其处理方案、拒绝检查的后果及可替代的其他方法，征询监护人同意后签署知情同意书。随着人们健康意识的不断提高，有必要告知患者或陪同检查人员该项检查存在少量X线辐射。

（四）手术过程及要点

1. 手术过程 患儿仰卧位，全身麻醉后采用Seldinger技术经股动脉穿刺插管，行选择性腹腔动脉造影，明确血管瘤的位置、数目、大小、染色特征及血供情况（图12-5-1C），超选择性动脉插管至理想供血动脉，进一步明确诊断后，将平阳霉素（8~12 mg/m^2）与碘化油2~4 ml充分混合，制成PLE在透视下缓慢注入，最后可注入吸收性明胶海绵或PVA等材料进一步栓塞。以瘤周门静脉小分支显影后发生反流时终止栓塞（图12-5-1D）。

2. 术后处理及疗效判断 术后住院观察3天，术后主要并发症主要为肝区不适、发热等，出院前复查肝功能、血常规，1个月后复查B超及CT观察瘤体大小变化决定是否需再次行介入治疗。

四、结语

肝血管瘤是儿童肝脏疾病的常见病种，大部分病例都有典型的症状和体征，对于多发型皮肤血管瘤患儿更应常规行B超检查排除是否

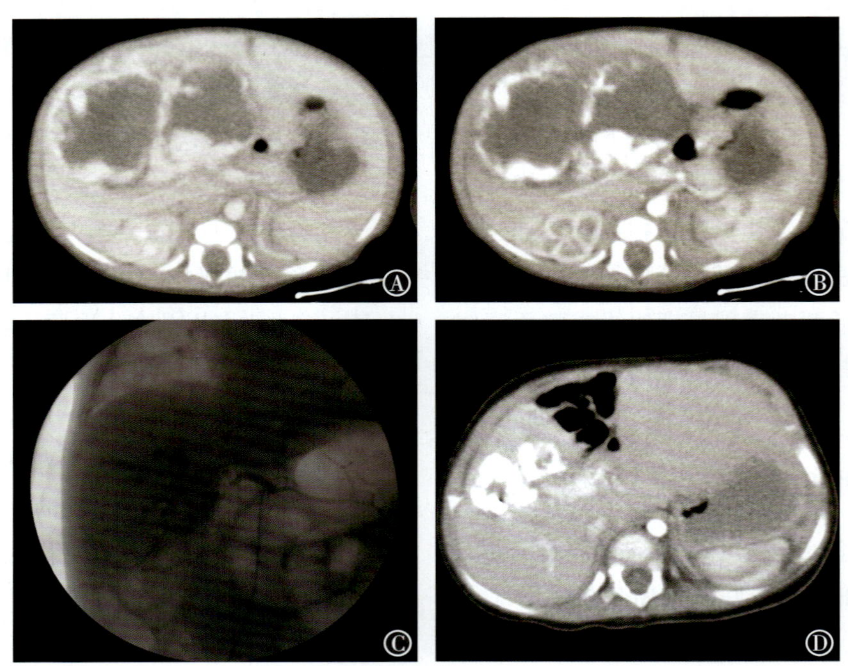

图 12-5-1 肝血管瘤图像 A. CT 平扫示病灶均匀低密度；B. CT 增强图像；C. DSA 机下肝动脉造影示病灶主要由肝右动脉供血；D. 两次介入术后肝血管瘤 CT 图像示病灶内碘油沉积良好

存在肝血管瘤。经肝动脉栓塞治疗肝血管瘤操作简便、费用低、创伤小、并发症少，而且安全有效，一般 2~3 次介入治疗后即可达到治疗的目的，是治疗儿童肝血管瘤的理想方法，值得临床推广。

（蒋贻洲　张靖　尹传高）

第六节　儿童肝脏门静脉造影评估

一、概述

门静脉海绵样变性（cavernous transformation of the portal vein，CTPV）为一种少见疾病，成人多继发于各种原因导致的门静脉阻塞，儿童发病原因尚有争议。本病并发上消化道出血高达 80%，因此及时诊断与治疗意义重大。门静脉海绵样变是由 Balfour 和 Steward 等于 1869 年首先描述，为门静脉血栓栓塞后，血栓部位近端水平门静脉纡曲扩张并侧支循环形成，并发脾大和腹腔积液等的一组综合征。门静脉及其属支组成门静脉系统，其回流起始端和分支末端均与毛细血管相连，且缺乏功能性瓣膜，其压力通过流入血量和流出阻力形成并维持。当门静脉的血流因多种原因受阻和（或）血流量增加时，通常引起门静脉系统压力的增加。本病成人患者多继发于肝硬化、肝细胞肝癌、胆管炎、胰腺炎、胰胆管癌，通常在血液高凝状态时发生。小儿门静脉压力增高的疾病常见于门静脉海绵样变，儿童患者门静脉海绵样变可能的病因主要有：①门静脉或其主要分支先天畸形；②继发于新生儿脐炎等门静脉系统炎症的门静脉及其主要分支的血栓栓塞症；③门静脉外压性狭窄或闭塞继发门静脉血栓形成，如非霍奇金淋巴瘤等。门静脉海绵样变早期诊断困难，常在出现上消化道出血后才就诊，此时致病原因往往已难以确定。

目前，儿童肝门静脉造影可分为直接法、楔入法与间接法三种。直接法，即经皮经肝穿刺肝门静脉系统，注入对比剂。楔入法，即经右侧颈内静脉或股静脉穿刺插管，导管头进入肝左、中、右静脉远端，逆行性显示门静脉左、右分支及主干；间接法，包括经股动脉插管进入脾动脉造影，对比剂经由脾静脉汇入肝门静脉并显影，或者经肠系膜上动脉造影，对比剂经肠系膜上静脉汇入门静脉并显影。

CTPV 的治疗一直的发展。1973 年 Sugiura 和 Futagawa 提出胃及腹部食管周围血管离断+迷走神经切断+幽门成形+食管切断再吻合+选择性脾切除，但该术式创伤较大，尤其是脾切除后有暴发感染的危险。之后很长一段时间，临床医师对于 CTPV 的治疗重点通常放在如何控制消化道出血及脾功能亢进。近年来临床医师将注意力放在 CTPV 的根治方面，注重手术后患儿的肝脏生长发育。目前，国外针对肝外型门静脉高压的手术治疗方案集中在消化内镜治疗、门腔静脉分流手术、Rex 旁路手术等。Rex 手术是最近几年得到广泛认可的一种术式，其原理为跨越病变血管在肝外正常门静脉与肝内正常门静脉实现吻合，这样既可以降低门静脉的压力，又维持了一个正常的肝脏血流灌注。该术式由 de Ville de Goyet 等于 1992 年首次提出，最初的目的是为了治疗肝移植术后门静脉血栓形成，该术式的难点在于肝内门静脉的解剖。手术将肝内门静脉从肝第Ⅲ和Ⅳ段之间圆韧带根部的 Rex 隐窝中解剖出来，在此过程中去除部分Ⅲ、Ⅳ段肝组织。旁路手术的成功有 3 个前提条件：①肝脏没有内在疾病；②肝内门静脉分支良好；③肝外门静脉中存在一条合适的静脉，功能上可以作为引流门静脉血流的合适通道。术后主要的并发症为血栓形成、血管吻合口狭窄，可在 DSA 引导下行血管成形或二期门腔静脉分流。

二、儿童肝门静脉海绵样变的临床要点

（一）病因

幼儿和儿童患者门静脉海绵样变原因尚不明确，可能的病因主要有：①门静脉或其主要分支先天畸形，如门静脉闭锁、缺如；②继发于新生儿脐炎等门静脉系统炎症的门静脉及其主要分支的血栓栓塞症；③门静脉外压性狭窄如非霍奇金淋巴瘤，或各种原因引起的血液黏滞度增加和高凝状态，造成门静脉的血栓，如凝血酶原-2 缺乏引起肠系膜静脉的阻塞。肝门静脉海绵样变早期诊断困难，患儿往往出现上消化道出血症状后才就诊，此时明确致病原因往往较困难。

（二）病理生理

门静脉的血流可因多种原因（先天性变异、肿瘤、炎症等）受阻和（或）血流量增加时，门静脉系统压力的增加。由于门静脉系统缺乏功能性瓣膜，门静脉压力增加，引起其回流起始端和分支末端均与邻近的静脉系统通过毛细血管相连，门静脉血流不经肝血窦直接汇入腔静脉系统。门静脉分支末端因与众多毛细血管相连，肝脏病理解剖显示剖面多发细孔状改变，如同海绵体剖面多发细孔状，故称为门静脉海绵样变。

（三）临床表现与影像学表现

肝门静脉海绵样变患儿临床表现主要包括反复上消化道出血，伴脾大、脾功能亢进，由于患儿的肝功能较好，很少出现腹腔积液、黄疸以及肝性脑病等。影像检查示肝内门静脉主干较细、扭曲、分支纤细，形态失常，略显僵直（图 12-6-1）。此外，脾增大、增厚；脾静脉、食管胃底静脉曲张、增粗。一般无腹腔积液征象。

（四）适应证与禁忌证

1. 适应证 术前临床资料、影像资料以及实验室检查支持肝门静脉海绵样变的诊断。

2. 禁忌证

（1）凝血功能异常：患者术前血液检验示标

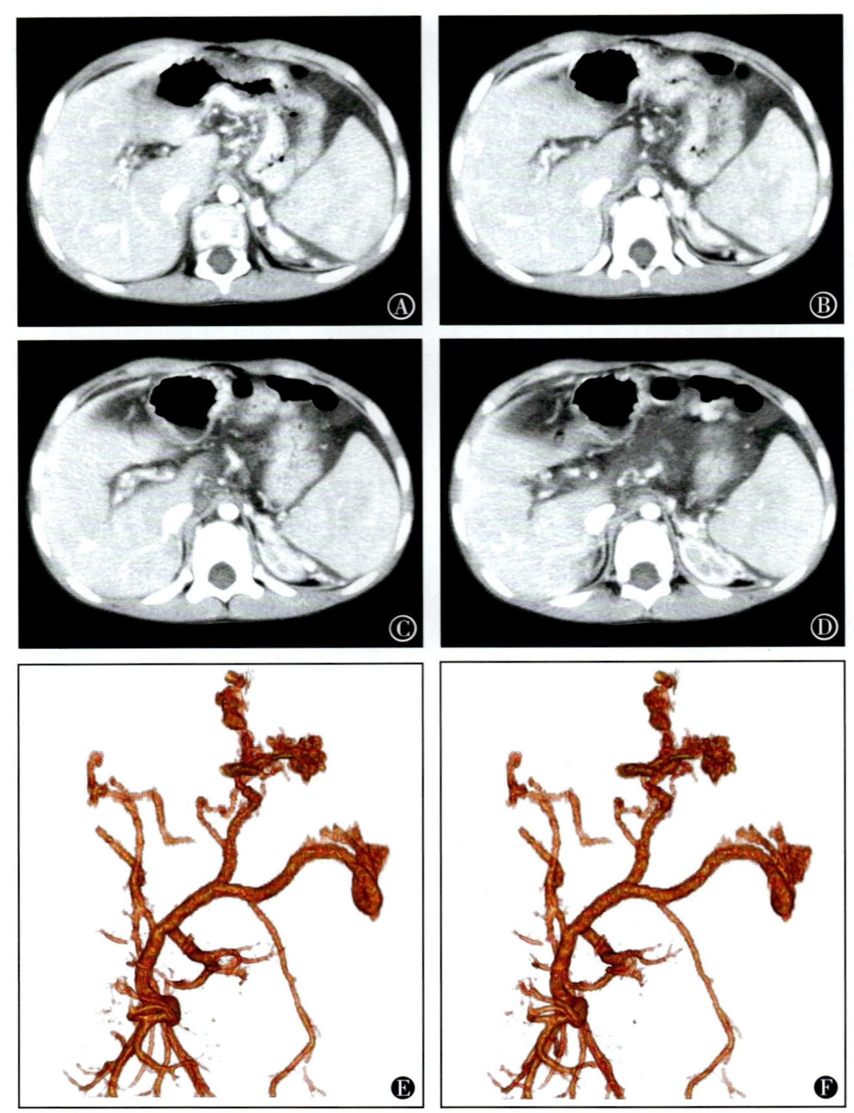

图 12-6-1　上腹部 CT 增强及门静脉重建示肝内门静脉主干扭曲，脾静脉及胃底静脉增粗，扭曲　A～D. 增强 CT；E、F. 门静脉重建

准部分凝血活酶时间（PTT）和凝血酶原时间（PT）以及血小板计数。凝血功能异常是肝门静脉造影的绝对禁忌证。

（2）合并其他重要脏器严重功能不全，如心、肝或肾衰竭等。

三、引导与监视设备

肝门静脉造影分为直接法与间接法，直接法：建议借助超声实时引导穿刺针进入肝门静脉系统，简单、经济，忌讳盲穿增加对肝脏的损伤；楔入法，借助超声经右侧颈内静脉或股静脉穿刺插管，借助导丝将导管头置入肝左、中、右静脉远端，逆行性显示门静脉各分支，造影时需借助 DSA 机实时显示肝门静脉各分支走行与形态。间接法经股动脉插管，在 DSA 导向下将导管头放置在脾动脉或肠系膜上动脉起始部位置，快速注入对比剂，通过脾静脉或肠系膜上静脉回流显示肝门静脉。

1. 超声　具有简便灵活、不受体位限制、无放射性损害的优点。超声可以实时准确了解病灶的大小、深度和周围组织结构情况，特别是能够直接观察穿刺通道是否到达肝门静脉。建议使用附带有穿刺槽穿刺探头的超声仪，穿刺针从穿刺槽插入，穿刺探头可以显示穿刺的路径、进针方向和进针深度，大大提高手术的成功率和准确性。

2. DSA 具有简便、经济、体位灵活和定位快速等优点，实时显示血管内导丝和导管的位置，通过注射对比剂显示血管的形态与位置。

四、术前准备

（一）常规准备

心、肺、肾、肝功能检查，功能不全者予以纠正；凝血功能检查，不良者予以纠正；血常规检查，贫血者予以纠正。

（二）知情同意书

熟悉患儿全部临床资料、影像资料及检查资料，明确适应证。肝门静脉造影术前，须告知患儿家属所采用的穿刺方法以及可能出现各种并发症，并签署肝门静脉造影术知情同意书。

（三）患儿术前准备

患儿穿刺术前需静脉留置针，为下一步镇静做准备。患儿平躺在手术台，充分暴露穿刺的部位，如采用右侧颈内静脉穿刺，需将患儿头部偏向左侧。此外，术前需在穿刺进针部位充分消毒，铺巾，手术部位保持无菌。

五、操作技术与注意事项

（一）经皮经肝门静脉穿刺

患者仰卧，充分显露右上腹肝区皮肤，对穿刺部位严格消毒。将超声探头罩上无菌透明套，在超声引导下将穿刺针穿刺入肝内门静脉主干，拔出针芯，注入对比剂，通过 DSA 机观察肝内门静脉各分支情况。

（二）颈内静脉穿刺

患者仰卧，头偏向左侧。以右侧胸锁乳突肌中点的外缘为中心，行常规消毒。将超声探头罩上无菌透明套，在超声引导下将穿刺针呈 45°角进针，针尖指向足侧，穿刺成功后，将导丝送入上腔静脉，并用 5F 扩张鞘扩张局部穿刺通道，引入静脉鞘。通过导丝将导管选择性置入肝左静脉或肝中静脉或肝右静脉。然后，按一定速率注入对比剂，对比剂通过肝静脉与门静脉末端分支扩张的交通毛细血管，逆流入并显示门静脉各级分支（图 12–6–2）。

（三）股动脉穿刺

患者仰卧，常规双侧腹股沟区消毒、铺巾，在搏动最明显处下方 1.0～1.5 cm 选为穿刺点，穿刺针呈 45°角进针，针尖指向头侧，穿刺成功后，将导丝送入腹主动脉，并用 4F 扩张鞘扩张局部穿刺通道，通过导丝将动脉导管送入肠系膜上动脉或脾动脉。然后，注入对比剂，对比剂通过肠系膜上静脉或脾静脉显示门静脉系统（图 12–6–3）。

六、术后处理和并发症

若通过经皮经肝门静脉直接造影法，术后拔出穿刺针后，需复查 CT，明确是否存在穿刺部位出血，穿刺部位采用简单包扎即可。若存在大出血，立即采取止血措施，若无明显出血征象，需在麻醉复苏室观察 1 h 后，确定无明显并发症出现，可回病房。

若通过颈内静脉或股动脉穿刺血管法，术后拔出血管鞘并按压止血，其中颈内静脉压迫 3～5 min后，简单包扎即可；而股动脉压迫一般需压迫 10 min，之后利用纱块、绷带进行压迫止血，24 h 后可拆开包扎。

并发症主要有麻醉后疼痛、出血、感染、意外正常组织器官的损伤等。并发症的发生率与穿刺针的大小、穿刺的部位，以及操作者穿刺技术，所选用的穿刺路径等有密切关系。患儿麻醉苏醒后，常常出现少许疼痛，一般 1 天内可消失，无需特别处理；若患儿出现明显手术部位疼痛、哭闹不停，需注意是否存在其他并发症，及时检查、排查各种可能因素，及时处理。如出现

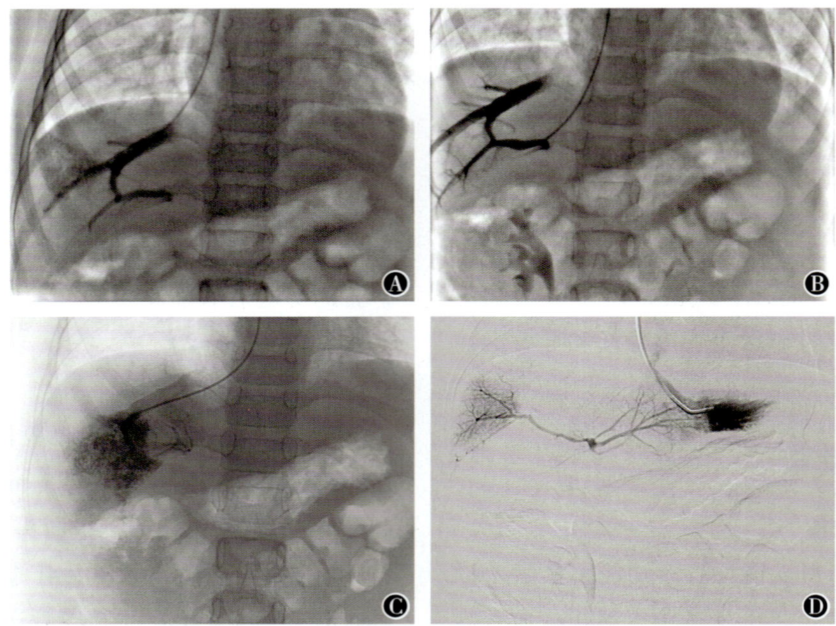

图 12-6-2 经颈内静脉肝左、右静脉造影 A、B. 门静脉肝内左、右分支清晰显示，较纤细；C、D. 远端分支显示扩张的交通毛细血管影

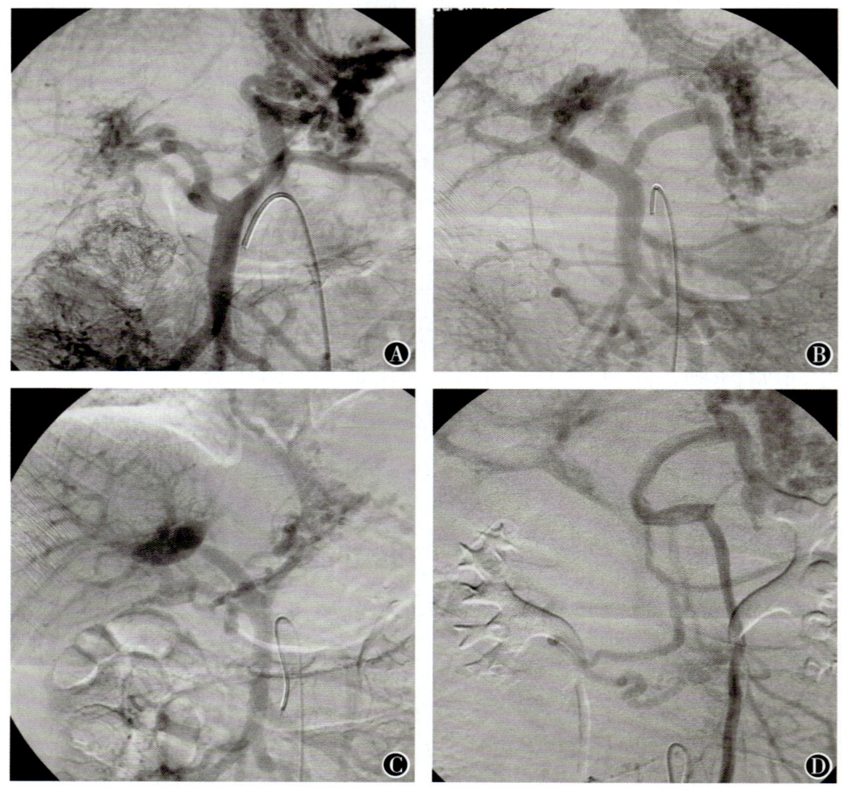

图 12-6-3 股动脉穿刺门静脉造影 A. 肝门区团状畸形血管，并见细小向肝性侧支形成，呈放射状，肝内左叶门静脉分支缺如，肠系膜上静脉及胃冠状静脉扩张，胃底静脉曲张；B. 肝门水平见长椭圆形畸形血管团，长轴垂直门静脉主干，肝左叶门静脉分支稀少，食管-胃底静脉曲张；C. 肝门水平瘤样畸形静脉血管团，周围显示特征性的毛糙的放射状改变；D. 经肠系膜下动脉间接门静脉造影较客观显示门静脉血流方向

内脏急性出血需立即采用止血措施，如静脉滴注止血药等。如发生颈部皮下或腹股沟区皮下血肿，需采用局部压迫止血的方式，血肿可自行吸收。

七、结语

儿童肝门静脉造影可分为直接法、楔入法与间接法，相对于间接法，直接法更能清晰显示肝内门静脉系统各分支情况，不过经皮经肝穿刺法损伤较大，经颈内静脉或股静脉穿刺楔入法肝内门静脉造影具有创伤性小，并发症少的特点，为CTPV患儿行Rex旁路手术提供帮助。

（刘珍银　金科　张靖）

第七节　儿童肝门静脉高压的介入治疗

一、历史和发展

门静脉高压症（portal hypertension，PHT）是指由门静脉系统压力升高所引起的一系列临床表现，是一个临床病症，为各种原因所致门静脉血循环障碍的临床综合表现，而不是一种单一的疾病，所有能造成门静脉血流障碍和（或）血流量增加，均能引起门静脉高压症。儿童门静脉高压症指门静脉压力超过5 mmHg，或门静脉与肝静脉压力梯度超过10 mmHg。当门体静脉压力梯度超过12 mmHg可引起曲张静脉破裂出血，如不及时治疗，将危及患儿生命。虽然儿童门静脉高压病因和治疗有别于成人，但降低门静脉高压，妥善处理各种并发症仍是治疗的主要目的。目前临床应用的儿童门静脉高压的治疗方法有内科药物治疗、内镜下套扎及药物硬化治疗、介入治疗和外科手术治疗（包括肝移植治疗）等。

目前介入治疗门静脉高压症及其所致食管-胃底静脉曲张的方法有：经颈内静脉肝内门体分流术（transjugular intrahepatic portosystemic stent shunt，TIPSS）、经颈内静脉途径TIPSS分流道胃冠状静脉和（或）胃短静脉栓塞术、经皮经肝穿刺门静脉途径胃冠状静脉和（或）胃短静脉栓塞术、经自发性脾肾或胃肾分流道途径食管-胃底静脉曲张栓塞术（balloon-occluded retrograde transvenous obliteration，BORTO）、部分脾动脉栓塞术、下腔静脉/肝静脉开通术等。尤其是对肝功能损害明显，无法耐受手术及麻醉所致创伤者，可优先选择微创治疗。TIPSS通过介入放射技术建立肝内分流道，联合冠状静脉或胃底曲张静脉的栓塞以预防和治疗食管-胃底静脉曲张出血，以其创伤小、安全性高和术后再出血率低等优点，近年来在临床得到广泛的应用。

二、临床要点

（一）病因

门静脉高压症根据病因可分为肝前型、肝内型和肝后型3类。小儿门静脉高压症多为肝前性和肝内性，肝后性极少见。常见发病原因如下。

1. 肝前性门静脉高压症　多为门静脉主干及脾静脉闭塞所致，系由于凝血机化形成纤维索条或血管内隔膜形成血管内闭塞的结果，也可是血管旁淋巴结或肿瘤压迫所致。阻塞的门静脉常呈纤维索条状或被小血管束所代替，使门静脉成为蜂窝状，称为海绵状血管瘤样变异。门静脉闭塞的原因如下：①新生儿期感染。新生儿期脐静脉与静脉导管发生生理性闭塞，开始是不完全性或呈节段性闭锁，闭锁处血流缓慢、淤血，血液的黏稠度增高，再加上细菌感染，发生静脉内膜炎、静脉硬化及血栓形成，导致门静脉完全闭锁。②脐静脉插管。脐静脉插管可引起门静脉闭锁，与插管时间、位置及深度有关，导管进入门静脉左支容易发生闭塞，导管留置时间越长越易发生闭塞，超过48 h者发生率更高。③先天性畸形，对于门静脉海绵状瘤样病变是否为先天性畸形，有不同的报道。支持者认为，常合并胆道、心血管、泌尿系统等先天性畸形。

2. 肝内性门静脉高压症 小儿肝内性门静脉高压症占30%～40%。其发病原因有：①肝硬化引起，胆道闭锁、新生儿肝炎、乙型病毒性肝炎、各种先天性代谢异常等疾病可导致肝硬化；②非肝硬化引起，系先天性肝纤维样变、戈谢病、糖原累积病、血管瘤病、非硬化性结节性肝增生、肝内门静脉硬化症、遗传性毛细血管扩张症等疾病所致。

3. 肝后性门静脉高压症 由于肝静脉和下腔静脉的血流受阻而引起门静脉高压症，在小儿较为少见。如静脉闭塞性疾病、缩窄性心包炎、充血性心力衰竭、右心房黏液瘤等所致下腔静脉回流受阻。

（二）病理机制

门静脉高压的发病机制尚未完全明确，主要包括后向血流学说和前向高动力循环学说。随着对肝硬化肝脏的病理研究进展，研究表明后向血流学说，即门静脉系统阻力增加是门静脉高压症主要原因的理论占据主导地位。此学说认为由于肝纤维化和假小叶的形成，压迫肝内小静脉及肝窦，门静脉回流受阻，有作者认为肝窦受压和肝窦发生毛细血管化改变，是门静脉压升高最主要的原因。有研究发现，肝硬化时门静脉血中去甲肾上腺素、5-羟色胺、血管紧张素等活性物质增加，作用于门静脉肝内小分支和小叶后小静脉壁，使其呈持续性收缩状态。因此，后向血流学说理论中，不仅仅是肝脏病变引起的机械性梗阻，还有血管活性物质引起的病理生理因素参与，后向血流学说主要从肝硬化的病理改变上揭示了门静脉高压症的发生机制。但后向学说不能完全解释门静脉高压时血流动力学变化，特别是特发性门静脉高压无肝硬化、肝外门静脉及肝静脉阻塞情况，这是后向学说无法解释的。临床和动物实验均发现门静脉高压时内脏动脉阻力下降，血流明显增加。这表明肝硬化门静脉高压症时存在以内脏血流增加的全身性高动力循环。

（三）临床表现

1. 食管静脉曲张及破裂出血 门体侧支循环的建立和开放是门静脉高压的独特表现。门静脉高压症时可产生多条侧支循环，其中食管静脉曲张为最常见。急性曲张静脉出血是门静脉高压症最重要的并发症，常发生于远端食管，胃底较为少见，其他位置则罕见。曲张静脉破裂出血的触发因素不清楚，但门静脉压力梯度<12 mmHg时，出血几乎不发生。患儿的典型症状是突发的无痛性上消化道出血，表现为呕血和黑便，出血量大且急。门静脉高压性胃病也可发生急性出血，但更常见的是亚急性和慢性出血。

2. 脾大、脾功能亢进 充血性脾大是本病的主要临床表现之一，也常是临床最早发现的体征。脾大后会有脾功能亢进出现。脾功能亢进的程度与病因无关，而与脾脏大小成正比。脾大伴脾功能亢进时患儿白细胞计数减少、增生性贫血和血小板减低。易并发贫血、发热、感染及出血倾向。有脾周围炎时脾脏可有触痛。

3. 腹腔积液 门静脉压力增高，使门静脉系统毛细血管床的滤过压增加，肝内淋巴液的容量增加，大量淋巴液自肝表面漏入腹腔，这是门静脉高压症时腹腔积液形成的主要原因。此外，低蛋白血症、醛固酮和血管升压素在体内增多，也可引起水钠潴留，造成腹腔积液和全身性水肿。

4. 肝性脑病 是肠道吸收的物质不经肝脏处理，直接进入体循环所致，如肠道吸收的蛋白质、氨、毒素、药物等物质进入脑内而出现中枢神经系统症状，重者表现为意识障碍。主要发生于肝内性门静脉高压症。

5. 其他全身症状 患儿主要表现为食欲缺乏、消化不良、体重减轻、腹胀、乏力和黄疸等全身症状。

三、TIPSS的病例选择

（一）适应证

1. 急性或反复食管胃底曲张静脉破裂出血。

2. 其他非手术治疗无效者和肝功能 Child B 级、C 级不适于其他手术的患者。

3. 顽固性腹腔积液或胸腔积液。

4. 肝肾综合征。

5. 肝移植术前准备。

（二）禁忌证

1. 相对禁忌证 败血症、门静脉血栓或癌栓、胆道梗阻、严重凝血功能障碍、门静脉海绵样变性、多囊肝等。

2. 绝对禁忌证 未被证实的肝硬化门静脉高压症、心力衰竭、肾衰竭、肝衰歇晚期、靠近第 1、第 2 肝门处肝细胞癌和晚期肝性脑病等。

（三）门静脉高压合并曲张静脉破裂出血的诊疗流程（图 12-7-1）

四、TIPSS 器械、人员要求和术前准备

血尿常规、肝肾功能、血糖、电解质和凝血功能等均为术前基础检查。腹部增强 CT 或 MRI 是了解肝脏、门静脉及肝静脉情况的重要检查，有助于评估门静脉属支的侧支循环开放程度，了解有无血栓及门静脉海绵样变等。对肝硬化病因的检测，有利于 TIPSS 术前、后的对因治疗。对重度贫血、严重血小板降低或凝血功能障碍，应尽可能予以改善。

五、TIPSS 操作技术与注意事项

患儿取仰卧位，全麻后常规消毒铺巾，穿刺右颈内静脉，在导丝引导下将 Rups-100 经颈内静脉、上腔静脉、右心房、下腔静脉，送入肝静脉。选择肝静脉或肝段下腔静脉为穿刺出发点，向门静脉右支或左支穿刺，减少盲目穿刺和损伤（图 12-7-2A）。确认门静脉被穿中后，将亲水膜导丝经套管送至脾静脉或肠系膜上静脉，5F 直侧孔导管行直接门静脉造影并测压（图 12-7-2B），再将 Rups-100 四部件沿导丝推入脾静脉或肠系膜

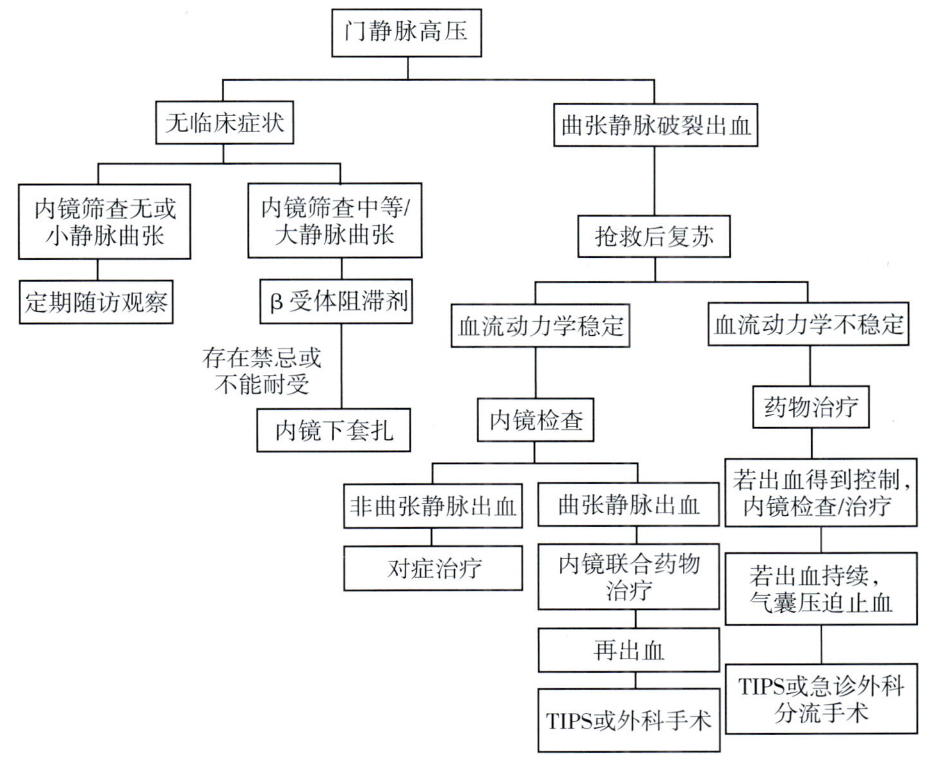

图 12-7-1 门静脉高压合并曲张静脉破裂出血的诊疗流程图

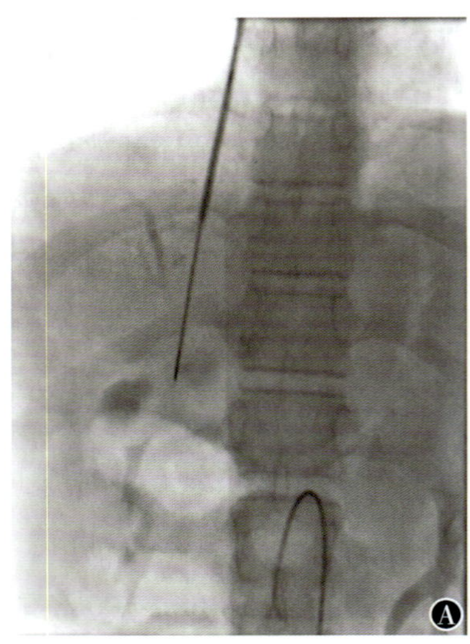
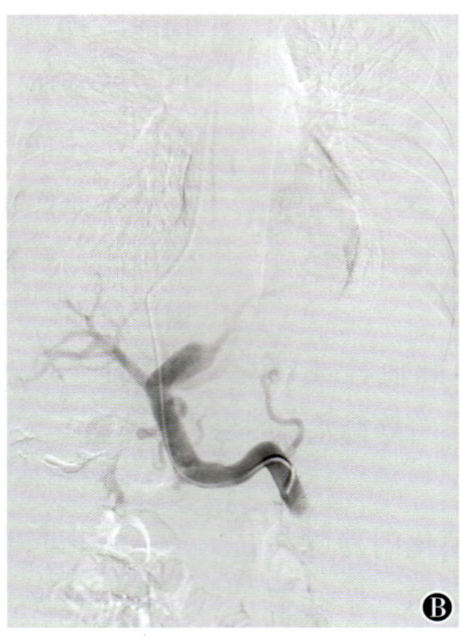
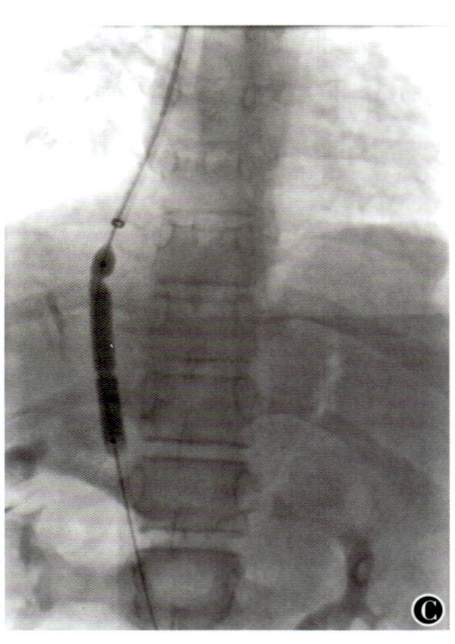

图 12-7-2　TIPSS 操作技术　A. 穿刺；B. 造影；C. 球囊扩张

上静脉。穿入门静脉后可通过造影观察穿刺点的位置。穿刺道用 6～8 mm/4～6 cm 球囊进行扩张（图 12-7-2C），造影检查直接分流道有无对比剂外溢或与胆管交通，置入直径 6～10 mm/6～8 cm 的金属内支架。放置支架必须完全覆盖肝实质通道，并要求该通道与肝静脉不能成角。再次直接门静脉造影及测量门静脉压力梯度达适宜范围（图 12-7-3）。术中可能发生的并发症如下。

1. 腹腔内出血　是 TIPSS 最严重和最危险的并发症，主要与下列因素有关：穿刺点过低，穿

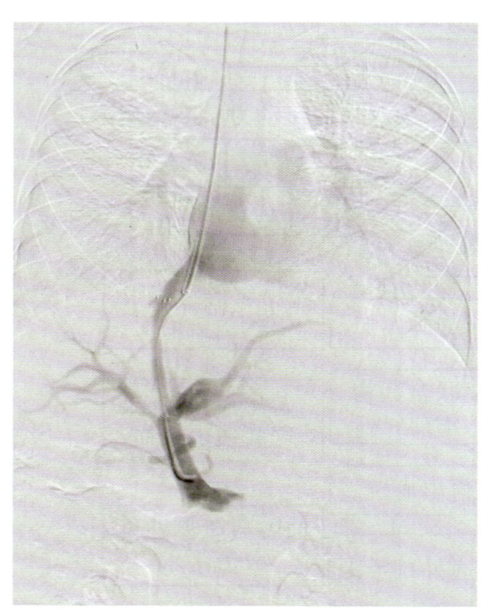

图 12-7-3　TIPSS 操作技术

中肝外门静脉主干或门静脉分叉部，球囊扩张时撕裂静脉壁；肝脏体积过小、穿刺针进针过深穿出肝包膜外，以及反复穿刺，伤及血管；近心端穿刺点过高，或穿刺时穿刺针反弹，经裸露的下腔静脉进入肝实质，球囊扩张时撕裂静脉壁；肝硬化失代偿期凝血功能障碍，以及术中、术后使用抗凝剂，导致腹腔内出血。

2. 肝动脉损伤　发生率极低，多因反复穿刺和重度肝硬化肝动脉增粗所致，一旦发生，应立即进行超选择性肝动脉造影，必要时进行栓塞治疗。

3. 门静脉损伤　门静脉损伤多由于穿破了门静脉肝外分支、分叉部的后下壁或主干，囊扩张后导致腹腔内大出血，出血后应立即置入覆膜支架或外科手术修补。

4. 胆道损伤　发生率低，多为细小的胆道损伤，可有一过性轻度黄疸，一般无需特殊处理，而胆道出血极为少见；如为较大胆道损伤，可出现重度黄疸、发热、腹痛、便血或呕血等症状，应行肝动脉造影和直接门静脉造影，了解发生的原因和部位，进行有效治疗。

5. 心脏压塞　较为罕见，多与穿刺套装进入下腔静脉时损伤右心房所致，正确使用 Rups-100 穿刺套装与在 X 线透视下谨慎操作是预防其

发生的关键。

6. 支架移位与成角 发生率较低，支架移位多与支架释放时定位不当、患者呼吸幅度过大有关。一旦发生需要分流道再行球囊扩张，必要时重新支架置入。

六、术后处理和疗效判断

由于目前尚缺乏相应研究，儿童 TIPSS 可参照成人标准，一般推荐术后门静脉压力梯度<12 mmHg（1 mmHg=0. 133 kPa）或较基线值下降 25%。TIPSS 术后需要注意以下事项。

1. 注意观察患儿生命体征发现异常及时对症处理。

2. 术后给予低蛋白饮食，严格限制蛋白质摄入。并保持大便通畅，可使用乳果糖帮助通便，减少血氨的吸收，预防肝性脑病。

3. 定期进行血常规、肝功能、肾功能、血氨等检查，监测病情变化。

4. 定期超声多普勒检查，观察分流道直径、分流道形态、血流速度及方向，门静脉主干与分支血流以及有无血栓形成、肝内有无占位性病变、有无腹腔积液等。

七、并发症处理原则和预防

1. 肝性脑病 是术后最多见的并发症，发生率为 13%~25%。发生机制主要与年龄、肝功能分级、分流道直径和门体压力梯度密切相关。与传统门体分流术相比，TIPSS 术后肝性脑病症状较轻，容易控制，经内科治疗，一般可于短期内消失。但少数患者可出现严重的肝性脑病，甚至肝衰竭。高龄、严重低蛋白血症、既往有肝性脑病病史、Child C 级、门体压力梯度<12 mmHg 是本并发症的高危患者。

2. 肝衰竭 发生率较低，是由于肝脏缺血性损害所致，与患者肝功能和肝动脉血流状况密切有关。一旦发生，应尽早行限流性支架置入，减少分流道血流，改善肝功能，控制肝损害的进一步发展。

3. 溶血性黄疸 临床表现为贫血、网状红细胞增多、间接胆红素浓度增高和结合球蛋白降低。其发生原理与心脏机械瓣膜术后的溶血性黄疸相似，但该并发症为自限性，无需特殊治疗，分流道内膜形成降低了血流的应切力和支架对红细胞的损伤即可缓解。

4. 分流道狭窄与闭塞 是严重影响 TIPSS 中长期疗效的并发症，分流道内急性血栓形成和支架展开不全是早期分流道狭窄闭塞的主要原因，而分流道内膜过度增生是后期分流道狭窄的重要因素。

八、结语

随着近年来介入技术的迅速发展，其治疗适应证不断拓展，介入治疗已成为治疗儿童门静脉高压症及其并发症的重要手段之一。与外科手术相比，具有创伤性小、可同时断流及分流、技术成功率高、疗效可靠等优点。另外，应用介入技术（如用球囊导管扩张支架、置入缩窄式支架等）可有效控制分流道的大小、适应不同个体需要，从而避免分流过度、并降低肝性脑病的发生率。虽然目前 TIPSS 治疗儿童门静脉高压报道仍然有限，但 TIPSS 已成为对药物和内镜治疗失败的静脉曲张出血患儿一种有效治疗方法。

（李肖　张晓武）

参考文献

[1] Zhang J, Xu F, Chen K, et al. An effective approach for treating unresectable hepatoblastoma in infants and children: Pre-operative transcatheter arterial chemoembolization. Oncol Lett, 2013, 6 (3): 850-854.

[2] Zsiros J, Maibach R, Shafford E, et al. Successful treatment of childhood high-risk hepatoblastoma with dose-intensive multiagent chemotherapy and surgery: Final results of the SIOPEL-3 hr study. J Clin Oncol,

2010, 28 (15): 2584-2590.

[3] Meyers RL, Tiao G, de Ville de Goyet J, et al. Hepatoblastoma state of the art: Pre-treatment extent of disease, surgical resection guidelines and the role of liver transplantation. Curr Opin Pediatr, 2014, 26 (1): 29-36.

[4] Pritchard J, Brown J, Shafford E, et al. Cisplatin, doxorubicin, and delayed surgery for childhood hepatoblastoma: A successful approach-results of the first prospective study of the International Society of Pediatric Oncology. J Clin Oncol, 2000, 18 (22): 3819-3828.

[5] Zsiros J, Brugieres L, Brock P, et al. International Childhood Liver Tumors. Strategy Group (SIOPEL). Dose-dense cisplatin-based chemotherapy and surgery for children with high-risk hepatoblastoma (SIOPEL-4): A prospective, single-arm, feasibility study. Lancet Oncol, 2013, 14 (9): 834-842.

[6] Zsíros J, Brugières L, Brock P, et al. Efficacy of irinotecan single drug treatment in children with refractory or recurrent hepatoblastoma-a phase II trial of the childhood liver tumor strategy group (SIOPEL). Eur J Cancer, 2012, 48 (18): 3456-3464.

[7] Perilongo G, Maibach R, Shafford E, et al. Cisplatin versus cisplatin plus doxorubicin for standard-risk hepatoblastoma. N Engl J Med, 2009, 361 (17): 1662-1670.

[8] Ortega JA, Douglass EC, Feusner JH, et al. Randomized comparison of cisplatin/vincristine/fluorouracil and cisplatin/continuous infusion doxorubicinfor treatment of pediatric hepatoblastoma: a report from the Children's Cancer Group and the Pediatric Oncology Group. J Clin Oncol, 2000, 18 (14): 2665-2675.

[9] McAteer JP, Goldin AB, Healey PJ, et al. Surgical treatment of primary liver tumors in children: outcomes analysis of resection and transplantation in the SEER database. Pediatr Transplant, 2013, 17 (8): 744-750.

[10] Malogolowkin MH, Katzenstein HM, Meyers RL, et al. Complete surgical resection is curative for children with hepatoblastoma with pure fetal histology: a report from the Children's Oncology Group. J Clin Oncol, 2011, 29 (24): 3301-3306.

[11] Lopez-Terrada D, Alaggio R, de Davila MT, et al. Towards an international pediatric liver tumor consensus classification: proceedings of the Los Angeles COG liver tumors symposium. Modern Pathol, 2013, 27 (3): 472-491.

[12] Tanaka Y, Inoue T, Horie H. International pediatric liver cancer pathological classification: current trend. Int J Clin Oncol, 2013, 18 (6): 946-954.

[13] Purcell R, Childs M, Maibach R, et al. Potential biomarkers for hepatoblastoma: results from the SIOPEL-3 study. Eur J Cancer, 2012, 48 (12): 1853-1859.

[14] 张靖，陈晓明，朱德力，等. 儿童门静脉海绵样变间接门静脉造影特点. 中国介入影像与治疗学, 2007, 4 (5): 367-369.

[15] Bertocchini A, Falappa P, Grimaldi C, et al. Intrahepatic portal venous systems in children with noncirrhotic prehepatic portal hypertension: anatomy and clinical relevance. J Pediatr Surg, 2014, 49 (8): 1268-1275.

[16] 谭小云，张靖，温哲，等. 经导管动脉化疗栓塞术在婴幼儿肝母细胞瘤手术切除前的应用. 中华小儿外科杂志, 2014, 35 (12): 923-928.

[17] 张丹，陈亚军，张廷冲. 儿童门静脉海绵样变性的研究进展. 国际外科学杂志, 2012, 39 (2): 118-121.

[18] Ho HY, Wu TH, Yu MC, et al. Surgical management of giant hepatic hemangiomas: complications and review of the literature. Chang Gung Med J, 2012, 35 (1): 70-78.

[19] Hishiki T. Current therapeutic strategies for childhood hepatic tumors: surgical and interventional treatments for hepatoblastoma. Int J Clin Oncol, 2013, 18 (6): 962-968.

[20] 朱世春，刘歆农，张培建. 儿童门脉高压症研究进展. 国际外科学杂志, 2014, 41 (4): 267-272.

第十三章

视网膜母细胞瘤介入综合治疗

第一节 视网膜母细胞瘤概述

视网膜母细胞瘤（retinoblastoma，Rb）是婴幼儿最常见的眼内原发恶性肿瘤，发病率为1/（15 000～28 000），全球每年新增 Rb 病例 5000～8000 例，约 2/3 的患儿在 3 岁前发病，无性别及种族差异。

Rb 可以累及单侧眼，也可双眼发病，约 30%的患儿为双眼受累。有时双眼 Rb 的患者颅内中线区可同时发现肿块，鞍上区及松果体区是常见部位，即颅内原始神经外胚层肿瘤（PNETs）合并双眼 Rb 被称为三侧性视网膜母细胞瘤（trilateral retinoblastoma）。

Rb 的临床表现的特点是白瞳症和斜视，主要为由视网膜血管供血及静脉引流的视网膜黄白色的肿物，常常伴有周围视网膜下积液、视网膜下出血或者玻璃体积血。由于 Rb 诊疗方法的进步、环境污染造成的基因突变等原因，近年调查发现发生率有上升的趋势。

一、视网膜的结构及其特点

视网膜（retina）是眼球壁的最内层，为高度特化的神经组织，细胞规则排列为四层，由外向内依次为色素上皮层（pigment epithelial cell）、视细胞层（visual cell）、双极细胞层（bipolar cell）和节细胞层（ganglion cell）。

视网膜的结构和功能非常复杂且精细，既是光的接收器又是传导器，通过视网膜光感受器的视细胞层的视锥细胞（cone cell）、视杆细胞（rod cell）将所接收的光刺激转变为神经冲动，通过突触，经中间神经元，如双极细胞、水平细胞（horizontal cell）等至节细胞，后者的轴突向眼球后极汇聚，并穿出眼球壁构成视神经（optic nerve），将神经冲动传递至外侧膝状体，最终到达到枕叶视皮质，经大脑加工、翻译形成视觉。

黄斑（macular）是视网膜后极的一浅黄色区域，正对视轴处，因其解剖特点和重要的功能备受关注。黄斑中央有一浅凹，称中央凹（central fovea），是视网膜最薄的部分，厚度仅为 0.1 mm，只有色素上皮和视锥细胞，且视锥细胞密度最高，而每一个视锥细胞与一个神经节细胞相对应，因此，中央凹是视觉最敏锐的部位。

视盘（optic disc）又称视神经乳头（papilla of optic nerve），见图 13-1-1，位于黄斑鼻侧，圆盘状，所有节细胞的轴突在此处汇聚，并穿出眼球壁形成视神经。此处无感光细胞，为生理盲点。视网膜中央动脉和中央静脉也在次穿过。

视网膜的营养来源于眼动脉（ophthalmic artery）的分支，其分支形成两个系统即视网膜中央血管系统和睫状体血管系统，与全身血液循环相连。黄斑区无视网膜毛细血管，其营养来自脉络膜血管。

二、Rb 的病因和发病机制

自 1971 年 Knudson 提出著名的二次突变学说（two-hit hypothesis）以来，Rb 就被认为是可遗传的眼球恶性肿瘤，因为约 50% 的 Rb 患儿具有患病及遗传倾向的 *Rb*1 基因的突变，利用聚合酶链反应（polymerase chain reaction，PCR）检测 *Rb*1 基因，检测出基因结构突变位点，已准确证实基因突变的位置和类型，*Rb*1 基因位于染色体 13q 长臂 1 区 4 带，全长 200 kb，含有 27 个外显子、26 个内含子，是第一个分离出的人类抗癌基因。*Rb*1 基因为抑癌基因，具有抗癌性。*Rb*1 基因经过两次突变（mutation）而失活（inactivation），被公认为是 Rb 发生的重要机制。

有学者根据发病机制将 Rb 分为遗传型和非遗传型 Rb，遗传型 Rb 为常染色体显性遗传，多为双眼累及；非遗传型 Rb 患者无家族遗传史，为基因突变所致，多为单眼发病。有家族遗传史及双眼患病的患者，其发病时间较散发或单眼累及的患者的发病时间早。事实上，Rb 患儿约 90% 为 *Rb*1 基因突变而无家族遗传史，但是这些患儿却有 50% 的风险将突变的 *Rb*1 基因遗传给后代。虽然 *Rb*1 基因突变是 Rb 发生的重要机制，但不是所有具有 *Rb*1 基因突变的个体都会患 Rb。*Rb*1 基因突变的人群中，约 90% 的人群会发展为 Rb，另外 10% 具有 *Rb*1 基因的突变的人群虽然不会发展为 Rb，但他们的后代却具有患 Rb 的风险。因此检测 *Rb*1 突变基因是 Rb 的预测、降低风险及监测预后的关键。

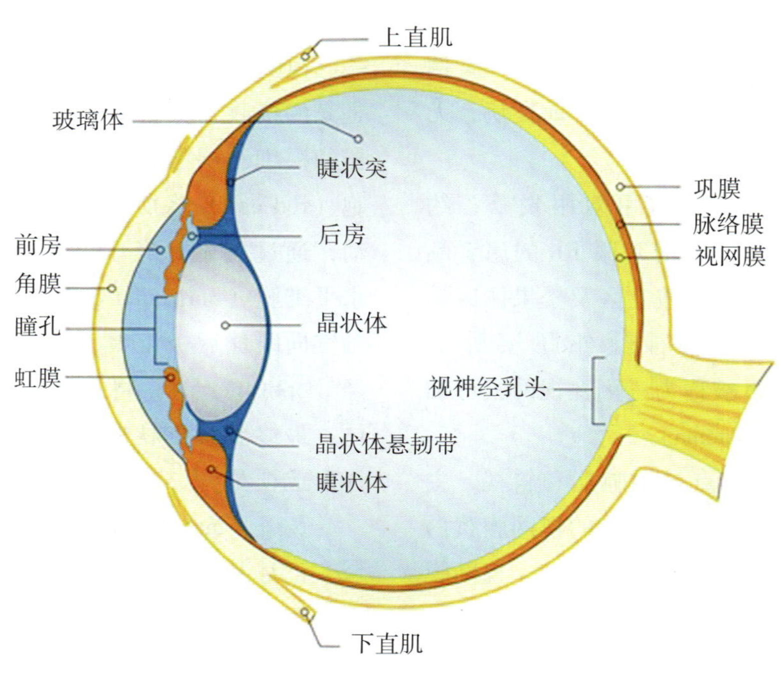

图 13-1-1　眼球结构模式图

三、Rb的临床要点

（一）临床表现

根据Rb肿瘤的表现及进展过程，可将其分为四期，即眼内期、青光眼期、眼外期（图13-1-2）及全身转移期。由于绝大多数患者多为婴幼儿，早期不易被家长注意，往往出现“白瞳症”（leukocoria）（图13-1-3）或斜视时才就医。“白瞳症”又称“黑蒙猫眼”，是肿瘤发展到眼底后极部，经瞳孔可见黄白色反光物所致。位于后极部的肿瘤导致视力低下，发生失用性斜视（disuse strabismus）。更严重者直至发展到继发青光眼期因红肿、高眼压导致疼痛等患儿哭闹才就医。如不治疗，肿瘤可进一步发展，侵及球外、眶内，亦可沿视神经向颅内蔓延或转移，最终导致死亡。

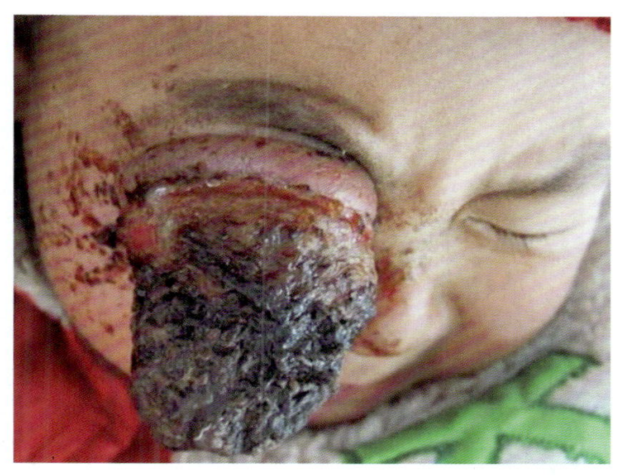

图13-1-2　视网膜母细胞瘤眼外期　肿瘤侵及眼眶，并突出眶外

（二）辅助检查

1. 眼底检查　眼底检查对Rb的诊断非常重要。散瞳后全麻下行眼底检查，有时可见眼底单个或多个灰白色隆起的病灶（图13-1-4），可向玻璃体隆起，亦有时沿脉络膜扁平生长。有时可见肿瘤表面的视网膜血管扩张（图13-1-5）、出血，渗出性视网膜脱离，有时瘤组织穿破视网膜进入玻璃体，如大量雪球状漂浮，甚至沉积于前房下形成假性前房积脓或积血。

2. 超声检查　超声检查对临床诊断Rb具有重要意义。超声可显示玻璃体内弱回声或中强回声团（图13-1-6），与眼底光带相连。70%左右有强回声斑状回声（钙化斑），见图13-1-7。彩色多普勒超声成像（color Doppler imaging，CDI）检查可见瘤体内出现红、蓝色血流信号（图13-1-8），且与视网膜中央动脉、静脉相延续。

3. CT、MRI　可显示肿瘤的位置、形态、大小，尤其是眼外侵及的情况等。①CT诊断Rb的敏感性和特异性较高，对钙化斑和眶骨的受侵更为敏感（图13-1-9）。玻璃体内钙化性肿块是诊断Rb的重要直接征象。肿瘤生长可突破眼环，球后见软组织米蒂肿块，视神经受累表现增粗、扭曲及视神经管扩大。肿瘤继续生长可累及视交叉并于颅内形成肿块。增强CT可见肿瘤软组织肿块部分较显著强化。②MRI对显示Rb特征性

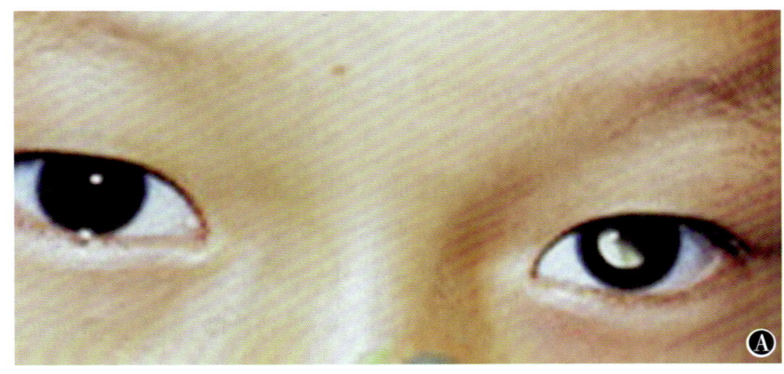

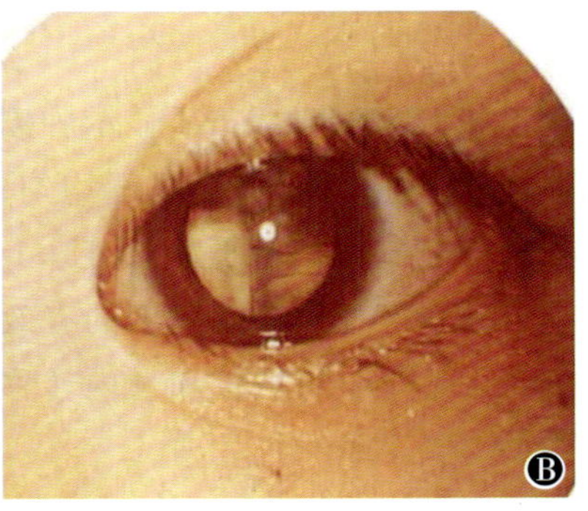

图13-1-3　白瞳症　A. 双眼对比；B. 患眼放大观

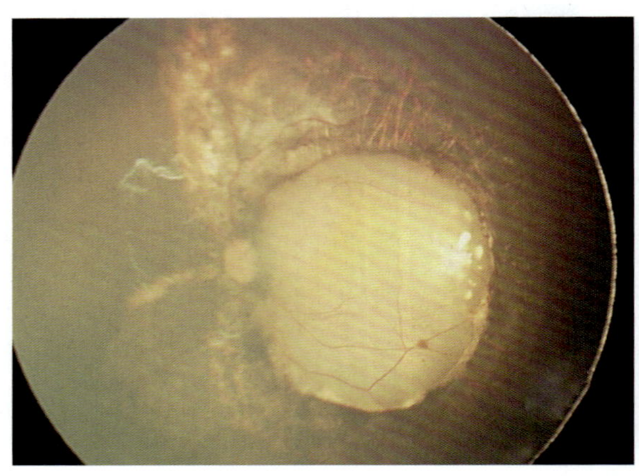

图 13-1-4　眼底检查可见 Rb 瘤体呈隆起性肿块

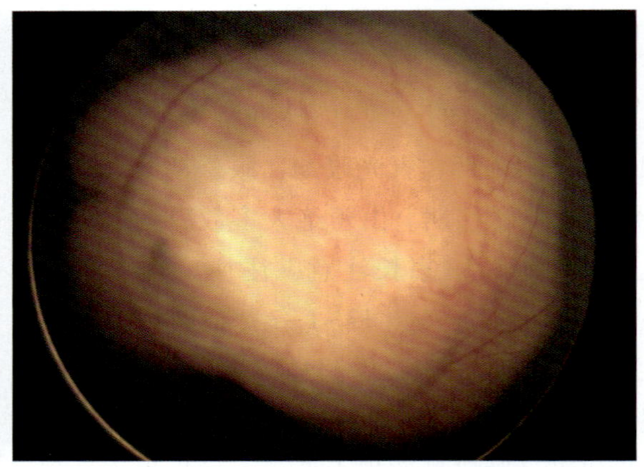

图 13-1-5　眼底检查可见 Rb 瘤体表面血管扩张，局部可见出血点

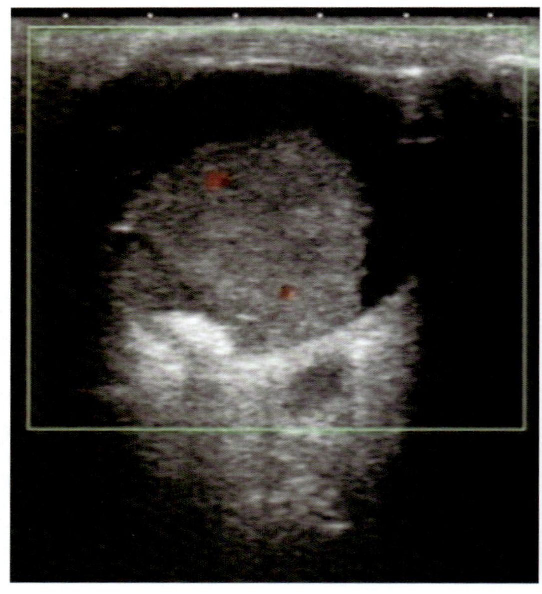

图 13-1-6　超声检查可见玻璃体内呈中强回声团的占位性改变，提示诊断为 Rb

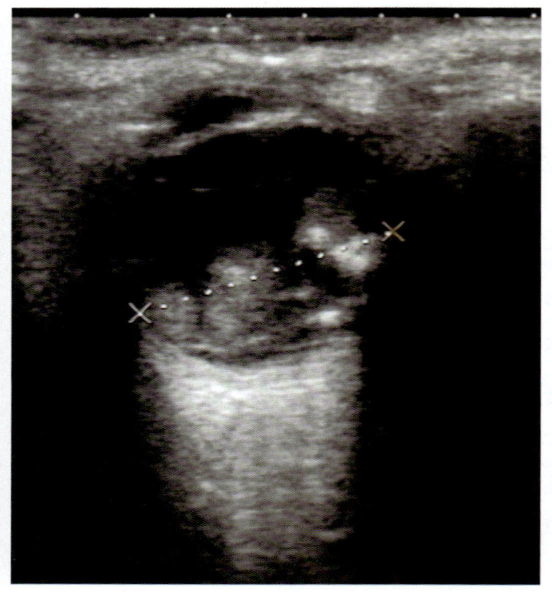

图 13-1-7　超声检查可见 Rb 瘤体内有强回声斑状回声（钙化斑）

的钙化不如 CT 敏感。T_1WI 显示肿瘤信号较正常玻璃体信号稍高，信号可以不均匀；T_2WI 显示肿块信号较玻璃体信号低（图 13-1-10）。增强 MRI 检察是观察 Rb 早期病变的有效方法。对于发现 Rb 沿视神经的扩散和颅内转移，MRI 检查较 CT 敏感性高。

4. 眼底荧光素血管造影（fundus fluorescein angiograpfy，FFA）　眼底荧光素血管造影用于观察视网膜血管及血液循环状态，并进一步观察视网膜的形态。基本原理就是将具有荧光特性而且能进入视网膜、脉络膜血管的造影剂荧光素钠注入受检者静脉内，经血液循环至眼底血管，受到蓝色波长光的激发后产生黄绿色荧光，同时用眼底摄影机连续拍摄荧光素钠在眼底血液循环的动态过程。在 Rb 的诊治中，FFA 主要用于治疗后视网膜血管状态及循环状态的检测，如血管狭

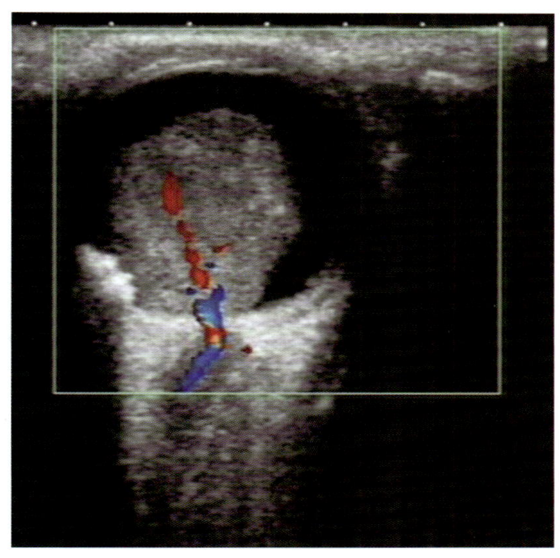
图 13-1-8　CDI 检查可见 Rb 瘤体内红蓝色血流信号

窄或阻塞等。

（三）诊断及鉴别诊断

一般根据病史、体征、眼底及超声检查等即可明确诊断，CT 或 MRI 辅助检查有助于确诊，并明确眼外侵及的情况。此外，应该强调指出，眼部表现为炎症渗出、出血等症状的婴幼儿，也可出现白瞳症易与相关眼病混淆，应注意鉴别。

1. Coats 病　多为单眼发病，多发生于男性青少年，亦可呈白瞳症。眼底检查可见视网膜血管异常扩张，常见微血管瘤，视网膜下可见大量白色渗出，可继发渗出性视网膜脱离。但间接检眼镜眼底检查无实性隆起肿块，辅以超声可以鉴别，必要时行 CT/MRI 进一步进行鉴别。

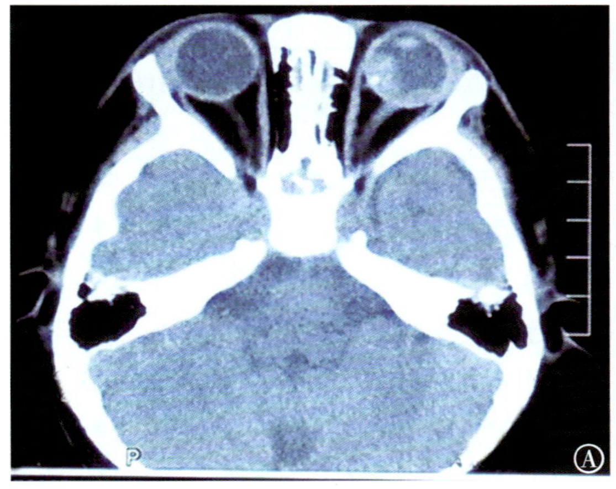
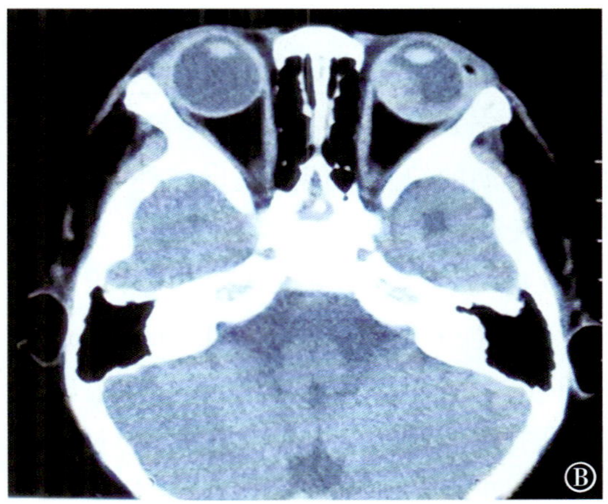
图 13-1-9　Rb 的 CT 表现　A、B 为不同层面扫描，CT 除了显示眼球内占位外，对钙化斑和眶骨显示的更敏感

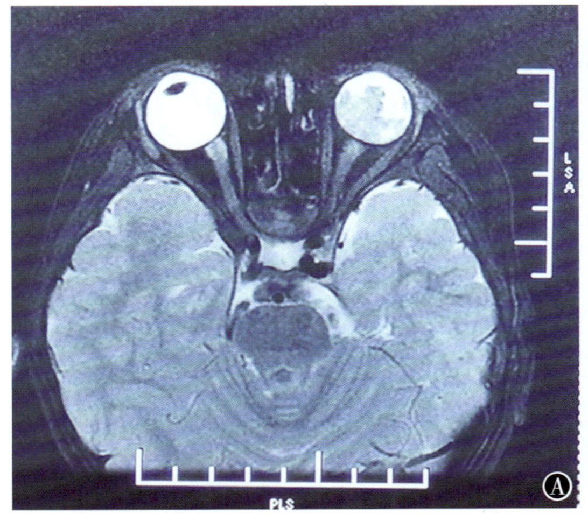
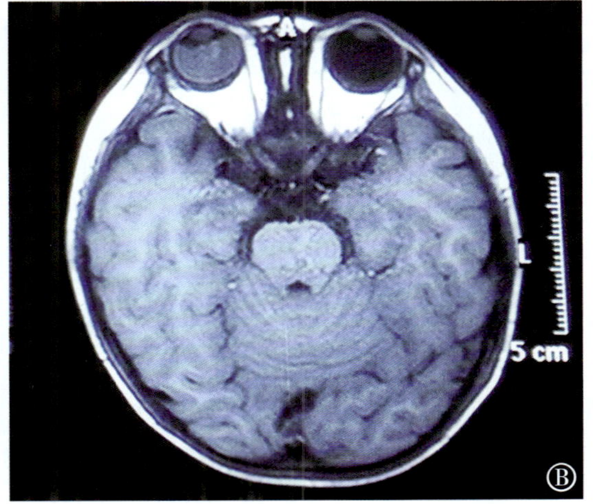

图 13-1-10　Rb 的 MRI 表现　A. 肿瘤在 T_1WI 上呈较正常玻璃体信号稍高的信号；B. T_2WI 显示肿块信号较玻璃体信号低

2. **转移性眼内炎** 是由病原体经血液循环到达眼内引起。可导致患眼前房、玻璃体内大量渗出，前方积脓或前房积血等，表现为白瞳症。与 Rb 不同的是，患儿通常于高热后起病，而且眼内炎的眼压一般低于正常，而 Rb 眼压不低或升高。超声、CT/MRI 等辅助检查可资鉴别。

另外，未成熟儿视网膜病变（retinopathy of prematurity，ROP）、原始玻璃体持续增生症（persistent hyperplastic primary vitreous，PHPV）等疾病也可表现为白瞳症，但除了明确的病史外，辅助检查无占位性病变，皆可与 Rb 进行鉴别。

（四）Rb 分期

Rb 的分期对于治疗方法的选择及治疗疗效非常重要，在此单独列出。

Reese-Ellsworth 分期发展较早，主要在外放疗作为首选治疗 Rb 的时代对于预后有重要的参考意义，该分期的缺点未能反映出球外有浸润、远处转移以及第二次癌变者预后关系；未考虑肿瘤部位对预后的影响。目前常用的为国际眼内 Rb 分级标准（International Classification of Retinoblastoma，ICRB），根据分期评估保眼避免摘除眼球具有重要意义。现将 Reese-Ellsworth 分期和 ICRB 分期分别列表如下，以供参考。

1. **Reese-Ellsworth 分期（表 13-1-1）**

表 13-1-1 Rb 的 Reese-Ellsworth 分期

分期	肿瘤特点
Ⅰ期	单发或多发的小于 4 DD 的肿瘤，位于赤道部或其后
Ⅱ期	单发或多发的大小为 4～10 DD 的肿瘤，位于赤道部或其后
Ⅲ期	位于赤道部前的肿瘤；位于赤道部后大于 10 DD的单发肿瘤
Ⅳ期	位于赤道部后的多发肿瘤，其中一个或多个大于 10 DD；已达锯齿缘的肿瘤
Ⅴ期	巨大肿瘤，大小超过视网膜面积 50%；玻璃体内有种植

2. **眼内期 Rb 的 ICRB 分期（表 13-1-2）**

表 13-1-2 眼内期 Rb 的 ICRB 分期

分期	肿瘤特点
A 期	肿瘤大小≤3 mm
B 期	肿瘤大小>3 mm 或肿瘤位于黄斑区（距离小凹≤3 mm）、近视乳头区（距离视盘≤1.5 mm）或出现视网膜下积液（澄清的视网膜下积液距离边缘≤3 mm）
C 期	局限性视网膜下种植（距肿块边缘≤3 mm）或（和）玻璃体种植（距肿块边缘≤3 mm）
D 期	弥漫性视网膜下种植（距肿块边缘>3 mm）或（和）玻璃体种植（距肿块边缘>3 mm）
E 期	肿瘤占据眼球的体积超过 50%或者新生血管性青光眼或源于前房、玻璃体、视网膜间隙出血的混浊液

注：翻译来源于 Murphree、Shields 的修改版

（五）治疗

人类治疗 Rb 已有 200 余年历史，整个过程可分为三个阶段，早期的治疗以眼球摘除为主，后逐渐发展为以外放射治疗为主，全身化疗联合一种或多种局部治疗（激光电凝术、冷冻、热疗）是近十几年来治疗 Rb 的新模式，比单独应用上述治疗更能有效地控制肿瘤生长，降低眼球摘除率和患者因肿瘤转移造成的死亡率，被认为迎来了 Rb 治疗的新纪元，使 Rb 保眼治疗成为主流与目标。随着技术的发展，经眼动脉灌注化疗、玻璃体内化疗等新的治疗方法成为研究的热点，并取得惊人的疗效。Shields 认为经眼动脉灌注化疗是“开拓性的研究并闪烁着兴奋的光芒”，开启了 Rb 治疗的新时代。

第二节　视网膜母细胞瘤经导管眼动脉灌注化疗术治疗

目前治疗 Rb 的方法有多种，例如全身化疗、激光、冷冻、放疗及眼球摘除等。随着现代治疗

理念及医疗技术的发展，Rb 的治疗原则为首先保存和挽救患儿生命，然后根据肿瘤发展的程度，进一步保存患眼和视力，提高患儿的生存质量。因此，对于眼内晚期或复发性 Rb 患儿，其治疗手段已经从过去的以眼球摘除为主，转化为以化学减容与局部治疗为主，其中，经导管眼动脉灌注化疗是一种重要的治疗方法。

经导管眼动脉灌注化疗术（selective ophthalmic arterial injection，SOAI）就是使用小的导管（直径 450 μm）在股动脉行 Seldinger 穿刺，在 X 线透视引导下，用微导管选择性插入患儿患侧眼动脉，并采用搏动的注射方式直接将化疗药物灌注到眼动脉的治疗方法。通过研究发现该治疗方法到达眼球内的药物浓度是通过静脉给药的 10 倍，而使用这种方法外周血液和组织中的药物浓度则可以忽略不计。这是实体瘤从静脉全身化疗转换为区域性动脉化疗，达到肿瘤组织药物的高浓度和正常组织药物较低浓度，从而降低全身毒副反应，提高疗效的靶向治疗方法。

一、适应证与禁忌证

（一）适应证

1. 初发眼内期 Rb　诊断为 Rb 且未行任何治疗的眼内期 Rb（ICRB 分期 A、B、C、D、E 期）。

2. 难治性眼内期 Rb　经其他治疗方法治疗失败的肿瘤，如全身化疗联合或不联合局部治疗、外放疗等方法治疗后肿瘤仍继续增大或增多；全身化疗 6 个疗程后肿瘤缩小不明显者。

3. 复发性眼内期 Rb　Rb 肿瘤经治疗稳定后又复发或新发肿瘤。

4. 辅助性局部化疗　摘除眼球后评估具有高风险因素需行术后全身化疗者，可配合经眼动脉局部化疗增强疗效。

（二）禁忌证

1. 不可纠正的凝血功能障碍及血常规严重异常的血液病者。

2. 活动性感染尤其肺部炎症者。

3. 眼外转移的 Rb 患儿。

4. 先天性颅脑血管异常、先天性脑发育异常等而不能实施血管性介入手术者。

二、治疗前准备

（一）病史采集和体检

SOAI 治疗前应再次详细询问病史并进行全面的体格检查，应重点注意：患儿出生史；既往病史，尤其是有无脑部损伤、脑部血管异常史；Rb 既往有无治疗史及既往治疗情况等病史。

（二）术前检查

1. 实验室检查　血、尿、大便常规检查，生化常规，止/凝血试验等检查，重点关注白细胞、血小板、肝功能、肾功能、止/凝血功能等。

2. 胸部 X 线片　了解有无肺部感染。

3. 心电图　了解目前心脏状况。

4. 结合辅助检查，再次评估患儿病情　术者应在术前详细分析患儿眼底检查、B 超或 CT/MRI 等辅助检查资料，以了解 Rb 分期、肿瘤大小、位置、数目，尤其应注意肿瘤与视盘、黄斑间的关系。根据分析情况，制定最佳治疗方案。

总之，通过上述术前检查，正确评估患儿一般全身状况、手术耐受力及眼内肿瘤情况，这对评估麻醉风险、手术并发症预防、肿瘤控制情况等均有重要价值。

（三）治疗方案制定

治疗方案的制定主要是经眼动脉灌注化疗药物的种类选择及剂量。目前国内外经眼动脉灌注的化疗药物主要包括三种：美法仑（melphalan）、卡铂（carboplatin）及拓扑替康（topotecan），单药或联合使用，其剂量根据患儿病情、年龄及体重等情况不同。术者应在术前仔细分析患儿病情，选择最优治疗方案。

（四）术前谈话

术前应跟患儿监护人交代病情，介绍 SOAI 治疗的目的并重点告知 SOAI 可能发生的风险，尤其是对于全身化疗失败或肿瘤位置特殊的患儿，需与患儿监护人充分沟通，征得监护人的充分理解和同意，并签署知情同意书。

（五）患儿准备

1. 患儿术前禁食、禁水。

2. 鼓励患儿监护人充分配合医护人员做好术前准备，尽量给患儿一个轻松愉悦的心情。

三、操作步骤、方法

1. 患儿复合静脉全麻成功后，常规术区消毒。

2. 行 RB 患侧股动脉 Seldinger 穿刺，成功后置入 4F 小儿血管鞘，注射肝素（75 IU/kg），使全身肝素化（图 13-2-1）。

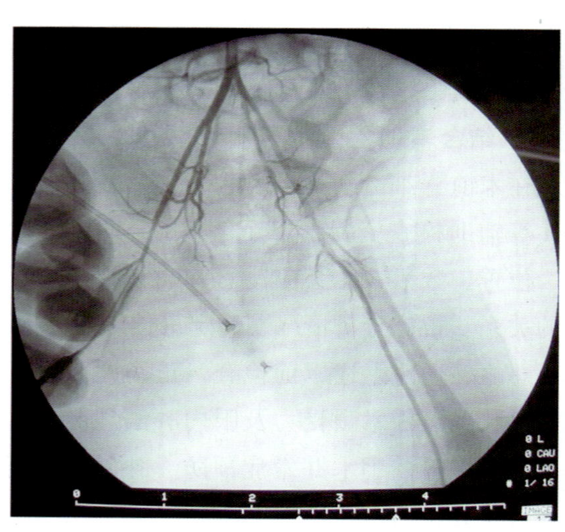

图 13-2-1 股动脉插管

3. 在 X 线透视引导下，用 4F 超滑导管选择性插入患儿患侧颈内动脉。增强器转至 90°，头颅影像呈侧位，采取人工手推造影剂进行颈内动脉造影（图 13-2-2）。

4. 眼动脉显影后予以路标，用微导丝引导 1.7F 45°微导管行眼动脉超选择性插管，进行造影确认后，化疗药物稀释后，于 30 min 左右以脉冲方式将化疗药物灌注到眼动脉进行化疗（图 13-2-3）。

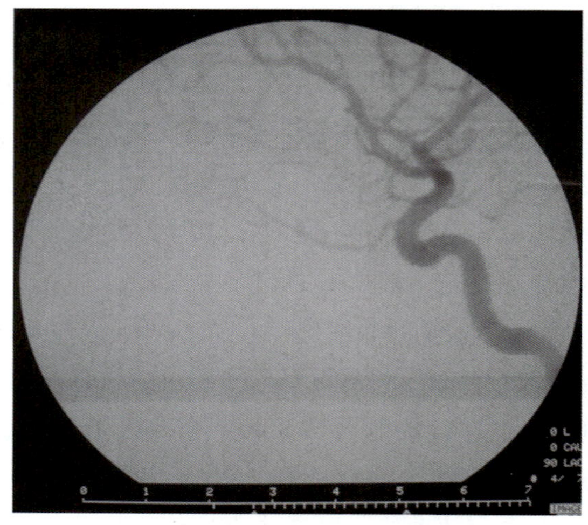

图 13-2-2 左侧颈内动脉造影

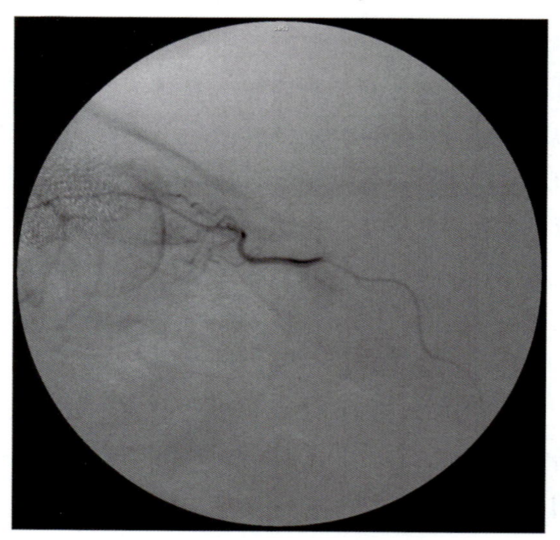

图 13-2-3 左侧眼动脉超选性插管造影

5. 对于双眼 Rb 患儿，一侧眼动脉灌注化疗成功后，将微导管退至对侧颈内动脉并造影，对侧眼动脉显影后用同样方法行对侧眼动脉灌注化疗。

6. 术毕，撤管后拔动脉鞘，压迫穿刺点5~10 min 至止血后用弹力胶布加压包扎。

四、注意事项

1. 术中动态监测患儿生命体征 由于 Rb 患儿一般年龄较小，术中应实时动态监测患儿生命体征的变化。

2. 小婴儿插管困难 多次反复插管不成功容易造成血管痉挛，因此需要有经验的医生操作并注意动作轻柔。

3. 重视眼动脉双重供血 部分眼动脉双重供血：①颈内动脉-眼动脉；②颈外动脉-脑膜中动脉-眼动脉。因此术中造影，有可能经颈内动脉造影后眼动脉显影不良，可予以同侧脑膜中动脉造影，评估后进行同侧颈外动脉部分栓塞，减缓脑膜中动脉血流，然后再行颈内动脉造影以显示眼动脉并进行灌注化疗。

4. 术后 密切监测患儿呼吸、血压、心率、穿刺点有无血肿、足背动脉搏动等体征变化。

五、疗效评价

（一）随访方案

主要包括术后并发症以及治疗疗效的评估。

1. 术后门诊定期复查，并进行体格检查，评估有无术后全身及局部并发症。

2. 治疗结束后 1、3、7、14 天门诊行血常规复查，监测血象变化情况，评估术后有无骨髓抑制；脏器功能的也是一个非常重要的复查指标，主要评估化疗毒性反应的程度。

3. 术后 4 周行眼底及影像学检查，评估治疗后疗效。

（二）疗效评价方法

肿瘤治愈/眼球保存成功标准：眼球保存者肿瘤彻底消失成瘢痕组织或者彻底钙化（图 13-2-4）。

1. 眼底检查 眼底检查时评估术后疗效的一个重要方法。SOAI 术后 4 周行眼底检查，监测肿瘤大小、钙化、种植等变化，重点关注术后眼底血管有无出血、栓塞等。

2. 影像学检查 眼底结合影像学检查，对于评估肿瘤大小、钙化情况更为准确。但因 CT 检查的放射性，所以一般建议结合眼底检查及超声检查。MRI 对于发现 Rb 沿视神经的扩散和颅内转移较为敏感，怀疑疾病进展时可行 MRI 检查，有利于评估肿瘤有无眼外侵犯。

六、常见并发症及防治

SOAI 术后并发症一般分为全身并发症和局部并发症。

（一）全身并发症

由于 SOAI 为区域性动脉化疗，到达眼球内的药物浓度高，而外周血液和组织中的药物浓度则很低，从而降低全身毒副反应。目前国内外还无 SOAI 术后严重的全身并发症的报道，如白血病等第二肿瘤，肝肾功能或听力损害等严重化疗毒性反应及导管相关并发症。

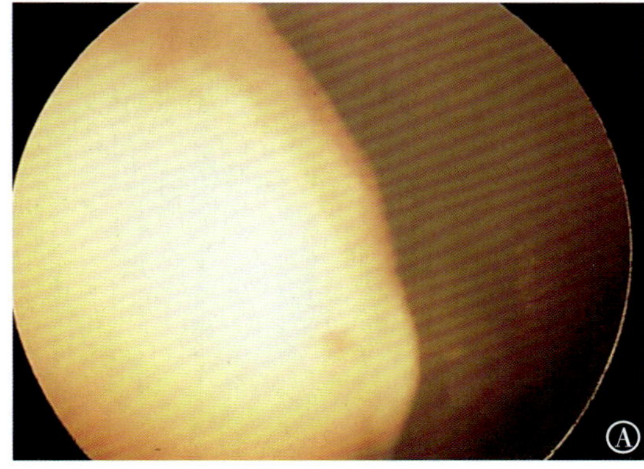

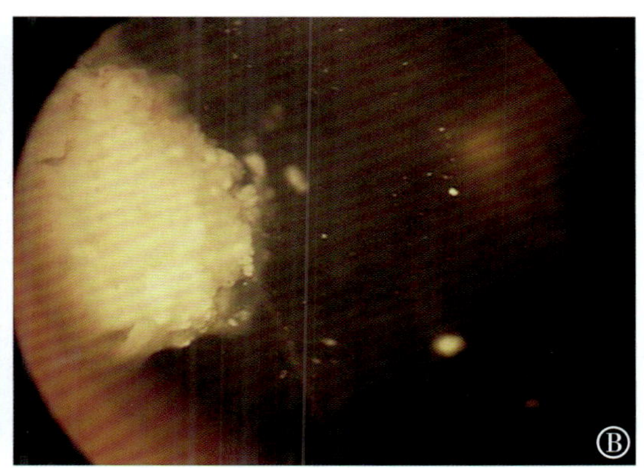

图 13-2-4 SOAI 术后肿瘤缩小，残余病灶完全钙化 A. 眼底示 SOAI 术前肿瘤；B. 眼底示 SOAI 术后肿瘤缩小，残余病灶完全钙化

1. **骨髓抑制** 是SOAI术后较严重的并发症之一，表现为术后白细胞、红细胞、血小板中一种或多种血细胞的减少。目前报道的术后骨髓抑制并发症可予对症处理后好转或自行恢复，输血后才可纠正的报道极少。

在保证疗效的前提下，严格控制化疗药物的剂量是预防术后骨髓抑制的一个重要的方法。目前对于经眼动脉灌注化疗药物的剂量还未形成统一标准。据文献报道，较为认可的一个观点为美法仑的剂量不要超过0.5 mg/kg体重，必要时可联合卡铂或拓扑替康进行灌注化疗。

2. **胃肠道反应** SOAI术后出现厌食、恶心、呕吐等胃肠道反应是较常见并发症之一，一般症状较轻。多数能良好耐受，自行恢复；少数需止吐等对症治疗。术中可预防性予止吐药物，降低或减少术后胃肠道反应。

3. **其他全身并发症** 术后如发热、脱发等并发症发生率较低。术后发热的患儿一般体温不超过38.5℃，予对症处理后好转。

（二）局部并发症

1. **眼底出血或眼底血管栓塞** 眼底出血或眼底血管栓塞并发症发生率较低，初期报道的发生率约2%，随着技术的提高，目前发生率低于2%。眼底检查或眼底荧光素血管造影即可发现（图13-2-5、13-2-6）。具体发生原因不明，可能与灌注压力和灌注时间有关。适当地降低灌注压力及控制灌注时间有利于降低眼底出血的发生。

2. **眼周局部并发症** 眼周皮肤红肿、多泪、结膜充血等发生率较高，一般可自行恢复，

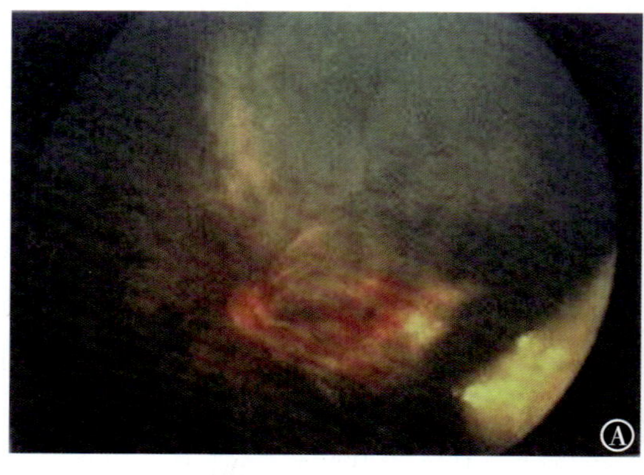

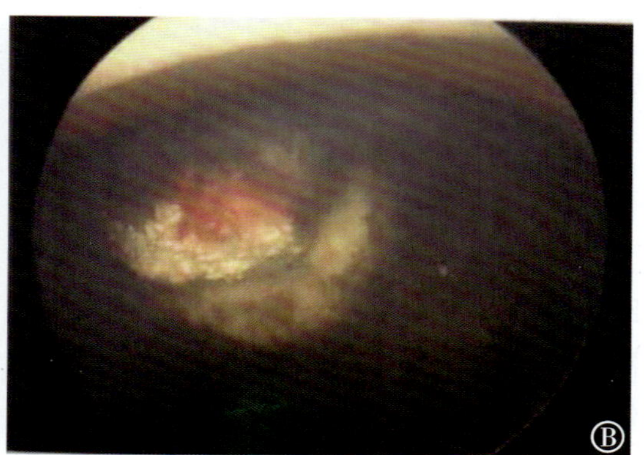

图13-2-5 SOAI术后眼底检查眼底出血 A. 患儿男，7个月，介入3次后6天复查眼底出血；B. 患儿男，10个月，介入术4次后1周复查眼底出血

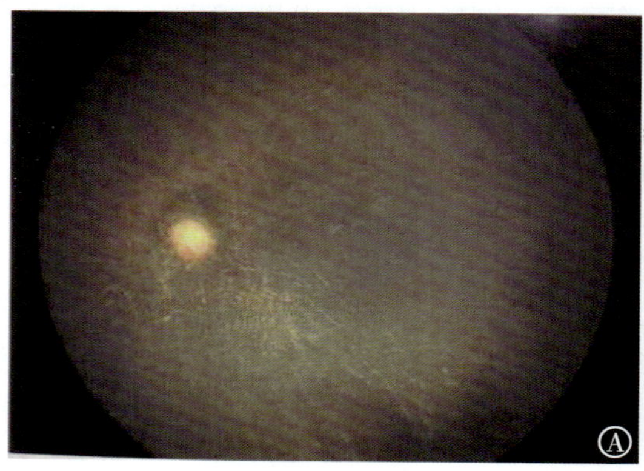

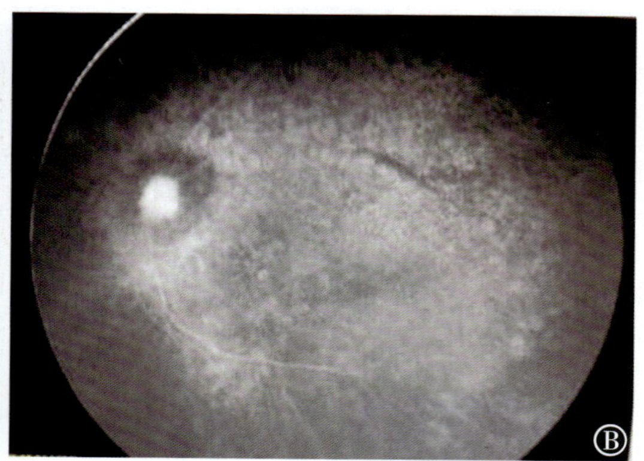

图13-2-6 SOAI术后眼底检查及眼底荧光素血管造影 A. 眼底检查；B. 眼底荧光素血管造影可见眼底血管栓塞，血管显影稀少

近 90%。

1993 年，他们的学生 Abramson 医生通过对 Rb 长期存活者的随访观察，发现部分（35%）患者若干年后又发生了其他恶性肿瘤（命名为：第二恶性肿瘤或继发性恶性肿瘤）。其组织学类型至少在 23 种以上，其中最常见的是成骨肉瘤。虽然第二恶性肿瘤的发生被认为主要与遗传有关，但对遗传型 Rb 患者进行的早期（<12 月龄）外放射治疗可以显著增加第二恶性肿瘤的发生率。一旦发生第二恶性肿瘤，预后即很差。同时外放射治疗还可引起明显的眼眶畸形。Sagerman 等后期的研究证实低放射剂量其第二肿瘤发生率也较低，并且最近几年，放射后肉瘤发生的剂量反应曲线被证明，从 35~60 Gy，肉瘤的发生率呈 8 倍的增长。

20 世纪 90 年代，报道显示，在美国引起 Rb 患者死亡的主要原因不是转移，而是继发性恶性肿瘤。这一结果促使国际上几个主要 Rb 治疗中心开始探索如何降低放射剂量或其他方法来治疗 Rb。目前外部放疗由于其严重的并发症，在国际上应用较少，主要用作联合治疗的一部分或者补充治疗。

三、全身化疗

全身化疗（全化）治疗 Rb 最初由 Kupfer 在 1953 年应用。但直到 20 世纪 90 年代初次报道全化治疗 Rb 取得比外部放疗更好的效果后（可以控制肿瘤率由 30% 提高到 70%），很多中心开始采用三药化疗（长春新碱、依托泊苷、卡铂），即 VEC 治疗。根据 1996 年以来国外多个 Rb 治疗中心的报道，单纯的化学治疗本身并不能完全治愈 Rb，但常常可使瘤体积显著缩小、继发性的视网膜脱离复贴、转移减少，从而使局部治疗得以实施。所以化学治疗有时又被称为化学减容术（chemoreduction）。对于遗传型 Rb，化学治疗还可预防新的肿瘤灶及第二恶性肿瘤（特别是颅内的三侧性 Rb）的出现。目前常与局部治疗合并应用，以治疗眼内期 Rb。

在过去的 15 年里，通过世界上多家中心的努力，已经积累了全化治疗 Rb 的经验。经过 6 周期的 VEC 化疗后，Kaplan-Meier 评估了 5 年累计玻璃体种植和视网膜下种植复发率为 50%~62%，但幸运的是，大多数可以用热疗或冷冻来控制。457 个 Rb 患儿中，只有 18% 显示了肿瘤复发，大部分经过冷冻、激光控制了肿瘤的进展。在国际 Rb 分类中，ICRB A 组、B 组、C 组患者眼球保存率分别达到了 100%、93%、90%，而 D 组患儿仅有 48%。治疗最困难的是 Rb E 组的患儿，这些眼睛一般都摘除。然而，当两只眼睛都是 E 期时，需要全化来试图挽留那只病情轻的眼睛。Shields 和他的合作者对 76 只 E 期患儿分析中发现眼球保存 29 只（45%），并且 64 只眼睛需要单独化疗，12 只眼睛中有 10 只（83%）需要化疗和预防性低剂量放疗（2600 cGy），但是他们发现 29 只挽救的眼睛中 13 只眼睛化疗后接受了标准的放疗（4000 cGy）。因此他们认为对于 Rb E 期患儿，化疗联合低剂量预防性放疗与单独化疗相比，可以显著降低复发率。化疗联合局部治疗可以明显提高肿瘤控制率。Gombos 和他的同事们对 78 只 Rb 眼睛仅使用化疗（VEC）而未联合局部治疗的研究发现，肿瘤复发率为 28%，令人惊讶的是，复发的肿瘤的大部分都是直径<2 mm 的肿瘤。Schefler 和他的合作者对 44 只 Rb 眼睛 VEC 化疗 4~10 个周期，所有的患儿都进行了局部热消融，发现 Reese-Ellsworth（RE）分组Ⅰ~Ⅳ组的肿瘤控制率为 100%，对于 Reese-Ellsworth 分组Ⅴ组的肿瘤控制率为 83%。

虽然对 Rb 使用全身化疗联合局部治疗取得了良好的效果，但很多研究证实单纯化疗结合局部治疗对于 ICRB 分期 D~E 期患儿的疗效并不显著。而且化疗的不良反应同样也是不可忽视的。眼内期 Rb 化疗过程中可出现暂时性脊髓抑制，永久的听力损伤和肾损害，加之潜在性的二次肿瘤的发生，尤其是白血病。近来，2 个长期的研究证明，全化的长期的听力损害远远高于想象。在法国，约 5% 的患儿出现听力损害，而 St Jude 报道了近 20% 的 Rb 患儿化疗后出现听力损害，尤其是年幼的患儿。一些中心用顺铂代替卡铂治疗后报道近 100% 患儿出现了听力损害。最近有研究显示铂化合物可引起继发性白血病，高卡铂累积量可以作为引起继发性白血病的一种危险因素。Lee 等曾报道 1 例应用依托泊苷治疗后继发急性粒细胞性白血病。有研究估计依托泊苷的累积剂量在 5 g/m^2 以上时，脊髓发育不良和粒细胞性白血病的发生率低于 3%，继发性白血病最常出现在依托泊苷治疗两年内，高累积剂量会增加继发性白血病的发生率。最近世界范围内报道了 16 例 Rb 行全身化疗后导致急性白血病病例。Rb 化疗的不良反应越来越引起人们的重视。

四、其他治疗

随着现代医疗技术的进步及治疗理念的改变，越来越多的治疗方法用于治疗 Rb，如玻璃体内注射、玻璃体切除术、冷冻、球内注射等局部治疗方法，联合 SOAI、全化等取得了良好的临床效果。

尽管 Rb 的治疗取得了巨大进步，但仍有许多问题需要进一步研究，进行多中心、大样本、随机、对照、前瞻性的临床及基础研究，是提高 Rb 治疗疗效的重要方法。

（姜华　张靖）

参 考 文 献

[1] 葛坚. 眼科学. 北京：人民卫生出版社，2011：322-326.

[2] 白人驹，张雪林. 医学影像诊断学 . 3 版. 北京：人民卫生出版社，2013：619-620.

[3] Shields JA，Shields CL. Retinoblastoma//Shields JA，Shields CL. Atlas of intraocular tumors. Philadelphia：Lippincott Williams Wilkins，2008：293-365.

[4] MacCarthy A，Birch JM，Draper GJ，et al. Retinoblastoma：treatment and survival in Great Britain 1963 to 2002. Br J Ophthalmol，2009，93（9）：38-39.

[5] Kivela T. The epidemiological challenge of the most frequent eye cancer：retinoblastoma，an issue of birth and death. Br J Ophthalmol，2009，93（9）：1129-1131.

[6] Shields CL，Uysal Y，Marr BP，et al. Experience with the polymer-coatedhydroxyapatite implant following enucleation in 126 patients. Ophthalmology，2007，114（2）：36-373.

[7] Shields JA，Shields CL，Lally SE，et al. Harvesting fresh tumor tissue from enucleated eyes. The 2008 Jack S. Guyton Lecture. Arch Ophthalmol，2010，128（2）：241-243.

[8] Eagle RC Jr. High-risk features and tumor differentiation in retinoblastoma：a retrospective histopathologic study. Arch Pathol Lab Med，2009，133（8）：1203-1209.

[9] Rodriguez-Galindo C，Wilson MW，Chantada G，et al. Retinoblastoma：one world，one vision. Pediatrics，2008，122（3）：e763-e770.

[10] Shields CL，Shields JA. Basic understanding of current classification and management of retinoblastoma. Curr Opin Ophthalmol，2006，17（3）：228-234.

[11] Shields CL. The international classification of retinoblastoma is practical and predictable//Rapuano C. Yearbook of Ophthalmology. St Louis：Mosby，2008：227-230.

[12] Shields CL，Kaliki S，Shah SU，et al. Minimal exposure（one or two cycles）of intra-arterial chemotherapy in the management of retinoblastoma. Ophthalmology，2012，119（1）：188-192.

[13] Suzuki S，Yamane T，Mohri M，et al. Selective ophthalmic arterial injection therapy for intraocular retinoblastoma：the long-term prognosis. Ophthalmology，2011，118（10）：2081-2087.

第十四章

儿童血管瘤分类诊断与综合治疗

第一节　儿童脉管性疾病分类与诊断

一、历史和发展

现今文献中最早报道的先天性脉管畸形为16世纪法国国王的私人医师，形容一位年轻男性的头皮病灶为“肉眼可见的血管团”。自此之后陆续有相关病例及文献的报道，人们对于类似的疾病慢慢有初步的了解认知，但因无有效而统一的分类系统，导致对其临床治疗也处于混乱状态。

1982年，哈佛大学医学院儿童医学中心整形外科Mulliken和Glowacki教授，根据多年临床与基础研究，率先提出了脉管性疾病的生物学分类方法，澄清了长期以来对两类疾病的模糊认识，明确提出脉管性疾病分为血管瘤和脉管畸形（包括血管畸形及淋巴管畸形）。前者是具有血管内皮细胞异常增生的肿瘤或类肿瘤性疾病，后者则是无内皮细胞异常增生的非肿瘤性先天性发育畸形，两者的生物学行为和自然病史有着本质的区别。由于生物学分类科学适用，后来被国际脉管性疾病研究学会（International Society for the Study of Vascular Anomalies，ISSVA）作为分类系统的基础（表14-1-1，图14-1-1）。

表14-1-1　脉管性疾病的现代分类系统

脉管性疾病的现代分类系统
血管瘤（hemangioma）
浅表（皮肤）血管瘤（superficial hemangioma）：皮肤血管瘤
深部血管瘤（deep hemangioma）：组织成分同浅表血管瘤，只是位置深在
混合型血管瘤（compound hemangioma）：浅表（皮肤）血管瘤和皮下的深部血管瘤并存
脉管畸形（vascular malformation）
静脉畸形（venous malformation）
微静脉畸形（venular malformation）：包括中线型微静脉畸形和微静脉畸形（葡萄酒色斑）
淋巴管畸形（lymphatic malformation）
微囊型淋巴管畸形（microcystic）
大囊型淋巴管畸形（macrocystic）：表现为囊性水瘤
动静脉畸形（arteriovenous malformation）
混合性脉管畸形（mixed malformation）
静脉-淋巴管畸形（venous-lymphatic malformation）
静脉-微静脉畸形（venous-venular malformation）

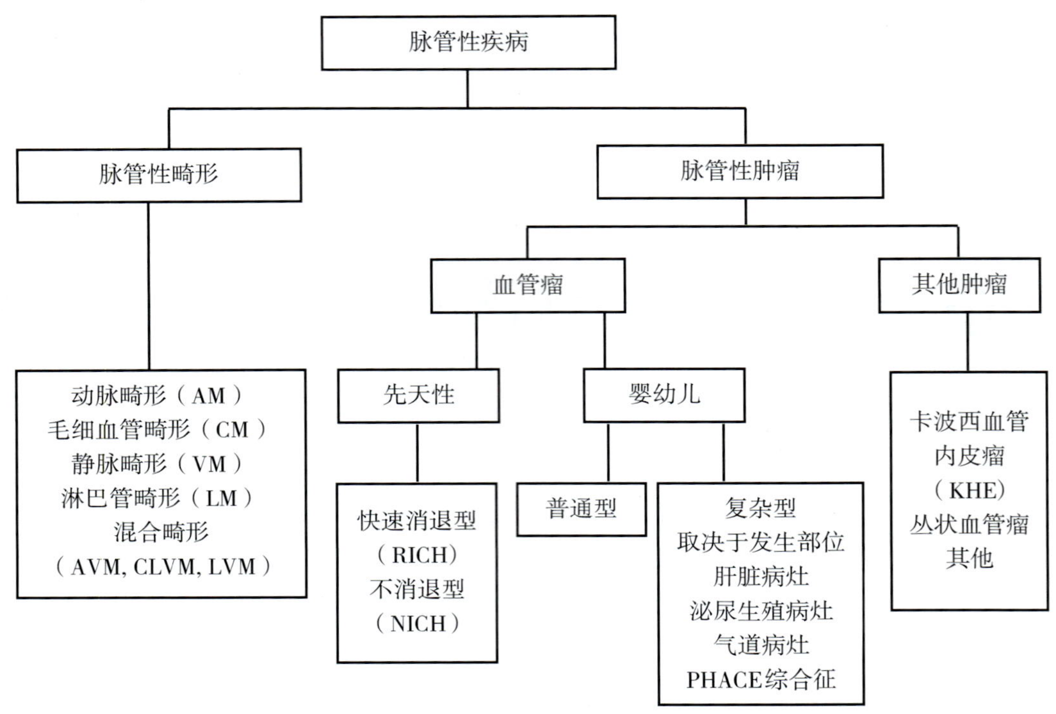

图 14-1-1　脉管性疾病的分类

回顾过往的情况，血管瘤及血管畸形之所混淆，主要集中在以下几个方面。

1. 以往的分类方式并无明确将血管瘤、血管畸形分开，导致患者可就诊于不同的临床科室，例如皮肤科、整形外科、耳鼻咽喉、小儿外科、口腔颌面外科和普通外科等，且血管瘤有自行消退的特点，相比无法自行消退的血管畸形来说，会误导一般医生将二者混淆，易导致部分较严重血管畸形患者无法早期接受治疗，从而使疾病逐渐向复杂化发展。

2. 因无法对疾病有明确的认知，故在治疗上亦无法选择有效的方式，对于少数复杂的血管畸形疾病，往往病情在患者求治的过程中，辗转于多科室间或无效治疗下逐渐发展为严重的情况，最后不得不采取外科手术切除。对于血管瘤来说，因为良性肿瘤又有自行消退的特点，在治疗上无明确的治疗目的，对于治疗方法可从多方面做选择。故难以关注这些类型的疾病，在临床诊治和研究投入的精力较少。

二、诊断及鉴别诊断

（一）影像学检查

在了解脉管性疾病的基础上，可知血管瘤与脉管畸形在疾病的发生、发展上有较明确的特点。即血管瘤为血管内皮细胞异常增生的良性肿瘤，有血流丰富的特点，瘤体温度较高。有特征性的生长、稳定、消退的自然发展过程，大部分的血管瘤均可自行消退，但早期适当有效的治疗，对减少影响容貌、肢体功能或危及性命情况的出现有重要意义。对于血管性肿瘤（卡波西型血管内皮细胞瘤、丛状血管瘤），其出生时或出生后短时间内即可见瘤体出现，部分病例伴有血小板低下、凝血功能不良等特点被诊断。脉管畸形为非血管内皮细胞异常增生的疾病，为本身病灶处的血管、淋巴管系统的先天性畸形，发展过程缓慢，一般不会自行消退，如影响外观、压迫正常组织器官、导致疼痛及功能障碍或有潜在影响则需要积极治疗。

临床诊断依据为：病史和体格检查（具体临床表现见第二节所述），对某些较不典型的患者可选择性采用 B 超、血管造影、CT 和 MRI 等特殊辅助检查，进一步明确诊断。

1. 彩色多普勒超声 彩色多普勒超声合并频谱波形检查，能够评价病灶的血流情况。对于血管瘤往往可见病灶呈现“血流丰富”的特点，结合病史后诊断较明确；静脉畸形表现为病灶内血流速度缓慢或停滞，部分病例行彩色多普勒超声时可见“点状或棒状”血流信号，或显示为“管道状无回声”。因多普勒超声对于含液体的病灶诊断敏感，如：淋巴管畸形可见无回声暗区，在淋巴管畸形合并出血时亦可诊断，诊断时需结合临床病史。彩色多普勒超声为门诊初步鉴别诊断的辅助检查（图 14-1-2）。

2. CT 增强 CT 对于血管瘤病灶显示清晰，往往有助于临床诊断，对于病灶位于重要脏器周围如腮部、颈部的瘤体，CT 可评价是否有明显的气道压迫。静脉畸形常可见钙化的静脉石，三维计算机断层扫描血管造影（3D-CTA）及重建可清楚地显示血管形态，特别是对 AVM 的病灶血管团，其在治疗方案的制定上亦可作为辅助手段。淋巴管畸形为膨大的淋巴管腔内充满淋巴液，有时伴出血，CT 平扫时见病灶水样密度，如病灶伴有囊腔内出血，平扫时可见密度欠均匀，增强扫描时动脉期不强化。见图 14-1-3。

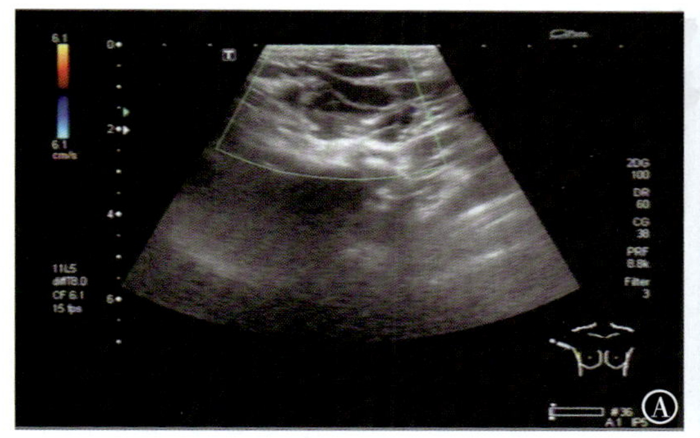

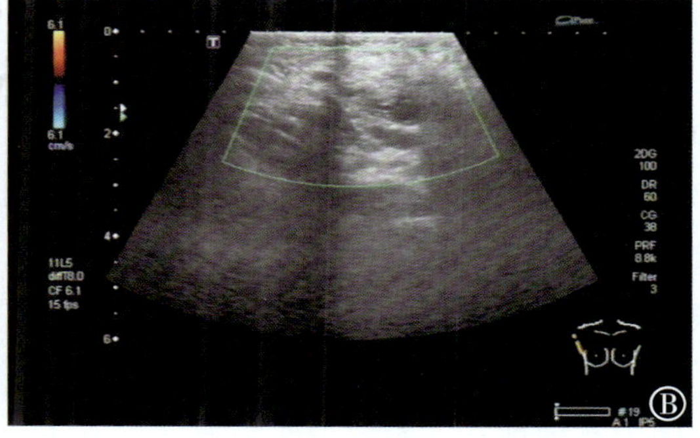

图 14-1-2 右侧胸壁多发淋巴管畸形声像图 A. 介入前超声检查示右侧胸壁见一巨大、边界不清、内呈多房无回声光团，内见分隔；B. 介入术后复查超声检查示右侧胸壁见一边界不清、内呈多房无回声光团，瘤体较前缩小

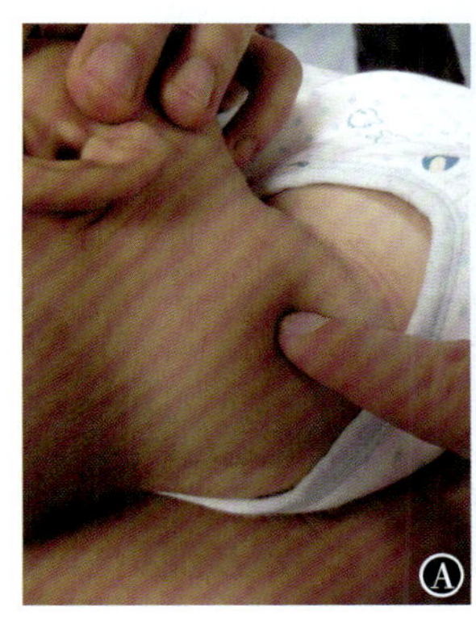

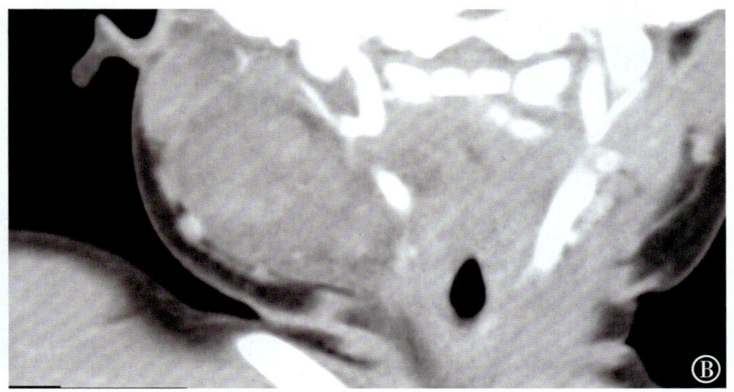

图 14-1-3 右颈部淋巴管畸形 A. 见右颈部一肿物，质软，肤色，境界欠清，皮温不高；B. CT 平扫+增强示：右侧颈部皮下囊性肿块，内密度不均，可见团片状高密度影

3. MRI　MRI可以清楚地显示血管瘤病变的范围、与周围组织的关系及与脉管畸形鉴别。血管瘤是高流速的实性占位，T_1WI呈等信号，T_2WI呈高信号，增强后可强化，但因为动脉血流流速较快，在MRI成像时病变中往往可见点状流空效应。消退后期或已消退的血管瘤中，因出现大量的替代脂肪组织，在T_1WI信号增高；静脉畸形和淋巴管畸形属于低流速病变，T_1WI呈等信号，T_2WI呈高信号，增强后无明显强化。MRI对于静脉畸形的诊断尤为重要，T_2压脂呈现高信号，病灶因为畸形的血管团可呈现“分叶状”，有时因“静脉石”的形成，可见呈现圆形、规则、境界清晰、绿豆或米粒大低信号，见图14-1-4。淋巴管畸形大多表现为多囊型，其中单囊状病灶偶可见液平，见图14-1-5。一般无“流空”的现象，因为畸形是扩张的淋巴管道，故增强时无强化表现，可与静脉畸形鉴别。动静脉畸形为高流速病变，其中缺乏实性组织结构，T_1WI和T_2WI均为低信号，增强后无强化，其间可见明显的流空效应。

4. DSA　DSA为诊断脉管性疾病的“金标准”，但因为有创性，一般较少作为普通检查手段，对于B超、CT、MRI难以鉴别诊断的脉管性疾病，或需行介入治疗的情况下，可采取DSA检查及治疗。

血管瘤在DSA造影上通常表现为边界清楚、对比剂浓聚的实质肿块，可清楚地显示轻度扩张和扭曲滋养动脉，一般回流静脉不会提前显示；静脉畸形的供应动脉管径多为正常、有完整的毛细血管床且不伴动静脉瘘，这类疾病的动脉血管造影动脉期通常是阴性的，静脉期，可以看到对比剂在缓慢、部分地灌注病灶并可见膨大的静脉腔，但由于对比剂在扩张的静脉腔内稀释，静脉畸形在动脉造影常难以显示，一般为了诊断可选择经皮病灶的穿刺造影。典型的动静脉畸形在血管造影上表现为异常血管团，供血动脉明显增粗以及回流静脉提前显示。血管造影可以清楚地显示病变的整个血管构筑，包括供血动脉、回流静脉以及病变的血流特征和流速。

（二）鉴别诊断

临床上血管瘤常与脉管畸形（静脉畸形、淋巴管畸形、动静脉畸形等鉴别），其鉴别要点如下。

1. 血管瘤、脉管畸形均有生长增大的特点，

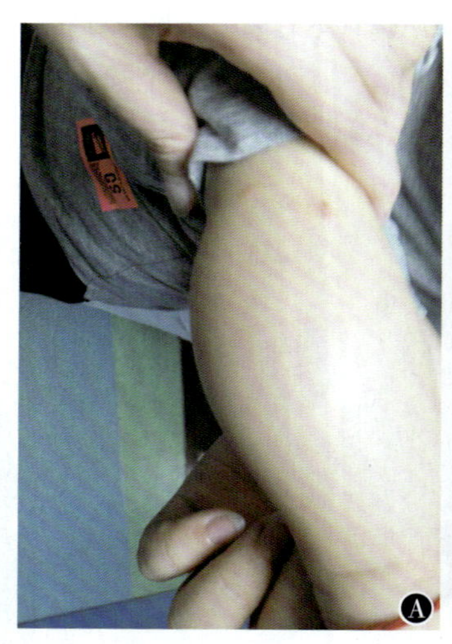
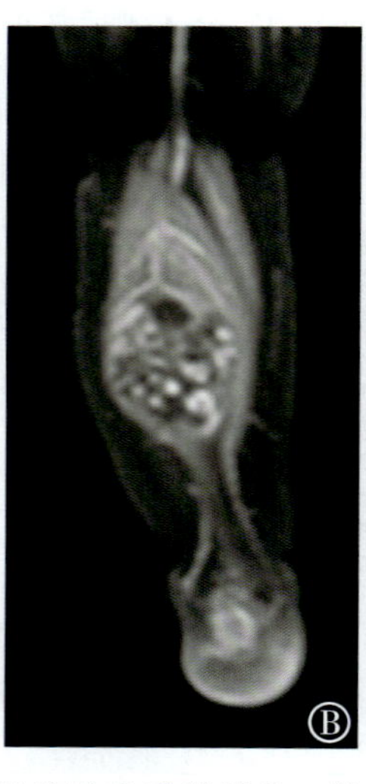
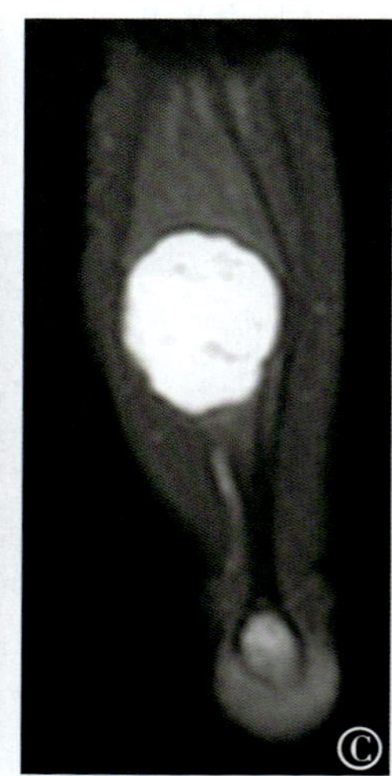

图14-1-4　小腿静脉畸形　A. 左小腿可触及肤色质软肿物，境界欠清，肿物表面皮温不高；B. 左小腿中段腓肠肌内见一类圆形分叶状肿物影，境界清晰，T_1WI呈等信号，内可见多发小结节状、条状低信号影；C. T_2WI压脂呈现高信号，增强扫描呈结节状、条状低信号影明显强化

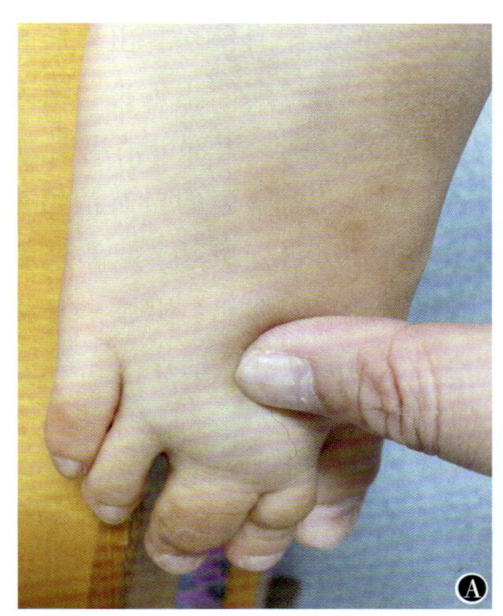
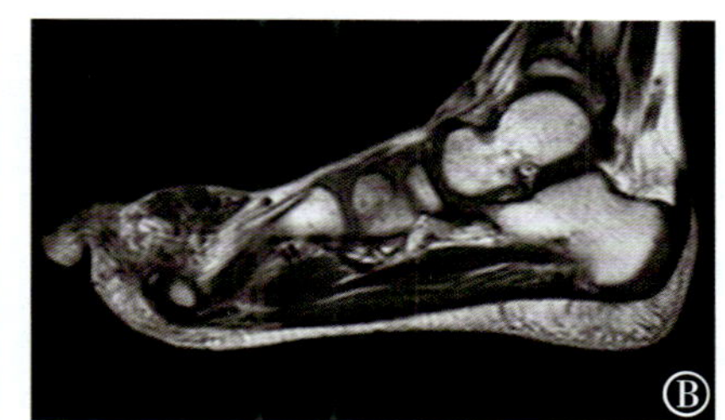
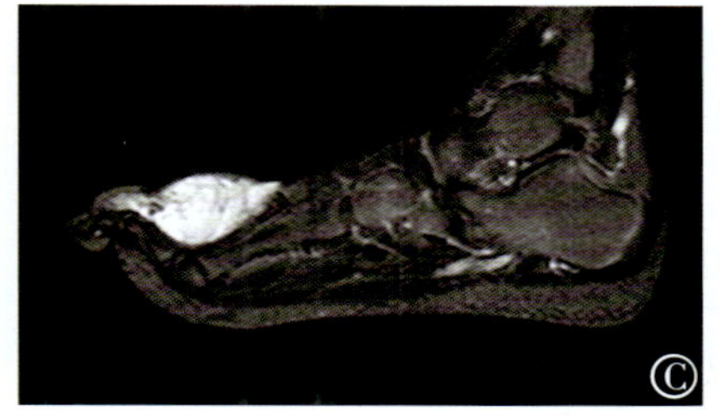

图 14-1-5　右足部淋巴管畸形并出血　A. 右足背可触及质软肿物，境界欠清，无压痛，肿物表面皮温不高；B. MRI 示右足背远端跖趾间皮下脂肪层内可见团状影，境界尚清晰，T_1WI 呈等信号；C. T_2WI 压脂呈现高信号

但血管瘤通过内皮细胞增殖而导致瘤体迅速增大，其在出生后 4~6 个月出现生长高峰期。血管瘤可自行消退，70% 左右的血管瘤可以部分或全部消退，一般在患者 5 岁左右消退较明显，此后消退速度逐渐变缓，8 岁左右停止消退。脉管畸形则通过管腔扩张而增大，扩张性增大是一个非常缓慢的过程，而且是持续性的，可以伴随患者一生，一般不会自行消退，常随身体的发育同步缓慢增大。

2. 影像学检查对于血管畸形的鉴别诊断具有重要价值。

3. 静脉畸形与淋巴管畸形鉴别困难时，可在介入手术中经皮穿刺瘤体并根据回抽液体性质及穿刺造影像是否有回流静脉显示进行鉴别。若抽出淡黄色液体或血色不凝液体则通常为淋巴管畸形；若抽出血色可自凝液体则为血管瘤或血管畸形。淋巴管畸形穿刺造影不会显示回流静脉，而静脉畸形常可显示明显回流静脉。

三、结语

分析现今的脉管性疾病的分类、诊断及治疗，我们不难看出明确血管瘤及血管畸形分类及诊断尤其重要。因多数血管瘤及血管畸形在婴幼儿及儿童阶段发病，早期有效适当的治疗，大多可控制或治愈病灶，以最大限度保护患儿容貌及功能。不同的分类决定了不同的治疗策略，可导致相同疾病的不同预后结果，临床采取正确的分类方法诊断疾病，可减少疾病误诊误治带给患者痛苦，并可有效地治疗疾病。

（林雀卿　张靖）

第二节　儿童血管瘤分类及特殊血管瘤诊断

一、儿童血管瘤分类

1996 年国际脉管性疾病研究协会（ISSVA）将脉管性疾病分为血管肿瘤和血管畸形两大类，在血管肿瘤的基础上再将其分为血管瘤及其他类型肿瘤（图 14-2-1）。以此分类标准，在临床上又将血管瘤分为先天性血管瘤及婴幼儿血管瘤。常见的婴幼儿血管瘤又分为普通类型的血管瘤及复杂类型的血管瘤（其可能累及重要脏器如肝脏、泌尿系统、咽喉部及 PHACE 综合征）。至于其他类型的肿瘤则涵盖 Kaposi 血管内皮瘤、丛状血管瘤及其他等。

而后 2000 年，国际脉管性疾病研究协会又重新定义了血管瘤及血管畸形的新分类方法，血管瘤分类见表 14-2-1。

表 14-2-1　2000 年国际脉管性疾病研究协会分类

血管瘤（hemangioma）
婴幼儿血管瘤（infantile hemangioma）
先天性血管瘤（congenital hemangioma，NICH and RICH）
丛状血管瘤（tufted angioma）
卡波西型血管内皮细胞瘤（Kaposi form hemangioendothelioma）
梭形细胞血管内皮细胞瘤（spindle cell hemangioendothelioma）
其他罕见血管内皮细胞瘤（other rare hemangioendothelioma）
上皮样（epithelioid）
复合型（composite）
网状（retiform）
多形性（polymorphous）
鞋钉样肿瘤（Debska tumor）
淋巴内皮瘤等（lymphangioendotheliomatosis，etc）
皮肤获得性血管肿瘤（dermatologic acquired vascular tumor）
肉芽肿性血管瘤（pyogenic granuloma）
靶样血管瘤（targetoid hemangioma）
肾小球样血管瘤（glomeruloid hemangioma）
微静脉血管瘤（microvenular hemangioma）

（一）普通婴幼儿血管瘤

婴幼儿血管瘤（infantile hemangioma，IH）是儿童常见具有血管内皮细胞异常增殖为特征的良性肿瘤，血管瘤一般在出生后 1~2 周出现。婴儿出生后呈 3 个月为快速增生期，可见瘤体范围增大较迅速、颜色鲜红、伴或不伴隆起及皮温增高。出生后 3~8 个月为慢速增生期，瘤体增大的速度较前 3 个月缓慢，出生后 8~12 个月多数血管瘤进入稳定期停止生长。绝大部分的血管瘤 1 岁后逐渐消退，大部分消退期为 3~5 年，甚至更长。婴幼儿血管瘤的自然消退率可达 90% 以上。虽然大多可自行消退，但部分发展迅速，可出现感染、溃疡、坏死、出血，继发畸形、功能障碍等，使得患儿急需治疗。在新生儿中的发病率是 2%~3%。

Waner 根据病灶位于不同深浅部位，将血管瘤分为浅表血管瘤、混合型血管瘤、深部血管瘤。

1. 浅表血管瘤　浅表血管瘤是病灶位于乳头真皮层的血管瘤（图 14-2-1）。

2. 深部血管瘤　深部血管瘤指病灶位于网状真皮层或皮下组织的血管瘤（图 14-2-2）。

3. 混合型血管瘤　即包含浅表血管瘤及深部血管瘤二者并存的血管瘤（图 14-2-3）。

（二）复杂类型的血管瘤

内脏血管瘤所指位于体内或累及体内的血管瘤。虽然较少见，但因发病部位位于内脏，一般是通过影像学检查来发现及诊断。故对于治疗及预后的评估需比体表血管瘤谨慎。临床上较常见为肝血管瘤及脾脏血管瘤，而胃肠道血管瘤、咽喉部血管瘤、胰腺血管瘤等则更少见。另有 PHACE 综合征的复杂类型。

1. 肝血管瘤　临床上以肝血管瘤多见，是儿童最常见的肝脏良性肿瘤。依组织学上分为四类。

（1）海绵状血管瘤：最常见，切面呈蜂窝状，血窦腔由纤维组织分隔，壁内由内皮细胞覆盖，腔内充满血细胞及机化血栓，纤维隔内有小血管及残余胆管，可有钙化或静脉石。

（2）硬化性血管瘤：血管腔塌陷或闭合，间隔纤维组织积极丰富，血管瘤呈退行性改变。

（3）毛细血管瘤：少见，血管腔狭窄，间隔纤维丰富。

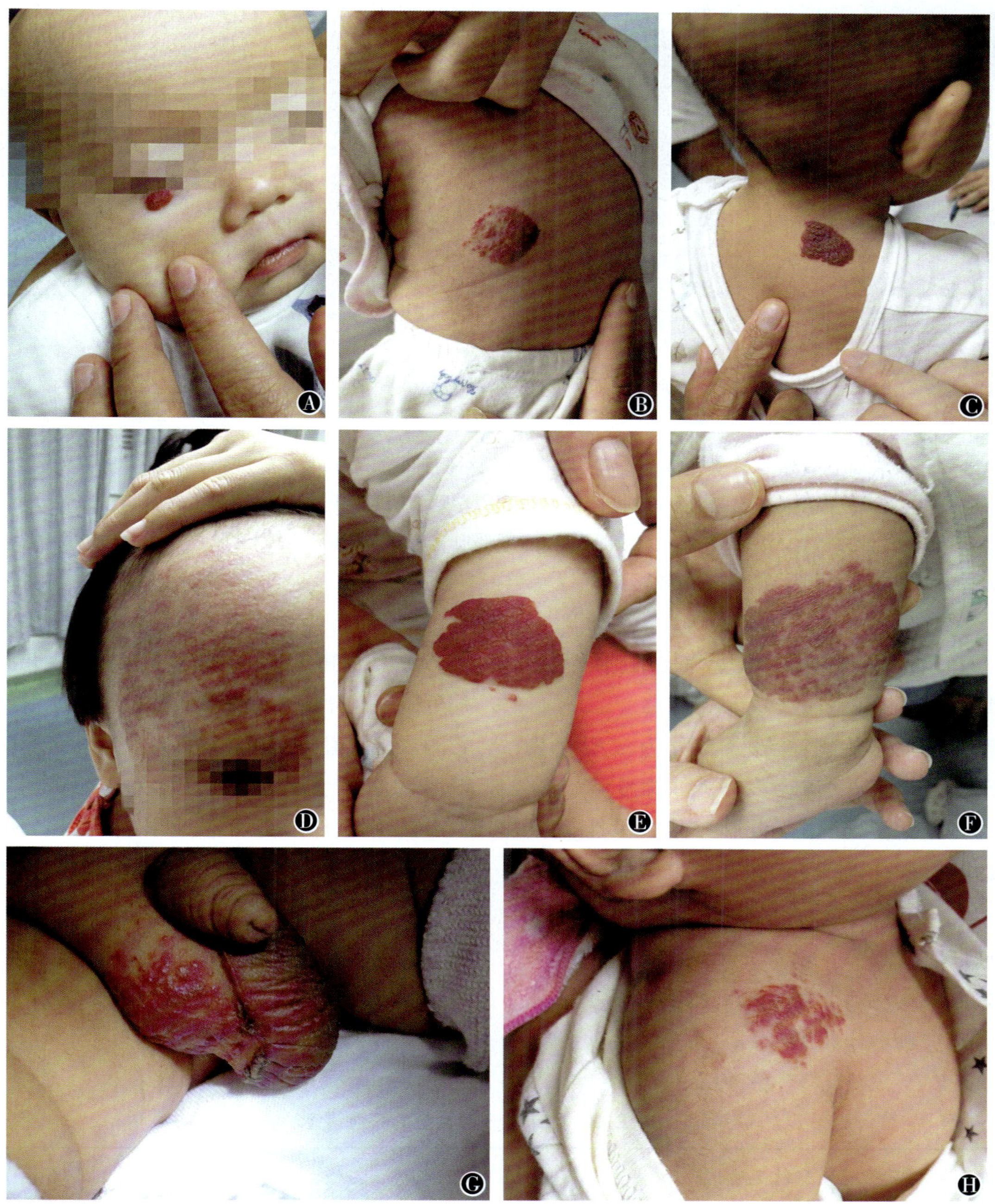

图 14-2-1　浅表血管瘤　A. 右下睑血管瘤，右下睑见红色肿物，质软，境界清楚，无压痛，肿物表面皮温增高；B. 左背部血管瘤，左背部见红色肿物，质软，境界尚清，无压痛，肿物表面皮温增高，肿物表面无破溃；C. 项背部血管瘤，项背部见红色肿物，质软，境界清楚，无压痛，肿物表面皮温增高，肿物表面无破溃；D. 右额面部血管瘤，右额面部见大范围淡红色肿物，质软，境界清楚，无压痛，肿物表面皮温增高，肿物表面无破溃；E. 左前臂血管瘤，左前臂见红色肿物，质软，境界清楚，无压痛，肿物表面皮温增高，肿物表面无破溃；F. 左小腿血管瘤，左小腿见红色肿物，质软，境界清楚，无压痛，肿物表面皮温增高，肿物表面无破溃；G. 阴囊血管瘤，阴囊见红色肿物，质软，境界清楚，无压痛，肿物表面皮温增高，肿物表面局部破损；H. 右肩部血管瘤，右肩部见红色肿物，质软，境界清楚，无压痛，肿物表面皮温增高，肿物表面无破溃

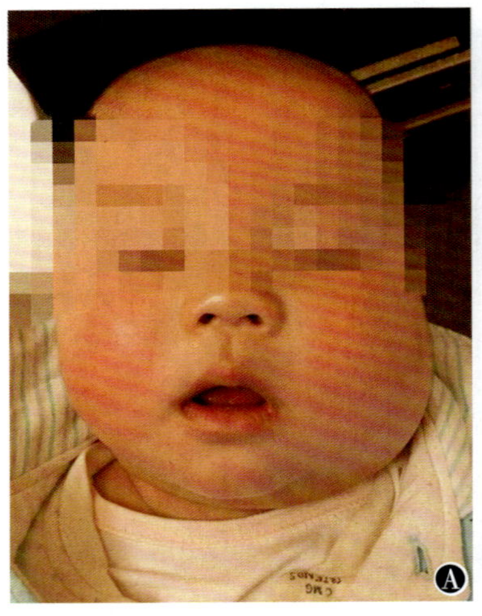
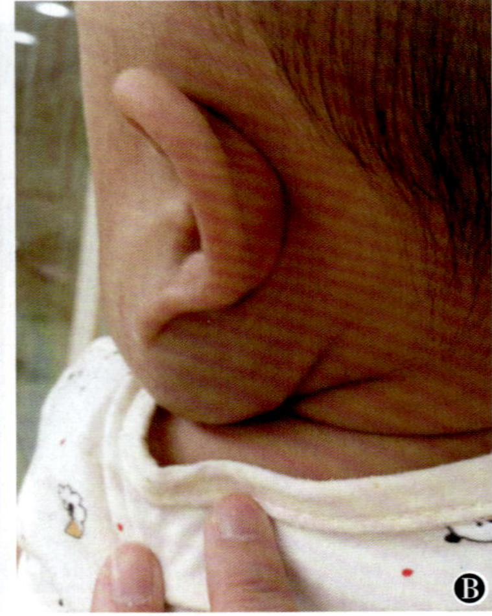
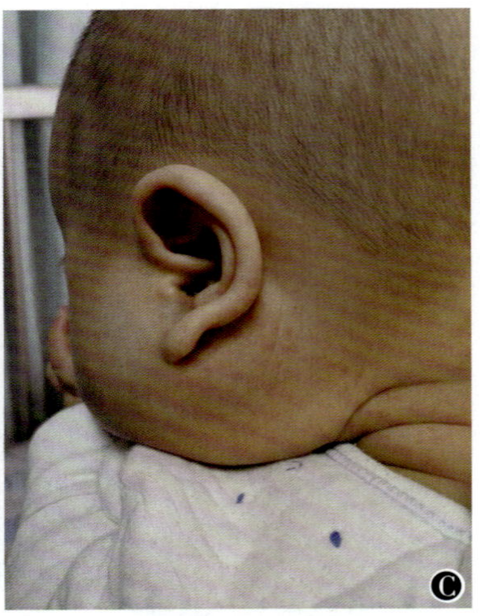

图 14-2-2 深部血管瘤 A. 左腮部血管瘤，左腮部较对侧肿胀，可触及质软肿物，肤色，境界欠清，无压痛，肿物表面皮温增高，无破溃；B. 左腮部血管瘤，左腮部较对侧肿胀，可触及质软肿物，肤色，境界欠清，无压痛，肿物表面皮温增高，无破溃；C. 左腮部血管瘤，左腮部较对侧肿胀，可触及质软肿物，肤色，境界欠清，无压痛，肿物表面皮温增高，无破溃

（4）血管内皮细胞瘤：血管内皮细胞增殖活跃，易致恶性变。

临床根据瘤体在肝内的分布分为三型（表 14-2-2）：①局灶型；②多发型；③弥漫型。

2. 脾血管瘤 瘤体累计脾脏很少发生且极少发生症状。脾脏血管瘤应与窦岸细胞血管瘤（littoral cell angioma，LCA）鉴别，后者是一种不同的脾良性血管肿瘤，最常见于成年人，表现为脾大、脾内多发性结节伴全身症状和脾功能亢进的征象（贫血和血小板减少）。

3. 泌尿道 在一些医学文献中新生儿血尿的疾病可能是因肾脏或膀胱出血性血管瘤所引起，但多数的“泌尿道血管瘤”在影像学及临床上均为静脉畸形。临床上需详尽病史及相关检查以资鉴别。

4. 咽喉部 部分患儿出生后因出现声音嘶哑、哭闹无声等症状而就诊，予以喉镜检查后在咽喉部可见血管瘤病灶。次患处因累及气道，故一般患儿家长皆因患儿出现症状才能发现。病灶可呈单发或多发，确诊后如无特殊情况，应尽量避免外科治疗。

表 14-2-2 临床上 3 种类型的肝血管瘤

类型	临床表现	GLUT1 表达	病理	预后
多发型	患儿通常无症状，或伴有充血性心力衰竭，尤其是出生后几个月婴幼儿	阳性	多发小病灶伴中心性坏死	退化后继续增殖
局灶型	患儿通常伴有临床症状，可发生充血性心力衰竭	阴性	大病灶伴中央性坏死、出血或纤维化	12~14 个月后退化
弥漫型	病灶越大，症状越显著，患儿可出现腹腔间隔室综合征或者甲状腺功能减退症	不确定	肝脏增大，被肿瘤取代	临床病程复杂

注：GLUT1 为葡萄糖转运蛋白 1

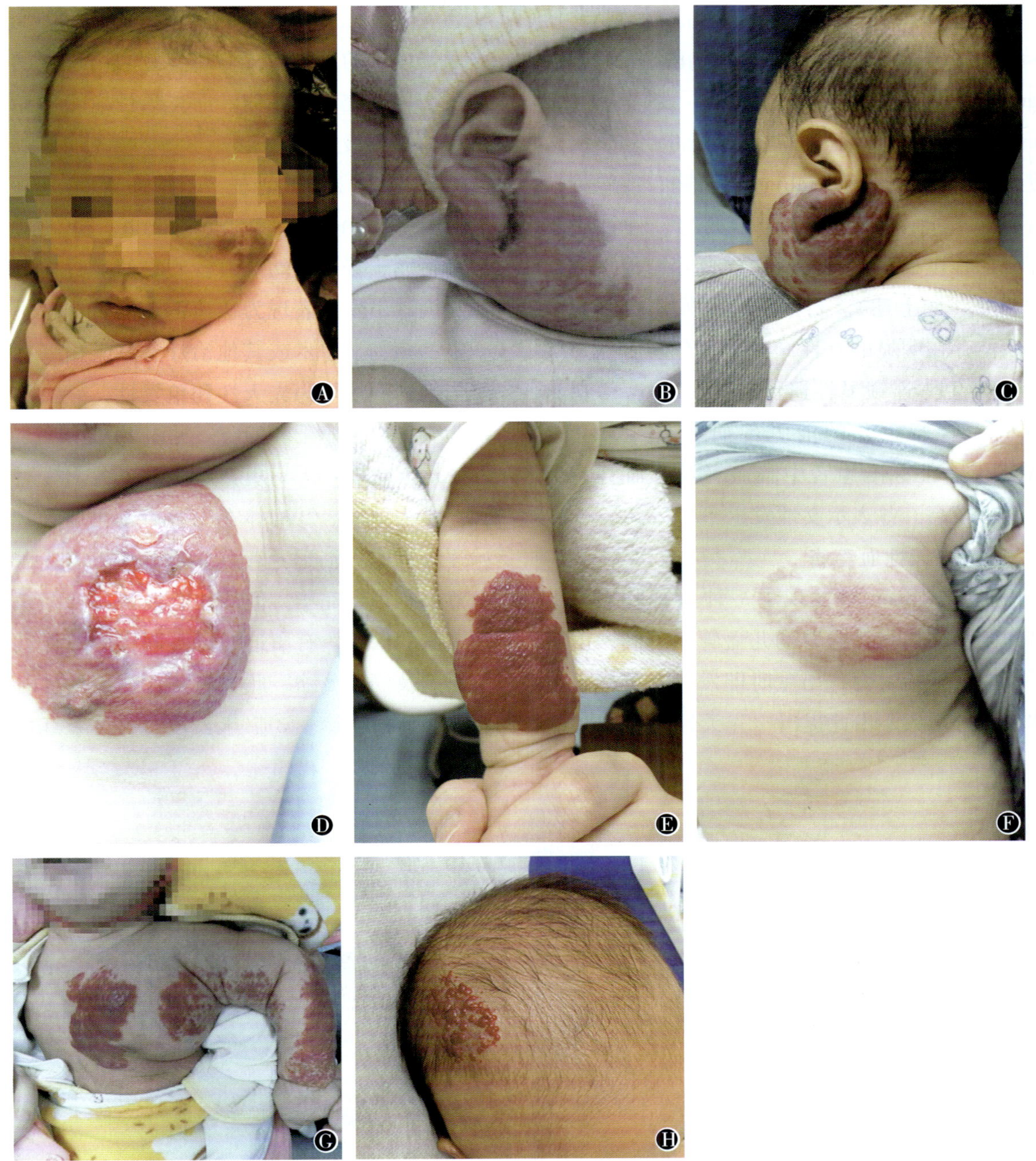

图 14-2-3 混合型血管瘤 A. 左颌面部血管瘤，左颌面部可触及质软肿物，红色，境界欠清，无压痛，肿物表面皮温增高，无破溃；B. 右腮部血管瘤，右腮部可触及质软肿物，红色，境界欠清，无压痛，肿物表面皮温增高，表面局部破溃；C. 左腮部血管瘤，左腮部可触及质软肿物，红色，境界欠清，无压痛，肿物表面皮温增高，无破溃；D. 左胸壁血管瘤并破溃，左胸壁可触及质软肿物，红色，境界清楚，无压痛，肿物表面皮温增高，局部破溃；E. 右前臂血管瘤，右前臂可触及质软肿物，红色，境界清楚，无压痛，肿物表面皮温增高，无破溃；F. 右背部血管瘤，右背部可触及质软肿物，淡红色，境界欠清，无压痛，肿物表面皮温稍高，无破溃；G. 左上肢、胸壁血管瘤，左上肢、胸壁可触及质软肿物，红色，境界清楚，无压痛，肿物表面皮温增高，无破溃；H. 右顶部血管瘤，右顶部可触及质软肿物，红色，境界清楚，无压痛，肿物表面皮温稍高，无破溃

5. PHACE 综合征 包括颅后窝畸形（posterior fossa malformations）、节段性血管瘤（segmental hemangiomas）、动脉发育异常（arterial anomalies）、心脏缺损（cardiac defects）、眼发育异常（eye abnormalities）及胸骨或脊椎缺损（sternal or ventral defects）。其为一种神经皮肤综合征，包括面部巨大斑块样血管瘤伴一种或多种畸形（如上述）。目前病因及发病机制尚未明确，但存在明显的女性倾向，部分学者认为可能与 X 染色体连锁显性遗传有关。Metry 等在对 1096 例血管瘤患儿的前瞻性研究表明，符合 PHACE 综合征标准患者中脑血管及心血管畸形的发生率较高。并表示女性发生率为 78%。

（三）先天性血管瘤

1996 年，Boon 等发现了一种血管肿瘤，出生时即已存在，与普通婴幼儿血管瘤不同，瘤体在子宫内就开始发育，出生时即发育完全，出生后体积不再增大，由此提出“先天性血管瘤”的概念。先天性血管瘤为一种真正的血管肿瘤，但必须与成人的血管内皮瘤相鉴别。因成人的血管内皮瘤属于交界性肿瘤。而先天性血管瘤尚未见恶变的相关报道。

1. 快速消退型先天性血管瘤（rapidly involuting congenital hemangioma，RICH） 是一种不同于普通婴幼儿血管瘤自然病程的血管肿瘤，因其出生后表现为快速消退的特征，不推荐积极的药物、手术或其他治疗。其发病率女性高于男性，病灶均为先天性和单发性，好发部位依次为头颈部、躯干和四肢。见图 14-2-4。

诊断依据：①病史：瘤体在患儿出生时已存在，多为单发。②瘤体在出生后不再增大，并开始逐渐消退。消退速度快，在患儿出生后 6~14 个月基本消退完毕，但往往会残留病变组织伴表面皮肤的松弛。有压迫时可不同程度的伴其下方的肌肉及筋膜萎缩。此类患儿往往因出生时伴有巨大瘤体而就诊。③临床表现：可见紫红色或青

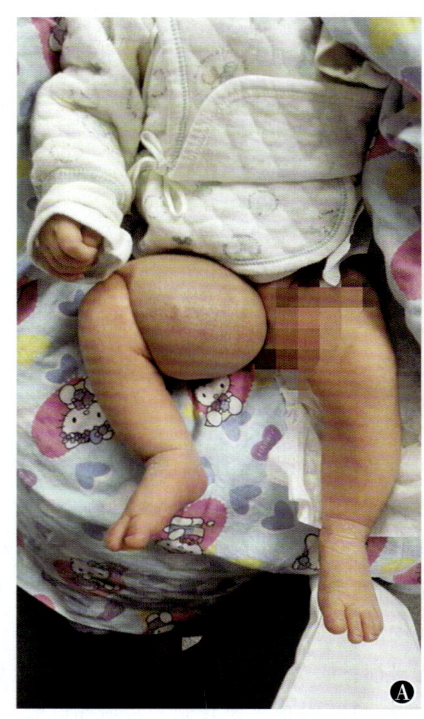

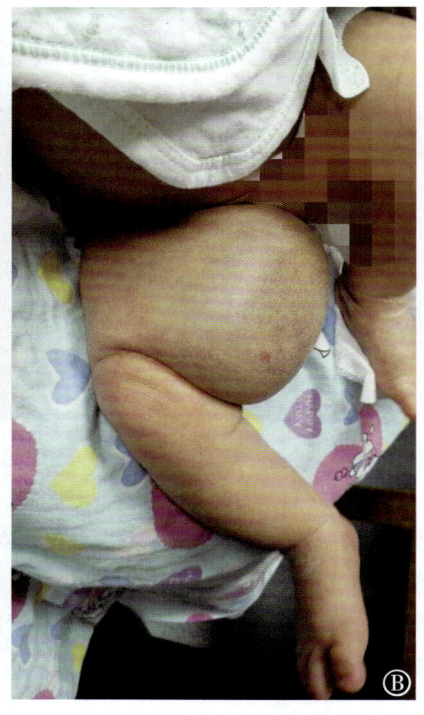

图 14-2-4 右大腿快速消退型先天性血管瘤 A、B 为不同角度观，右大腿见肤色肿物，质软，境界欠清，肿物表面皮温增高，无压痛，未触及明显搏动感

紫色半球形隆起的质软肿物，皮温较高，境界尚清，表面可见较多的毛细血管扩张，肿物周缘可见发白的晕圈；部分瘤体呈粉红色或紫红色肿物，因皮肤和皮下组织累及，所以质地稍硬，应注意与 K-M 综合征相鉴别，可询问是否伴有血小板减低的病史并行血常规检查进一步明确（详见第五节介绍）。④影像学特征：MRI 和 CTA 表现与普通婴幼儿血管瘤相似。

2. 难消退型先天性血管瘤（non-involuting congenital hemangioma，NICH） 2001 年，Enjolras 等详尽描述了表现为不消退的先天性血管肿瘤，并将其命名为“不消退型先天性血管瘤（non-involuting congenital hemangioma，NICH）。此类瘤体在患儿出生时即存在，瘤体不再缩小，到儿童期仍持续存在不消退，随着年龄增大，瘤体亦会缓慢增大。有报道指出，因少部分病例具有高血流量的特点，个别病例可能引起血小板减少和心脏容量负荷过大，造成心功能不全及衰竭的可能。

诊断依据为：①病史：瘤体在患儿出生时已存在，多为单发。②瘤体在出生后无明显增大或消退，但随患儿年龄增长成比例缓慢增大。与 RICH 相比，其多数瘤体较小。③临床表现：瘤体呈淡蓝紫色或紫红色，表面皮肤较花白，可为略微隆起或半隆起的肿物，皮温增高明显，质地较 RICH 稍韧有弹性，可见紫红色扩张的毛细血管，瘤体周围呈现苍白色晕圈。见图 14-2-5。

（四）卡波西型血管内皮细胞瘤（Kaposi form hemangioendothelioma，KHE）

KHE 是一种局部浸润性生长、不成熟的血管肿瘤，以卡波西肉瘤样梭形细胞成束生长为特征。其为具有卡波西肉瘤样特征的血管肿瘤。常见于头颈部，纵隔、躯干、四肢亦可多见。

Kasabach-Merritt 综合征（Kasabach-Merritt syndrome，KMS）由 Kasabach 和 Merritt 于 1940 年首次报道，为形容巨大血管瘤伴血小板减少的综合征。但婴幼儿血管瘤并不会发展成 Kasabach-Merritt 综合征，只限于卡波西型血管内皮细胞瘤和极少数的丛状血管瘤。其临床诊断特点如下。

1. 发病年龄 在新生儿期或小婴儿期发病，1 岁以内生长迅速，1 岁后生长速度减缓，并逐渐退化。

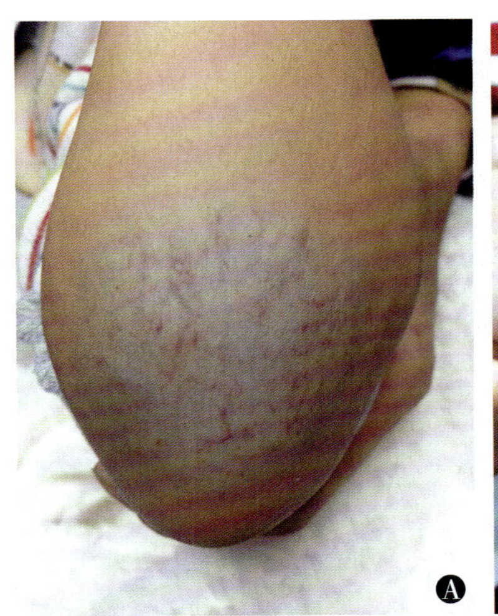

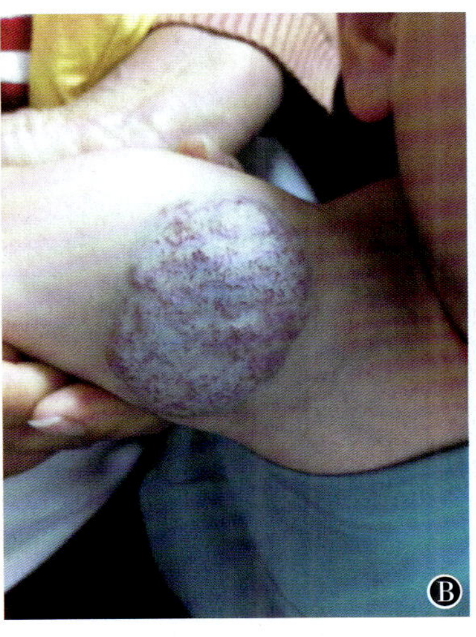

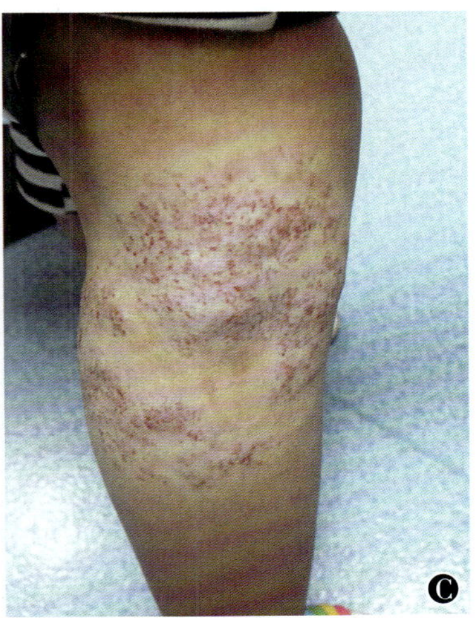

图 14-2-5 难消退型先天性血管瘤 A. 左前臂难消退型先天性血管瘤，左前臂见淡紫红色肿物，质软，境界欠清，肿物皮温增高，无压痛；B. 右上臂难消退型先天性血管瘤，右上臂见紫红色肿物，质软，境界尚清，边缘见发白晕圈，肿物皮温增高，无压痛；C. 右小腿难消退型先天性血管瘤，右小腿见红色肿物，质软，境界欠清，肿物皮温增高，无压痛

2. 发病率 占婴幼儿血管瘤患者的1%~8%。

3. 病死率 威胁生命的严重疾病，死亡率可高达30%。

4. 好发部位 头面部、四肢、躯干等体表任何部位；单个或多个器官内独立或多发，可发生于腹膜后、肝脏、脾脏、纵隔、盆腔和颅脑等部位。见图14-2-6。

5. 临床表现 ①巨大血管瘤；②血小板重度减少伴贫血；③凝血功能低下；④广泛皮下出血伴有内脏、组织出血；⑤弥散性血管内凝血（disseminated or diffuse intravascular coagulation，DIC）。

6. 诊断 ①体表检查：巨大血管瘤，瘤体呈褐色或暗红色，质地较硬，皮温中度升高，周围可见瘀斑或出血点；②影像学检查：提示血管瘤；③实验室检查：PLT $<100\times10^9$/L或短时间内血小板降低明显，中度或重度贫血。

7. 鉴别诊断 ①婴幼儿血管瘤；②特发性血小板减少性紫癜（idiopathic thrombocytopenic purpura，ITP）。

（五）丛状血管瘤（tufted angioma）

丛状血管瘤为是一种病因不明的良性血管增生性疾病，本病好发于儿童和青少年，先天性约占1/4，大部分的患儿在1岁以内发病，但也有少数成人发病的报道。个别病例会发展成为KMS，临床医师因随诊观察患者是否有血小板减少情况。有文献报道丛状血管瘤和KHE可能是同一疾病的不同演变阶段，均源于具有淋巴和血管内皮细胞分化特征的干细胞，这两种疾病之间可以相互转化。但尚未见大样本的进一步研究。本病对于泼尼松治疗有效。疾病特点如下。

1. 皮损好发于躯干和四肢，表现为单发或多发的暗红色或紫红色的斑块或结节，边界尚清，可触及结节样的皮疹，质地稍韧，随病程进展皮下结节可纤维化。病灶皮温较高，可伴有局部多毛、多汗。见图14-2-7。

2. 部分患者伴有明显疼痛或压痛，这可能与局部血管壁肌上皮收缩、血管痉挛有关。

3. 少数患者随着年龄增长有自行消退的趋势，但多数患者表现为持续性且终身存在，无恶变倾向。

4. 本病诊断主要依靠组织病理检查。组织病

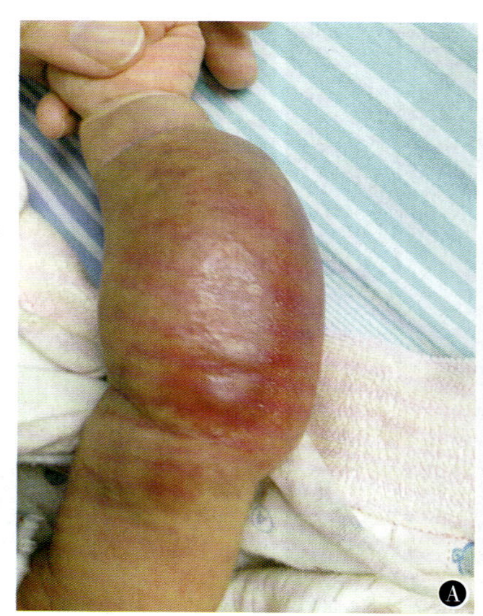

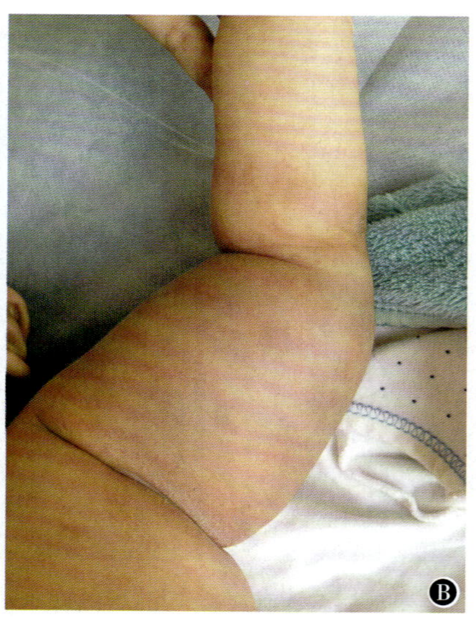

图14-2-6 Kasabach-Merritt综合征 A. 左前臂KMS，左前臂见紫红色肿物，质软，境界欠清，肿物皮温增高，无压痛，肿物周围见紫红色瘀点、瘀斑；B. 左上臂KMS，左上臂见肤色肿物，质软，境界欠清，肿物皮温增高，无压痛

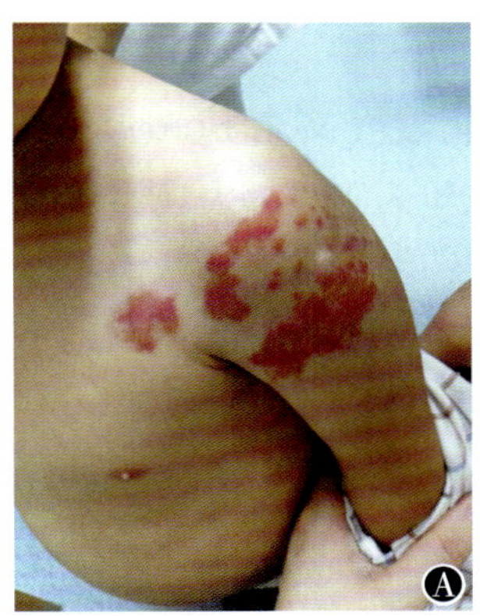
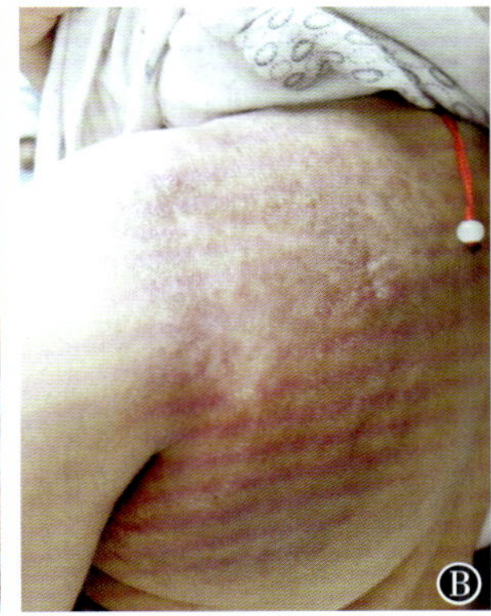
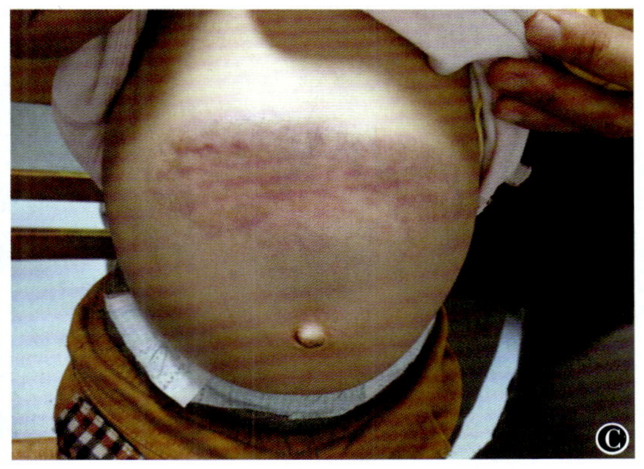

图 14-2-7　丛状血管瘤　A. 左肩部丛状血管瘤，左肩部见斑块状红色肿物，质软稍韧，境界欠清，肿物皮温增高，无压痛；B. 左肩背部丛状血管瘤，左肩背部见淡红色肿物，质软稍韧，境界欠清，病灶表面可触及结节状肿物，皮温增高，无压痛；C. 腹壁丛状血管瘤，腹壁见淡红色肿物，质软稍韧，境界欠清，病灶表面可触及结节状肿物，皮温增高，无压痛

理学可见：真皮及皮下组织可见成簇分布的瘤样毛细血管丛，毛细血管内皮排列成同心旋涡状，部分细胞可见核分裂象，但细胞无异型性。

5. 鉴别诊断　需与血管内皮细胞瘤、卡波西肉瘤、化脓性肉芽肿相鉴别。

（六）肉芽肿性血管瘤（pyogenic granuloma）

肉芽肿性血管瘤又称化脓性肉芽肿，是发生于皮肤和黏膜面的一种息肉状血管瘤，为一种特殊类型的血管瘤，其为毛细血管瘤。可发生于各年龄。发病原因不明，多认为与外伤、感染及激素水平等有关，其中与外伤关系较密切，多为皮肤穿通伤后所形成新生血管形成的损害。好发于头面部、手足等。诊断特点如下。

1. 呈外生型生长，紫红色，质脆，触碰易出血。破损处虽不大，但出血较不易止。见图 14-2-8。

2. 经常反复出血其表面易出现溃疡，每次破

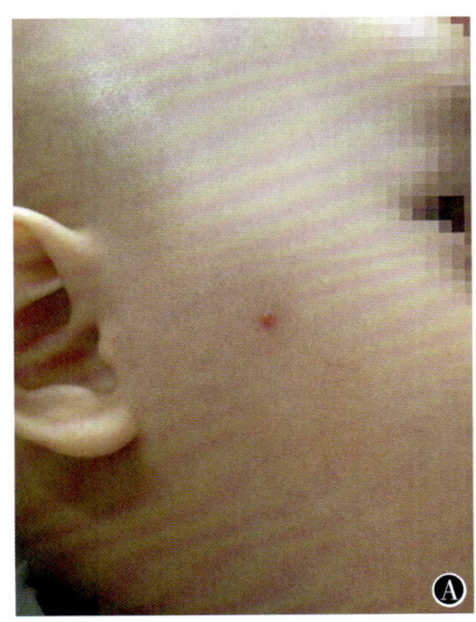
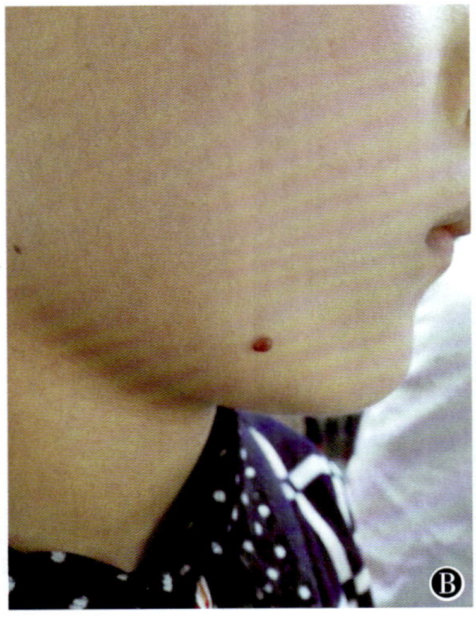
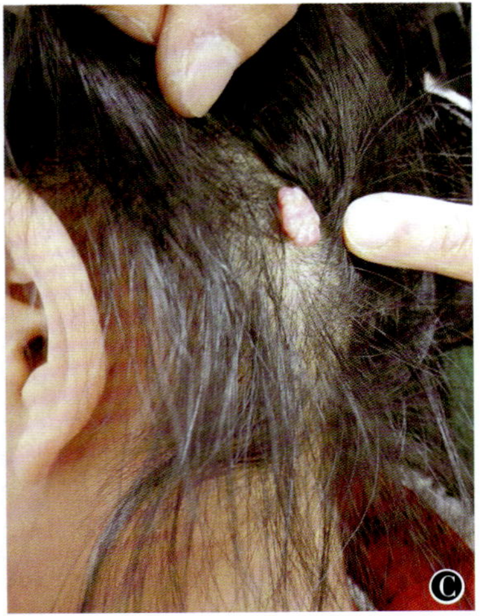

图 14-2-8　肉芽肿性血管瘤　A. 右面部肉芽肿性血管瘤，左面部见米粒大小红色肿物，质软，境界清楚，肿物皮温稍高，无压痛；B. 右面部肉芽肿性血管瘤，右面部见米粒大小红色肿物，质软，境界清楚，肿物皮温稍高，无压痛；C. 枕部肉芽肿性血管瘤，枕部见淡红色肿物，质软，境界清楚，肿物皮温稍高，无压痛

溃后瘤体会较先前增大，造成底部有蒂与皮肤或黏膜相连，或与正常组织形成衣领状改变。

3. 无明显痒感或疼痛感。

（七）血管角化瘤（angiokeratoma）

血管角化瘤也称血管角皮瘤，是一种以真皮乳头毛细血管扩张、继发表皮棘层肥厚、角化过度为特征的病变。

临床分5型，以前两种最常见。前3种病理类型基本相同，为毛细血管扩张，而非真性血管瘤。病理主要为表皮角化过度，不规则棘层肥厚；真皮乳头层内毛细血管扩张，其中偶见血栓形成及机化，一般不累及真皮下部。

1. 肢端血管角化瘤 是一种罕见的遗传性皮肤病，常染色体显性遗传，常有家族性史。多发于儿童期和青春期，女性多见，可伴有肢端发绀症，常有冻伤及冻疮史。临床表现为对称分布于指、趾背侧，膝肘部也有发病，偶见于踝关节、耳、掌跖。典型损害有两种，一种为针头至粟粒大斑疹或丘疹，表面粗糙、角化，呈紫或暗紫色，压之有时可退色；另一种为结节，表面角化增厚或呈疣状，紫红色或灰色，中央常见扩张的毛细血管或血痂，外伤后易出血。见图14-2-9。

2. 阴囊血管角化瘤（又名Fordyce血管角皮瘤） 好发于中老年人阴囊，表现为多发性暗红色或紫色圆顶丘疹，常沿浅表静脉或阴囊皮纹排列成线状，压之可退色。

3. 丘疹型血管角化瘤 皮疹多为单发、偶有多发。好发于青年人，下肢多见。初见鲜红色柔软丘疹，后颜色逐渐转为紫黑色，因角化过度皮疹较硬。

4. 局限性血管角化瘤 为真性血管瘤。临床上比较少见。局限性血管角化瘤通常出生时即有，也可发生于儿童期或青年期，好发于小腿和足部，偶见于背和前臂。病理表现主要为：表皮角化过度或不规则棘层肥厚，乳头瘤样增生，其下毛细血管明显扩张，管腔内含有红细胞。可见血栓形成，真皮深层和皮下组织内也可见血管扩张、充血，内皮细胞增生，并伴有静脉畸形。

5. 泛发性系统型-弥漫性躯体血管角化瘤（脂质病，ACD） 曾是Anderson-Fabry病的同义词。它是几种少见的先天性溶酶体贮积病共同

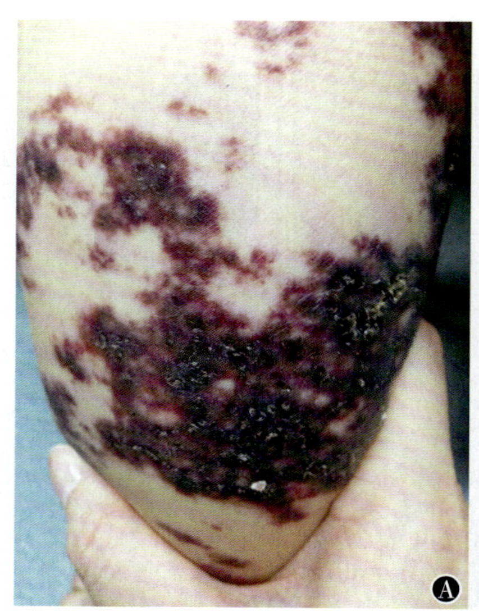

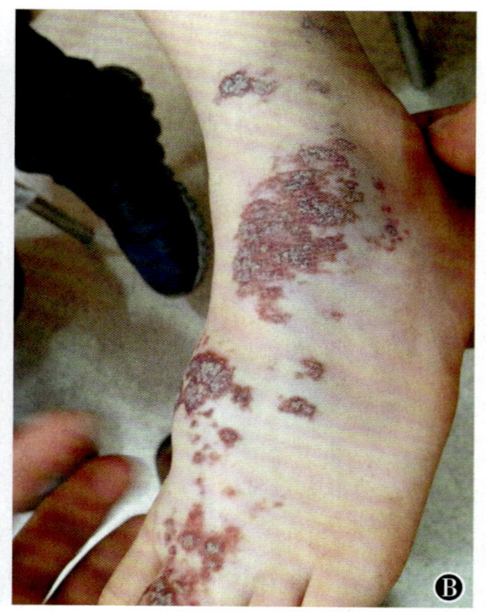

图14-2-9 小腿及足部血管角化瘤（局限型） A. 右小腿血管角化瘤（局限型），右小腿见暗紫红色斑块，质中偏粗糙，境界清楚，肿物皮温稍高，无压痛；B. 左足部血管角化瘤（局限型），右小腿见紫红色斑块，质中，境界清楚，肿物皮温稍高，无压痛

的皮肤标志。包括：Anderson-Fabrv 病、岩藻糖苷贮积病、Kanzaki 病、天门冬酰胺葡萄糖苷贮积病、GMl 神经节糖苷沉积症、半乳糖唾液酸贮积病、唾液酸贮积病Ⅱ型和 β 甘露糖苷酶缺乏。病理表现主要为角化过度，真皮乳头增宽，乳头内可见高度扩张的管腔，管壁为单层内皮细胞，管腔中大量红细胞。

（林雀卿　张靖）

第三节　儿童血管瘤综合治疗模式与理念

一、婴幼儿血管瘤的治疗现况

婴幼儿血管瘤（infantile hemangioma，IH）是儿童常见具有血管内皮细胞异常增殖为特征的良性肿瘤，在新生儿中的发病率是 2%~3%。大部分 IH 的病程有一定的规律可循。①发病时间：一般在出生后 1~2 周出现。②快速增生期：自婴儿出生后~3 个月期间，可见瘤体范围增大较迅速、颜色鲜红、伴或不伴隆起，及皮温增高。见图 14-3-1。③慢速增生期：出生后 3~8 个月期间，瘤体增大的速度较前 3 个月缓慢。出生后8~12 个月多数血管瘤进入稳定期停止生长。④消退期：绝大部分的 IH 在 1 岁后逐渐开始缓慢消退，大部分消退期为 3~5 年，甚至更长。IH 的自然消退率可达 90%以上。

细数目前 IH 的治疗方法，包括了保守观察、激素治疗、介入治疗、激光治疗、外科手术切除、放射性核素敷贴及近几年出现的口服普萘洛尔药物治疗、外擦噻吗洛尔滴眼液等。临床上由于 IH 具有良性肿瘤及自然消退的特点，故治疗上并未受限于单个学科，其单一的病种可由多个学科所涵盖，包括外科、介入科、整形科、皮肤科、耳鼻喉科、眼科、核医学科、影像学等。各治疗简述如下。

（一）保守观察

对于部分病例生长期瘤体面积较小、平坦、生长速度缓慢的病例；可采取保守治疗，定期复查。

（二）皮质类固醇激素治疗

以往皮质类固醇激素被公认为治疗 IH 的一线用药，干扰素或长春新碱则是二线或三线药物。国外报道大剂量使用（每日 3~5 mg/kg）皮质类固醇激素治疗血管瘤的有效率（大多数患儿可见肿瘤稳定或不完全消退）为 30%~60%。国内文献报道其总体有效率达 90%以上。治疗效果在治疗期间的第 2~3 周内出现。这种疗法会引发许多不良反应，但大多是暂时性的、有限的，例如库欣样面容、失眠、易激惹、发育迟缓和胃肠道症状等。然而，有一些不良反应可能比这些严重得多，例如高血压和肥厚性梗阻性心肌病。

（三）口服普萘洛尔（心得安）药物治疗

2008 年美国《新英格兰医学杂志》发表了法国 Bordeaux 儿童医院 Léauté-Labrèze 等医生的一篇论文，报道了他们应用普萘洛尔治疗婴儿血管瘤的重大发现。Cohen 等使用普萘洛尔治疗了 20 例血管瘤患儿，并与心内科专家一起，发现普萘洛尔治疗血管瘤效果极好，有时在第一次使用时就可以看到患儿血管瘤变暗，通常在 24 h 内观察到治疗效果。同时监测接受治疗前 2 天患儿可能发生的不良反应（如低血压或者低血糖），但并未观察到任何不良反应发生。此后，多家医院报道尝试应用普萘洛尔治疗 IH 取得良好效果，有效率均在 90%以上。Manunza 等报道普萘洛尔对增生期、稳定期及消退期血管瘤以及经激素治疗无效的血管瘤均有效。也有学者尝试用心得安治疗合并有溃疡形成的血管瘤，发现普萘洛尔对于血管瘤消退及溃疡愈合效果显著。此外，许多学者争相报道，口服普萘洛尔治疗某些重症血管瘤、某些难治性特殊部位血管瘤，如眼眶血管瘤、会阴深部血管瘤、口底、喉部并气道梗阻血管瘤，均取得了非常神奇的效果，未发现严重不良反应。因此，国外许多学者认为普萘洛尔有望取代传统类固醇激素而成为血管瘤治疗的一线用药。但是，也有一些医师对此疗法抱谨慎态度，基于以下考虑：①普萘洛尔治疗血管瘤机制不清，虽然普萘洛尔的临床应用已有半个多世纪，但其主要用于心血管疾病、甲状腺功能亢进症及门静脉高压等，用于治疗血管瘤疗效及安全性尚缺乏充足理论依据；②普萘洛尔治疗血管瘤临床资料多为小样本病例，对于其使用剂量、治疗方案还有待于进一步观察。

（四）外擦噻吗洛尔滴眼液治疗

原为眼科用药，为非选择性强效β受体阻断剂。起效快、不良反应少、对瞳孔大小、对光反射及视力无影响，对组织刺激性小，对于噻吗洛尔滴眼液作为外用药来说有较高的安全性。2010年Guo等首次报道，噻吗洛尔滴眼液外擦浅表血管瘤治疗，取得良好效果。

（五）硬化剂局部注射治疗

1. 硬化剂的选择

（1）平阳霉素：目前临床使用最广泛，获得一致公认的硬化剂。平阳霉素局部注射硬化治疗浅表血管瘤已有二十余年，经大量临床验证可使血管瘤萎缩，颜色变淡，达到治疗血管瘤作用。其作用机制可能为局部组织间注射平阳霉素时，由于组织间压力增高，药液渗入病理血管中，破坏血管内皮细胞，并在组织间致纤维化，导致血管瘤萎缩。通过抑制血管内皮细胞增殖，并促进血管瘤退化，达到治疗的目的。亦可局部化学刺激病灶引起无菌性炎症，使组织水肿、变性、破碎、纤维化。可搭配地塞米松注射液混合配伍，地塞米松除了有直接作用于血管瘤达到治疗外，还能减少平阳霉素引起的发热反应及过敏反应，可减轻治疗后局部肿胀和发热，防止平阳霉素激发体内热源释放和过敏反应，对于血管瘤的治疗有协同作用。平阳霉素注射治疗不良反应较少，常见的不良反应有发热、局部软组织肿胀、消化道反应、局部破溃、坏死等，而过敏性休克、脱发、皮肤反应及白细胞降低等较为少见。值得注意的是，即使平阳霉素可治疗血管瘤，我们仍需正视其治疗后对于容貌带来的影响，对于眼睑、口周、耳部、会阴部等部位多次注射平阳霉素治疗后，可能造成病灶表面肤色局部加深及皮肤皱缩、牵拉的情况。

（2）聚桂醇：为硬化剂，属于聚氧乙烯月桂醇醚类化合物，治疗机制为能损伤血管瘤内血管内皮细胞，促进血栓形成，阻塞血管。且聚桂醇为醚类药物，具有麻醉功效，在硬化治疗时耐受性好，是国际公认的硬化治疗药物。注射后可见瘤体立即肿胀，3~7天后消肿，较少引起全身性反应或严重不良反应。但若局部注射时单一处推注剂量较多，易引起局部病灶发黑、结痂或破溃，可多点浸润注射，单次注射剂量需适量，经验认为在单点推注时，见病灶开始转为苍白即可。

（3）鱼肝油酸钠：它是一种生物提取物，而不是化学合成剂，其成分变化比较大。目前国外很少使用。

（4）曲安奈德：为中效糖皮质激素，注射后数小时生效，1~2天达到最大疗效，作用维持2~3周。对深部血管瘤效果较好，对浅表血管瘤效果差。只对增生期血管瘤有效。

（5）得宝松：又称复方倍他米松，含长效制剂二丙酸倍他米松5 mg和短效制剂倍他米松磷酸钠2 mg，系长效和短效制剂的结合，作用迅速而持久。因是激素类药物，部分家属接受度较低。

（6）其他：尿素、醋酸确炎舒松-A、沙陪林、^{32}P-磷酸铬胶体、消痔灵、化疗药等。

2. 局部硬化注射治疗注意事项

（1）当血管瘤供流丰富，瘤体增大迅速，属高流量型时，不建议使用局部注射治疗的方式，因局部注射进入血管中的药物易被血液带走，使得疗效欠佳。

（2）治疗时应从瘤体边缘正常皮肤进针后，针尖需进瘤体内，推注硬化剂直至瘤体变苍白为度。对于面积较大的瘤体，一处进针无法浸润到的部位，可采用多点进针注射的方式。

（3）注射后3～7天注射部位周围会出现局部红肿情况，一般不需要特殊处理。2周后复诊，评估是否需要行2次注射治疗。如有瘤体破溃，以无菌棉签压迫止血后、碘伏消毒，涂擦莫匹罗星软膏，并注意保持伤口干燥，以利愈合。

（4）若注射后结痂，需待痂皮自然脱落后，视瘤体情况再行注射治疗。

（六）激光治疗

激光对于IH的治疗除了激光对于血红蛋白的吸收、从而破坏血管内皮细胞达到作用外。对于毛细血管内皮细胞的凋亡可能也是重要原因之一。

（七）外科手术切除

广泛彻底地切除是治疗血管瘤有效的手段，但由于患者及其家属需面对术后可能产生的瘢痕及瘢痕给患者带来长远的心理影响，故目前外科手术已不作为IH治疗的首选方法。但对于呈带状的瘤体，可选择行外科手术切除。

（八）介入治疗

近年来随着介入技术和材料的发展，经导管动脉硬化栓塞（transcatheter arterial embolization，TAE）术逐渐应用于婴儿血管瘤的治疗，并取得了良好效果，使用碘油平阳霉素乳剂（Pingyangtnycin lipiodol emulsion，PLE）联合聚乙烯醇（poly vinyl alcohol，PVA）泡沫颗粒，行血管瘤供血动脉超选择插管，经导管动脉硬化栓塞（transcatheter arterial sclerosing embolization，TASE）治疗。

1. 颗粒栓塞剂选择 本组均使用PVA行动脉栓塞。根据血管瘤循环时间（供血动脉显影至回流静脉显影的时间差）选择PVA颗粒大小。循环时间为3 s以上选择300～500 μm PVA，2～3 s选择500～700 μm PVA，2 s以内不建议使用PVA栓塞，因过大PVA颗粒难以经微导管注射。

2. 造影表现 动脉造影显示，大部分IH患侧动脉供血主支增粗，均可见供血动脉增粗、纡曲，肿瘤血管增多，明显染色，静脉回流粗大。大部分瘤体可由1～3支粗大动脉供血，少数由4支以上动脉供血。

3. IH治疗水平的概念 临床上见瘤体大，生长迅速，瘤体皮温明显增高、供血动脉搏动增强，属高流量血管瘤，其病理改变除丰富的毛细血管组织，还包括因过度灌注而扩张的供血动脉，以及因循环血量增加所致的回流静脉纡曲、扩张，静脉窦形成。

介入术中使用PLE灌注瘤体破坏血管瘤组织毛细血管内皮细胞，堵闭局部供血动脉，起到治疗的作用，但术后可因仍存在的过度灌注而使PLE被排出瘤体，而且静脉端扩张的静脉窦易因虹吸作用导致血管瘤复发，但若过度栓塞，则容易造成瘤体坏死。但若使用介入手术联合口服普萘洛尔治疗巨大血管瘤，不仅可以免除介入术中考虑是否需要过度栓塞的情况，术后可联合口服普萘洛尔治疗，加强并维持疗效，减少单一治疗所可能发生不良反应的概率。

4. 严重坏死的预防 婴幼儿巨大血管瘤的治疗关系到日后患者的容貌，应力求完美，避免术后严重坏死导致明显瘢痕，意义重大。术后严重坏死的预防主要有以下方面

（1）TASE术栓塞程度的控制。巨大血管瘤一般血供丰富（如颌面部），应仔细分析血管造影表现，注药时密切观察药物在瘤内沉积情况，不要一味追求“栓塞完美”导致瘤体坏死。比如，瘤体主要呈外生性生长，位于皮下相对较浅表部位，且瘤体供血动脉与正常皮肤供血动脉广泛交通，应酌情减少平阳霉素与碘油乳化剂的用量，适当增加PVA用量即可。

（2）行局部硬化注射时，对于穿刺有回血，交通支发达的血管瘤，往往不易坏死；而穿刺回血较少，交通支不发达的血管瘤，则需特别注意，因药液不能均匀分布，聚积在一处，又不易

被吸收，是导致瘤体坏死的重要因素。注射时应多点放射状注射，使药液较均匀分布于瘤体范围内，避免因平阳霉素在一处聚积过多而致瘤体局部并发坏死性溃疡。

（3）术后细心的观察和及时处理非常重要。瘤体出现坏死前兆往往表现为瘤体肿胀明显，瘤周皮肤程花斑样缺血改变，早期应该积极给予丹参、低分子右旋糖酐可起到改善微循环，有效改善组织进一步缺血坏死，为临床进一步治疗赢得宝贵时间。

（4）嘱按时随访，若出现溃烂应及时复诊，要求家属不要自行处理，赶紧入院给予抗感染及换药等对症处理，创面多可快速结痂，减少预后瘢痕形成的可能。

（九）放射性核素敷贴

放射性核素敷贴为放射性核素治疗的方式，使用已有数十年，对于瘤体明显的病灶治疗不明显，且易在病灶及其周围留下色素减退及沉着。其射线对人体的影响甚至可以长达数年甚至数十年，特别是瘤体位于胸壁或面部的患者。

（十）干扰素及长春新碱

有40%~50%的患儿对每日（1~3）$\times10^6$ U/m^2的干扰素α（2a或者2b）治疗存在完全性反应，肿瘤在治疗2~12周开始消退。治疗初期的不良反应较为常见，例如发热和肌肉疼痛等，还可能引发血液系统和肝脏的毒性、甲状腺功能减退甚至发生抑郁、神经毒性，例如痉挛性双侧瘫痪和发育迟缓等的发生率高达10%~30%。长春新碱是最近开始使用的另一种用来治疗IH的药物，剂量为1周0.05 mg/kg或1 mg/m^2，静脉输注，有效率接近100%。治疗3周后，瘤体开始消退，但不良反应较为明显，包括便秘、疼痛、周围神经病、血液系统毒性以及抗利尿激素分泌异常等。

尽管多数的治疗方法皆有疗效，但现阶段尚无较客观、国际化、统一的方法来评估疗效，且治疗上单一科室往往局限于少数几种治疗方法。以往对于血管瘤的治疗多以消极等待为主，患儿初次就诊时瘤体较小而平坦，但部分病例可能短时间内快速生长，待到再次就诊时，可见明显增大的瘤体，甚至因瘤体的快速生长使得病灶中央出现破溃的情况。对于少数病例发展迅速，可出现感染、溃疡、坏死、出血、继发畸形、功能障碍等，甚至影响患儿生命的情况下，使得患儿病情出现复杂化的情况。所留下的瘢痕及容貌损毁将影响患儿心理发育甚至困扰终生。

随着我国医学的进步、经济的快速发展，人们

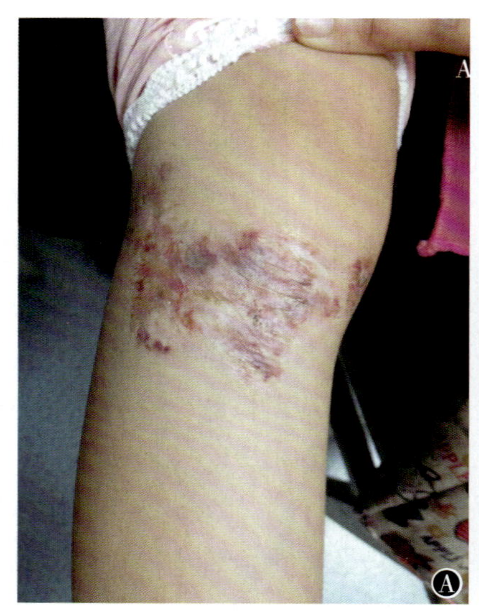

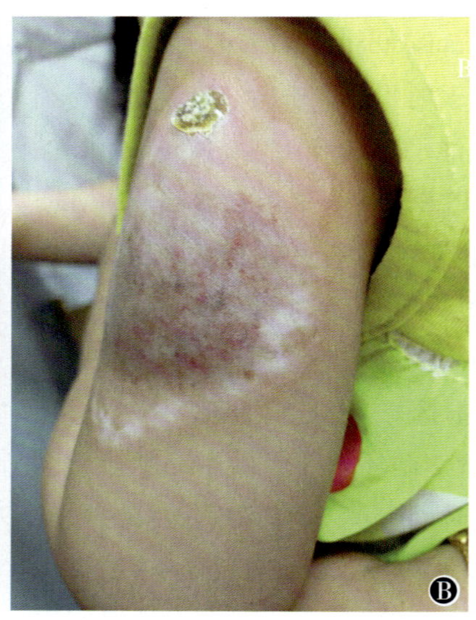

图14-3-1 血管瘤 A. 右前臂血管瘤；B. 左上臂血管瘤

对于疾病的了解可及时的从多方管道取得，对于早期就诊的观念也越来越注重，IH 亦是如此，相较于以往就诊时可见到明显巨大的瘤体，如今门诊所见 IH 多数为初发现不久或较小的病灶。另外，患儿家属对于瘤体消退后美观的要求也日益增多。使得越来越多的临床医师开始改变以往的治疗观点。从以往的消极等待到如今的早期干预。

二、儿童血管瘤的综合治疗模式与理念

（一）IH 治疗原则

IH 因 90%以上有自行消退的特点，也因瘤体生长的不可预测性及尚无客观指标判断瘤体最终消退的程度，故治疗上并无明确的治疗目标及疗效评估。目前临床上治疗 IH 多数遵循几项原则：①控制瘤体生长；②加速瘤体消退；③治疗破溃病灶；④减少并发症的发生；⑤外表的美观。

（二）儿童血管瘤的综合治疗模式与理念

1. IH 模式与理念 IH 自其出现、增长、稳定到逐渐消退，为一个从“无”到“有”，再从“有”到“无”的表现。临床上治疗如何把握其“度”为现今治疗 IH 的重点。笔者认为，其“度”应指的是在以完美消退为前提下做选择治疗方法，而治疗方法应以选择能快速控制瘤体生长、加速瘤体消退、不良反应较小且不留瘢痕为目的。

无论何种治疗方法，其皆有优缺点及其适应的情况，若只用同一种方法治疗 IH，在必须维持疗效的情况下，其治疗的不良反应发生的概率就会相对增加，但如果我们根据不同的情况，采取个体化、联合治疗方式。不仅可以分散降低单一治疗所带来的不良反应发生概率。更能有效地、安全地控制瘤体。除此之外，初次治疗时选择除了上述的考量外，应考虑为后续治疗创造有利条件，而不是增加治疗的难度。

在此提出结合 8 种治疗方法制定的 13 项多学科、联合门诊 IH 临床路径（图 14－3－2～图 14-3-7）。

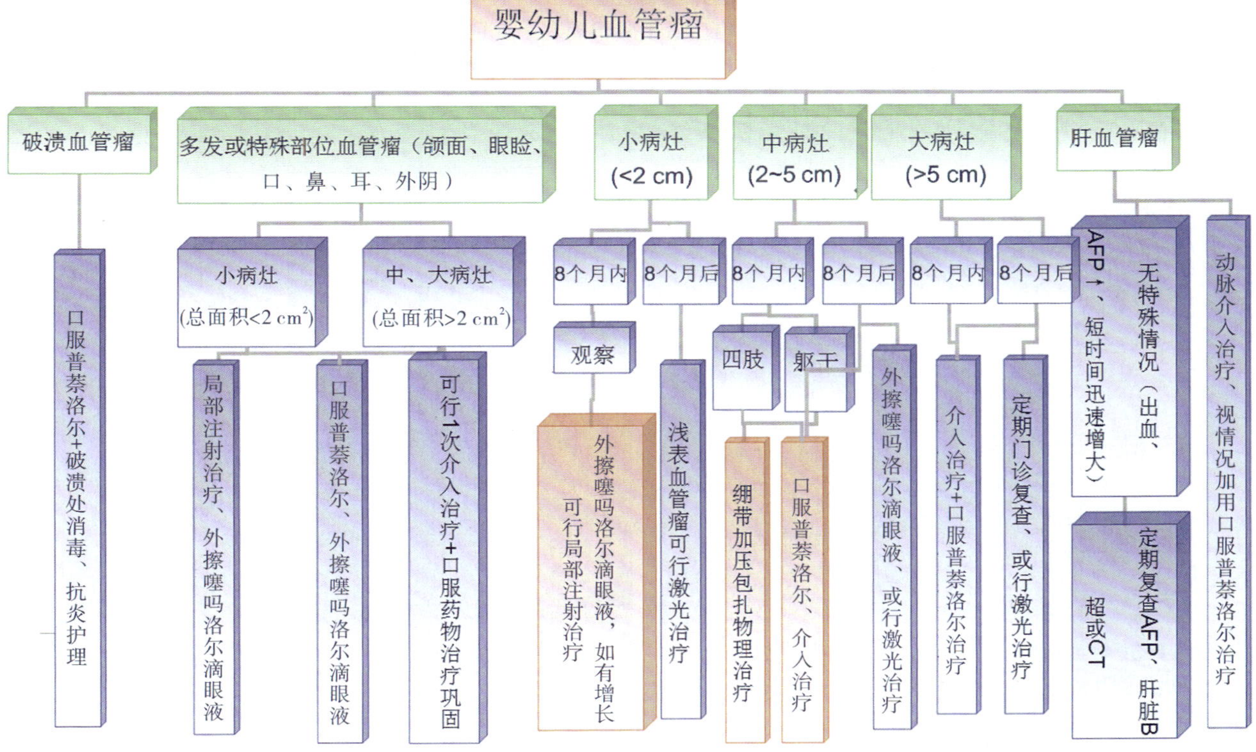

图 14-3-2　IH 门诊临床路径

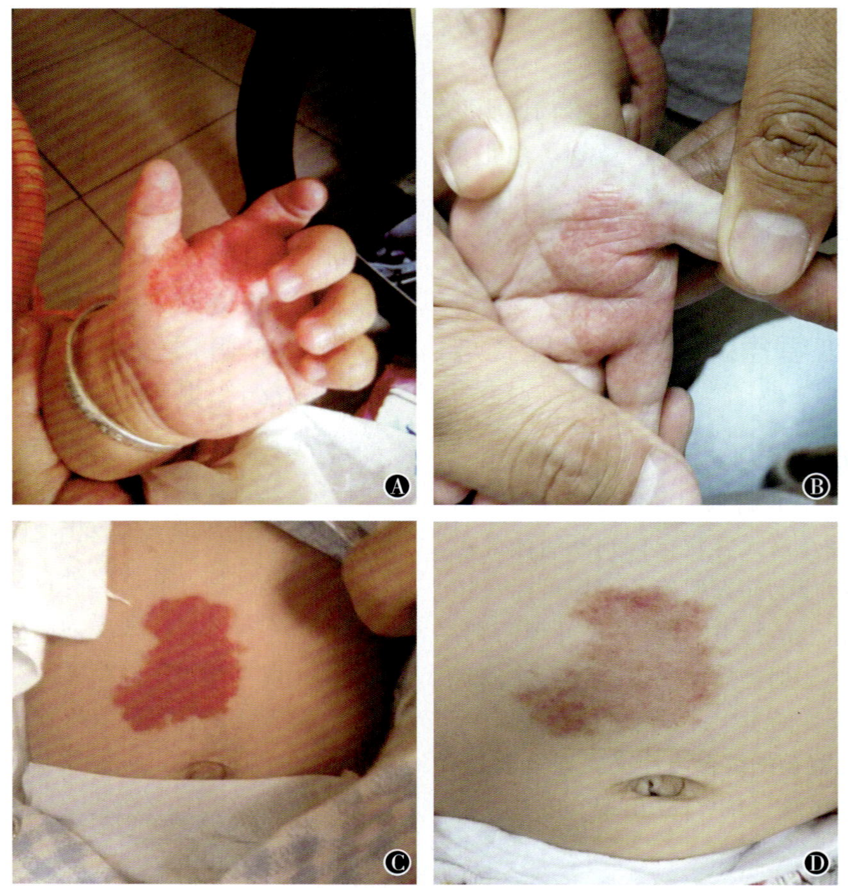

图 14-3-3 血管瘤 A. 左手血管瘤治疗前，出生后不久出现左手红色肿物，逐渐增大，境界清楚，皮温增高，无破溃；B. 左手血管瘤外擦噻吗洛尔滴眼液 1 个月后复查，见病灶颜色较前变浅，无继续增大；C. 腹壁血管瘤治疗前，出生后不久出现腹壁红色肿物，逐渐增大，境界清楚，皮温增高，无破溃；D. 腹壁血管瘤外擦噻吗洛尔滴眼液 8 个月后复查，见病灶颜色较前变浅，无继续增大

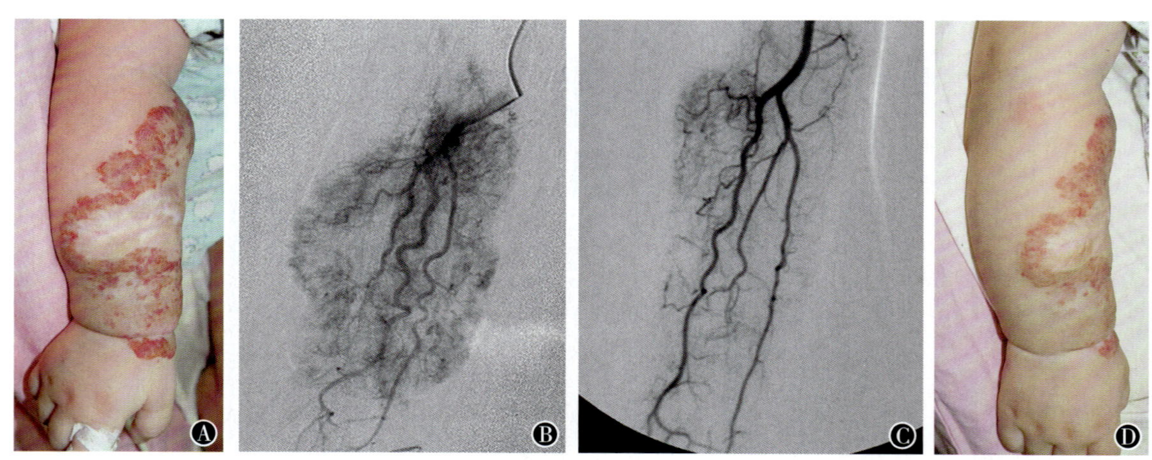

图 14-3-4 血管瘤 A. 右前臂血管瘤，女性，6 个月。生后即出现右前臂红点，进行性增大，累及前臂大部，皮肤温度明显增高。曾自发破溃、感染，瘢痕愈合。B. 右前臂肱动脉造影示右前臂动脉增粗，瘤区肿瘤血管分支增多、增粗、紊乱，明显肿瘤染色。使用博来霉素+碘化油灌注后，行供血动脉分支 PVA 栓塞。C. 术后 1 个月肱动脉造影，示肿瘤血管大部消失，肿瘤染色不明显。D. 术后 1 个月复查，瘤体明显变小，皮肤颜色变淡，皮肤温度正常

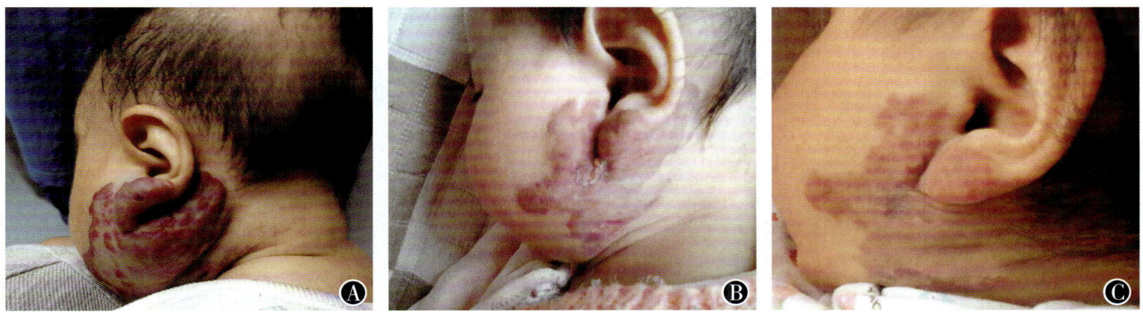

图 14-3-5　血管瘤　A. 左腮部血管瘤，患儿出生后不久，左腮部出现红色肿物，增大迅速，瘤体皱褶处见破损，无化脓、出血，皮温增高，无压痛；B. TASE 术+口服普萘洛尔药物治疗 2 个月后复查，瘤体较前缩小，颜色变浅，破溃处愈合；C. TASE 术+口服普萘洛尔药物治疗 4 个月后复查，瘤体较前进一步缩小、平坦

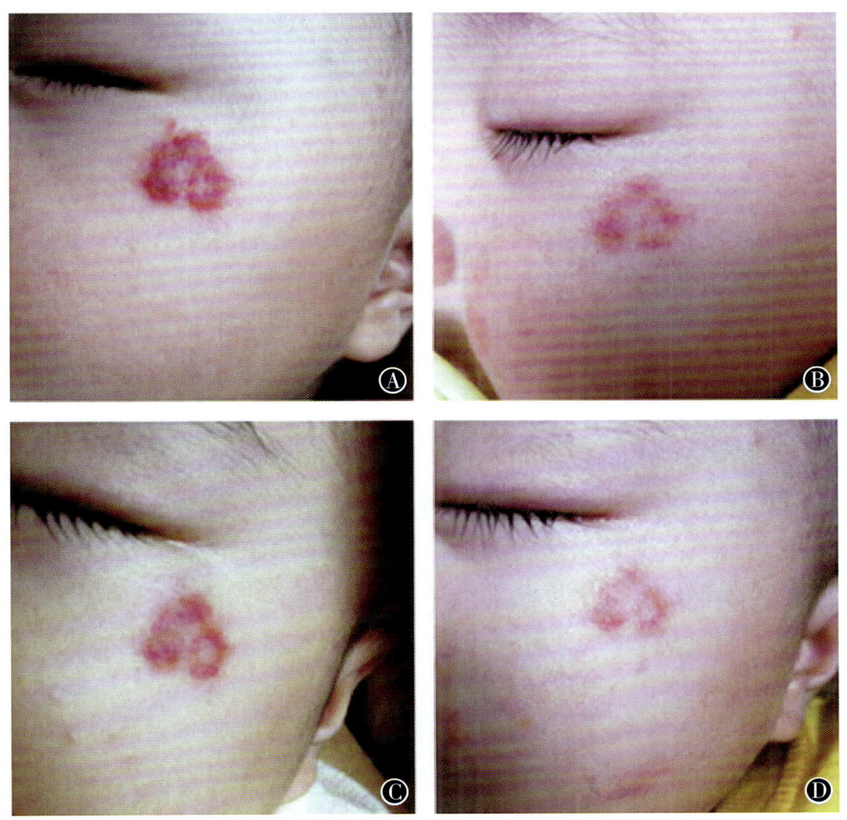

图 14-3-6　左面部血管瘤局部硬化注射治疗后　A. 第一次治疗后；B. 第二次治疗后；C. 第三次治疗后；D. 第三次治疗后+外擦噻吗洛尔滴眼液 1 个月后复查，见病灶处瘤体较前缩小、平坦、颜色变浅，皮温降低

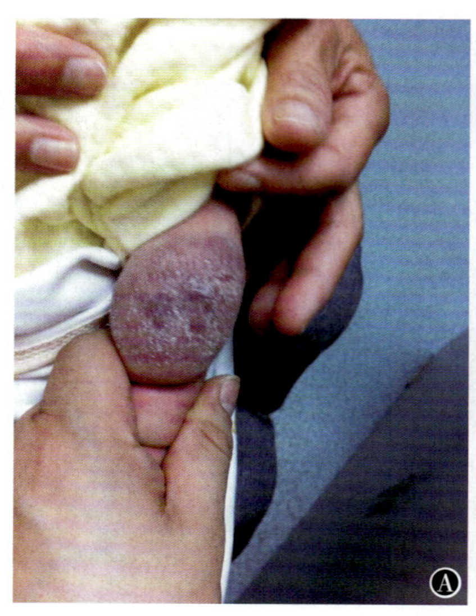

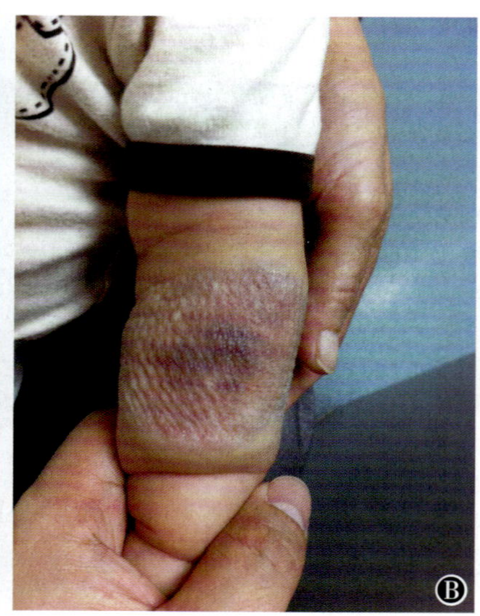

图 14-3-7 左前臂快速消退型血管瘤加压治疗 A. 治疗前，患儿出生后及见明显瘤体，境界清楚，皮温增高，无明显增大；B. 治疗后，瘤体较前平坦、缩小

2. 血管肿瘤的综合治疗模式（图 14-3-8~图 14-3-11）

三、结语

IH 的治疗不止有多样性的选择，更可针对不同个体、不同时期的血管瘤选择合适的方法联合治疗，以有效控制瘤体，达到以病灶消退后外表美观为目的。

治疗的过程中，对于患儿家长的宣教亦非常重要。家长往往在不同的治疗方式中犹豫不决或不断尝试，使得部分患儿出现“过度治疗”的情况，故对于 IH 的治疗对象不仅是对于患儿本身需把握合适的治疗方式，对于患儿的父母亦需选择适当的“宣教”。

（林崔卿　张靖）

第四节　特殊血管瘤治疗

一、快速消退型先天性血管瘤

快速消退型先天性血管瘤（rapidly involuting congenital hemangioma，RICH），是一种不同于普通 IH 自然病程的血管肿瘤（图 14-4-1），因其出生后表现为快速消退的特征，不推荐积极的药物、手术或其他治疗。

RICH 消退发生的时间早，通常出生后就开始，消退速度快，在出生后 6~14 个月基本消退完毕。RICH 外观主要表现为 3 种类型：①凸起的紫红色肿物，伴有肿物周缘扩张的静脉。②半球形隆起的肿物，表面可见较多的毛细血管扩张，肿物周缘可见发白的晕圈。③粉红色或紫红色肿物，因皮肤和皮下组织累及质地较硬（需与 Kasabach-Merritt 综合征鉴别）。以往因为对这种血管肿瘤诊断不清，通常手术切除或激素治疗。认识了这种疾病之后，可以知道绝大多数并不需要手术切除或其他治疗。

作为一种近年来才被描述的血管肿瘤，认识这类疾病对血管性疾病的专科医师非常重要，有利于防止误诊和过度治疗。

（一）观察

瘤体位于头、颈、躯干等部位，在不影响呼吸、吞咽的情况下，可定期门诊随诊。

（二）绷带加压治疗

对于位于四肢的瘤体，虽然瘤体有快速消退的特性，在消退期间如出现破溃，仍可引起出

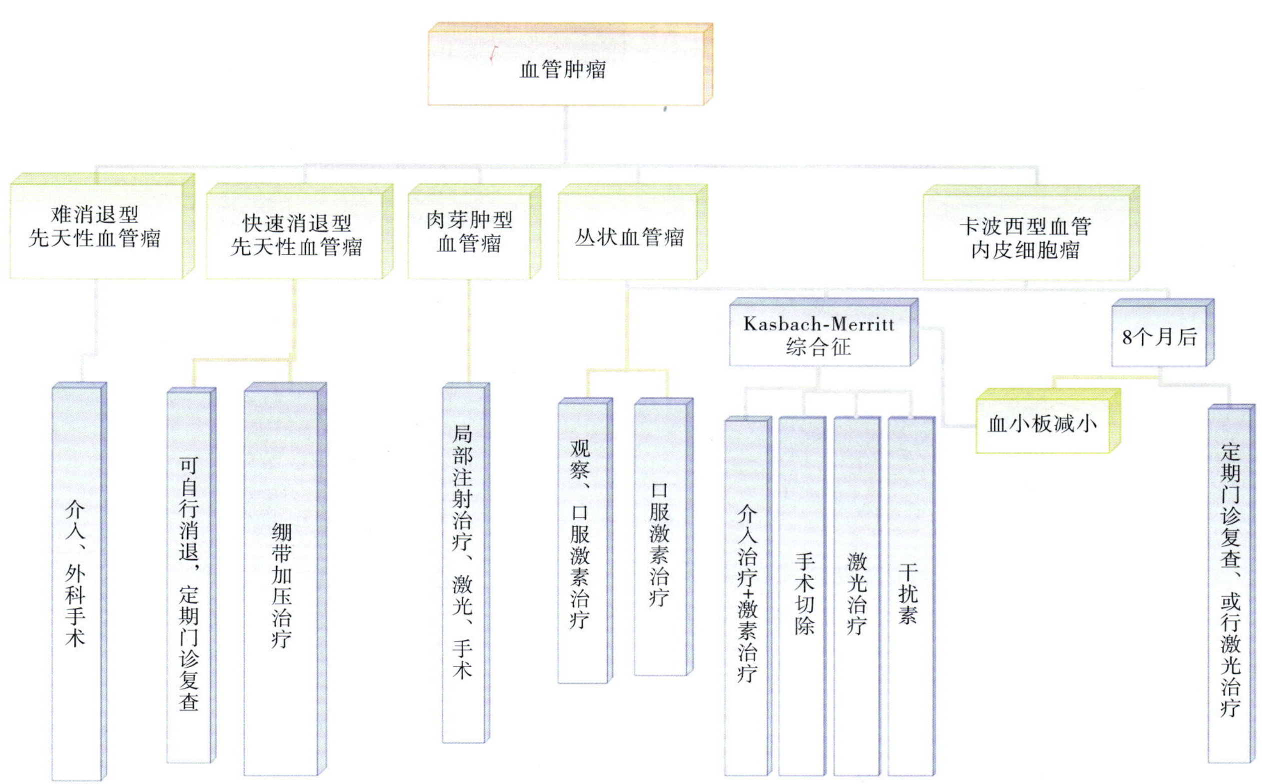

图 14-3-8　门诊常见血管肿瘤疾病临床路径

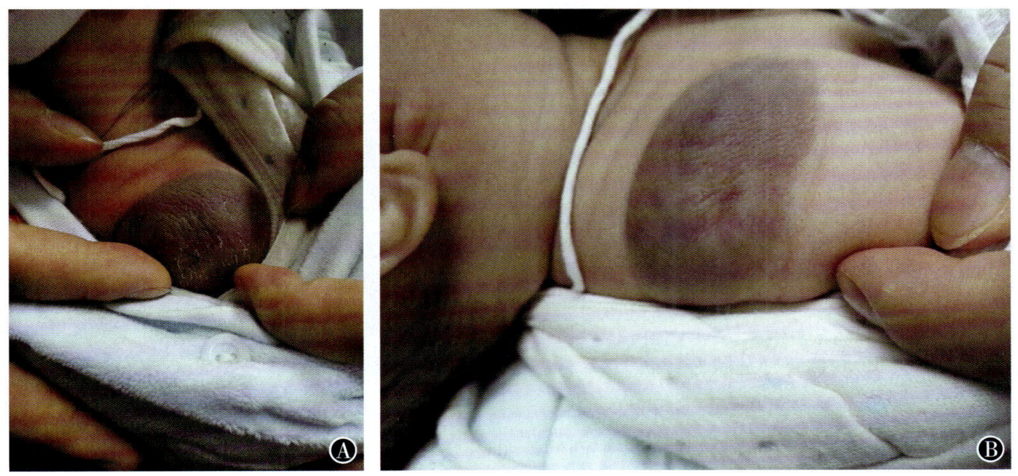

图 14-3-9　右肩部快速消退型先天性血管瘤　A. 患儿出生后右肩部即见一红褐色瘤体，境界清楚，无压痛，皮温增高，瘤体有所缩小；B. 予以观察，1 个月后复查，瘤体无继续增大，较前平坦，瘤体中央颜色有所变浅

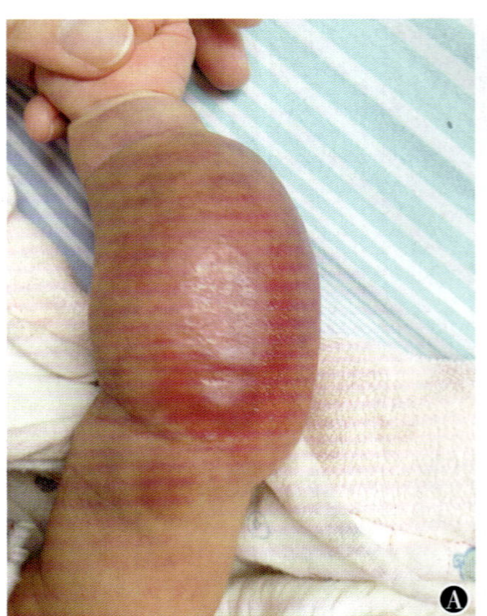
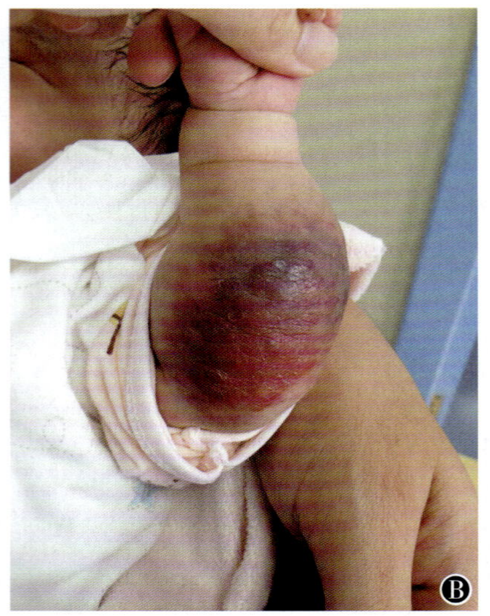

图 14-3-10 左前臂 Kasabach-Merritt 综合征 A. 患儿出生后左前臂即见红色肿物，查血常规（血小板 7×10^9/L），境界欠清，皮温增高，瘤体较饱满，周围可见散在瘀点、瘀斑；B. TASE 术后 3 天血小板 218×10^9/L，瘤体较前缩小、颜色变暗，部分病灶颜色加深，无破溃

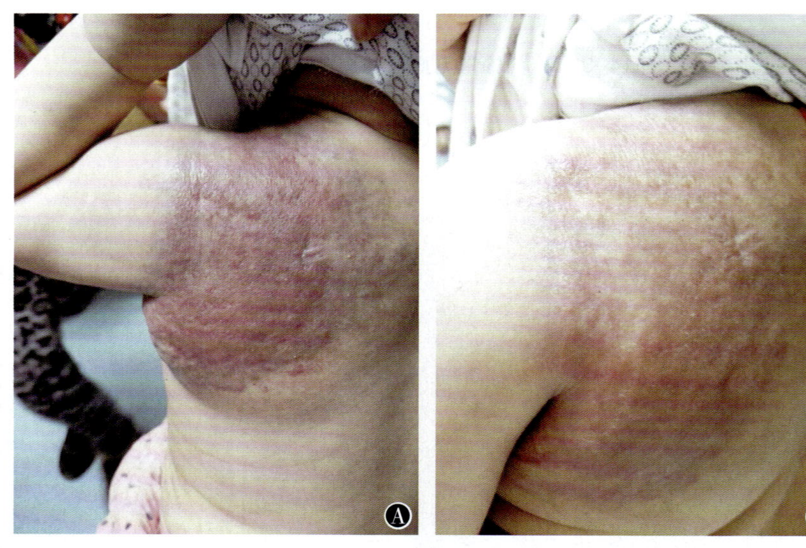

图 14-3-11 右肩背部丛状血管瘤 A. 右肩背部暗红色肿物，易出汗，境界欠清，病灶表面可触及条索状、结节状肿物，质稍韧，皮温增高，无压痛，无破溃；B. TASE 术+口服泼尼松 20 天后复查，病灶颜色较前变浅，皮温降低不明显

血、感染等，可视情况予绷带物理加压治疗，给予适当压力缩小瘤体，并可间接保护瘤体，减少外在因素所引起破溃的可能性。见图 14-4-2。

绷带加压治疗方法（以 IH 为例）如下。

1. 采用弹力绷带从血管瘤下端（靠近四肢远端）正常皮肤处开始包扎。力度适中，不要让患儿不舒服。

2. 第二圈开始往上缠绕，重叠的部分要盖过

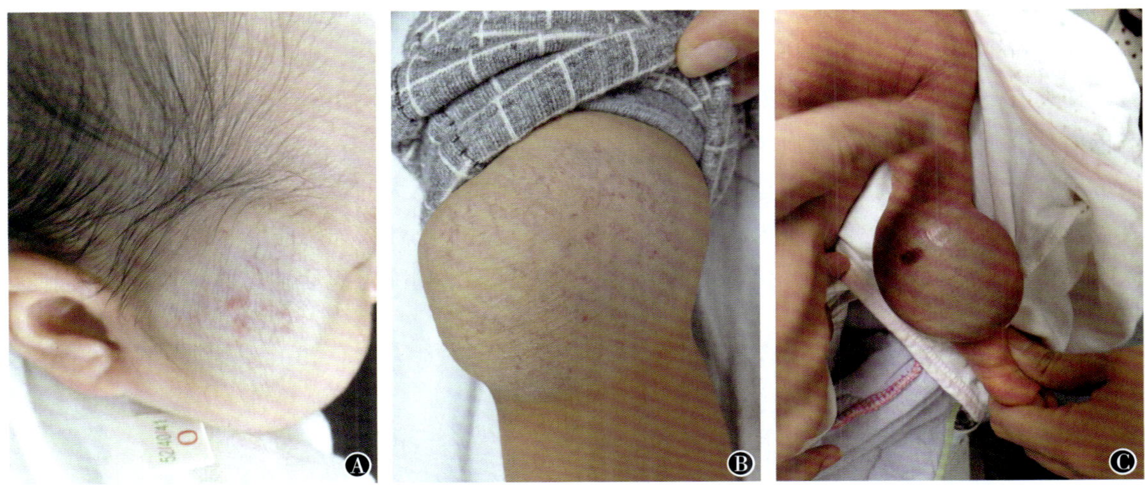

图 14-4-1 快速消退型先天性血管瘤 A. 右面部快速消退型先天性血管瘤；B. 右膝部快速消退型先天性血管瘤；C. 左上肢快速消退型先天性血管瘤

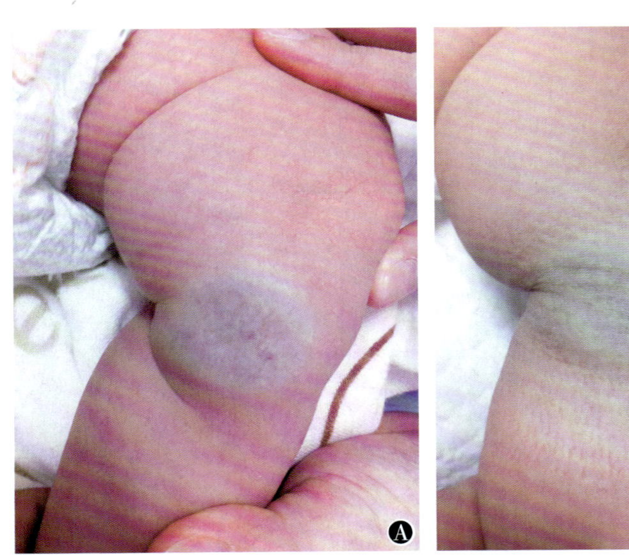

图 14-4-2 左膝部快速消退型先天性血管瘤 A. 物理绷带加压治疗前；B. 物理绷带加压治疗 1 个月后复查，见瘤体较前缩小平坦

先前缠绕绷带的一半，以保证绷带有黏性。绷带本身有自黏性，但不会粘患儿的皮肤。

3. 包扎范围超过血管瘤后，再往上缠绕 2~3 圈。

4. 包扎完毕后直接固定，无须打结；要注意患肢有无肿胀，如有肿胀，说明绑得太过用力，需松开重绑。

5. 加压时间可持续 24 h。

二、难消退型先天性血管瘤

2001 年，Enjolras 等详尽描述了表现为不消退的先天性血管肿瘤，并将其命名为“难消退型先天性血管瘤（non-involuting congenital hemangioma，NICH）”。其在患儿出生后即存在，亦不会自行消退，在患儿成长的过程中会缓慢增大，又具有高血流量的特点。见图 14-4-3。有报道指出，个别病例可能引起血小板减少和心脏容量负荷过大，有造成心功能不全及衰竭的可能。故在确诊为 NICH 后治疗应较为积极，可根据瘤体的大小、部位的不同，个体化采取介入治疗、手术切除治疗或激光治疗等综合治疗。

但在治疗前最重要的是应先明确诊断，避免误诊为 IH。

（一）手术切除

确诊为 NICH 后，但对于瘤体较小，切除后创面面积不大的情况下，可优先考虑外科手术治疗。对于病灶较大的瘤体（图 14-4-4），直接行外科手术切除时病灶易出血，甚至有喷射状出血

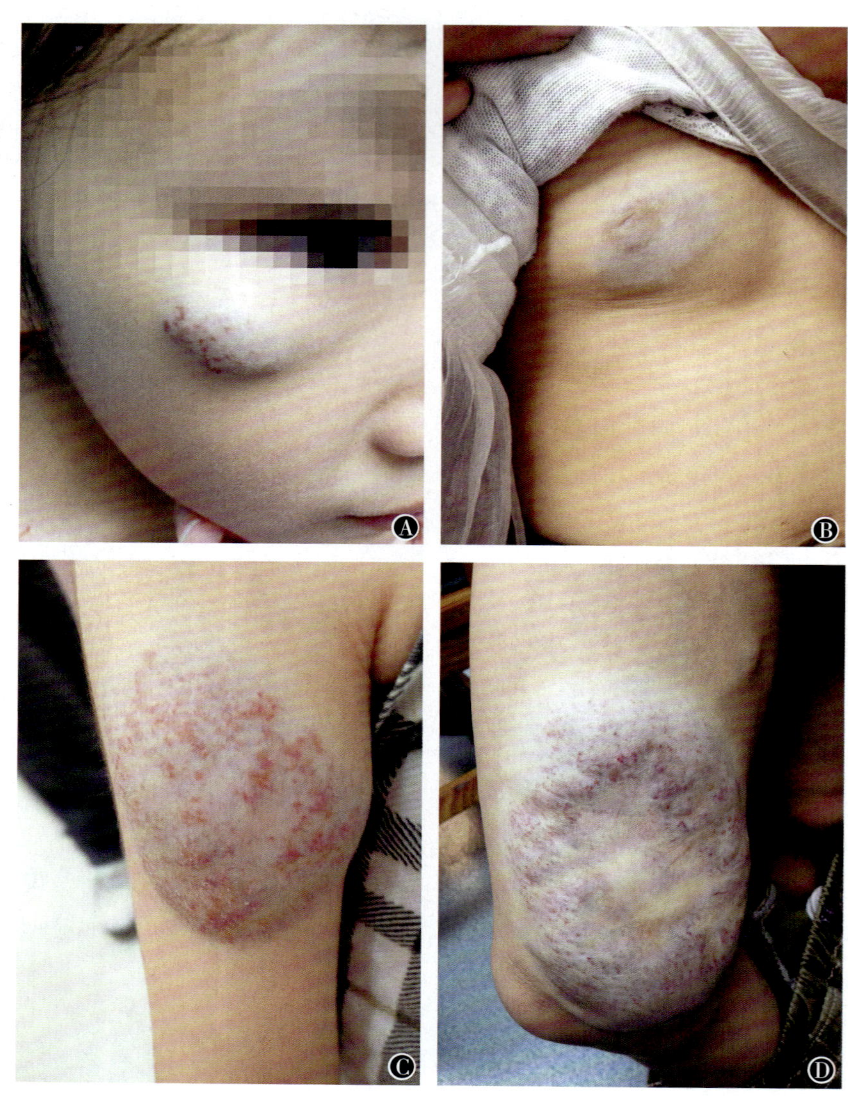

图 14-4-3 难消退型先天性血管瘤 A. 右面部难消退型先天性血管瘤，患儿出生后右面部即见一紫红色瘤体，质软，皮温增高，境界欠清，边缘见白色晕圈，无压痛；B. 右胸壁难消退型先天性血管瘤，患儿出生后右胸壁即见淡紫红色肿物，无明显增大，境界欠清，皮温增高，无压痛；C. 右上臂难消退型先天性血管瘤；D. 右大腿难消退型先天性血管瘤，患儿 8 岁，出生后右大腿及见紫红色肿物，境界尚清，瘤体逐渐增大，伴右大腿内侧静脉曲张

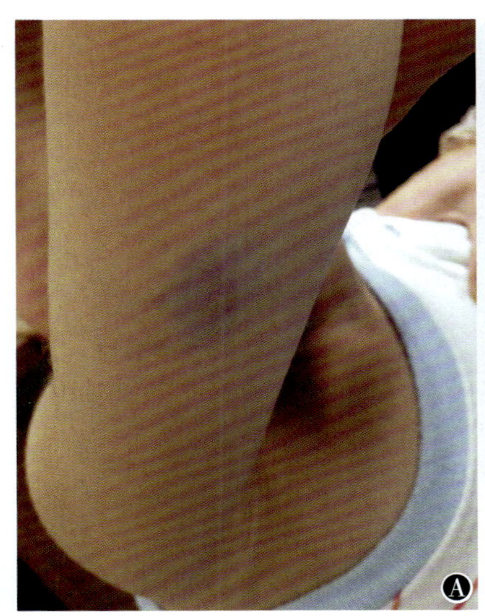

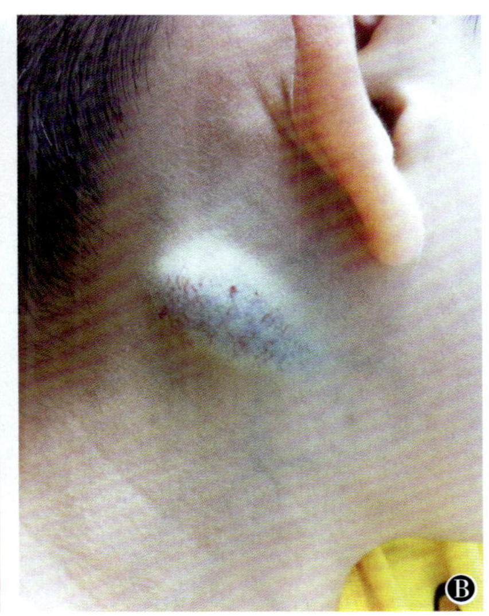

图 14-4-4 难消退型先天性血管瘤 A. 右上臂难消退型先天性血管瘤；B. 右颈部难消退型先天性血管瘤，右颈部见一紫红色肿物，质软，境界欠清，边缘见发白晕圈，肿物皮温增高

的情况，且不易止血。如果手术切除不彻底，容易复发。故对于较大的病灶并不建议直接行外科手术治疗。可先行介入治疗后，待瘤体缩小，再行切除。

（二）介入栓塞治疗

对于手术难度大，术后易复发的患儿。治疗上可考虑行经导管动脉硬化栓塞术或局部硬化治疗，使瘤体缩小，皮温降低后再行手术切除或激光治疗，以达到尽量减少术中出血及缩小手术切口范围的目的。

经导管动脉硬化栓塞术的患儿需行全身麻醉，经由股动脉穿刺后，在 DSA 机引导下将导管插进病灶供血动脉，注射硬化剂（如平阳霉素）栓塞供血动脉，使其达到缩小病灶为目的。见图 14-4-5。

（三）激光治疗

通过选择性光热作用使氧合血红蛋白凝固，从而达到破坏血管、消除瘤体的治疗目的。早期使用激光的种类有氩离子激光、CO_2激光，由于其对组织的非特异性热损伤，瘢痕及色素沉着等并发症多发，对于美观有明显影响，限制了其在治疗上的应用。现在取而代之是脉冲染料激光、KPT 激光、Nd：YAG 激光等。

三、肉芽肿性血管瘤

肉芽肿性血管瘤亦称化脓肿性肉芽肿，是发生于皮肤和黏膜面的一种息肉状血管瘤，为一种特殊类型的血管瘤。呈外生型生长，紫红色，质脆，触碰易出血，经常反复出血其表面易出现溃疡，造成底部有蒂与皮肤或黏膜相连，与正常组织形成衣领状改变。发病原因不明，多认为与外伤、感染及激素水平等有关，其中与外伤关系较密切。

目前肉芽肿性血管瘤治疗方法包括局部硬化注射治疗、激光治疗、手术切除、放射性核素敷贴、冷冻治疗等。

外科手术对于面部及指（趾）部位的病灶并不完全适用。面部病灶切除易遗留瘢痕而影响美容，指（趾）部位病灶切除后切口有时难以缝合，术后也有一定的复发率。

激光治疗对于较小的肉芽肿效果较好，但治疗过程中有出血可能。

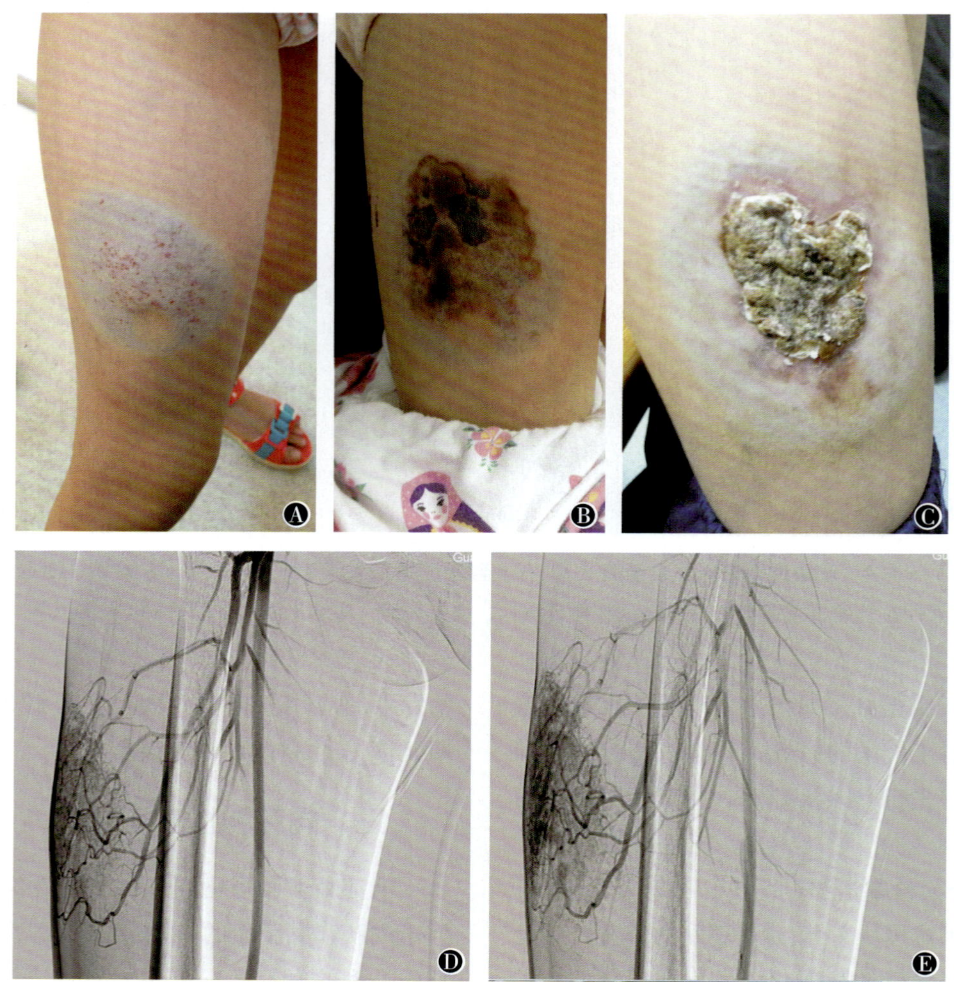

图 14-4-5 右大腿难消退型先天性血管瘤 患儿出生后右大腿即见类圆形青紫色肿物，境界清楚，皮温增高，无压痛，未及搏动感。A. 经导管动脉硬化栓塞术术前；B. 术后 1 个月复查，见瘤体较前平坦，表面见结痂面；C. 术后 4 个月复查，结痂面局部脱落，见淡红色愈合面；D、E. 经导管动脉硬化栓塞术中 DSA 造影。动脉造影示股深动脉分支供血，供血动脉增粗，瘤区肿瘤血管分支增多、增粗、紊乱，明显肿瘤染色。行供血动脉分支无水乙醇+PVA 栓塞

放射性核素敷贴、冷冻治疗疗效不确切，较易留下瘢痕或色素沉着。

局部硬化注射治疗因创面小、疗效稳定、不易遗留瘢痕且费用合理，可在门诊实行，目前已逐渐被广泛采用。硬化剂的选择包括（聚桂醇、平阳霉素、鱼肝油酸钠、曲安奈德、得宝松、尿素、醋酸确炎舒松-A、沙陪林、^{32}P-磷酸铬胶体、消痔灵等），其中聚桂醇及平阳霉素是目前使用较广泛的硬化剂。

（一）局部硬化注射治疗注意事项

1. 治疗时应从瘤体边缘正常皮肤进针后，针尖需进瘤体内，如瘤体呈蒂状则进针至蒂处或下方，推注硬化剂直至瘤体变苍白为度。

2. 注射后 3~7 天注射部位周围会出现局部红肿情况，一般不需要特殊处理。2 周后复诊，评估是否需要行 2 次注射治疗。如有瘤体破溃，以无菌棉签压迫止血后、碘伏消毒，涂擦莫匹罗星软膏，并注意保持伤口干燥，以利愈合。

3. 若注射后结痂，需待痂皮自然脱落后，视瘤体情况再行注射治疗。

4. 肉芽肿性血管瘤破溃时出血较多，且不易止血，故门诊医生需告知家长平时要注意不要擦破。

（二）病例

病例见图 14-4-6、图 14-4-7。

四、血管角化瘤

血管角化瘤（angiokeratoma）也称血管角皮瘤，是一种以真皮乳头毛细血管扩张、继发表皮棘层肥厚、角化过度为特征的病变。

临床分 5 型，以前两种最常见：①肢端血管角化瘤（图 14-4-8）；②阴囊血管角化瘤（又名 Fordyce 血管角皮瘤）；③丘疹型血管角化瘤；④局限性血管角化瘤；⑤泛发性系统型—弥漫性躯体血管角化瘤（脂质病）。

（一）病理表现

表皮板层状角化过度，多处角质栓形成，乳头瘤样增生，乳头区及真皮浅层可见大量扩张和增生的血管，管腔内有大量红细胞。

（二）传统治疗

1. 液氮冷冻　冷冻治疗是应用低温作用于病变组织使之发生坏死或诱发生物效应，以达到治疗目的，以液氮制冷温度最低，效果最好。但用此法治疗血管瘤应谨慎。冷冻仅适合于面积小而浅表的皮损。面积大或深在的损害易并发出血、感染、遗留瘢痕。

2. 激光 CO_2　激光属于大功率激光，主要用原光束或聚集后进行病变组织的烧灼或切割。激光在组织中的传导距离很短，约 0.2 mm。作为最早应用的激光，与传统外科手术比较有出血少、操作简单的优点，容易被接受，应用广泛。但 CO_2激光对组织没有选择性及易留瘢痕限制了

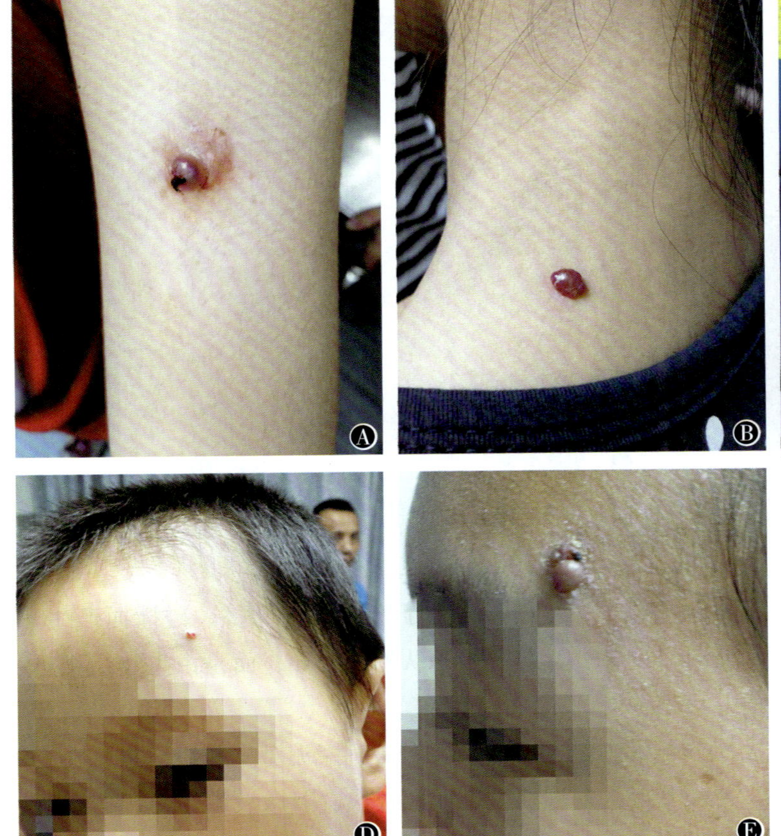

图 14-4-6　肉芽肿性血管瘤

A. 左上臂肉芽肿性血管瘤；B. 颈后肉芽肿性血管瘤；C. 右下睑肉芽肿性血管瘤；D. 左额部肉芽肿性血管瘤；E. 左额部肉芽肿性血管瘤

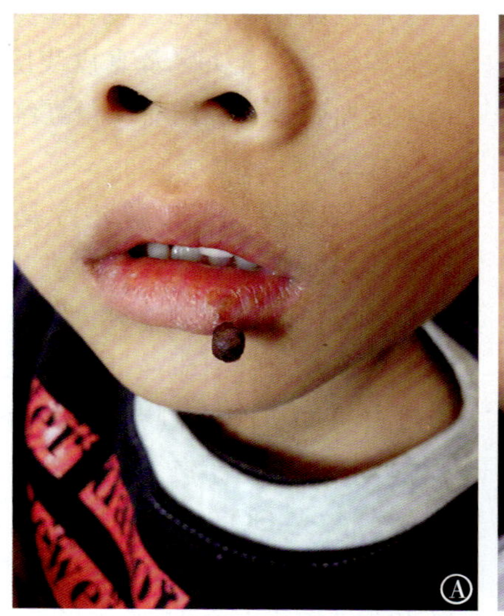

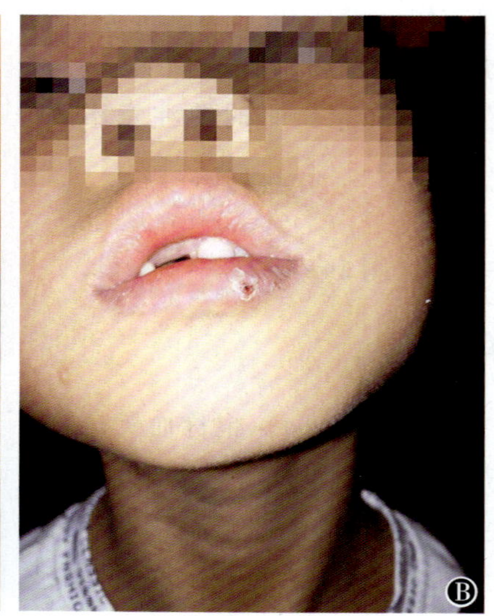

图 14-4-7　下唇肉芽肿性血管瘤　A. 门诊局部硬化注射治疗前，下唇可见绿豆大小暗红色肿物，呈蒂状，易出血；B. 4 次局部硬化注射治疗后，见瘤体已脱落

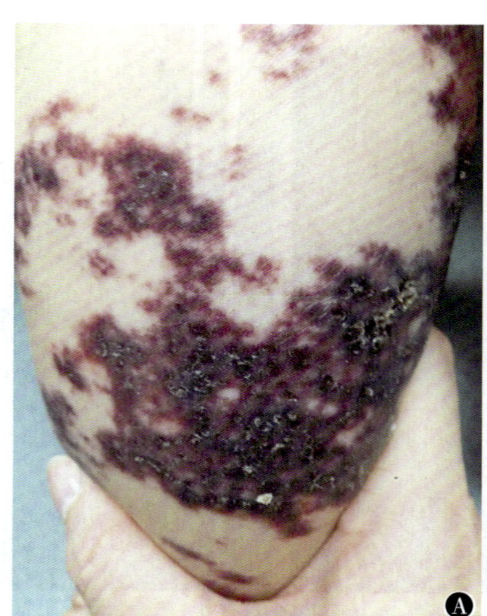

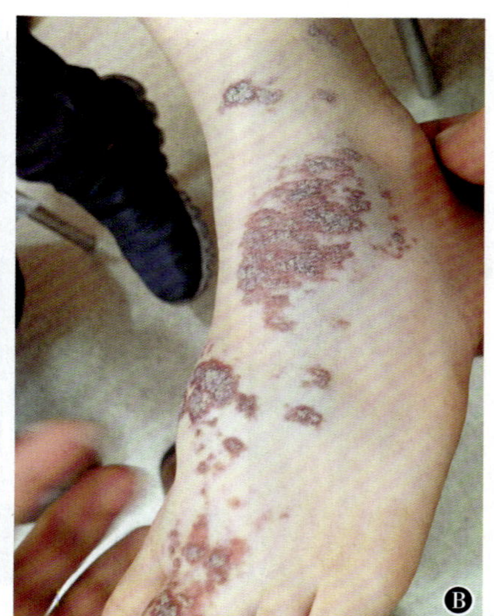

图 14-4-8　血管角化瘤　A. 右小腿血管角化瘤；B. 左足部血管角化瘤

其应用。

3. 微波　微波作用的热效应治疗机制目前认为人体组织内大部分是由水和蛋白质等极性分子组成，在微波电场力矩的作用下，极性分子沿着微波电场的方向进行有序排列运动，并随着高频电场的交变而来回转动，在来回转动的过程中与相邻的分子产生类似摩擦、碰撞而产生热量。其热源不是从外部传导，而是由生物组织本身产生的。

针尖短型辐射探头对皮肤组织损伤小，不留瘢痕，创面愈合快。但微波治疗易出血及其安全性问题影响了其在治疗血管角化瘤的应用。

4. **核素治疗** 利用核素发射的β射线在病变组织处产生一系列的电离辐射生物效应，射线作用于病变组织细胞并将其全部或部分能量移交给组织，通过辐射能的直接和间接作用使病变组织细胞中具有生物活性的大分子结构和性质受到破坏，导致细胞繁殖能力丧失。但核素治疗容易引起皮肤放射损伤及癌变等远期损害，安全性难以保障。现在基本不用。

5. **外科手术治疗** 血管角皮瘤皮损数量少、体积较大的适于行外科手术治疗对操作者经验、技术要求高，易引起出血、瘢痕、色素沉着等不良反应所以不建议采用。

（三）美容激光治疗

美容激光治疗血管角化瘤的理论基础是选择性光热作用原理，血管中氧合血红蛋白选择性吸收光能。导致血管组织的高度选择性破坏。

早期应用氩离子激光（波长488~514.5 nm）和铜蒸汽激光（波长511~578 nm）治疗血管角化瘤，但这些激光作用时间不能控制在很短的时间内，因而易导致周围正常组织的热损伤。术后瘢痕的发生率相当高，现在临床上已很少用。

目前治疗血管角化瘤，比较认可的有可调脉宽倍频 Nd：YAG 532 nm 激光、长脉冲染料 585 nm激光等。与传统治疗方法比较，近年发展的美容激光有疗效确切、不良反应少、患者痛苦小、容易接受等优点，缺点是价格较高。

（林雀卿　张靖）

第五节　Kasabach-Merritt 综合征介入综合治疗

一、历史和发展

Kasabach-Merritt 综合征（Kasabach-Merritt syndrome，KMS）是好发于婴幼儿的一种血管源性肿瘤。KMS 的描述最早来源于 1940 年由 Kasabach 和Merritt 两位医生首次报道的新生男婴左大腿巨大血管瘤、广泛皮肤紫癜合并血小板减少症的描述。此后研究者将这种巨大血管瘤合并有血小板减少及全身紫癜等特点的症候群称为 Kasabach-Merritt综合征。本病多在新生儿期或婴儿期发病，发病率极低，在 IH 患者中发病率仅占 0.3%左右。瘤体可发生于体表包括头面部、四肢、躯干等任何部位。此外也有内脏血管性肿瘤合并 KMS 的文献报道，但较为罕见。早期的研究认为 KMS 导致血小板减少的原因是由于血管瘤瘤体巨大，血液在瘤体中滞留引起血小板被捕获并消耗而逐渐减少。但随着对 KMS 研究的不断深入，目前多数研究者的观点更倾向于 KMS 是一种血管源性肿瘤，其病理特点不同于 IH，既具有血管瘤特点，又兼具卡波西肉瘤特点，肿瘤病理诊断为 KHE，因此 KMS 也被称为卡波西型血管瘤并 K-M 现象（Kaposi form hemangioendothelioma，K-M phenomenon，KH & KMP）。

二、临床要点

1. **病因** KMS 瘤体多为先天性血管源性肿瘤，其病理机制还未完全阐明。目前认为 KMS 发病的可能机制为血小板被异常增殖的内皮细胞所捕获。血小板被捕获后导致血小板活化，伴随着凝血级联反应的二次活化，最终导致多种凝血因子的消耗。也有研究者认为可能是血小板被用来当作血管瘤内皮层，单核巨噬细胞系统吞噬血小板作用加强，产生血小板抗体，破坏血小板，而血管瘤中血管异常，也使血小板凝聚、受伤而裂解等，进一步加重病情。

2. **病理生理** 罹患 KMS 的婴幼儿肿瘤病理分型诊断结果显示，99%为 KHE，1%为丛状血管瘤。目前国内外学者倾向于认为 IH 不会引起 K-M 现象。

3. **临床表现** 本病典型表现为体表巨大血管性肿瘤伴血小板减少、低纤维蛋白血症，血液处于低凝状态。病情进展后发生出血、贫血，严重时常导致全身弥漫性血管内凝血，危及生命。KMS 是一种威胁生命的消耗性凝血功能障碍疾病，死亡率高达 20%～30%，主要致命并发症包括弥散性血管内凝血，瘤体压迫气道引起的呼吸衰竭，或由于巨大肿瘤的存在而引起的高输出性心力衰竭等。见图 14-5-1～图 14-5-4。

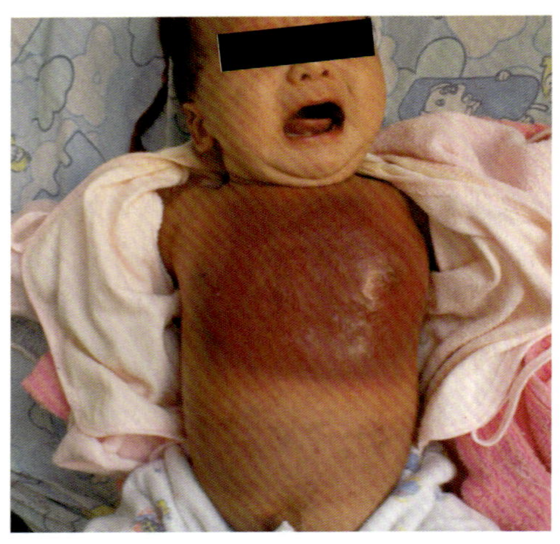

图 14-5-1 典型卡波西血管内皮瘤并 K-M 现象 1 个月的患儿，出生后前胸壁可见大范围肿物，增大迅速。肿物境界不清楚，边界模糊，呈褐色，肿物质地较韧，表面皮肤粗糙，皮温增高，肿物临近皮肤可见瘀斑

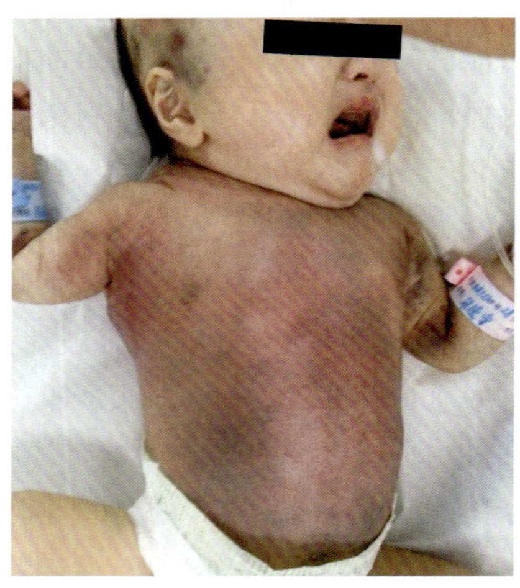

图 14-5-2 KMS 并发症——凝血功能低下 KMS 最常见的并发症为凝血功能低下，1 个月的患儿，右腋下卡波西型血管内皮瘤并 KMS，病情进展迅猛，血小板迅速下降至 8×10^9/L，患儿全身皮肤出现广泛大小、颜色不一的瘀斑及出血点，以胸腹壁最显著，实验室检查提示凝血时间显著延长，凝血酶活动度低下

4. 临床诊断 KMS 的诊断一般可根据患儿血管性肿瘤外观表现及肿物突然增大合并出血的

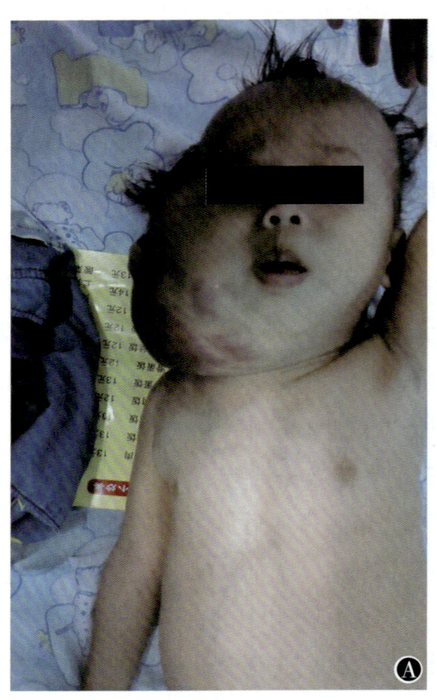

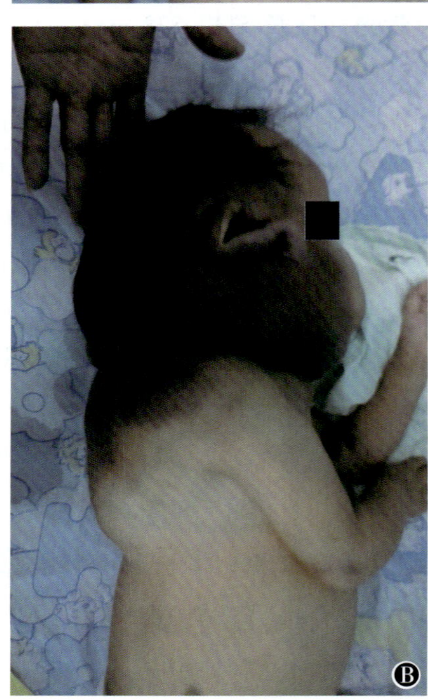

图 14-5-3 卡波西型血管内皮瘤并 KMS A. 患儿生后颈背部出现肿物，因家庭原因未及时行介入手术治疗，反复于激素治疗，血小板维持在（20～30）$\times10^9$/L 水平，瘤体不断增大；B. 2 岁 4 个月起共行 3 次介入手术，瘤体已基本消退

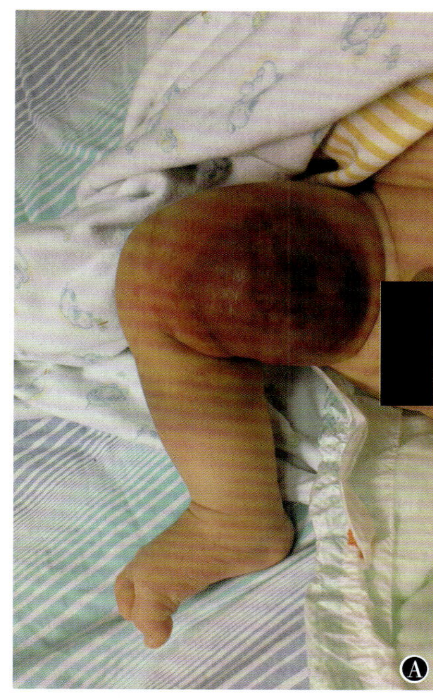
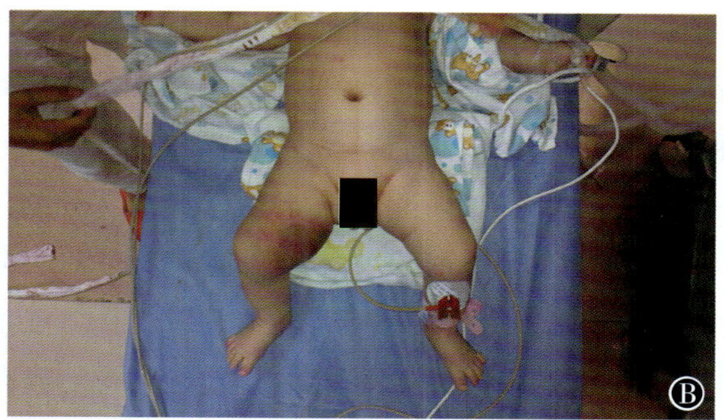
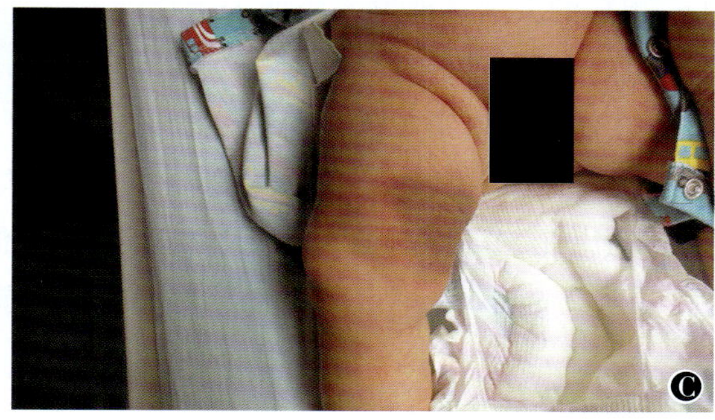

图 14-5-4　经导管动脉硬化栓塞术对于 KMS 疗效　A. 术前，1 个月患儿，右大腿巨大肿瘤伴血小板减少，凝血功能低下，肿物边缘可见出血点；B. 第一次手术后 1 个月复查，瘤体显著缩小，血小板 734×10^9/L，凝血功能正常；C. 第二次手术后 3 个月复查，瘤体已完全消退，遗留色素沉着，血小板多次复查回复正常范围内，凝血功能正常

病史，并结合实验室检查和彩色多普勒超声确诊。内脏血管性肿瘤特别是无皮肤病灶伴随出现的病例诊断较困难，所以患儿出现无法解释的血小板减少症和凝血功能障碍时应考虑 KMS 的可能。

5. 临床治疗　KMS 的治疗原则主要是去瘤体减容、消除及针对低凝血状态、出血等症状的支持治疗。KMS 的治疗方案主要是经验性治疗，尽管目前有多种治疗 KMS 的方案，包括类固醇激素治疗、放射治疗、手术治疗、干扰素-α 治疗，化学治疗、支持治疗和局部注射治疗等，但目前国内外还没有标准的治疗方案。此外，由于 KMS 本身具有的散在发病特点使研究者很难对疾病进行系统性的治疗方案研究，其利弊还有待进一步研究阐明。

广州市妇女儿童医疗中心介入治疗科自 2009 年至今收治了百余例 KMS 患儿，总结出一套以经导管动脉硬化栓塞术为主要治疗手段的综合治疗方案，并取得了理想的治疗效果。

三、病例选择

1. 适应证

（1）发生于体表或内脏的原发性血管肿瘤。

（2）不同程度血小板减少，并有持续下降趋势。

2. 禁忌证　一旦确诊 KMS 需积极治疗，无严格禁忌证。

四、KMS 的诊治常规流程

KMS 的治疗包括内科治疗阶段和介入手术治疗阶段。KMS 患儿就诊时其血小板往往已降至较低水平，多已出现出血倾向，不具备立即进行介入手术的条件。经过类固醇激素治疗纠正患儿血小板减少及凝血功能异常后，方可进行介入手术以减容或消除瘤体。

1. 内科治疗　KMS 患儿因血小板不断被消

耗减少，导致广泛皮下出血，继而激活内源性凝血级联反应，并消耗血液中多种凝血因子，导致血液呈低凝状态，加重出血倾向，易形成恶性循环。因此在诊治过程中要密切监测血小板计数及凝血功能，并根据实验室检查结果及时调整 KMS 治疗方案。

对于血小板显著下降患儿，可给予起始量为 0.75 mg/（kg·d）的大剂量地塞米松冲击治疗，用法为每 12 h 1 次，静脉滴注。多数对于激素治疗敏感的患儿，在使用激素第二天即可监测到血小板计数显著上升。对于一些因经历不规则治疗导致激素不敏感的患儿，可逐渐加大地塞米松剂量［最大用量可至 2 mg/（kg·d）］直至血小板显著上升。

对于大剂量激素治疗不敏感患儿，可给予输注机器采集血小板后立即进行介入手术治疗。但由于 KMS 患儿输注血小板后，血小板计数只能短暂性维持正常，2 天内会迅速降低，且临床治疗发现输注血小板可促进 KMS 患者瘤体生长，因此不能把输注血小板作为 KMS 的常规治疗手段。

对于血液低凝状态的患儿也必须及时对症治疗，当凝血酶原时间、活化部分凝血活酶时间及凝血酶时间中任一项延长超过参考值限 7 s 者，可给予输注新鲜冰冻血浆或冷沉淀以补充凝血因子。此外，纤维蛋白原低于 1 g/L 时可直接给予输注入纤维蛋白原治疗。

值得注意的是，激素冲击及对症治疗可短期促使血小板上升，皮下出血点消退，瘤体也可稍微缩小。但一旦降低激素用量或停用激素后，大部分患儿在一段时间后会出现病情加重的情况，且长期反复的激素治疗可诱导机体出现激素治疗抵抗现象或者导致严重并发症。因此经内科治疗后，患儿血小板上升至 $100\times10^9/L$ 以上，凝血时间纠正至正常范围后，应即行介入手术进行瘤体减容、消除治疗。

2. 介入手术治疗 对 KMS 患儿实行介入手术治疗，可减少瘤体容积甚至完全消除瘤体，达到根治的效果。如条件允许，术式尽可能选择经导管动脉硬化栓塞术，通过完全栓塞瘤体的供血动脉，使瘤体缺血坏死，进而使瘤体最大限度地缩小甚至完全消除。而对于极低体重或血管条件极差的病人，可选择影像引导经皮硬化术式。

五、器械、人员要求和术前准备

经导管动脉硬化栓塞术治疗 KMS 的操作步骤与 IH 治疗操作基本一致，因此术前器械、术前准备也大致相同。但由于 KMS 具有自身特点，术前准备要注意以下几点。

首先，KMS 发病早，发展迅速，多数患儿年龄很小时甚至新生儿期就必须行经导管动脉硬化栓塞术，因此要尽量选择辐射剂量最低、清晰度高的血管造影机。

其次，同样因为患儿年龄小体重轻的原因，要选择适宜手术操作的最小型号器械。如股动脉穿刺可选用微穿刺针，血管鞘及造影导管要选择 4F 或以下者，以尽量减轻其对血管的损伤。由于 KMS 患者瘤体的供血动脉通常极其纤细而非增粗，因此灌注用的微导管也尽可能选用管径最小的神经介入用 1.6F 或以下规格的微导管。

再次，栓塞硬化剂的配置可参考 IH 栓塞剂的配制，主要使用平阳霉素、超液化碘油及地塞米松及非离子型碘对比剂进行混合乳化。需要注意的是，由于 KMS 瘤体供血动脉较纤细，灌注过程极易出现反流情况，可适当降低栓塞剂中碘油的浓度。栓塞剂可选用 100 μm 栓塞微球，使其更易通过微导管细小的管腔，达到更好的栓塞效果。

最后，由于 KMS 具有潜在的出血倾向，术前要常规备血。

六、操作技术与注意事项

基于 KMS 患儿年龄小、体重低，瘤体供血动脉纤细等特点，手术过程中要注意以下几点。

1. 术前必须准备充分，术者能熟练掌握手术技巧，尽可能缩短手术时间。

2. 麻醉方式宜选择气管插管全身麻醉以保证术中平稳的麻醉状态。

3. 行股动脉穿刺时穿刺点距离腹股沟 1 cm 以上，进针角度尽量小，避免穿刺针损伤患儿腹腔内器官，尤其重要的是，穿刺时如果穿刺到动脉但不能顺利置入导丝时应考虑更换另一侧股动脉穿刺，尽量避免多次刺激同一股动脉。有条件者可应用 B 超引导下穿刺以提高穿刺成功率，减少血管损伤。

4. 穿刺成功后要足量肝素化（100 U/kg），术程每延长 1 h 追加一次半量肝素，以防止术中弥散性血管内凝血发生。

5. 靶血管造影可显示 KMS 瘤体有别于 IH 的征象。瘤体供血小动脉往往数量众多，供血小动脉不仅未增粗反而较正常分支更纤细、纡曲；实质期瘤体染色呈云雾状，境界不清，对比剂浓聚密度低于 IH。相应的超选择性插管时要尽可能超选到每一根供血分支，并且要尽可能越过正常分支。

6. 灌注药物及栓塞剂时采用团注方式少量多次注药，一旦发现药液反流要及时调整注药的力度和剂量，避免大量药液反流。

7. 栓塞完毕造影往往还有不少肿瘤染色，但不能也没必要追求像 IH 那样的染色完全消失的“完美栓塞”。

8. 术后要尽快拔出血管鞘，压迫止血时间不能少于 20 min，确认完全止血后才能加压包扎穿刺点。

七、术后注意事项

KMS 患儿行经导管动脉硬化栓塞术后要注意以下几点。

1. 术后要密切监测血小板计数，由于术中血小板消耗较多，术后当天及第二天可能出现血小板一过性下降，但随后会逐渐上升，这种情况要与治疗无效相鉴别。

2. 注意瘤体部位皮肤有无破损，可常规使用安多福消毒液、重组人表皮生长因子凝胶局部外涂以促进皮肤愈合。

3. 手术效果显著的病例血小板计数可显著上升甚至高出参考值，考虑为暂时性骨髓造血功能亢进所致，无需积极治疗。

4. 术后血小板计数仍持续下降者可予口服泼尼松维持治疗，剂量为 3 mg/（kg·d），顿服，并在门诊追踪治疗。

八、激素抵抗型 KMS 的治疗

大部分 KMS 患儿经过大剂量激素冲击联合介入手术治疗后往往获得理想的疗效，血小板计数稳定在正常值范围内，瘤体显著缩小甚至消失。但对于激素抵抗型且介入手术疗效不佳的病例，临床处理则非常棘手。针对此类病例，可采用经导管灌注长春新碱的方法对部分难以栓塞而残留的血管团进行灌注化疗。术后每周再次静脉滴注长春新碱 1 kg/m^2，维持治疗 3～6 周，直至血小板计数稳定，待患儿成长至 1 周岁后，病情可逐渐趋于稳定。

九、结语

KMS 是一种发生于婴幼儿期的罕见的威胁生命严重疾病，其病情进展迅猛，死亡率高，罹患 KMS 的患儿死亡率可达 20%～30%，因此一旦确诊，必须积极治疗。激素冲击和介入手术的联合治疗方案可取得理想的临床疗效。通过对广州市妇女儿童医疗中心介入科收治的百余例 KMS 患儿的治疗效果分析，认为介入手术可显著减低 KMS 患儿激素使用剂量及缩短使用时间，且多数病例甚至术后可完全不使用激素治疗，瘤体显著缩小甚至消失。因此动脉栓塞联合激素治疗方案对于 KMS 的治疗具有重要价值，可作为治疗 KMS 的可行及优选治疗方案，值得临床推广应用。

（周少毅　张靖）

参 考 文 献

[1] Cole P, Kaufman Y, Metry D, et al. Non-involuting congenital hemangioma associated with high-output cardiomyopathy. Plast Reconstr Aesthet Surg, 2009, 62 (10): 379-382.

[2] Lee U, Kim CS, Seo SJ, et al. A case of non-involuting congenital hemangioma with multiple epidermal cysts. Plast Reconstr Aesthet Surg, 2010, 63 (1): e19-e22.

[3] 金云波，林晓曦，马刚，等. 不消退型先天性血管瘤的诊断和治疗研究. 中华整形外科杂志，2009, 25 (3): 189-193.

[4] 宋佳，欧阳天祥，黄莹滢，等. 不消退型先天性血管瘤的诊断与治疗. 中国美容整形外科杂志，2010, 20 (3): 290-294.

[5] 李勤，吴溯帆. 激光整形美容外科学. 杭州：浙江科学技术出版社，2013: 183-243, 252-258.

[6] 谭小云，张靖，周少毅，等. 外科治疗静脉畸形术后残余静脉畸形的介入硬化治疗. 中华小儿外科杂志，2013, 34 (2): 90-93.

[7] Mattassi Raul, Loose DA, Vaghi M. 血管瘤与血管畸形诊疗图谱. 李龙，主译. 北京：人民军医出版社，2011: 19-35.

[8] Léauté-Labrèze C, Dumas de la Roque E, Hubiche T, et al. Propranolol for severe hemangiomas of infancy. N Engl J Med, 2008, 358 (24): 2649-2651.

[9] Annabi B, Lachambre MP, Plouffe K, et al. Propranolol adrenergic blockade inhibits human brain endothelial cells tubulogenesis and matrix metalloproteinase-9 secretion. Pharmacol Res, 2009, 60 (5): 438-445.

[10] Itinteang T, Brasch HD, tan ST, et al. Expression of components of the renin-angiotensin system in proliferating infantile laemangioma my account for propranolol-induced accelerated involution Plast. Reconstr Aesthet Surg, 2011, 64 (6): 759-765.

[11] Pope E, Chakk, ttakandiyil A. Topical Timolol Gel for infantile hemangiomast U pilot study. Arch Dermat, 2010, 146 (5): 564-565.

[12] Khunger N, Pahwa M. Dramatic response to topical timolol lotion of a large hemifacial infantile haemangioma associated with PHACE syndrome. Br J Dermatol, 2011, 164 (4): 886-888.

[13] Manunza F, Syed S, Laguda B, et al. Propranolol for complicated infantile haemangiomas: a case series of 30 infants. Bri J Demato, 2010, 162 (2): 466-468.

[14] Guo S, NI N. Topical treatment for capillary hemangioma of the eyelid using B-blocker solution. Arch Ophthalmol, 2010, 128 (2): 255-256.

[15] 张靖，周少毅，陈昆山，等. 经导管动脉硬化栓塞联合注射硬化治疗婴儿颌面部巨大高流量血管瘤. 介入放射学杂志，2011, 20 (11): 848-852.

[16] 张靖，徐宏文，周少毅，等. 经导管动脉栓塞联合局部硬化治疗儿童四肢巨大血管瘤. 介入放射学杂志，2010, 19 (7): 527-530.

[17] 谭小云，张靖，周少毅，等. 外科治疗静脉畸形术后残余静脉畸形的介入硬化治疗. 中华小儿外科杂志，2013, 34 (2): 90-93.

[18] 周少毅，张靖. Kasabach-Merritt 综合征治疗研究新进展. 中华小儿外科杂志，2012, 33 (12): 948-950.

[19] 周少毅，张靖. 经导管动脉硬化栓塞术治疗 Kasabach-Merritt 综合征. 中国介入影像与治疗学，2014, 11 (7): 415-418.

[20] Enomoto Y, Yoshimura S, Egashira Y, et al. Transarterial embolization for cervical hemangioma associated with Kasabach-merritt syndrome, Neurol Med Chir, 2011, 51 (5): 375-378.

第十五章

儿童血管畸形分类、诊断与治疗

第一节　儿童血管畸形分类与诊断

一、血管畸形分类的历史和发展

20 世纪 80 年代以前，国内外对血管瘤和血管畸形的命名及分类非常混乱，甚至至今仍将血管瘤与血管畸形混为一谈，这种分类和命名的不统一，导致对其临床治疗也处于混乱状态。究其原因，主要集中在以下几个方面：①血管瘤或血管畸形患者可就诊于不同的临床科室，例如皮肤科、整形外科、耳鼻咽喉、小儿外科、口腔颌面外科和普通外科等，由于患者无法在某一学科集中，故难以形成一支专门的研究队伍来关注这类疾病，或者说学术界对于脉管疾病的临床诊治和研究投入的精力较少；②学术界对血管瘤或血管畸形病因认识缺乏科学基础，将肿瘤性疾病和发育畸形混为一谈。

1982 年，哈佛大学医学院儿童医学中心整形外科的 Mulliken 和 Glowacki 教授，根据多年临床与基础研究，率先提出了脉管性疾病的生物学分类方法（biological calssification），澄清了长期以来对两类疾病的模糊认识，明确提出脉管性疾病分为血管瘤和脉管畸形（包括血管畸形及淋巴管畸形）。前者是具有血管内皮细胞异常增生的肿瘤或类肿瘤性疾病，后者则是无内皮细胞异常增生的非肿瘤性先天性发育畸形，两者的生物学行为和自然病史有着本质的区别。由于生物学分类科学适用，后来被国际脉管性疾病研究学会（International Society for the Study of Vascular Anomalies，ISSVA）作为国际脉管性疾病研究学会分类系统的基础（表 15-1-1）。

如将以上的分类与旧的分类法对照大致有以下特点：①肿瘤性病变中只有血管瘤为真性肿瘤，其他均属脉管畸形。老分类中的草莓样血管瘤大多属于此类。②从组织病理学角度增加了微静脉畸形，微静脉的管径应比毛细管静脉还要细（50~200 μm）。临床上的葡萄酒色斑（port-wine stain，PWS）应属于微静脉畸形而不是属于毛细血管型。静脉畸形应为老分类中的海绵型血管瘤。③淋巴管畸形的微囊型包括了老分类中的毛细管型和海绵型淋巴管瘤；而大囊型则相当于老分类中的囊肿型或囊性水瘤。④混合型中的静脉-淋巴管畸形应指老分类中及临床常见的所谓海绵型淋巴血管瘤。而微静脉-淋巴管畸形则系指老分类中的毛细管型淋巴血管瘤或血管淋巴管瘤。

表 15-1-1　脉管性疾病的现代分类系统

血管瘤（hemangioma）
浅表（皮肤）血管瘤（superficial hemangioma）：皮肤血管瘤
深部血管瘤（deep hemangioma）：组织成分同浅表血管瘤，只是位置深在
混合型血管瘤（compound hemangioma）：浅表（皮肤）血管瘤和皮下的深部血管瘤并存
脉管畸形（vascular malformation）
静脉畸形（venous malformation）
微静脉畸形（venular malformation）：包括中线型微静脉畸形和微静脉畸形（葡萄酒色斑）
淋巴管畸形（lymphatic malformation）
微囊型淋巴管畸形（microcystic）
大囊型淋巴管畸形（macrocystic）：表现为囊性水瘤
动静脉畸形（arteriovenous malformation）
混合性脉管畸形（mixed malformation）
静脉-淋巴管畸形（venous-lymphatic malformation）
静脉-微静脉畸形（venous-venular malformation）

二、临床要点

（一）病因及病理生理

新生儿血管畸形则来自胚胎发育血管形态形成期的错误。这些畸形有可能自行塑形，或周围组织因血流动力学改变而改变。目前认为，静脉畸形的形成系内皮细胞和平滑肌细胞的非同步增殖所致，这些病变是单纯的静脉扩张还是血管数量增加的真性发育畸形，尚不明了。微静脉畸形可能是血管壁自主神经相对或绝对缺陷，而使毛细血管后微静脉持续扩张，继而导致病变增厚、颜色加深，出现软组织肥厚和鹅卵石样改变。中线型微静脉畸形系毛细血管后微静脉由于自主神经系统支配（或发育）延迟而导致扩张，因而中线型微静脉畸形甚少发展，肥大、鹅卵石样表现极其罕见。动静脉畸形本质是毛细血管床扩张，由于毛细血管床的动静脉分流所带来的血流动力学变化，导致动脉系统（输入端）管腔的肥大和静脉系统（输出端）管腔的扩张等一系列变化，其发病机制为毛细血管床中毛细血管前括约肌的神经支配缺如，使得动脉系统流入静脉系统的血液因为失去末梢管腔阻力而畅通无阻。因此，动静脉畸形命名为毛细血管畸形更符合实际，然而，为了避免混乱，仍然保留动静脉畸形这一称谓。

（二）临床表现

发生于皮肤、黏膜的静脉畸形常呈紫色，可高出皮肤或黏膜；位于深部的静脉畸形多表现为包块，表面皮肤黏膜多呈蓝色，部位越深，表面皮肤、黏膜的颜色改变越不明显，甚至无改变。临床检查发现，高流速静脉畸形质地较软，可压缩，边界不清，体位移动试验阳性反应明显，即用手抬高患处时病变会出现排空，相反，在活动后或患处下垂时（肢体病变），在胸腔内压或腹内压升高时（躯干病变），病灶会出现充血而变得肿胀和疼痛；低流速静脉畸形由于其输出、输入静脉较细，血液输入、输出困难，因此这类静脉畸形的质地较硬，边界较清楚，但压缩性不明显。部分静脉畸形可触及大小不等、质硬、散在的静脉石，直径 0.3～1.0 cm。患者大多无临床症状，但有血栓和静脉石形成、继发感染时可伴疼痛。

微静脉畸形，过去称毛细血管畸形、葡萄酒色斑。早期的微静脉畸形为粉红色，斑片状，此时易误诊为早期血管瘤，但血管瘤可出现快速增长过程，有助于鉴别诊断。随着年龄的增长，几乎所有的微静脉畸形都逐渐增厚，颜色逐渐变深、变暗，部分区域表面形成鹅卵石状。中线型微静脉畸形常被称为橙红色斑、鲑鱼斑、鹤咬痕或“天使之吻”。临床上，病变常累及中线结构，而项部是最常见（30%～40%）的受累部位，其次是上睑、额、眉睑、鼻翼、上唇人中以及腰骶部。中线病变具有典型的分布特征，额及眉间病变呈“V”形，沿滑车上和框上神经分布。典型的鼻部受累区位于鼻翼上部，唇部受累区位于上唇人中上2/3处。中线型微静脉畸形通常表现为淡粉红色斑点，可相互融合，界限清楚。位于身体正面的中线病变常无融合，而位于背面的中线病变常呈融合状。中线型微静脉畸形并非真正意义上的真性畸形，而为毛细血管前括约肌控制不良，从而导致病灶的颜色会随着运动或情绪变化而加深。一般中线型微静脉畸形可随着年龄的增长而逐渐消退或完全消失，不能完全消退的残余病变不发生增厚，不形成鹅卵石样改变。

动静脉畸形最常见发生于头颈部和四肢。靠近皮肤表面的病变会产生可触及的震颤或搏动，听诊可闻及吹风样杂音，皮温增高，质地较硬。动静脉畸形既可以发生在软组织，又可侵犯骨组织，还可软、硬组织同时发生，其中颌骨是全身唯一可发生骨内高流速血管畸形的骨骼。软组织动静脉畸形过去称“蔓状血管瘤”或“动静脉瘘”，DSA造影特点又可分为弥散型、病灶型及动静脉瘘型；骨组织动静脉畸形过去称“颌骨中心性血管瘤”，多为先天性病变，也可继续发于颌骨外伤之后。主要危害是反复、少量的自发性出血或难于控制的急性出血。颌骨高流速血管畸形根据DSA造影特点可分成两类：动脉畸形和动静脉畸形，其中以动脉畸形为常见（图15-1-1～图15-1-3）。

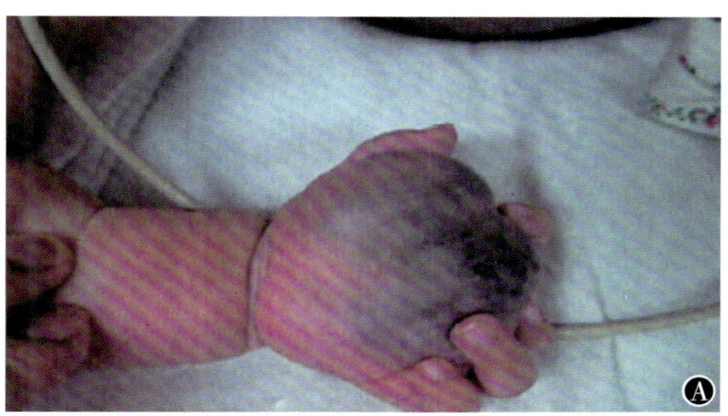

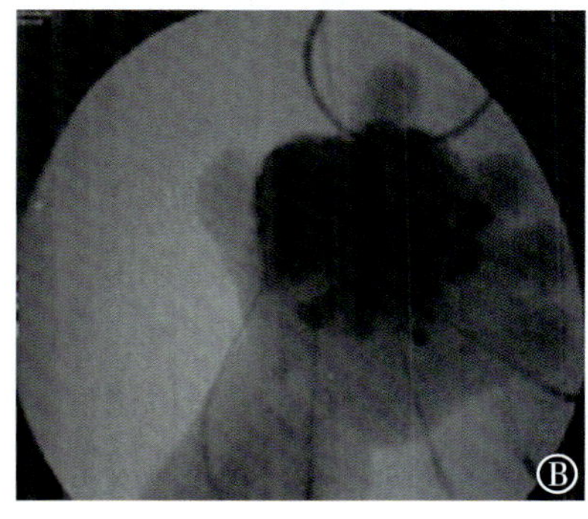

图15-1-1　左手静脉畸形　A. 左手静脉畸形外观；B. 左手静脉畸形术中造影

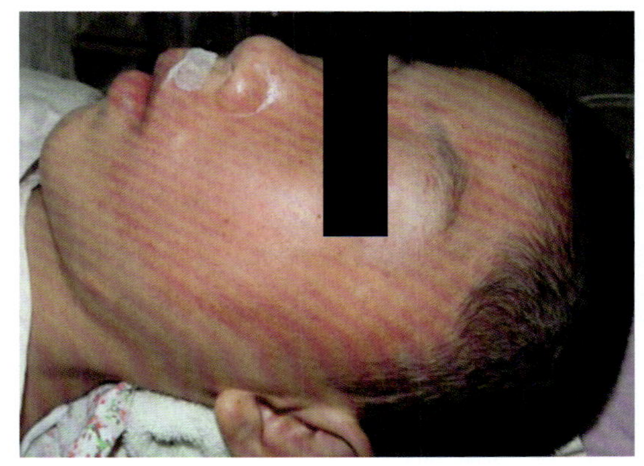

图15-1-2　左颌面部动静脉畸形

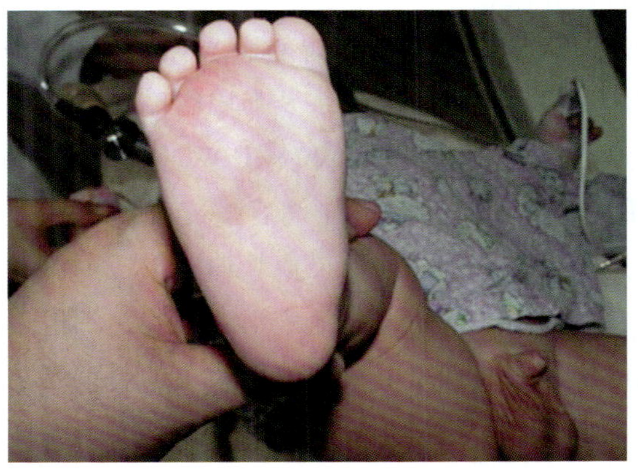

图15-1-3　右足底动静脉畸形

（三）诊断及鉴别诊断

血管瘤的临床诊断主要依据病史和体格检查（具体如临床表现所述），对某些患者可选择性采用穿刺、B超、血管造影、CT和MRI等特殊辅助检查，以进一步明确诊断。

1. X线片及CT　CT可清楚地显示病变引起的继发性骨改变，但不能充分显示病变与周围组织的关系以及病变所累及的范围。静脉畸形常可见钙化的静脉石，颌骨动静脉畸形可以在颌骨内形成明显的异常血管团，又称“静脉池”，该

“静脉池”在CT上表现为颌骨的囊状扩张。三维计算机断层扫描血管造影（3D-CTA）可清楚地显示血管形态，特别是对AVM畸形血管团的确诊率可达到100%，对于病灶的第一、二级供应动脉的确诊率可达到87%。

2. 超声 彩色多普勒超声合并频谱波形检查，能够探知肿块的血流情况以及肿块内的动、静脉频谱，可以将静脉畸形和血管瘤及动静脉畸形鉴别开。静脉畸形表现为病灶内血流速度较慢，周围的动脉流量正常且阻力指数较高。超声的局限性在于不能有效地显示位置较深的病变，而且当病变被骨骼遮挡时，超声也不能显示。

3. DSA 血管瘤在DSA造影上通常表现为边界清楚、对比剂浓聚的实质肿块，可清楚地显示轻度扩张和扭曲滋养动脉，通常无明显的回流静脉显示；静脉畸形的供应动脉管径多为正常、有完整的毛细血管床且不伴动静脉瘘，这类疾病的动脉血管造影通常是阴性的，在动脉造影的后期静脉图像上，可以看到造影剂在静脉畸形内缓慢、部分地灌注并可见膨大的静脉通道，但由于对比剂在扩张的静脉腔内稀释，静脉畸形的血管造影常难以显示。DSA则是目前诊断动静脉畸形的“金标准”。典型的动静脉畸形在血管造影上表现为异常血管团，供应动脉增粗以及回流静脉提前显示。血管造影可以清楚地显示病变的整个血管构筑，包括供应动脉、回流静脉、病变的血流特性和流速。

4. MRI RMI可以清楚地显示血管瘤病变的范围、与周围组织的关系及与脉管畸形鉴别。血管瘤是高流速的实性占位，T_1WI呈等信号，T_2WI呈高信号，注射增强剂后病变强化，病变中可见点状流空效应。如果血管瘤内形成血栓，则可在血管瘤组织内出现信号不增强区；消退后期或已消退的血管瘤中，因出现大量的替代脂肪组织，在T_1WI信号增高。动静脉畸形为高流速病变，其中缺乏实性组织结构，T_1WI和T_2WI均呈低信号，注射增强剂后病变无明显变化，其间可见明显的流空效应。静脉畸形和淋巴管畸形属于低流速病变，T_1WI呈等信号，T_2WI呈高信号，注射增强剂后均无明显强化。其中，淋巴管畸形大多表现为多囊状，其中单囊状病变可呈液平。

临床上，血管瘤常与脉管畸形，包括动静脉畸形、静脉畸形及淋巴管畸形等鉴别。其鉴别要点如下：①血管瘤、脉管畸形都可以生长增大，但两者的生长机制和生长速度不同。血管瘤通过内皮细胞增殖而导致瘤体增大，内皮细胞增殖常导致瘤体的快速增大，并在出生后4~6个月出现生长高峰期。血管瘤有自行消退史，60%~70%的血管瘤可以部分或全部消退，一般在患者1~2岁消退较明显，此后消退速度逐渐变缓，8岁左右停止消退。脉管畸形则通过管腔扩张而增大，扩张性增大是一个非常缓慢的过程，而且是持续性的，可以伴随患者一生，不可能自行消退，只会随身体的发育同步缓慢增大。②MRI检查具有重要的鉴别价值，如前述。③血管瘤、血管畸形与淋巴管畸形有时鉴别困难时，可在介入手术中经皮穿刺瘤体并回抽，若抽出淡黄色液体或血色不凝液体则通常为淋巴管畸形；若抽出血色可自凝液体则为血管瘤或血管畸形。

三、结语

儿童血管畸形分类及诊断尤其重要，不同的分类决定了不同的治疗策略，脉管性疾病的现代分类系统将学术界混杂的语言进行了统一，更有利于学术交流，望在临床进一步大力推广应用。

（谭小云　尹传高　张靖）

第二节　儿童动静脉畸形诊断与介入治疗

一、历史和发展

动静脉畸形（arteriovenous malformations,

AVM）的治疗曾经过漫长、曲折的发展过程，以往的治疗手段主要包括激光、硬化剂注射、放射治疗、手术部分切除、供血动脉结扎以及辅助性栓塞后该的手术切除。动静脉畸形的治疗最先由外科医师开始，通常采用的方法为供血动脉结扎和局部切除。由于供血动脉结扎后血管新生，微小的动静脉瘘口逐渐变成较大的瘘口并形成新的供血动脉，从而加重了临床症状并使进一步的治疗更加困难。单纯结扎病变近端的供血动脉，不仅不能治愈该病，相反促进病变的迅速发展，应该坚决摒弃。随着对动静脉畸形认识的深入及介入放射学的发展，介入栓塞已成为目前该病的首选治疗方法。

二、临床要点

（一）病因

动静脉畸形的病因主要是血管发育障碍。胚胎第 4~6 周时，原始血管网开始分化为动脉和静脉及动静脉之间的毛细血管网。原始动静脉并行排列，紧密邻接，如果此时血管正常发育受阻，动静脉之间形成直接沟通，其间无毛细血管网相隔，即形成动静脉畸形。有学者发现动静脉畸形中的动脉已发育成熟，而静脉内皮细胞在形态上停留于胚胎时期的水平，认为动静脉畸形是静脉发育障碍所致。总之，动静脉畸形是由一团动脉、静脉及动脉化的静脉（动静脉瘘）样血管组成，动脉直接与静脉交通，其间无毛细血管。

（二）病理生理

动静脉畸形以往称为蔓状血管瘤，是由于胚胎期脉管系统发育异常而导致动脉和静脉直接吻合所形成的血管团块，内含不成熟的动脉和静脉，动静脉之间存在不同程度的直接交通，无毛细血管。畸形血管团内有动静脉瘘形成，尤其瘘口大者，病灶内血流阻力降低，血流量增大，造成供血动脉增粗、增多、扭曲，并窃取大量邻近正常组织供血（即为“盗血”现象），以满足病灶的高流量血供。回流静脉主要为颈外静脉和颈内静脉，其内压力增高、流速加快，随之逐渐扩张，形成静脉动脉化。

（三）临床表现

头颈部约占全身体表面积的 14%，但 50%的软组织动静脉畸形发生在该区。尽管动静脉畸形是先天性疾病，但仅有约 60%是在出生时即被发现，其余在儿童期或成年后才逐渐显现。病灶通常随身体发育而成比例增长，可长期保持稳定，也可在短期内迅速增大，这种情况通常出现在外伤、青春期或孕期体内激素变化及不恰当的治疗，如病灶的次全切除、供血动脉结扎或堵塞之后。颅面部软组织动静脉畸形主要表现为界限不清的软组织膨隆，表面皮肤颜色正常，或伴毛细血管扩张，或暗红色。病灶及周围区域内可见念珠状或条索状纡曲的粗大而带搏动的血管，表面温度明显高于正常皮肤，可扪及持续性震颤，局部可闻及连续性吹风样杂音，这些体征提示其具有动静脉瘘和高血流量的特点。局部病灶组织可明显扩张增大，少数患者的耳、鼻、唇或四肢累及后体积逐渐增大，甚至扩大为原来的数倍，外观遭到完全破坏。病变后期，特别是在颈外动脉结扎后，表面可由于明显的盗血而出现溃疡或坏死、颈静脉怒张、上腔静脉压力增大并致心界增宽，出现心力衰竭。颌骨内动静脉畸形是发生在颌骨骨髓的中央性病变，以往被称为颌骨中心性血管瘤。女性多见，多为先天性病变，也可继发于颌骨外伤之后。主要危害是反复、少量的自发性出血或难以控制的急性出血。急性出血主要发生在儿童换牙期，特别是 10 岁左右，多数因拔除松动牙齿引起，可由乳、恒牙的交替或误诊手术所致；也可发生在颌骨、牙发育完成之后。急性出血前多有反复牙周渗血的先兆，也可以大出血为首发症状，多伴有出血牙的松动。颌骨内动静脉畸形主要发生于磨牙或前磨牙区，多伴牙根吸收；发生在下颌骨的病变还可引起下颌区麻木。病变可仅限于颌骨内，也可伴发周围软组织动静脉畸形。颌骨动静脉畸形的发展和出血与女性内分泌激素的变化相关，在每月的月经期前，颌骨病变区会出现酸胀和不适；在女性青春期月经初潮、怀孕和分娩时，可导致病变加速增长和出血。见图 15-2-1。

（四）分期

1990 年 ISSVA 推荐的 Schobinger 临床分期，动静脉畸形的病程可分为 4 期。Ⅰ期为静止期，无明显症状，通常从出生到青春期，病灶不明显或仅仅表现为葡萄酒色斑或消退期血管瘤的外观。有些患者病灶始终维持在静止期，一生未见病情加重。皮温增高、杂音和震颤提示病灶的高流量性质。Ⅱ期为进展期，大多数在青春期开始，病灶增大，颜色变暗，病灶向表面皮肤和深部组织结构侵犯。组织学上表现为动、静脉扩张、纤维化。检查可发现局部皮温增高，可触及搏动和震颤，听诊可闻及杂音。皮肤外观改变类似卡波西肉瘤，易误诊。另外，一些不正确的治疗方式如供血动脉结扎、部分切除、动脉近端栓塞和激光等均可能导致病情由Ⅰ期向Ⅱ期进展。Ⅲ期为破坏期，有逐渐扩张增大的趋势并出现了自发性皮肤或黏膜破溃不愈、反复出血或进行性功能障碍。Ⅳ期为失代偿期，巨大动静脉畸形的高流量可能导致心力衰竭。该分期方法，仍无法体现动静脉畸形这一复杂疾病临床特点的全貌，如进展期的动静脉畸形即使是同一部位，在不同病例之间也存在很大的差异，而这些差异与动静脉畸形病理解剖之间有何联系等仍不清楚。因此，建立更为深入的分类系统，仍是值得研究的重要课题之一。

（五）病例选择

1. 适应证

（1）符合动静脉畸形。

（2）患者一般情况良好，无畏寒、发热，无咳嗽、流涕等上呼吸道感染症状。

2. 禁忌证

（1）碘过敏试验阳性或明显过敏体质。

（2）严重心、肝、肾功能障碍。

（3）严重凝血功能障碍。

（4）重度全身性感染或穿刺部位有炎症。

（六）器械、人员要求和术前准备

一般需 DSA 一台，机房内还需装备有中心供氧、负压吸引和多功能监护仪等设备；这些在对出现严重并发症的患者进行急救处理中都是必需的。参与介入治疗工作人员配置为 4 名，其中熟悉 DSA 机操作的技师 1 名，介入医师 1 名，护士 1 名及麻醉医师 1 名。

1. 术者准备

（1）熟悉病史，详细了解各项实验室及辅助检查资料，特别注意肝、肾功能及出凝血时间。

（2）向患者解释本疗法目的和过程，可能出现的情况，解除患者的顾虑，取得患者的配合。

（3）术前应向患者家属说明目的及可能出现的意外，包括术中和术后可能出现的并发症以及失败等，取得家属理解，并签署手术同意书。

（4）根据具体要求，参考病变部位、性质和范围等有关资料，制订最佳方案。

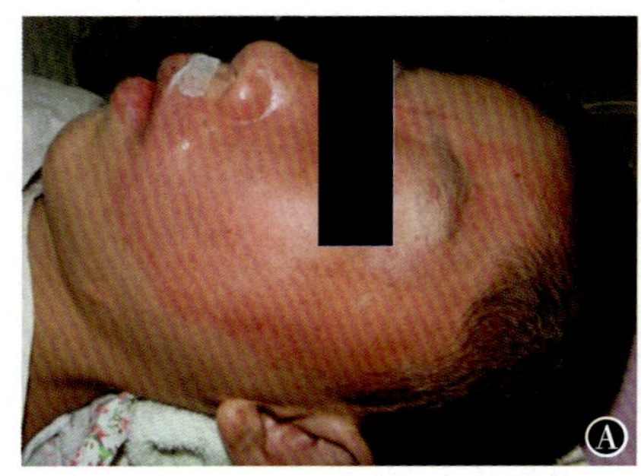
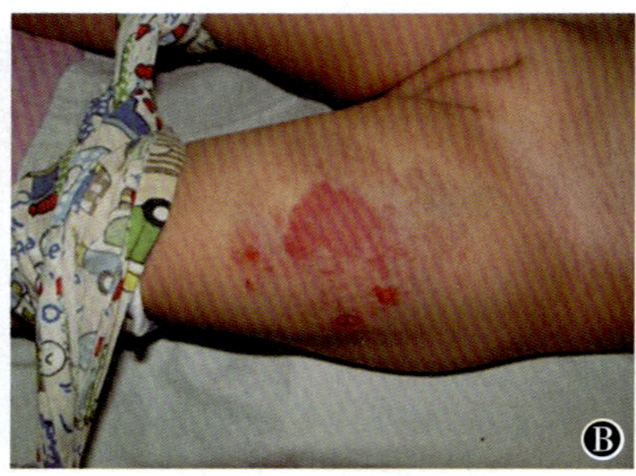
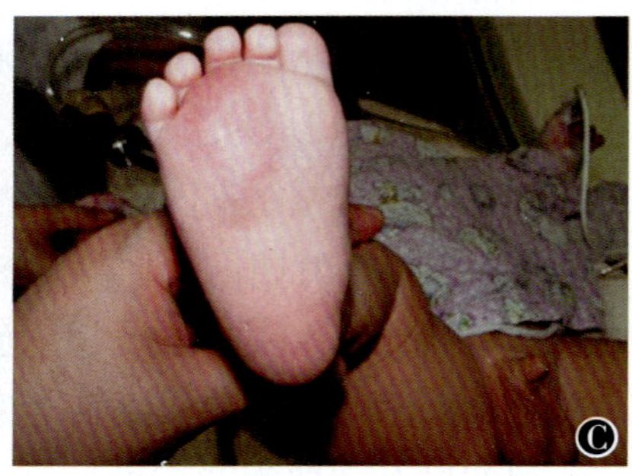

图 15-2-1 不同部位动静脉畸形 A. 左颌面部动静脉畸形；B. 左大腿动静脉畸形；C. 右足底动静脉畸形

2. 患者准备

（1）术前为患者做必要的实验室检查和其他辅助检查（包括常规 X 线、CT、超声等检查）。

（2）穿刺部位清洗干净，减少局部感染机会。

（3）术前禁食、禁水。

（4）术前 30 min 放置好留置针并进行补液支持。

（七）操作技术与注意事项

历史上动静脉畸形的治疗方法众多，但发展至今，治疗策略主要以介入栓塞为主，辅以手术治疗。手术治疗仅限于介入栓塞后仍需改善外观以及栓塞术后感染的清创。病变的不彻底切除会促进病变发展。介入栓塞的关键是直接消灭异常血管团，禁忌行供血动脉结扎或堵塞，这样不仅不能治疗病变，相反还会进一步促进病变的发展。颅面部软组织动静脉畸形的介入栓塞治疗目的包括：①完全治愈动静脉畸形；②栓塞缩小病灶，控制并发症的发生；③栓塞缩小病灶，以利于手术切除。根据介入栓塞的目的，临床上需选择不同的栓塞材料。颅面部软组织动静脉畸形常用的栓塞材料有聚乙烯醇（polyvinyl alcohol，PVA）颗粒、二氰基丙烯酸正丁酯（N-butyl-2-cyanoacrylate，NBCA）和无水乙醇等。宜根据病变的性质、栓塞目的、回流静脉出现的早晚以及侧支循环情况选择相应的栓塞剂。PVA 颗粒是一种永久栓塞材料，侧支循环形成率高，颅面部栓塞常用的 PVA 颗粒直径一般在 150～250 μm。NBCA 是一种液体栓塞剂，进入体内与血液接触后聚合，聚合时间与 NBCA 的浓度有关，NBCA 栓塞再通率较 PVA 低。NBCA 操作要求高，难度大，加之黏管的危险，必须具有一定的介入治疗经验，熟知 NBCA 的属性和微导管操作技术的专业医师方可实施。最近，美国学者推出的 Onyx，可克服 NBCA 黏管的缺点，已在临床广泛应用。由于 NBCA、PVA 和 Onyx 不能破坏异常血管团内的内皮细胞，即使充分栓塞，仍有可能再生异常腔道而导致病变再通。无水乙醇是目前唯一可达到治愈动静脉畸形治疗目的的液体栓塞剂。它不仅可以治愈动静脉畸形，还可以在治愈动静脉畸形的基础上消除病变的占位效应，达到改善外观的目的。无水乙醇通过细胞脱水和脱髓鞘改变，直接破坏血管内皮细胞，血液蛋白质迅速变性，血管畸形组织快速坏死和血栓形成，从而达到对动静脉畸形的治疗目的。应用时，切记勿将无水乙醇注入正常血管内，那样会导致它所供应的神经、肌肉和结缔组织的坏死。PVA 颗粒、液体组织胶和弹簧圈也可应用于口腔和颌面部动静脉畸形的栓塞治疗，其作用仅限于物理性堵塞，可降低病变的流速，控制并发症的发生以及作为手术前的辅助性栓塞。

颌骨动静脉畸形以往主要以手术治疗为主，手术方式多采用颌骨切除术或颌骨病变刮治术。该手术不仅风险高、出血多，还会给患儿造成严重的容貌破坏并降低咀嚼功能。其次，即使颌骨切除后，颌骨周围的软组织病变还会继续发展，导致新的出血、溃疡以及颈静脉高压。颌骨动静脉畸形治疗的理想结局是在控制急性出血和预防可能引起大出血的基础上保留颌骨和牙列的完整。通过介入栓塞治疗颌骨动静脉畸形最早可追溯到 1986 年，介入栓塞主要通过供血动脉注入颗粒状栓塞物或液体组织胶完成。尽管组织胶动脉栓塞的效果较颗粒状栓塞物为好，由于颌骨内病变较大以及供血动脉与异常血管团间呈纤细的网状供血，仅通过供血动脉很难使栓塞剂将病变完全充盈，其结果便是病变的复发或出血。有学者认识到了这种不足，在供血动脉行颗粒栓塞后，采用局部经骨穿刺颌骨内异常血管团的方法进行栓塞，取得了较好的效果。由于下颌骨皮质坚硬，局部穿刺进行栓塞出血较多。随后，又有学者报道了经股静脉途径以及经过颏孔途径到达颌骨内异常血管团进行栓塞，有效地降低了操作中的出血。2007 年，Yakes 在杭州举行的口腔颌面部脉管病会议上报道了无水乙醇栓塞治疗下颌骨动静脉畸形的成功病例。随后，以无水乙醇取代组织胶，将无水乙醇与弹簧圈结合栓塞治疗颌骨内动静脉畸形，取得了阶段性成功。与组织胶相比，无水乙醇栓塞治疗颌骨内动静脉畸形的主要优势表现为：不易引起异物反应和感染；更易达到异常血管团内的充分弥散并可破坏其内皮细胞，栓塞效果更长久；可以显著改善被侵犯的邻近软组织，包括皮温降低、肤色变暗以及扩张的回流静脉复原。总之，自20世纪80年代末开展颌骨动静脉畸形的介入栓塞以来，已取得较好的治疗效果。不仅彻底控制了该病出血的发生，还保留了颌骨和牙列的完整，维持了容貌。目前，介入栓塞已成为该病的首选治疗方法，手术切除或刮治仅作为介入栓塞的补充手段。见图15-2-2。

（八）术后处理

术后注意有无异位栓塞，有无皮肤破溃、坏死、神经功能损害及心脑肺严重并发症。术后4周再次行血管造影，若仍有残余病灶则再次进行栓塞治疗。

（九）并发症处理原则和预防

1. 组织坏死 其原因有：①无水乙醇注入正常组织间隙；②注射无水乙醇后，未能耐心等待10~15 min后造影，便开始再次注射，注入量过多并溢流到病变外；③采用压迫回流静脉的方法降低病变流速过快时，无水乙醇发生溢流。为防止组织坏死，术中一定需将穿刺针置于病变的中央；每次治疗不能急于求成，需分次进行；无水乙醇的注射剂量需严格控制，每次注射后需等待10~15 min后造影，再决定是否再次注射。一旦发生组织坏死，坏死区组织的颜色首先变暗、然后变黑，最后脱落。这时，可进行局部热敷和使用血管扩张剂，以减少坏死的面积。时机适当时，行局部清创和二期修复。

2. 心肺功能意外 无水乙醇栓塞动静脉畸形时，部分无水乙醇流入肺动脉，肺动脉的毛细血管痉挛，并导致肺动脉压力升高。这时，右心室压力和负荷随之升高，左心排血量减低，全身血压和冠状动脉灌注也随之降低。如果这种状况得不到及时纠正并进一步恶化，则会发生心源性心律不齐及心肺功能意外。局麻病例中表现为患者的剧烈咳嗽和呼吸困难，全麻病例中表现为气道阻力突然增加，可伴不同程度的血氧饱和度下

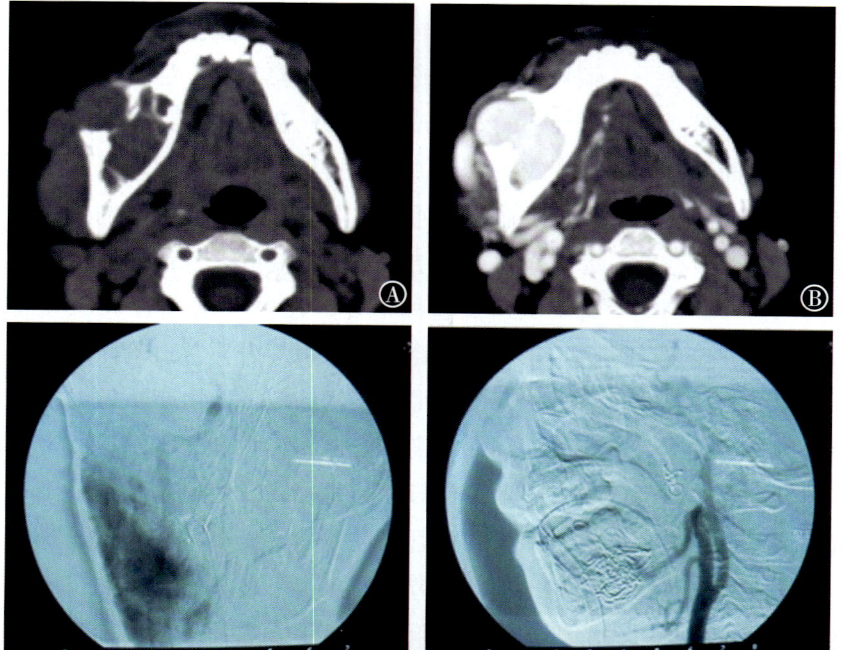

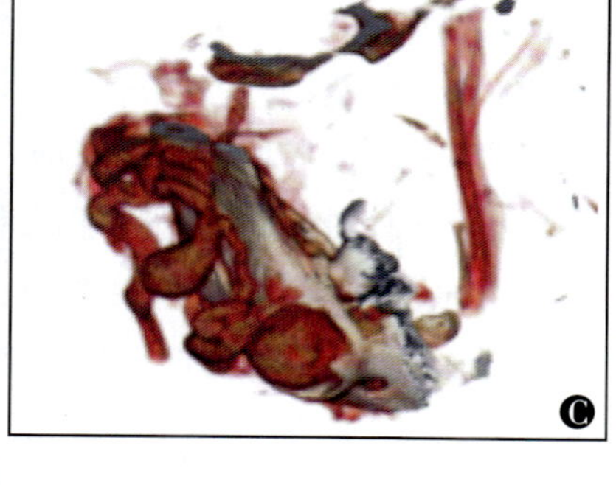

图15-2-2 颌骨中央型动静脉畸形 A. CT平扫提示右下颌骨低密度灶病骨质破坏；B. 增强CT提示病灶明显强化；C. CT三维重建显示粗大畸形血管团；D. DSA造影提示肿瘤染色明显，可见“血池”；E. 介入栓塞治疗后病灶染色消失

降。症状轻者可通过暂停注射、吸氧等治疗自动缓解；症状重者需静脉注射硝酸甘油，硝酸甘油是平滑肌强有力的扩张药，对静脉作用明显，肺血管床扩张，肺动脉压下降。用法为舌下含化每次 0.3 mg 或 5 mg 加入 5%葡萄糖溶液 250 ml 静脉滴注。在大剂量无水乙醇栓塞术中，利用 Swan-Ganz 导管进行肺动脉压力的动态检测，是控制该并发症发生的有效方法。一旦发生肺动脉压力升高，立即停止注射无水乙醇；如果肺动脉压力还是不能恢复，可经 Swan-Ganz 导管滴注硝酸甘油，这样可有效地缓解肺动脉压力。有经验显示肺动脉高压往往是一次性大剂量无水乙醇流过肺动脉所致，因此应采取分次、少量推注无水乙醇的方法。

3. 暂时性血红蛋白尿 主要出现在大剂量使用无水乙醇栓塞的病例中。无水乙醇进入血液循环系统后直接破坏红细胞、血小板等。导致大量血红蛋白入血，并通过肾脏排泄。临床中观察到尿液成深红色或酱油色。文献报道，在无水乙醇注射剂量超过 0.8 mg/kg 体重时，血红蛋白尿出现的概率几乎达到 100%。一般注射较大剂量的无水乙醇后应该注意加大补液量并碱化尿液。目前文献报道和我们临床中均未观察到肾脏损害病例。

（三）结语

随着导管导丝技术的发展和栓塞剂的改变，介入栓塞在动静脉畸形的治疗会越来越普及并成为其治疗的首选治疗方法。但介入栓塞治疗同时可引起一系列并发症，必须引起我们的高度重视。

（谭小云　张靖）

第三节　儿童动静脉瘘介入栓塞治疗

一、历史和发展

近年来，由于血管外科迅速的进展，血管缝合和移植术水平不断提高，对动静脉瘘一旦诊断明确，都主张早期手术。这样可避免在等待时期内发生严重血流动力学改变和并发症。动静脉瘘结扎闭合手术是一种古老的手术方法。非主干血管采用闭合性手术是一种安全、具有一定疗效的方法。但主干血管（肱动脉、股动脉、腘动脉）进行闭合性手术可产生远端肢体，特别是下肢血供不全和慢性营养障碍，出现间歇性跛行、缺血性疼痛、麻木、畏寒、水肿、溃疡和肌肉萎缩等症状，所以不宜采用。Bramann 在 1886 年就首先提出了结扎全部交通支血管，切除动静脉瘘术。这种术式直至第二次世界大战，仍经常采用。1888 年 Matas 首先应用闭塞性动脉瘤内缝合血管术进行治疗动脉瘤。此方法也用来治疗动静脉瘘获得成功。在切开动静脉瘘之前先上止血带，若止血带不能应用，必须将动静脉瘘近端动静脉分别游离，上塑料带以控制出血。切开瘘囊在囊内缝合所有血管开口。1922 年 Rudolf Matas 已经提出动静脉瘘的血管重建术。但直到第二次世界大战后才被应用。随着血管造影术的改进，对血管疾病诊断水平的提高，血管外科术和器械日益发展，近年来，对于后天性动静脉瘘主要进行微创介入栓塞治疗，无须开刀，不留瘢痕，效果确切。

二、临床要点

（一）病因

原始血管和血细胞均是起源于中胚层的间充质，早期胚胎体节尚未形成时，在卵黄囊及体蒂的外中胚里，部分细胞集中形成大小不等的细胞群，称为血岛。血岛渐渐伸展并相互连接形成原始的毛细血管丛。动脉和静脉起源于同一时间的毛细血管丛。血管的胚胎发育过程，大致可分为丛状期、网状期和管干形成期三个阶段。在网状期，如果扩大的血管交通集聚，并趋向于融合在一起就可产生动静脉瘘。在组织学上可见到无数平行的血管融合不全，并多处互相交通，这些交通往往极其细小，称为微小动静脉瘘。在管干形成期，大体循环动静脉之间继续保留异常广泛的交通，称为大动静脉瘘。至于什么原因引起血管原基发育异常形成血管畸形仍有许多争论。某些学者认为先天性动静脉瘘是染色体畸形的遗传。但 Desaive 和 Bessone 研究了 840 例先天性畸形，仅 7 例提示有遗传史。在妊娠早期，毒性感染、代谢紊乱、胎位和脐带位置不正常引起压迫创伤，可影响正常的胎儿发育。内分泌和自主神经系统调节失常也可影响动脉、静脉和淋巴系统的发育。循环系统的胚胎发育一般分为 3 个阶段：①未分化的血管原始期：未分化的间质细胞形成束状并伴有血管细胞的发育，这些早期的毛细血管细胞自发形成管状结构，生物学上类似毛细血管瘤来源的细胞；②网状期：原始的动脉和静脉管道开始分化，但主干动脉和静脉尚未出现；③血管基干形成期：成熟血管形成。循环系统胚胎发育的任何一期或发育全过程中，出现发育停滞或异常均可导致血管畸变，其中网状期的发育停滞较容易导致 CAVF，扩张的血管沟通、聚集并趋于融合，组织学上可看到血管沟通往往极其细小，称为微小动静脉瘘；血管基干形成期的发育异常使异常血管腔道持续存在，形成较大的动静脉瘘。

（二）病理生理

CAVF 属于良性病变，但具有恶性肿瘤的生物学行为，病变不断发展和蔓延，常累及邻近的组织和器官。Holman 将先天性动静脉瘘产生的循环系统改变，用血流动力学原理解释，即血液如同流动的液体，有潜在和自然地向低阻力和低压力处流动的本能。先天性动静脉瘘是高压力、高阻力的动脉系统和低压力、低阻力、高容量的静脉系统间的异常沟通，由于静脉端低阻力，使血液容易通过瘘口而不进入毛细血管床，产生血流动力学改变。根据动静脉交通的部位、管径的大小和数量，对局部和全身产生不同的作用。瘘口近端（流入道）动脉因血流增加而明显增粗和扭曲，动脉和静脉侧支循环增加，循环血容量增加导致瘘口近侧血管进行性扩张。远端动脉系统无明显血容量增加，根据瘘支的大小和相应阻力，当远端血管床阻力同侧支动脉阻力的比率超过其近侧动脉阻力的比率时，远端动脉血液发生逆流。大的慢性动静脉瘘，当瘘阻力低及瘘的侧支循环良好时，远端动脉可作为瘘支的流出道。瘘口附近静脉系统易产生高压，引起整个静脉床扩大和曲张。虽然关闭瘘口后可逆转心脏的扩大和静脉扩张，但长期病变使瘘口近侧动脉扩张和动脉瘤形成则可进行性发展。分流的血液量取决于瘘口的直径、类型和离心脏的远近，一般瘘口越大，离心脏越近，分流的血液也越多。

（三）临床表现

动静脉瘘患儿的患肢肿胀、麻木、疼痛、乏力。在搏动性肿块局部听诊有杂音。心力衰竭者可有胸闷、心悸、气急，常见体征如下。

1. 瘘区有杂音和震颤　不管动静脉瘘口径大小，在动静脉瘘部位都可以听到典型、粗糙而持续的隆隆声，称为“机器样”杂音。杂音在心脏收缩期增强，并沿着主干血管近侧和远端传导。这种杂音需和假性动脉瘤引起微弱的舒张期杂音以及动脉狭窄引起的收缩期杂音鉴别。

2. 脉率加快　这是由于静脉回心血量增加引起的 Bainbridge 反射或由于平均动脉压下降导致心脏工作量增加的结果。

3. 心脏扩大和心力衰竭　由于大量血液经瘘口迅速地流入静脉，静脉压增高，心脏的回流血量增加，引起心脏扩大。心脏进行性扩大可导致心力衰竭。心脏扩大和心力衰竭的程度与瘘口的大小，部位以及存在的时间长短有密切关系。越靠近心脏的瘘，如主动脉弓直接分支（颈动脉、无名动脉、锁骨下动脉）与伴行静脉形成的动静脉瘘，出现心力衰竭较早且严重。

4. 局部升温　受累肢体在动静脉瘘部位表面皮温升高，高流速，动静脉瘘较远的部位皮温可能正常或低于正常。

5. 静脉功能不全 动静脉之间直接交通，使静脉压增高。多数患者，动静脉瘘附近或远端的浅表静脉曲张，皮肤色素沉着，足趾或手指常发生溃疡，表现类似深静脉血栓后症状。

6. 肢体远端缺血 多见于高流量分流的动静脉瘘，肢体远端血运减少导致缺血样体征。

（四）病例选择

1. 适应证

（1）拟诊确诊疾病符合动静脉瘘。

（2）患者一般情况良好，无畏寒、发热，无咳嗽、流涕等上呼吸道感染症状。

2. 禁忌证

（1）碘过敏试验阳性或明显过敏体质。

（2）严重心、肝、肾功能障碍。

（3）严重凝血功能障碍。

（4）重度全身性感染或穿刺部位有炎症。

（五）器械、人员要求和术前准备

一般需 DSA 一台，机房内还需装备有中心供氧、负压吸引和多功能监护仪等设备；这些在对出现严重并发症的患者进行急救处理时都是必需的。参与介入治疗工作人员配置为 4 名，其中熟悉 DSA 机操作的技师 1 名，介入医师 1 名，护士 1 名及麻醉医师 1 名。

1. 术者准备

（1）熟悉病史，详细了解各项实验室及辅助检查资料，特别注意肝、肾功能及出、凝血时间。

（2）向患者解释本疗法目的和过程，可能出现的情况，解除患者的顾虑，取得患者的配合。

（3）术前应向患者家属说明目的及可能出现的意外，包括术中和术后可能出现的并发症以及失败等，取得家属理解，并签署手术同意书。

（4）根据具体要求，参考病变部位、性质和范围等有关资料，制订最佳方案。

2. 患者准备

（1）术前为患者做必要的实验室检查和其他辅助检查（包括常规 X 线、CT、超声等检查）。

（2）穿刺部位清洗干净，减少局部感染机会。

（3）术前禁食、禁水。

（4）术前 30 min 放置好留置针并进行补液支持。

（六）操作技术与注意事项

1. 目的 在毛细血管前或毛细血管水平制止异常血液分流，减少 CAVF 的体积，便于手术切除病灶和减少术中出血。

2. 要求 ①掌握栓塞区域正常动脉解剖和动脉造影定位栓塞部位的血管解剖，以便在栓塞治疗前了解正常血管和血管间沟通；②需选择性或超选择性插管，使栓塞材料到达目标区域；③不显影栓塞剂必须能与对比剂相混合，以便在注射时透视下能显影；④为避免栓塞正常血管，注射栓塞材料必须小剂量在透视下进行；⑤为避免栓塞材料反流，注射小剂量栓塞剂期间，同时注射对比剂进行监测。

3. 栓塞材料 栓塞材料必须为非吸收性、有较好的组织相容性、颗粒足够小达到毛细血管水平，但要较瘘口稍大，以免引起肺栓塞，同时不能有反流。栓塞材料分暂时性和永久性两大类。暂时性栓塞材料包括自体材料如血凝块、肌肉、脂肪、吸收性明胶海绵和胶原微丝等，常用于术前栓塞治疗以减少术中失血，它对正常组织损伤小，且在几天或几周内不发生溶解；永久性材料包括硅胶颗粒、聚乙烯醇（polyvinyl alcohol，PVA）颗粒、各类金属弹簧圈、可分离球囊、液体如无水乙醇和氰丙烯酸盐等。栓塞材料的选择，很大程度上取决于病变的性质和栓塞指征，其大小的选择根据栓塞血管直径及是否存在动静脉沟通。硅胶颗粒需用大直径导管作为输送工具；PVA 颗粒能用较小直径导管输送，栓塞后颗粒直径增加 10 倍。颗粒材料能以液态形式注射，具操作简便等优点，是较理想的栓塞材料。液态栓塞剂如无水乙醇等，由于可能导致正常组织、器官的栓塞，现已较少使用。不同直径的金属弹簧圈可栓塞较大的血管，并且通过弹簧圈上植绒可增加血栓形成面积，以及更好地固定弹簧圈。

4. 栓塞途径 经皮导管栓塞治疗 CAVF 的前提是滋养病灶的主干血管通畅，除非手术能完全切除，否则不要行动脉结扎。其入路最常选择股动脉穿刺，超选择插管进行栓塞治疗；肘窝区肱动脉切开、直接高位肱动脉或腋动脉穿刺；有时也可直接穿刺病变血管或其邻近血管进行栓塞治疗。

病例 患儿女，7 岁，先天性右股深动脉静脉瘘介入栓塞治疗见图 15-3-1。

（七）术后处理和疗效判断

术后注意有无异位栓塞，有无皮肤破溃、坏死、神经功能损害及心脑肺严重并发症。术后 4 周再次行血管造影，若仍有残余瘘口则再次进行栓塞治疗。

（八）并发症处理原则和预防

栓塞治疗后的并发症包括正常组织、器官的缺血或栓塞，液态栓塞剂如无水乙醇、氰丙烯酸盐尤其易产生；栓塞后综合征包括栓塞区域疼痛、发热、乏力、白细胞增多等，通常持续 24～48 h，也可持续 1 周或更长时间。较严重的并发症还可有栓塞部位感染。任何术后持续发热和白细胞增多的患者应行血培养。此外，栓塞材料还可通过瘘口进入肺动脉引起肺栓塞，或因静脉淤滞继发血栓形成后导致肺栓塞。选择合适的栓塞材料、插管技术熟练、掌握血管解剖知识可减少并发症的产生。CAVF 患者需终身随访。如手术不能完全切除病灶，由于侧支循环的建立，残余

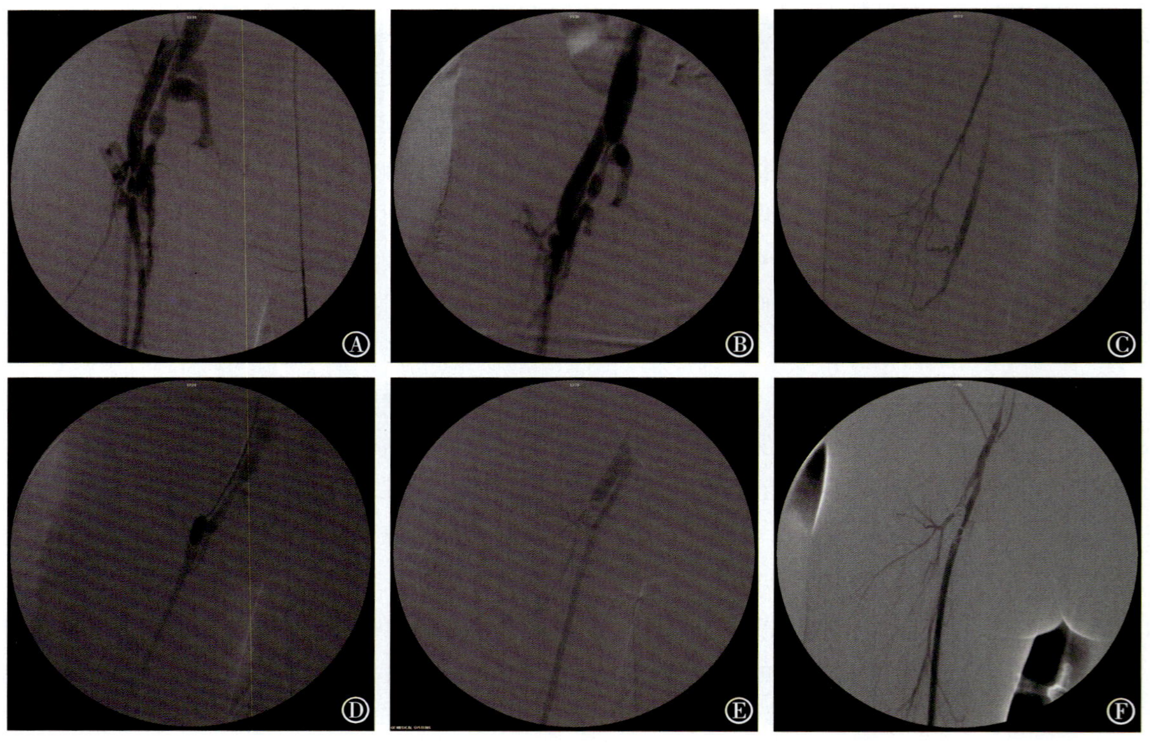

图 15-3-1 先天性右股深动脉静脉瘘 A. 显示右侧股深动脉静脉瘘，瘘口段动脉扩张，瘘口端静脉纡曲，股深动脉部分分支因“缺血”而显示欠佳，但其旋股外侧动脉下支扩张；B. 显示回流静脉瓣关闭不全，可见逆流现象；C. 显示股深动脉旋股外侧动脉下支瘘并注入无水乙醇治疗；D. 确定瘘后位置后释放弹簧圈；E. 显示瘘口闭塞，股浅动脉正常显影；F. 为 1 年后复查情况，瘘口完全闭塞，股深动脉各分支显影清晰

动静脉瘘支扩张导致复发时，可应用弹力护套如弹力袜控制肢体动静脉瘘的发展。必要时可行栓塞治疗缓解症状。若病情进展，无法栓塞或手术治疗时，最终可考虑截肢，重要器官的动静脉瘘常可危及生命。

三、结语

介入栓塞治疗儿童动静脉瘘是一种安全、有效的方法，有望成为儿童动静脉瘘的首选治疗方法。

（谭小云　张靖）

第四节　儿童静脉畸形诊断与介入治疗

一、历史和发展

静脉畸形以往又称海绵状血管瘤，是最常见的低流速血管畸形，主要由异常扩张的静脉成分组成的先天性血管畸形，无细胞增殖特点，发生率低，男女发生率近似，其表面呈青紫色，突出或不突出皮面，压之可缩小，体位试验阳性，病变与身体成比例生长，终身渐进发展，不会自行消退。静脉畸形的发病率为 1 ∶ （5000 ~ 10 000），约 40% 发生于头颈部，绝大多数为散发性，以口腔、气道和肌肉内多见。

二、临床要点

（一）病因

静脉畸形的发病机制尚不清楚，推测是静脉系统发育缺陷所致。在一些伴静脉畸形的综合征患者（如蓝色橡皮泡痣综合征）以及多发性皮肤黏膜静脉畸形患者中，发现 TIE_2 受体基因突变。家族性静脉畸形临床罕见，属于常染色体显性遗传，与 9P 位点突变有关。进一步研究发现，在许多单发性或多发性静脉畸形中，存在促血管生成素受体 TEK 体细胞突变。该突变导致 TIE_2 受体功能丧失，其他血管生长因子如 βTGF 和 βFGF 表达上调，导致病变不断加重。

（二）病理生理

静脉畸形主要病理特点是血管壁薄，平滑肌细胞少，缺乏内弹力膜，由衬有内皮细胞的无数血窦组成。血窦的大小、形状不一，如海绵结构。窦腔内如有血液凝固而形成血栓，常钙化为静脉石。

（三）临床表现

1. 症状　静脉畸形出生时即有，随身体成比例生长。部分患者出生时病灶不明显甚至成年后才发现。头颈部静脉畸形可能引起明显的外观畸形、反复出血，甚至影响语言、呼吸等功能问题。四肢静脉畸形常见的症状是疼痛、肿胀、运动障碍等。

2. 体征　病灶位置表浅时表现为蓝色，肿物质地柔软、可压缩，病灶区皮温不高、无震颤，体位试验阳性。病灶可局限或弥散地发生于身体任何部位（图 15-4-1 ~ 图 15-4-3）。

（四）临床分型

根据经皮穿刺造影的影像学特点，静脉畸形分为 4 型（图 15-4-4）：Ⅰ型无明显回流静脉，Ⅱ型回流静脉正常，Ⅲ型回流静脉增粗，Ⅳ型回流静脉扩张。

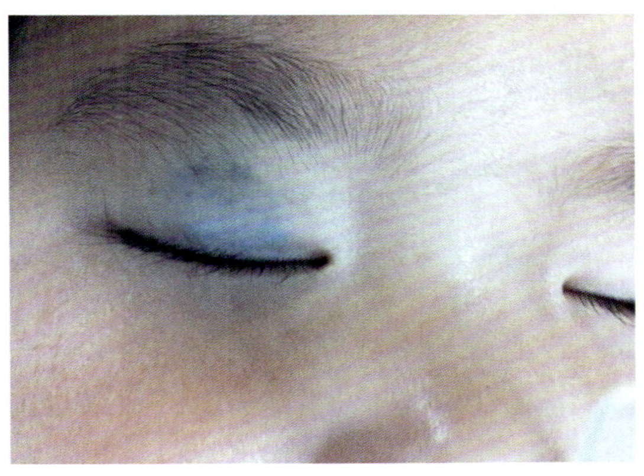

图 15-4-1　患儿，4 岁，右上眼睑静脉畸形，出生时发现，渐增大

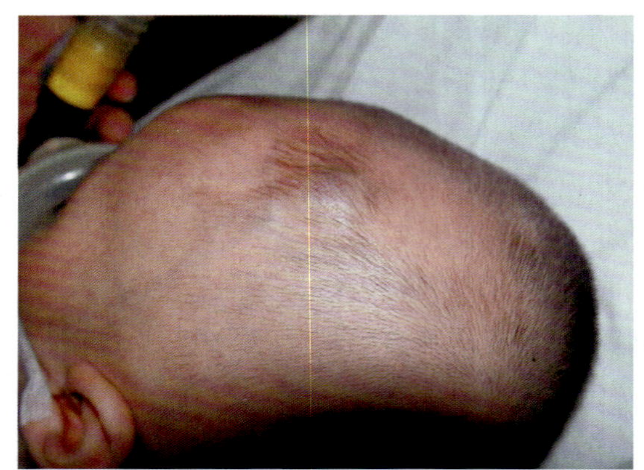

图 15-4-2 患儿，1 岁，头顶部静脉畸形

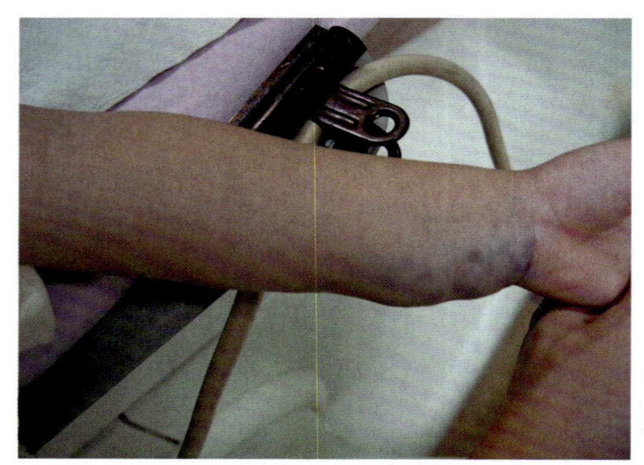

图 15-4-3 患儿，3 岁，右前臂静脉畸形，体位试验阳性

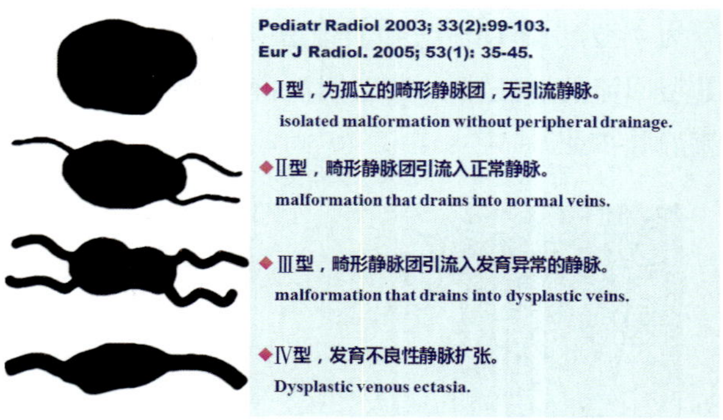

图 15-4-4 体表静脉畸形 Puig 分型

（五）临床诊断与治疗

1. 静脉畸形的诊断 发生于表浅部位的静脉畸形通过典型临床表现及体征容易诊断，而位于组织深部者，仅凭临床检查有时难以做出正确诊断。需借助穿刺检查或影像学检查（B 超、MRI、MRA 等）辅助诊断，穿刺时可抽出暗红色静脉血，放置一段时间后可凝固。通常较为巨大或发病时间较长的静脉畸形临床及 X 线片检查常发现静脉石。病变有时累及颌骨或完全位于颌骨内，X 线检查示颌骨骨质呈肥皂泡样或蜂房状低密度影。MRI 是确诊静脉畸形范围和辅助制订治疗方案的首选影像学检查手段。静脉畸形在 MRI T_1 加权像上表现为中等信号强度的实体团块，T_2 加权像上呈高信号、均匀的团块影。大面积静脉畸形常伴有静脉石，结石在 CT 上显示较好，为散在的高密度钙化影；在 MRI 上表现为 T_1 加权像及 T_2 加权像上的低信号区（图 15-4-5）。

在 T_2 加权像上，静脉畸形的局限性病变可形成“静脉湖”的征象，具有瘤腔造影的表现效果。但 MRI 断面影像可避免组织重叠，并可显示病变与深层结构的关系，故在显示病变范围和与正常组织关系方面明显优于瘤腔造影。MRI 的这种表现，可为临床上进行注射硬化剂治疗提供指

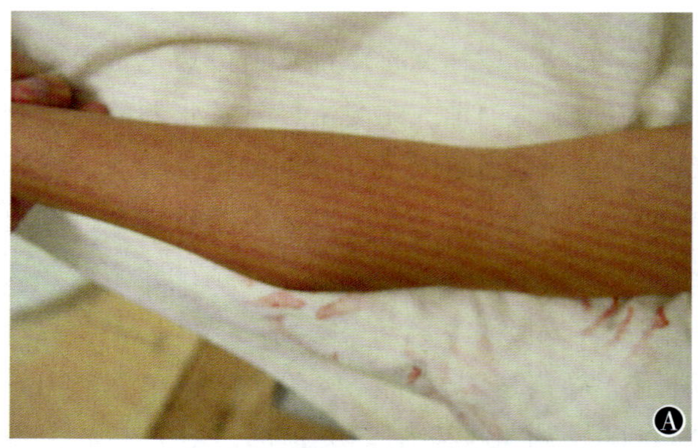

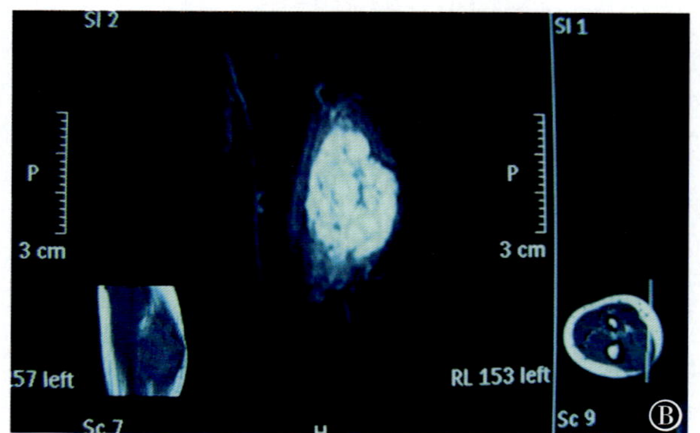

图 15-4-5 左前臂静脉畸形 A. 外观图；B. MRI T_2 加权压脂明显高信号

导。头颈部大面积静脉畸形有向深层侵入、沿筋膜层扩展的倾向，MRI 可以显示病变范围及与周围结构的关系，其中尤以 T_2 加权压脂像的显示为优。

2. 治疗 静脉畸形治疗方法包括硬化治疗、手术切除、激光治疗、冷冻治疗及电化学治疗等。根据国际静脉协会的推荐，硬化治疗是静脉畸形目前最主要的治疗方法。硬化剂治疗已经取代手术治疗，成为当今静脉畸形的主流治疗手段，可作为单一的治疗方法，亦可与手术、激光等联合应用。目前常用的硬化剂为平阳霉素、无水乙醇、聚桂醇等。

（1）平阳霉素：平阳霉素是由平阳链球菌中提取的抗肿瘤药物，与国外的博来霉素 A5 具有相似的化学结构。病变内注射平阳霉素后的主要组织学变化是血管内皮细胞损伤，管壁不同程度增厚及管腔闭塞，管腔内血栓形成和管腔外的炎症反应不及鱼肝油酸钠注射后明显。因此，治疗后局部肿胀、疼痛等不良反应较轻，适用于Ⅰ型及Ⅱ型静脉畸形的治疗。具体使用方法为：平阳霉素 8 mg 粉针剂，以 4 ml 对比剂稀释，再混以等量的超液态碘化油在消毒容器内用注射器反复抽吸，制成平阳霉素碘化油混悬乳剂，平阳霉素的浓度为 1 mg/ml。根据体表面积按 8 mg/m^2 计算平阳霉素用量。

（2）无水乙醇：无水乙醇是目前作用最为强烈的硬化剂，价格低廉、容易获得且重复性强，临床应用历史悠久。其治疗静脉畸形的机制主要为破坏血管内皮细胞，使血红蛋白变性，内部永久性血栓形成、纤维化，以达到栓塞回流静脉及病变组织的目的。由于其性价比最高，因此临床应用越来越广泛，主要用于治疗回流速度较快（Ⅲ型和Ⅳ型）和范围广泛的静脉畸形。术前经皮穿刺行静脉畸形造影，不仅可以明确诊断，还可明确病变腔的大小、数目、回流静脉的数量及静脉回流速度，对估计硬化剂用量及并发症的预防有重要意义。无水乙醇可单独使用，也可与其他硬化剂如平阳霉素或聚桂醇联合使用，借以减少用量，提高疗效。无水乙醇对组织的破坏作用强烈，稍有不慎则会导致严重并发症，故提倡在 DSA 引导“直视”下操作。操作步骤：术区消毒、铺巾，以头皮针经皮穿刺，进针尽可能深，然后调整针的深度及方向，直至有血液自头皮针的连接管自动流出。注射对比剂，直至回流静脉显影，此时记录对比剂的用量，对比剂量的1/2~2/3 为无水乙醇的注射剂量。对于累及多个解剖区域的巨大静脉畸形，可在一次治疗过程中对不同区域的病变同时注射，但一次最大剂量不超过 1 ml/kg。将无水乙醇快速注入病变腔隙后，观察患者血压及心律的变化。如果血液回流速度快，注射时要压迫回流静脉，避免无水乙醇短时间大量进入肺循环，降低肺动脉痉挛、肺动脉高压及肺动脉栓塞等并发症的发生率。术前、术后注射地塞米松，可减轻组织水肿。注射剂量超过 0.5 ml/kg 体重者，术后需监测血压、尿量，经静脉给予平衡液、碳酸氢钠碱化尿液，预防血红蛋白尿引起的急性肾衰竭，并给予适量抗生素预防感染。临床实践证实，无水乙醇是大型静脉畸形有效的治疗方法之一。但乙醇是一种具有一定危险性的血管内硬化剂，一旦进入正常循环血管，将会导致严重的并发症。因此，治疗时需注意：①所有的操作必须在全身麻醉状态下进行；②确保无水乙醇注射于病变腔内，而非周围组织及重要的血管内，因此在 X 线透视下操作非常重要；③一次注射量超过 0.5 ml/kg 体重时，可能导致血红蛋白尿出现，此时应静脉给予平衡液及碳酸氢钠，预防肾功能损伤；④术前及术后给予激素，预防组织水肿；⑤注射要有一定深度，尤其是大剂量注射，否则会导致皮肤、黏膜溃疡、坏死；⑥术后观察患者生命体征，尤其是呼吸及血压。

（3）聚多卡醇泡沫硬化剂：多用其 3% 注射液与空气或二氧化碳配制成泡沫治疗静脉畸形。由于泡沫是一种由相对少量的表面活性高分子

（表面活性剂）液体和气体构成的非平衡分散体系（nonequilibrium dispersion）的气泡。这些表面活性剂被优先附着于气液界面，具有液体向泡沫转变的趋势并影响泡沫稳定性。泡沫硬化剂的注射技术不同于液体硬化剂。硬化泡沫注射入静脉内后呈团状（coherent bolus），阻止了血液对药物的稀释。因此，硬化治疗的效果被显著增强。聚多卡醇常用于制成泡沫硬化剂治疗静脉畸形。静脉内注射聚多卡醇泡沫硬化剂后，可损伤血管内皮细胞、促进血栓形成、阻塞血管，并产生无菌性炎性反应，促使结缔组织增生、纤维化，使病变萎缩、消退。可单独使用，治疗体积较小、位置表浅的Ⅰ、Ⅱ型病变；也可与无水乙醇联合使用，治疗大型Ⅲ、Ⅳ型静脉畸形。配置过程是使用2个10 ml的螺口注射器，1个注射器抽2 ml聚多卡醇溶液，1个抽8 ml无菌二氧化碳，液气比为1∶4，2个注射器的端口与1个三通开关连接呈90°，快速来回推送2个注射器的内含物19次，在完成前10次推注后将通道口尽可能关小，通过湍流形成泡沫硬化剂。注射过程为：全麻成功后，直接用头皮针经皮穿刺瘤体，回抽有静脉血标志穿刺成功，在透视下注入对比剂，连续观察静脉畸形充盈情况，然后经注射对比剂的头皮针在透视下缓慢向畸形血管团内注入泡沫硬化剂，在预先显影的畸形血管团的衬托下中速注入泡沫硬化剂，透视下可清楚地显示泡沫硬化剂为负性阴影，并可见硬化剂推动对比剂向回流静脉近心端移行，国内有学者称为“X线透视引导下的充盈缺损技术”，注射过程中仔细观察血管团充盈情况。血管团完全被泡沫硬化剂充填应停止硬化剂的注入，1个注射点未能将畸形血管团完全充填时，可再换穿刺部位注入硬化剂。

3. 常见并发症的处理

（1）局部瘤体肿胀是术后早期最常见的并发症，无不适可不予处理，如伴疼痛（疼痛评分≥4分），予止痛对症处理，如肿胀伴明显疼痛则予地塞米松0.3 mg/kg体重静脉滴注，同时予低分子右旋糖酐（10~20）ml/kg体重静脉滴注改善微循环。

（2）栓塞后综合征：恶心、呕吐、发热等，予对症处理。

六、结语

儿童静脉畸形通常没有症状，但如果伴随疼痛、功能障碍或者是明显影响外观时则需要处理。通常情况下，静脉畸形选用外科手术切除非常困难，术后也会造成损毁性的不良后果，并极易复发。通常外科手术切除静脉畸形最大的风险是出血，除了四肢的静脉畸形出血风险较少外，其余部位均很难止血。原则上，应该根据病变的部位、大小、范围、回流速度和技术条件，为患者制订个体化治疗方案。Hassanein等发现静脉畸形在自然发展过程中，以青少年时期进展最快，其余阶段均进展缓慢，若病灶增长缓慢甚至控制在“静止期”，则可实现“带瘤生活”。故静脉畸形若能做到在儿童期早发现早治疗，就可以把静脉畸形带来的不良影响控制在最轻的程度。

硬化治疗为目前最为重要而且首选的治疗方法。硬化治疗静脉畸形的原理是将硬化剂直接注入病变血管内，通过其化学刺激作用造成局部血管内皮损伤，进而发生血栓、内皮剥脱和胶原纤维皱缩，使血管闭塞最终转化为纤维条索，从而达到祛除病变血管的治疗过程。静脉畸形根据Puig分型，能有效地指导临床用药，评估预后，故临床上广为使用。其中Ⅰ型由于无明显引流静脉，故硬化剂注入畸形血管团后与畸形血管壁充分结触，疗效最为明显（图15-4-6）。所以选用硬化剂的原则最主要考虑不良反应。Ⅲ型及Ⅳ型引流静脉明显、回流速度快，硬化剂选择则首选作用强烈的无水乙醇，必要时还需使用弹簧钢圈或胶体降低血流速度。

（李海波　张靖）

第五节　儿童淋巴管畸形诊断与介入治疗

一、历史和发展

国内外早期的文献资料将淋巴管瘤归属于肿瘤性疾病。Waner 和 Suen 于 1995 年提出淋巴管瘤不是肿瘤性疾病而是发育畸形后，又派生了淋巴管畸形这一名词，归属于脉管性疾病，并得到国际脉管性疾病研究会（International Society for the Study of Vascular Anomalies，ISSVA）认可，将淋巴管瘤统称为淋巴管畸形（lymphatic malformation），并再分为微囊型（microcystic）和大囊型（macrocystic）。而在脉管性疾病的现代分类系统中，已没有"淋巴管瘤"这一名称。此后，文献资料及会议交流多以"淋巴管畸形"作为标准通用语言进行学术交流。

二、临床要点

（一）病因

病因至今尚不十分清楚，多数学者认为该病病因可能有：①淋巴系统先天性发育缺陷，淋巴输出管道部分或全部阻塞造成淋巴液潴留，近端淋巴管膨大并形成团块；②若输出淋巴管正常，可因局部或全身炎性反应、外伤或激素水平改变导致淋巴管输入受阻。

（二）病理生理及分型

淋巴管畸形传统上被称为淋巴管瘤，但并没有管腔内皮细胞增生，而是由于淋巴管扩张而形成的先天性畸形。其形成原因可能是由于流出管阻塞（相对或绝对）导致近端淋巴管扩张，继而形成肿块。传统分类将淋巴管瘤分为毛细管型淋巴管瘤、海绵状淋巴管瘤和囊状水瘤。按照现行 ISSVA 分类系统，淋巴管畸形分为微囊型淋巴管畸形和大囊型淋巴管畸形（表 15-1-1）。

淋巴管畸形的组织病理学特征为淋巴管扩张或形成囊腔，内附单层扁平上皮。间质为致密纤维结缔组织，散在淋巴细胞滤泡，偶见生发中心。大囊型病变由较大的囊腔构成，内附单层或多层上皮，趋于局限。弥漫型者具有浸润性，自囊壁伸出指样突起侵入邻近组织，范围广，边界不清。

（三）临床表现

1. 微囊型淋巴管畸形　口腔内尤以舌背黏膜多发，呈现灰白色和粉红色葡萄样突起，生长速度缓慢，在婴幼儿时期，易患上呼吸道感染，炎性反应波及舌部黏膜而发生弥散性体积增大，感染时局部质地硬，舌运动受限，舌体、舌根迅速肿大，炎性反应反复出现后形成巨舌症，气道阻塞影响呼吸。口腔内空间已不能容纳肿大的舌体时，舌体突向口外，因颌骨受压，颌骨发育受

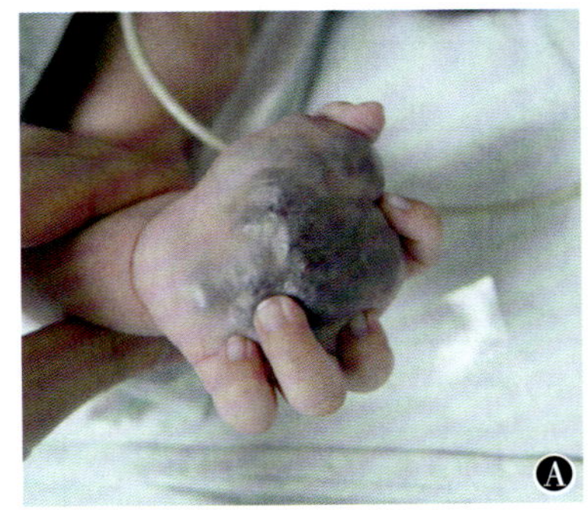
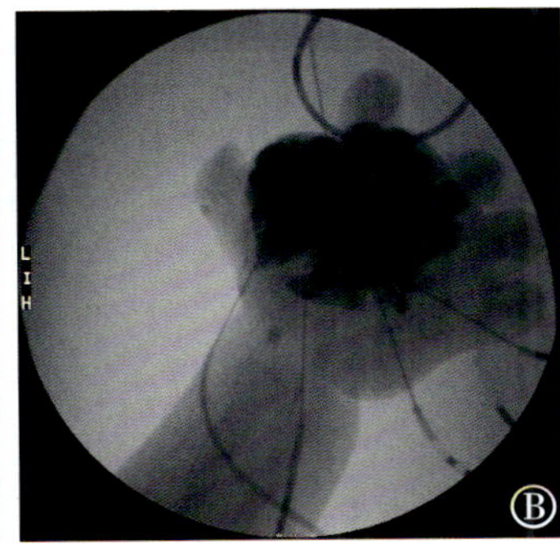
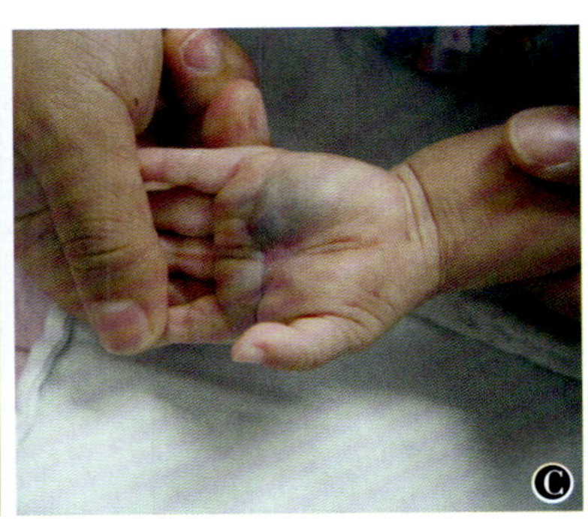

图 15-4-6　左手掌静脉畸形　A. 硬化治疗前；B. 介入术中，注入平阳霉素碘化油混悬液 4 ml；C. 介入术后 3 个月复查

到影响，双唇不能闭合，舌体暴露可致局部干燥、质地变硬、流涎、开颌、下颌前突错颌畸形。病变边界不十分清楚，可以局限，也可弥散。

2. 大囊型淋巴管畸形 病变可为单囊或多囊，囊腔间可以相互交通，不易被压缩，无痛，与皮肤无粘连。触诊有波动感，透光试验阳性、穿刺内容为清亮黄色液体，继发感染时穿刺液可呈脓性，有内出血时为红色液体。

（四）病例选择

1. 适应证

（1）拟诊确诊疾病符合淋巴管瘤诊断。

（2）患者一般情况良好，无畏寒、发热，无咳嗽、流涕等上呼吸道感染症状。

2. 禁忌证

（1）碘过敏试验阳性或明显过敏体质。

（2）严重心、肝、肾功能障碍。

（3）严重凝血功能障碍。

（4）重度全身性感染或穿刺部位有炎症。

3. 淋巴管畸形诊治常规流程 见图15-5-1。

（五）器械、人员要求和术前准备

一般需要彩色多普勒B超机及DSA一台、空气灌肠机一台。机房内还需装备有中心供氧、负压吸引和多功能监护仪等设备；这些在对出现严重并发症的患者进行急救处理中都是必需的。参与介入治疗工作人员配制为4名，其中熟悉DSA机操作的技师1名，介入医师1名，护士1名及麻醉医师1名。

1. 术者准备

（1）熟悉病史，详细了解各项实验室及辅助检查资料，特别注意肝、肾功能及出、凝血时间。

（2）向患者解释本疗法目的和过程，可能出现的情况，解除患者的顾虑，取得患者的配合。

（3）术前应向患者家属说明目的及可能出现的意外，包括术中和术后可能出现的并发症以及

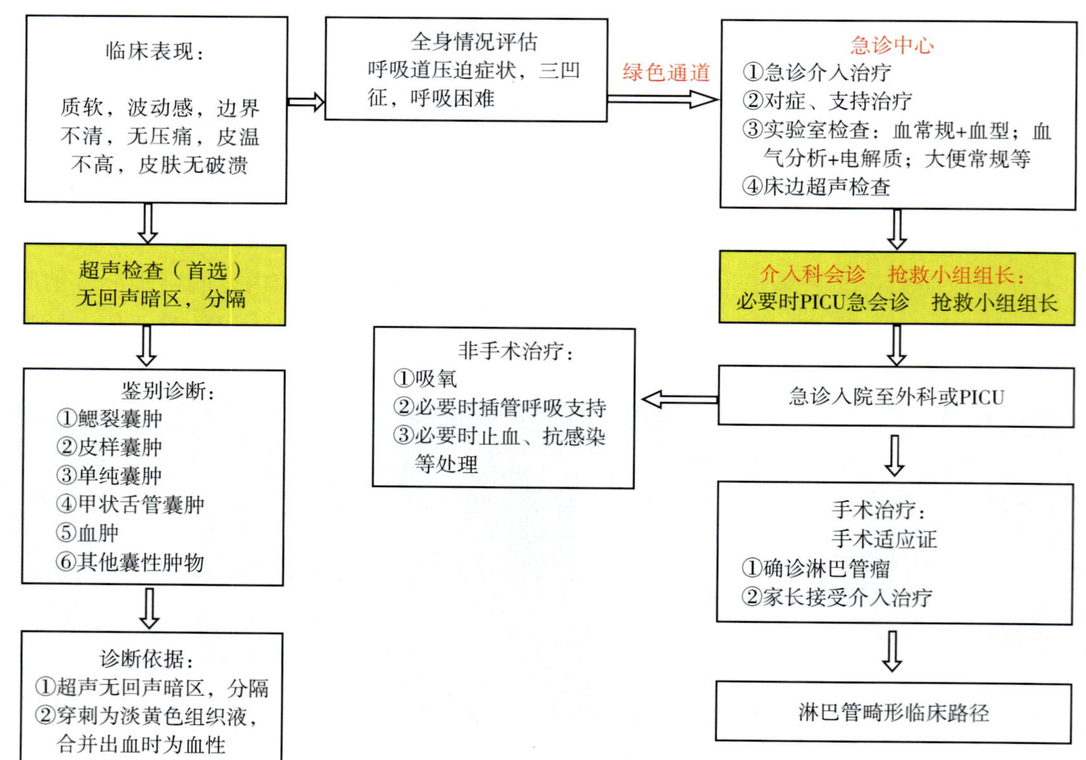

图15-5-1 淋巴管畸形诊治常规流程

失败等，取得家属理解，并签署手术同意书。

（4）根据具体要求，参考病变部位、性质和范围等有关资料，制订最佳方案。

2. 患者准备

（1）术前为患者做必要的实验室检查和其他辅助检查（包括常规X线、CT、超声等检查）。

（2）穿刺部位清洗干净，减少局部感染机会。

（3）术前禁食、禁水。

（4）术前30 min放置好留置针并进行补液支持。

（六）操作技术与注意事项

气管插管全身麻醉下穿刺针经皮穿刺病灶，从针尾看到有黄色透明液体或血性液体后退出针芯，接上注射器，缓慢抽出囊内液体，当液体为血性时应注意观察液体是否能凝固，如为可凝固的血液，立即停止抽吸，并换穿刺点再次穿刺，抽液过程中应密切观察患儿血压变化，抽出液体量大于50 ml时应分次抽液。抽液时可轻轻揉捏病灶使囊内淋巴液尽可能抽出。如病变有多个囊，应多点多角度穿刺并抽液。在B型超声或DSA引导下经皮穿刺病灶注入适量硬化剂。硬化剂配置方法为8 mg平阳霉素溶于3~5 ml生理盐水或对比剂，按0.3~0.6 mg/kg体重或8~12 mg/m^2进行注射，药物的剂量及浓度由病灶类型、范围、大小及与周边组织的关系决定。平阳霉素注药时注意让药液在囊内弥散，注药后轻轻揉捏病灶使药液均匀涂布于囊内壁。见图15-5-2。

（七）术后处理和疗效判断

1. 术后要注意事项

（1）瘤体有无肿胀、破溃。

（2）患儿发热、呕吐及呼吸情况。

2. 疗效判断标准

（1）治愈：瘤体完全消失，皮肤黏膜无隆起，回抽无囊液，影像检查未见瘤体或仅有少量残余硬化病灶，随访无复发。

（2）有效：瘤体缩小50%以上，影像检查仍有少量囊性病灶残余，需进一步治疗。

（3）无效：治疗前后无明显改善。

（八）并发症处理原则

1. 瘤体肿胀 介入硬化术后瘤体会较前肿胀，无不适反应可以观察，如果瘤体肿胀导致疼痛难忍，需予止痛对症处理；如果肿胀明显压迫气管，需应用激素减轻局部水肿。

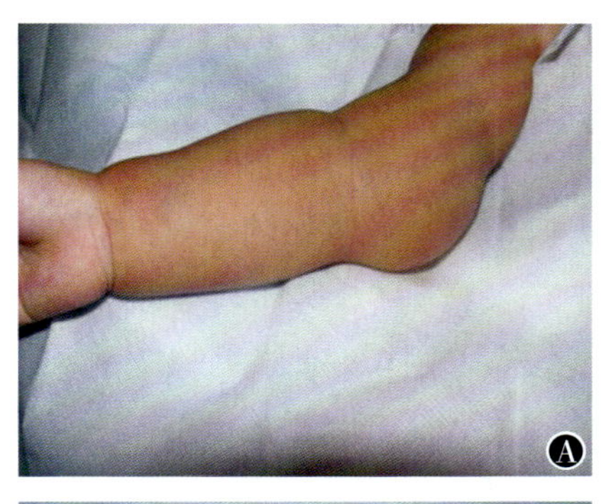
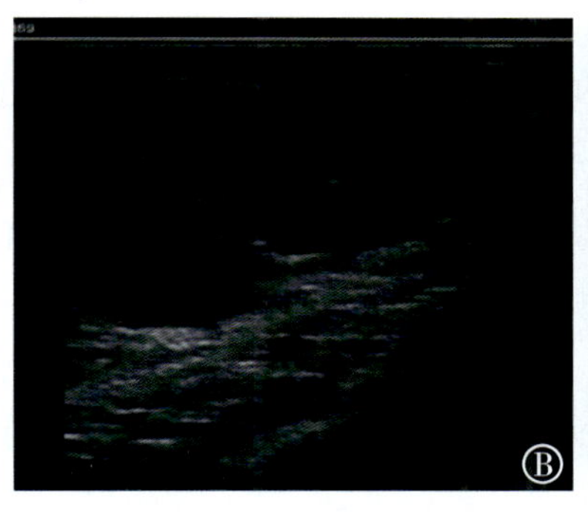
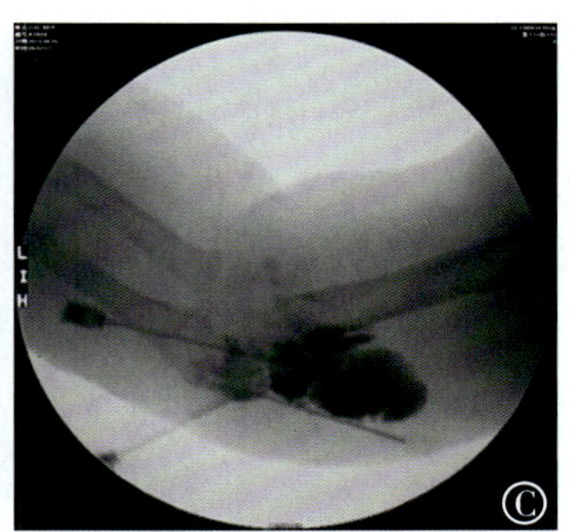
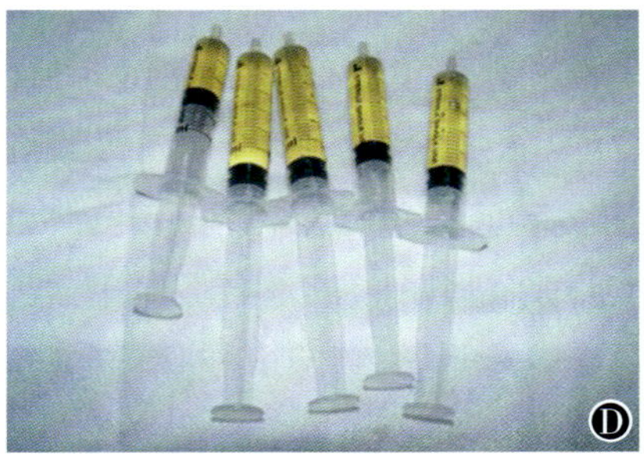
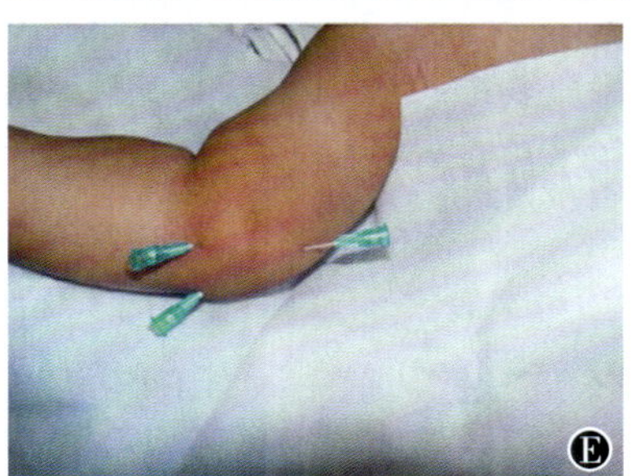

图15-5-2 淋巴管畸形介入治疗 A. 右肘部淋巴管畸形介入治疗前；B. 介入治疗前B超表现；C. 介入治疗中；D. 术中抽出淡黄色淋巴液；E. 介入抽液及注药物后

2. 瘤体破溃 极少数病例介入术后瘤体表面破溃，需予莫匹罗星、安多福及康复新对症处理。

3. 发热、腹泻等药物反应 部分患儿术后出现平阳霉素的不良反应，表现为发热或腹泻，可对症处理。

三、结语

淋巴管畸形介入硬化治疗具有创伤小、恢复快、疗效好、不留瘢痕等特点，但需分多次进行，大囊型淋巴管畸形效果更佳。但对于复杂、混合型病变（如淋巴管-静脉畸形、淋巴管-微静脉畸形等），应根据患者病情和技术条件，制定个体化治疗方案，采用多种手段，施行综合系列治疗，以期获得最佳疗效。

（谭小云　张靖）

第六节　儿童 Klippel-Trenaunay 综合征诊断与介入治疗

一、历史和发展

1900 年，法国医生 Klippel 和 Trenaunay 首先报道了 2 例患者，其皮肤上具有血管瘤病损，同时伴非对称性软组织和骨骼肥大增生，于是提出了“静脉曲张性骨肥大血管痣”这一概念。Klippel-Trenaunay 综合征（KTS）是一种罕见的、复杂的脉管畸形，其临床特征为：①微静脉畸形，即葡萄酒色斑；②非典型性侧支静脉曲张；③软组织和骨骼增生肥大。偶尔伴有萎缩；此综合征的脉管组成较为复杂。无明显的动静脉瘘。少数合并有临床意义的动静脉瘘。多称之为 Parkers Weber syndrome（PWS），也有称之为 Klippel-Trenaunay-Weber syndrome（KTWS）。KTS 病变可侵犯身体各个部位，如上、下肢，臀部，躯干及头部等．可同时侵犯多个部位．但以下肢多见。目前 KTS 并没有特别有效的治疗手段，基本为对症治疗。

二、临床要点

（一）病因

KTS 的病因目前尚不清楚，可能与胎儿期中胚层发育异常有关，在肢芽的胚胎发育中，因胚胎血管的退化比正常晚，使发育过程中的肢体血流和温度增加，从而产生肢体肥大等一系列症状。这种观点认为肢体深静脉阻塞是综合征的一部分，而不是原因。但国外学者对患者进行的大量手术前后静脉造影研究表明，深静脉血流受阻在 KTS 的发病中有重要意义。主干深静脉血流受阻的原因，主要是受到纤维束带、异常肌或静脉周围鞘膜组织压迫，部分患者是由于深静脉主干发育不良或闭锁所致。

（二）发展机制

胚胎时期，血管发生、形成及重建是脉管从正常发育的关键。在此过程中。各种血管内皮生长因子（vascular endothelial growth factors，VEGF）起着关键的调节作用。VEGF 与酪氨酸激酶受体（VEGF．R1 及 VEGF．R2）相结合，调节内皮增殖及脉管形成．此过程受拮抗物和血管生成素的调节。正如 Berry 等所述，在 KTS 中，脉管在重建过程中发生异常，可能与血管生成素-2 拮抗物水平改变有关。KTS 是最常见的单发病。在家族性脉管畸形中，仅发现了 1 例 KTS 患者。在过去的 30 年间，从未发现同一家族里有 2 例 KTS 患者。近年来，有关脉管畸形，尤其是 KTS 遗传方面的报道很多。脉管畸形为常染色体显性遗传，家族性基因学研究证明了突变基因在血管形成过程中起着重要作用。KTS 三联症中的葡萄酒色斑具有家族性，Eerola 等提出了 5q 染色体上的 CMCI 位点为毛细血管畸形的遗传易感位点。利用遗传学方法确定其候选基因 *RASAl*。在家族性毛细血管畸形中。可检测到 *RASAl* 的杂合性失活突变，而在家族性 Parkes-Weber 综合征中。也可检测到此突变的发生。Wang 等报道了 2 例 KTS 患者，其中一例伴 QT 间期延长，另一例为染色体 8q22.3 和 14q13 之间的平衡易位。这种联系是一种巧合，还是独立的基因突变尚不清楚。随着此种畸形的基因学研究不断进展，可对 KTS 患者的早期改变、临床过程及结果进行基因干预。

（三）临床表现

一般在出生时即可发现程度不同的肢体畸形，但出现明显症状的时间较晚，75%的患者在 10 岁前出现症状，少数到中、晚年才出现。绝大多数发生于下肢，发生于上肢者不足 6%，85%为单侧病变。患者有典型的三联症及多种伴发畸形。

1. 微静脉畸形 均在出生或幼儿期出现，扁平或稍有隆起，为粉红色至蓝紫色，呈点状或片状，边缘参差不齐，可布满患肢。随年龄增大，畸形表面皮肤增厚伴疣状增生，局部出汗增多，触碰时易出血。

2. 非典型性侧支静脉曲张 极为明显和广泛，多集中在小腿部。静脉壁厚，可位于皮下深层，触诊时可及条索状物。与静脉畸形相邻皮肤常可见多个卫星静脉痣，为原发性静脉扩张或继发于静脉高压而导致的反流扩张。部分患者的曲张静脉自发破裂出血或继发于创伤出血，并可伴有深静脉血栓性静脉炎。浅静脉曲张可以是特发存在或出生时即存在，也可以是深静脉梗阻后的代偿性通道。

3. 组织增生 肢体各部位均肥大，周径与长度较健侧增加，足部尤明显，肢体增大主要由于肌肥大、脂肪增加、皮肤增厚及异常的血管组织。肢体肥大在出生时即可发现，在婴幼儿期及青少年期最为明显。

4. 伴发畸形

（1）肢体明显水肿，可表现为 3 类：①纤维束带在压迫深静脉时，同时压迫伴随的淋巴管；②淋巴水肿；③合并乳糜管变形，导致异常反流。

（2）同侧臀部肥大其原因是静脉回流不良或乳糜管输送变异，使臀部乳糜过多。

（3）合并静脉畸形肢体静脉血管瘤在解剖、临床或放射学特征上均与 KTS 完全不同，肢体常表现为缩短，但 KTS 患者可合并肢体大面积静脉畸形。

（4）静脉血栓形成严重时血栓脱落，可发生肺动脉栓塞。

（5）其他伴发畸形可出现在患肢或其他相邻部位，甚至在其他器官内，如中枢神经系统。常见的伴发畸形有并指、营养障碍性病变、皮炎、湿疹、青光眼、眼球内陷、结膜毛细血管扩张、视网膜静脉畸形等。

（四）诊断

根据微静脉畸形、非典型性侧支静脉曲张、软组织和骨骼增生肥大及相应的伴发体征，诊断并不困难。但要确定病变程度、深静脉梗阻部位，还需借助一系列辅助检查。

1. X 线（图 15-6-1）、CT、MRI（图 15-6-2）检查 肢体软组织或骨骼肥大、骨皮质增厚。

2. 静脉顺行造影（图 15-6-3） 可显示浅静脉异常、深静脉异常和肌内血管瘤以及深静脉梗阻部位。

3. 核素淋巴系统扫描 显示淋巴回流障碍。

4. 静脉压测定 穿刺足背静脉测静脉压，并通过肢体运动后静脉压的变化来判断深静脉的淤血程度。

5. 多普勒超声及经皮氧分压测定 主要用于判断有无动静脉瘘。

6. 小腿血流测定 提示小腿血流较健侧增加。

7. 组织学检查 可见皮下脂肪层的小静脉数目和直径增加，皮下静脉壁的平滑肌广泛肥大，内膜增厚。

KTS 应与 Park Weber 综合征（PWS）相鉴

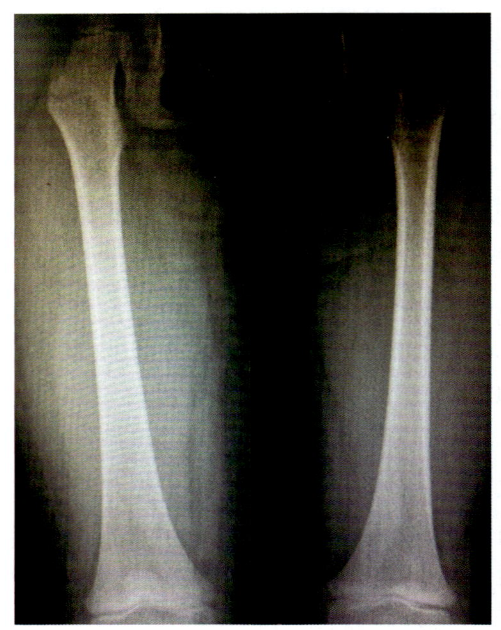

图 15-6-1　KTS 的 X 线图像　双侧下肢 X 线片提示右侧股骨明显增粗，骨皮质增厚

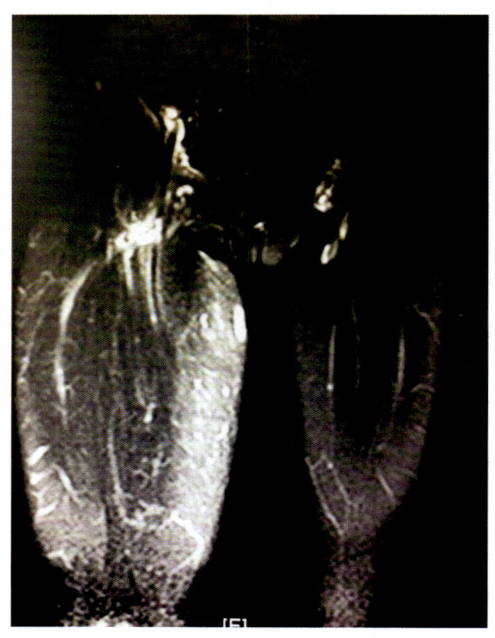

图 15-6-2　KTS 的 MRI　平扫可见右大腿软组织增粗，血管增粗、紊乱

别。它们之间在血流动力学、病理生理、治疗和预后等方面都不相同。KTS 的血管改变以静脉为主，预后较好，PWS 以动静脉瘘为主，预后较差。

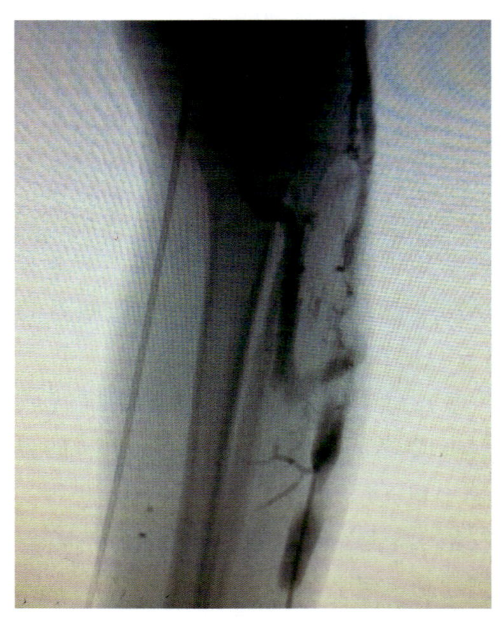

图 15-6-3　KTS 的顺行下肢静脉造影　可见浅静脉异常扩张，与深静脉异常交通

（五）治疗

目前无特效疗法，主要是对症处理和缓解症状。目前，主张使用多学科联合方法治疗和预防 KTS 及其并发症，从而为患者提供最佳的治疗方法。该团队需有儿科医师、内科医师、静脉学专家及矫形科、整形科和脉管外科医师的参加，还包括介入放射治疗医师、心脏病专家或脉管内科医师和理疗医师。对合并有颜面部鲜红斑痣及不对称增生的患者，还需要有口腔颌面外科医生和正畸医生的参与。对 KTS 患者来说，用抗凝剂或下腔静脉过滤器来预防静脉血栓栓塞，与淋巴管水肿相关的蜂窝组织炎和淋巴管炎的预防，同脉管畸形的治疗一样重要。对 KTS 中脉管畸形的治疗，其绝对指征包括出血、感染、急性血栓栓塞和顽固性溃疡；相对指征包括疼痛、功能障碍、因慢性静脉功能障碍所致的膨胀、肢体偏位及美观等因素。

1. 保守治疗　对 KTS 患者的治疗以保守治疗为主，其中又以加压疗法最为常用，有弹力服和压迫绷带 2 种形式。对淋巴水肿和慢性静脉功能不全效果良好。按摩疗法和间断性加压疗法等已成功用于静脉畸形和慢性淋巴水肿的治疗。局部伤口护理、压缩敷料、特殊的矫形鞋及改变生活方式等。可改善肢体功能。KTS 所造成的畸形产生的心理问题不能低估。需要患者及其家属的共同参与及支持。

2. 手术治疗 对 KTS 患者而言，手术治疗是一种选择性方法。接受手术者，多数为一侧肢体过度生长，且行骺骨干固定术有较好疗效的患者。在脉管畸形干预治疗前. 必须对脉管畸形程度和深部系统的开放状态进行评估。有学者主张，对不适合做非侵袭治疗的患者应行早期手术治疗。功能不全的外侧缘静脉高位结扎、较长的表浅静脉套叠式抽提术及通过穿刺的静脉曲张显微手术为主要的手术治疗方法。术中，对有明显脉管曲张的患者，常使用大腿止血带来减少出血。内镜筋膜下交通静脉结扎术对不完全性大静脉穿孔和静脉曲张性溃疡是有效的。一些患者可受益于深部静脉重建。局限性的静脉畸形非手术治疗无效者，可采用减容性手术切除。

3. 介入治疗（图 15-6-4） 介入治疗是脉管畸形较为经典的治疗方法。对局限的葡萄酒色斑。可采用脉冲染料激光治疗。动脉内硬化治疗方法先将 4F Cobra 导管头端置于异常染色区域明显处的供血动脉主干内，注入碘化油平阳霉素乳剂（pingyangmycin lipiodol emulsion，PLE）；再向近心端同撤导管至动脉二、三级分支增多的主干行栓塞硬化治疗。PLE 配置方法：平阳霉素 8 mg，用 4 ml 对比剂溶解，超液化碘油 4 ml，多次乳化。如果造影见患肢出现动静脉瘘，则可经导管注入无水乙醇。但进行无水乙醇注射时，要警惕对邻近神经和皮肤的损害。Lee 等报道 87 例静脉畸形患者。首次成功率为 95%，经 1 年随访，71 例无复发。并发症中，大部分为皮肤损害，约占 28%。仅 1 例患者发生永久性神经损害。尽管在乙醇硬化治疗后，观察到几位患者患有慢性疼痛综合征，但此种方法仍为有效的方法之一。硬化治疗要点：①在动脉主干内推注 PLE，不需要超选择插管；②根据病变范围，必要时向近心段后撤导管；③据造影情况以及硬化治疗中患者的反应决定 PLE 总量，碘化油总量宜在 4 ml 以下，过量会导致皮肤坏死；④平阳霉素总量宜在 8 mg 以下，过量可能会导致发热、胃肠道反应、肺纤维化、过敏性休克等；⑤推注 PLE 过程中，用三通管反复抽吸，以使碘化油与平阳霉素充分乳化；⑥推注 PLE 采用脉冲团注法，避免缓慢注药的“层流现象”致药物分布不均匀，引起局部皮肤坏死并发症。

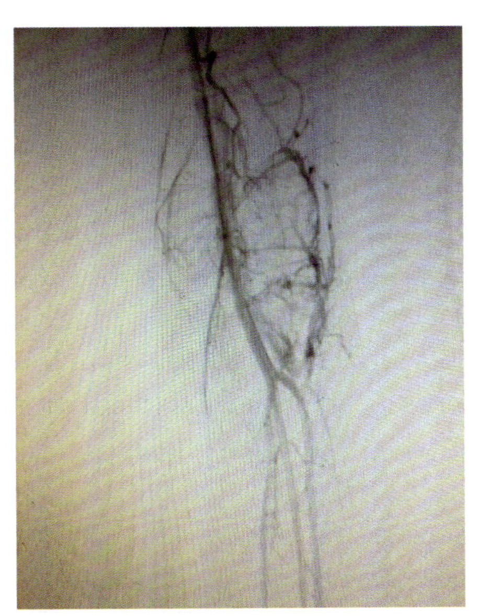

图 15-6-4 经导管注入 PLE

三、结语

KTS 是由畸形的静脉、微静脉和淋巴管组成的混合性脉管畸形。通常情况下。受累的下肢变长、变粗。KTS 的治疗非常复杂，涉及遗传学评估、诊断试验、治疗计划的制定、并发症预防、患者及其家属的心理支持治疗。其主要的治疗方法为保守加压疗法。激光可用于治疗局限性的葡萄酒色斑。在脉管畸形干预治疗前。对表浅静脉进行影像学检查，有助于更好地了解静脉解剖和深部静脉的引流情况。对表浅静脉和畸形静脉，可采用乙醇或泡沫硬化疗法、选择性静脉内热消融术及临床上使用最多的外科剥脱术、静脉切除术和内镜筋膜下交通静脉结扎术，偶尔也可行深部静脉重建术。术中使用止血带可减少出血，选择性使用下腔静脉过滤器可预防肺动脉栓塞的形成。因 KTS 累及多个器官，治疗这种复杂的畸形需要多学科方法的联合。

（李海波　张靖）

参考文献

[1] 谭小云，张靖，周少毅，等. 外科治疗静脉畸形术后残余静脉畸形的介入硬化治疗. 中华小儿外科杂志，2013，34（2）：90-93.

[2] 范新东. 动静脉畸形的无水乙醇栓塞. 介入放射学杂志，2010，19（5）：344-348.

[3] Zheng LZ，Fan XD，Zheng JW，et al. Ethanol embolization of auricular arteriovenous malformations：preliminary results of 17 cases. AJNR Am J Neuroradiol，2009，30（9）：1679-1684.

[4] 中华口腔医学会口腔颌面外科专业委员会脉管性疾病学组. 颌面部动静脉畸形诊治指南. 中国口腔颌面外科杂志，2011，9（3）：242-247.

[5] Fan XD，Zhu L，Zhang CP，et al. Treatment of mandibular AVM by transvenous embolization through the mental foreman. Oral & Maxillofac Surg，2008，66（1）：139-143.

[6] Fan XD，Su LX，Zheng JW，et al. Ethanol embolization of the arteriovenous malformation in the mandible. AJNR Am J Neuroradiol，2009，30（6）：1178-1183.

[7] Koshy CG，Keshava SN，Surendrababu NR，et al. Endovascular management of posttraumatic arteriovenous fistula. Cardiovasc Intervent Radiol，2009，32（5）：1042-1052.

[8] 张靖，谭小云，周少毅，等. 儿童先天性股深动静脉瘘的介入栓塞治疗. 中华放射学杂志，2012，46（12）：1110-1113.

[9] Schumacher M，Dupuy P，Bartoli JM，et al. Treatment of venous malformations：first experience with a new sclerosing agent-amulticenter study. Eur J Radiol，2011，80（3）：e366-e372.

[10] Miyazaki H，Ohshiro T，Watanabe H，et al. Ultrasound-guided intralesional laser treatment of venous malformation in the oralcavity. Int J Oral Maxillofac Surg，2013，42（2）：281-287.

[11] 张靖，李海波，周少毅，等. 儿童静脉畸形介入治疗硬化剂无水乙醇与平阳霉素效果的对比研究. 中华放射学杂志，2012，46（4）：350-353.

[12] Lidsky ME，Markovic JN，Miller MJ Jr，et al. Analysis of the treatment of congenital vascular malformations using a multidisciplinary approach. J Vasc Surg，2012，56（5）：1355-1362；discussion 1362.

[13] Lambot-Juhan K，Pannier S，Grevent D，et al. Primary aneurysmal bone cysts in children：percutaneous sclerotherapy with absolute alcohol and proposal of a vascular classification. Pediatr Radiol，2012，42（5）：599-605.

[14] Zhang J，Li HB，Zhou SY，et al. Comparison between absolute ethanol and bleomycin for the treatment of venous malformation in children. Exp Ther Med，2013，6（2）：305-309.

[15] 李海波，张靖，周少毅，等. DSA 引导下泡沫硬化剂治疗儿童静脉畸形的临床观察. 介入放射学杂志，2013，22（9）：738-741.

[16] 郑家伟，赵怡芳，秦中平，等. 口腔颌面-头颈部静脉畸形诊治指南. 中国口腔颌面外科杂志，2011，9（6）：510-517.

[17] 谭小云，张靖，周少毅，等. 新生儿颈部大囊型淋巴管畸形的介入硬化治疗. 中华小儿外科杂志，2013，34（10）：725-728.

[18] Mokri B. Klippel-Trenaunay-Weber syndrome（KTWS）and spontaneous spinal CSF leak：coincidence or ink. Headache，2014，54（4）：726-731.

[19] Karunamurthy A，Pantanowitz L，Lepe JG，et al. Lethal outcomes in Klippel-Trenaunay syndrome. Pediatr Dev Pathol，2013，16（5）：337-342.

第十六章

儿童静脉通路建立与维护

第一节 儿童外周穿刺中心静脉导管的置入与维护

一、发展和历史

外周穿刺置入的中心静脉导管（peripherally inserted central catheter，PICC），是指经外周静脉穿刺置入，如从上肢置入使导管尖端送达上腔静脉的下1/3，接近上腔静脉与右心房交汇处的导管；或从下肢置入导管尖端送达横膈膜上方的下腔静脉的导管。PICC已在临床普遍应用，起到外周血管置管，中心静脉治疗的效果，尤其对于长期静脉营养或化疗的患儿和危重症患儿。可有效地减少因反复穿刺血管造成的痛苦和创伤，减少静脉炎、药物外渗等并发症，有效保护外周静脉。在临床实践中，除早产儿和新生儿使用1.9F管径的导管外，儿童常用3F和4F的PICC导管。PICC的置管术由有资质的医生或护士操作。

二、儿童PICC的置入

有效的PICC置入和维护能延长PICC的留置时间，减少并发症的发生，减轻患儿反复穿刺带来的痛苦，保证患儿完成间歇性或持续性输液治疗的目的。PICC的置入过程必须严格遵守无菌原则，以减少导管相关性感染的风险。

（一）PICC置入前的准备

1. 核对医嘱和患者的资料，使用双身份识别方式双人核对患者和医嘱。

2. 评估操作环境，是否符合无菌操作的要求，光线是否充足。

3. 评估操作者是否做好无菌操作的准备，是否洗手，是否戴口罩和帽子，是否准备合适大小的无菌手套等。

4. 评估患者的病情、有否过敏史，是否对PICC的材质、皮肤消毒剂、固定的敷料等过敏。评估患者PICC导管的使用情况，以及患儿和家属对PICC导管维护的依从性。

5. 评估患者的综合情况，如使用PICC的意愿与经济条件、认知情况、病情、感知改变、年龄、肢体情况等。

6. 评估选择的PICC的型号是否符合患者的需要，评估PICC计划置入深度及外露长度；穿刺点局部皮肤的清洁度、弹性、厚度、湿度、病理情况、有无破损、有无瘢痕、有无水肿、有无感染病灶。

7. 告知患儿家属 PICC 导管维护的目的，注入冲管液、封管液的作用。

（二）PICC 的置入

1. 选择适当的静脉，一般选择贵要静脉，肘正中静脉或头静脉。

2. 让患儿取仰卧位，用皮尺测量患者从穿刺部位至上/下腔静脉的长度。因患儿年龄大小、肥瘦等差异，体表测量的长度常无法准确反映体内静脉的。测量方法如下。

（1）PICC 从上肢置入至上腔静脉的长度测量：让患儿舒适取平卧位，将穿刺侧手臂外展 90°，稍抬起平患儿胸廓。用清洁皮尺测量，从穿刺点沿静脉走向至右胸锁关节，然后折下至第三肋间隙止。分别测左右侧长度，取较长的距离加 1 cm。

（2）PICC 从下肢置入至下腔静脉的长度测量：计划置入部位到脐右侧及胸骨剑突的距离。分别测左右侧长度，取较长的距离加 1 cm。

3. 建立无菌区。打开 PICC 产品包装，把内含物品置于托盘上，以无菌技术设置及准备必要的器材。准备穿刺部位，先用 75%乙醇消毒皮肤 3 次，然后用 0.1%安多福消毒皮肤 3 次待干，消毒范围以穿刺点为中心（直径≥20 cm），上至肩胛腋窝，下至指尖指缝并用无菌手术巾覆盖患者，铺巾采用最大限度的无菌屏障，以减少导管相关性感染的风险。

4. 预冲及修整导管。连上装满生理盐水的注射器，并预冲导管。将导管护套拆到计划穿刺测量长度的位置。

5. 测患儿双侧臂围（从上肢置入的 PICC），以便监测穿刺后臂围的情况，监测有无外渗。

6. 扎止血带并实施静脉穿刺（图 16-1-1A），见回血（图 16-1-1B）后拔出导引针（图 16-1-1C）。

7. 推送导管。每次以 0.3~0.6 cm 匀速轻柔送管（图 16-1-2），送管至肩部时（约 15 cm）协助患者头部转向插管侧，下颌紧贴胸，以免导管移位而误入颈静脉，将导管完全推进预定的顶端位置。若出现送管阻力、无法送管和导管扭曲的情况，考虑可能原因如下：测量导管应置于长度不准确、导管不合适、患者体位不当、血管因素（堵塞、痉挛、硬化、静脉瘤、解剖或走行异常）或导管盘绕。如果出现导管盘绕时，稍停顿或将导管退出少许，调整体位再边冲盐水边送管，给予患儿安抚，必要时予以镇静。劈开导入鞘前应明确导入鞘已完全退出患儿皮肤，以防撕裂患儿皮肤。

8. PICC 抽吸和冲洗，必须使用容量 10 ml 以上注射针筒冲洗导管。由于容量过小的注射器可能产生使导管破裂的高压［大于 40 psi（1 psi = 6.895×10^3 Pa）］，因此也切勿过度用力冲洗导管。抽吸见到血液回流，以确定通畅。

9. 清洗穿刺部位。把无菌手术巾移开，清洗植入部位，新生儿和皮肤弹性较差的患儿可敷上皮肤保护剂。

10. 固定导管（图 16-1-3）。露出体表的导

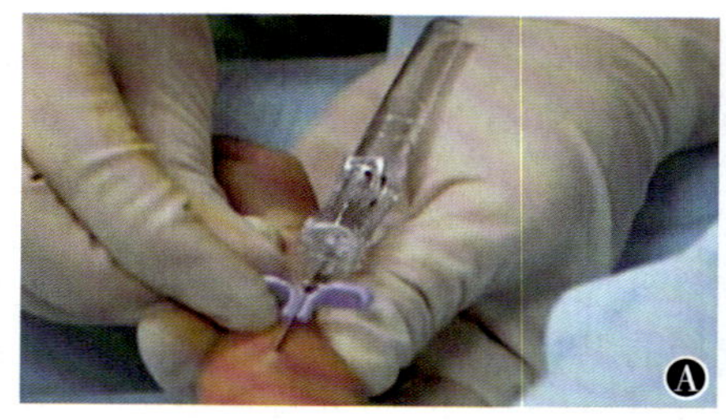

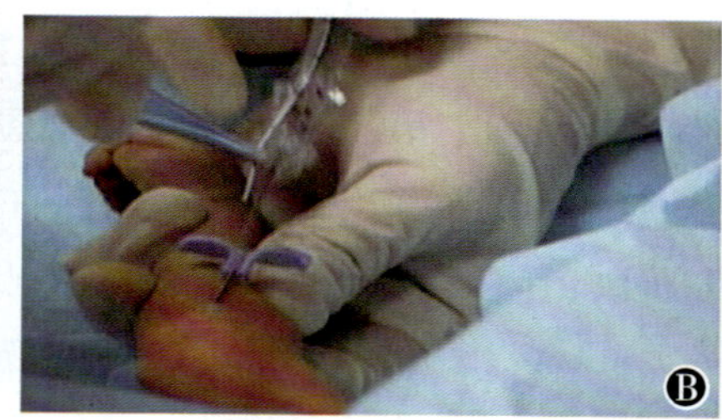

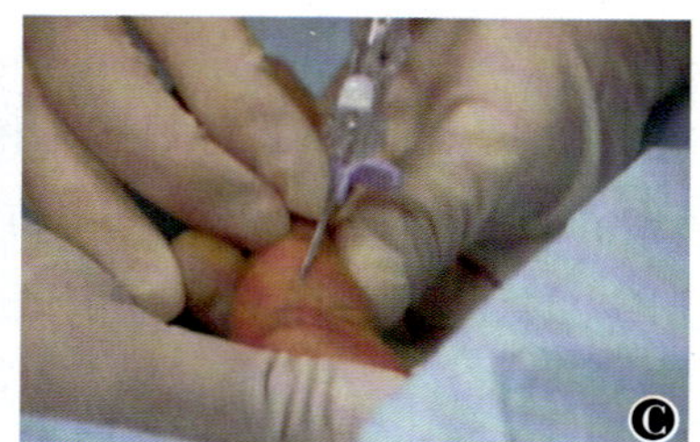

图 16-1-1　静脉穿刺　A. 穿刺；B. 回血；C. 排出导引针

管外部必须使用无菌敷料固定，并记录置入导管长度，外露导管的刻度，穿刺侧的上臂围。位于穿刺部位外端的导管长度若有任何变化，则表示顶端也改变。

11. X线确认导管末端的位置是否正常。

12. PICC置管记录。PICC置管记录的内容包括，导管的名称与型号、穿刺日期、穿刺者、双侧臂围、X线检查导管末端的结果、局部穿刺点的渗血情况、穿刺过程是否顺利、所穿刺静脉名称、导管的总长度和置入的长度。同时，将相关的信息填写在患者的《PICC维护手册》。

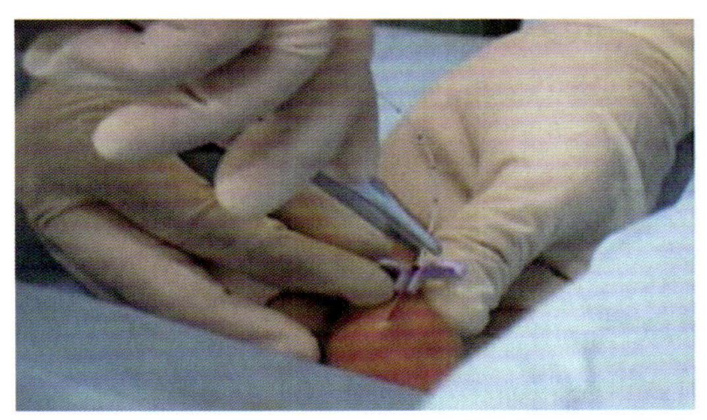

图16-1-2　推送导管

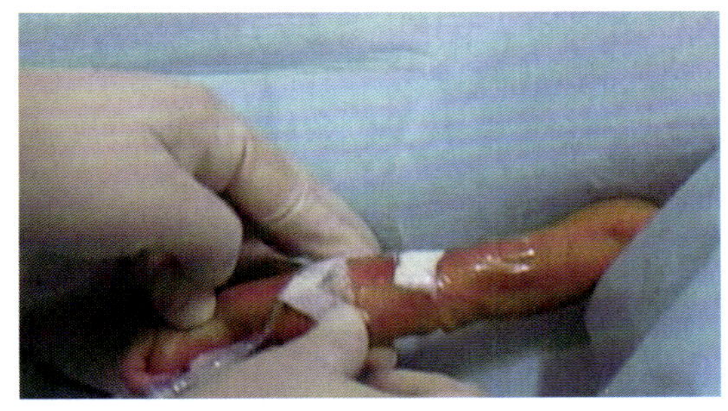

图16-1-3　导管固定

13. PICC导管末端的正确位置。①经上腔静脉途径：位于上腔静脉和右心房汇合处上方2 cm（T4～T7），理想位置为T4～T6。②经下腔静脉途径：置于下腔静脉较高位置和横膈持平或高于横膈水平（将管前端插到膈肌上1 cm处，L4～L10），理想位置为L8～L10。

三、儿童PICC的维护

（一）儿童PICC的ACL维护

1. 导管机能的评估（assess the function of the catheter）

（1）评估的方法：回抽3 ml血，推10 ml生理盐水。

（2）评估的内容：观察过程是否顺利，输液速度是否降低，是否无法抽取回血，是否冲管封管困难。

2. 正确的冲管（clear）

（1）冲管的定义：将导管内残留的药液和血液冲入血管。

（2）冲管的时机：①每次输液前冲管；②每次输液后冲管；③输注脂肪乳剂每4～6 h冲管1次；④抽血、输血或输注其他黏滞性药物后立即冲洗导管。

（3）冲管的溶液：生理盐水。

（4）冲管的方法：采用脉冲式方法，使用容量10 ml以上注射器，推一下停一下，使生理盐水在导管内形成涡流，加强冲管效果。

（5）注意事项：①PICC管不能用于高压注射造影剂和血流动力学监测；②切忌用力过猛冲管，以防导管破裂；③冲管液的最小量为导管和附加装置容量的2倍；④1.9Fr PICC管尽量不用于输注血液和抽血，避免增加导管堵塞的概率。

3. 正确的封管（lock）

（1）封管的定义：用封管液给予正压保持畅通的静脉输液通路，用于输液完毕或在两次间断输液之间，其正压封管能使管腔内充满封管液，避免血液反流，维持导管通畅。

（2）封管的方法：正压封管。

（3）封管的溶液：生理盐水或稀释的肝素液（1 U/ml）。

（4）封管的液量：封管的液量=（导管容积+外接器具容积）×2。

（5）冲管护理的步骤：生理盐水—药物—生

理盐水。

(6) 封管护理的步骤：生理盐水—药物—生理盐水—肝素溶液。

(二) 更换敷料

1. 消毒液选择 可选 2%葡萄糖酸氯乙醇(<2 个月婴儿慎用)，有效碘不低于 0.5%的碘伏或 2%碘酒和 75%乙醇。常用的消毒液大于 1%的有效碘。

2. 消毒的范围 消毒范围原则上大于敷料的大小，消毒范围一般要求直径大于 20 cm。消毒后必须等消毒剂完全干燥后才能置管或覆盖敷料。

3. 消毒的方法 ①2 个月以下婴儿或皮肤完整性受损的患儿在碘伏干燥后必须用生理盐水或消毒水擦洗以除去碘伏；②消毒时应以穿刺点为中心擦拭，至少消毒两遍或遵循消毒剂使用说明书，待自然干燥；③穿刺局部不可使用抗生素药膏或者乳膏，局部用药可引起真菌感染或细菌耐药。

4. 更换的频率 ①无菌透明敷料：至少每 7 天更换 1 次；②无菌纱布敷料：至少每 2 天更换 1 次；③发生渗液、渗血或敷料松动，立即更换；④敷料一旦撕开，立即更换。

5. 贴撕敷料的方法 贴敷料的方法为先塑形后平抚，撕敷料的方法为向心性慢慢地撕去。

(三) 更换输液器及附加装置

1. 输液器及附加装置的更换 输注胃肠外营养液时，应使用单独输液器匀速输注；用于输注全血、成分血或生物制剂的输血器宜 4 h 更换 1 次；肝素帽或无针输液接头应至少每 7 天更换 1 次，如肝素帽或无针输液接头有血块残留或完整性受损应取下后立即更换。

2. 一般不推荐使用三通输液接头 三通输液接头可增加导管相关性感染和非计划性脱管的风险。若必须使用三通输液接头作为附加装置，则在不使用时，护士应在三通输液接头的接口处加用无菌盖，创造一个密闭的系统，输液连接前进行消毒。

(四) PICC 导管的拔除

1. 每天对 PICC 进行评估，当不再需要时立即拔除，这是已知的能降低导管相关性感染的重要措施。拔管过程必须严格遵守无菌原则。

2. 如果怀疑存在与导管相关的并发症，应再次评估，在护理团队协作处理不成功时，应拔除导管。

3. 当患者主诉有与导管相关的不适或疼痛时，应该对患者和导管进行评估，并实施恰当的护理干预，如果干预措施不成功，应该拔除导管。

4. PICC 疑有污染，出现不能解决的并发症或治疗结束时应立即拔管。

5. 拔管前严格消毒，拔出的导管不得再次送入血管。

6. 拔管时不要太用力，动作轻柔、缓慢地顺势将导管拔出，注意预防空气栓塞，指压法压迫穿刺点直至止血。

7. 拔管后用无菌敷料覆盖，每 24 h 评估 1 次穿刺点，直到该部位上皮形成。

8. 有出现倾向患儿的穿刺点适当加压止血。

9. 拔管后对于拔出导管也应进行相应的检查，包括测量导管长度，避免存在导管断裂残留在血管内的情况发生。拔管后将拔出的导管做常规细菌培养。

(五) 置管后的健康教育

置管后予患儿家长相应的健康宣教，指导如何使用《PICC 维护手册》，指导日常生活的注意事项、出院后的导管维护和不良情况的判断等，当出现家长无法判断和处理的情况必须立即到医院处理。

三、PICC 常见并发症的处理

(一) 穿刺部位渗血的预防与处理

穿刺部位渗血是 PICC 置管中最为常见的并发症之一。穿刺成功后穿刺部位若出现穿刺部位渗血，可予方纱或吸收性明胶海绵在穿刺部位上方用弹力绷带加压包扎 8 h 左右。穿刺部位渗血期间，每小时评估穿刺部位一次，根据患儿出血的情况随时更换敷料或延长加压包扎时间。连续 12 h 不出现渗血现象，可撤除包扎的弹力绷带。做好相关的健康教育，减轻患儿和家属的焦虑，指导家长照顾患儿，避免患儿置管上肢过度活动。

（二）感染的预防及处理

此类患者多为免疫功能低下，穿刺部位易发生感染。密切观察穿刺点有无红肿、触痛等感染先灶，如发现异常．应立即处理。为预防感染应加强穿刺部位伤口的维护，保证操作过程遵循无菌原则。置管期间观察有无静脉炎的发生，静脉炎包括机械性静脉炎、化学性静脉炎、血栓性静脉炎和感染相关性静脉炎（表 16-1-1）。

表 16-1-1　不同类型静脉炎临床表现及治疗

分类	临床表现	病因	治疗	预防
机械性静脉炎	1. 置管后 72 h 2. 痛/轻痛 3. 红 4. 肿	1. 在导管穿刺过程中静脉壁受到刺激（物理性静脉炎，与穿刺技术有关） 2. 导管没充分浸泡 3. 导管暴露时间过长 4. 送管速度过快，或反复退、进而损伤血管内膜 5. 在小静脉内放置过大或材料过硬的导管，持续刺激静脉内膜	1. 湿热敷 2. 抬高患肢 3. 严重者停用 3～7 天 4. 选择消肿软膏，如扶他林、喜疗妥	1. 提高穿刺技巧 2. 选择合适的导管 3. 将导管充分浸泡在生理盐水中，送管动作轻柔，尽量匀速送管 4. 限制置管肢体的活动度
化学性静脉炎	1. 输液内 2 h 2. 痛/轻痛 3. 红 4. 肿 5. 可触及，大多在中等长度导管	1. 刺激性药物在外周血管 2. 快速输液 3. 导管头端位置不好	1. 拔管 2. 冷敷/热敷 3. 抬高患肢 4. 严重者停用 3～7 天	1. 确定管头端位置位于上腔静脉 2. 合适的药物 3. 按照推荐流速输注
血栓性静脉炎	1. 置管部位的肿/渗液 2. 侧支静脉形成 3. 不能抽血或冲管，流速缓慢 4. 肿 5. 心动过速 6. 呼吸困难 7. 臂围增大 2 cm 以上	1. 血管壁破坏 2. 自体免疫反应 3. 快速送管 4. 导管末端移位 5. 留置时间过长 6. 静脉流速下降 7. 高凝状态 8. 脱水状态 9. 导管材质较硬	1. 肝素抗凝 2. 溶栓治疗 3. 外科或介入溶栓术 4. 使用其他静脉通路 5. 急性期 7 天后再拔管	1. 确定导管末端位置 2. 低剂量抗凝治疗 3. 协助运动或肢体活动 4. 规范维护管道 5. 提高置管技术，减少对血管的损伤
感染相关性静脉炎	1. 发作较慢 2. 红肿热痛，可触及 3. 穿刺点处有渗液 4. 发热 5. 全身感染症状	1. 未严格无菌操作 2. 皮肤准备不足 3. 敷料污染 4. 机械性/化学性静脉炎的进展	1. 拔管 2. 湿热敷 3. 协助活动 4. 抗感染 5. 停用 3～7 天	1. 置管时严格无菌操作 2. 维护过程中严格按照规范执行

（三）导管堵塞的预防及处理

导管堵塞表现为给药时阻力增大、输注困难、无法冲管、无法抽到回血、输液速度减慢或停止。

1. 堵塞的种类 能输液不能抽血和既不能输液也不能抽血，堵塞可能由纤维蛋白、血栓或药物沉积引起。

2. 导管堵塞常见的原因 ①导管末端位置异常；②冲管和封管的方法不正确；③药物间的配伍禁忌；④脂肪乳沉淀引起管腔阻塞；⑤高凝状态；⑥胸腔内压力增加和血管内膜损伤。

3. 预防导管堵塞的措施 ①保持导管末端位置正确；②正确维护方法：脉冲式冲管和正压式封管；③注意药物间的配伍禁忌；④输注黏滞性药物时定期冲管；⑤正确的冲管液、冲管容量以及冲管频率；⑥尽量减少可能导致胸腔内压力增加的活动；⑦必要时预防性应用抗凝药物或溶栓药物；⑧尽量减少穿刺时的静脉损伤。

4. 导管堵塞的处理 ①确认导管末端位置是否正确。②检查患者导管是否打折，患者体位是否恰当。③用 10 ml 以上注射器缓慢回抽，血凝块是否能抽出。切忌暴力推注清除凝块，可导致导管破裂或栓塞。④完全堵塞负压方式再通：利用三通输液接头将尿激酶吸进导管，保留 15 min后回抽可见回血，如果不成功可于 30 min 内按每 15 min 回抽一次，第二个 30 min 内按同样方法操作一次。保留至少 4 h，推荐 24～48 h。⑤若无法解除堵塞，酌情拔管。

（四）导管移位或脱出的预防及处理

妥善固定好外露部分导管，外露部分导管不宜太长，留在体外的导管应“S”形固定。指导家长为患儿选择袖口宽松且有弹性的衣服，患儿穿衣时先穿留置 PICC 侧，脱衣时先脱留置 PICC 的对侧上肢。对于较为烦躁的患儿，用弹力绷带固定导管外露部分以防止患儿自行将其拔出，指导家长定时观察穿刺部位皮肤的完整性，如何判断导管有无滑脱。

PICC 导管避免了长期输液治疗且反复静脉穿刺对患儿带来的极大痛苦，而且避免了高浓度和化疗药物对外周血管的刺激和损伤。因此，护士应掌握 PICC 的维护方法和常见并发症的处理，保证患儿治疗的顺利、安全。

（刘佩莹　张靖）

第二节　儿童输液港置入

一、发展和历史

输液港，又称植入式中央静脉导管系统（central venous port access system，CVPAS），是一种为长期输液治疗患儿提供的可靠的静脉通道，主要由供穿刺的注射座和静脉导管系统组成。经手术植入皮下，用于静脉输注各种药物、输液输血、采集血样等。输液港对静脉穿刺困难、长期化疗的患儿有着显著的优点。国外自 1982 年起开始使用，现已广泛应用于肿瘤化疗患儿的治疗机胃肠外营养等领域。输液港不仅留置时间长（一般可达 5 年以上），更能提高患儿的生活质量。由于小儿外周血管相对细小，耐受力低，长时间的输液治疗对小儿心理造成不健康的影响，增加了护理人员的操作难度，同时也增加了患儿家长的看护难度。使用输液港能将各种药物直接输入到中心静脉处，避免了高浓度、刺激性强的化疗药物对外周血管造成的损害，也有效地防止了化疗药物外渗等原因造成的局部组织损害。输液港置入术由有资质的医生操作。

二、儿童输液港的置入

（一）输液港置入前的术前准备

患儿需做必要的术前检查，向家长解释输液港植入的目的、优点及大致操作情况和术后相关护理知识，消除家长的顾虑，签署手术同意书。

给患儿家长重点讲解此技术的适应证和禁忌证。

1. 适应证

（1）需长期或重复静脉输注药物的患儿。

（2）可进行输血、抽血、营养液、静脉输液或化疗药物的输注，以及 CT 增强等。

2. 禁忌证

（1）任何确诊或疑似感染、菌血症或败血症。

（2）患儿确诊或疑似存在输液港过敏反应。

告知家长输液港的优点在于可长期携带，而且全部置入于体内，无体外留存导管给洗浴及其他日常生活带来的困扰。

（二）输液港的结构（图 16-2-1）

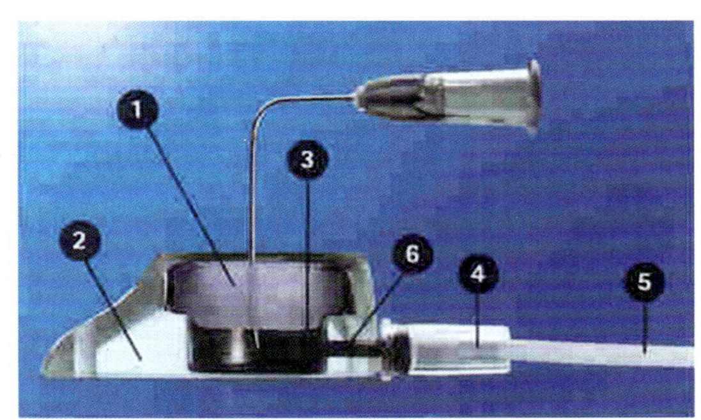

图 16-2-1 输液港的结构 ①硅胶隔膜；②环氧树脂覆盖物；③钛腔；④连接器；⑤硅胶/PUR 导管；⑥插管开口

（三）输液港置入过程

1. 选择合适的静脉入路（颈内静脉及锁骨下静脉均可），通常选择右侧的颈内静脉或锁骨下静脉进行操作。儿童，特别是婴幼儿，由于胸壁肌肉较薄、锁骨较短且向上倾斜，穿刺点定位和穿刺技术较困难，穿刺时可能损伤锁骨下动脉，而且锁骨与肋骨间隙窄，容易剪切导管致导管断裂，气胸、血胸的危险性也相应增高。Iovino 等认为锁骨下静脉穿刺的并发症危险性比颈内静脉穿刺显著升高。故手术操作过程中建议选择右侧颈内静脉作为静脉入路。

2. 常规超声导引下颈内静脉穿刺成功后，经穿刺针送入导丝至上腔静脉，固定导丝。婴幼儿血管腔较窄，如导丝推进有明显阻力，表明导丝可能进入其他小血管，这时需 X 线透视调整导丝方向，使其进入上腔静脉。拔出穿刺针，沿导丝送入可撕脱的扩张鞘，经扩张鞘送硅胶导管于上腔静脉右心房入口处，移去扩张鞘，导管回抽见血后肝素水冲管。

3. 在穿刺点同侧胸壁作水平切口，一般取双侧乳头连线右侧乳头外约 3 cm 处。钝性分离切口下方皮下组织制作囊袋，囊袋大小以可容纳输液港为标准，一般以成人示指末节大小为宜。静脉导管经皮下隧道引至囊袋切口处，透视下回拉导管，确定导管末端位于上腔静脉右心房入口处。剪断体外多余导管，并与注射座相连，固定注射座，将无损伤针（一种与输液港配套的专用注射针，其针尖为特殊设计的斜面，不易损伤输液港的硅胶穿刺膜，使注射座的穿刺次数达到2 000~3 000 次）经皮肤插入注射座内，证实管道通畅，最后缝合皮肤（图 16-2-2、图 16-2-3）。

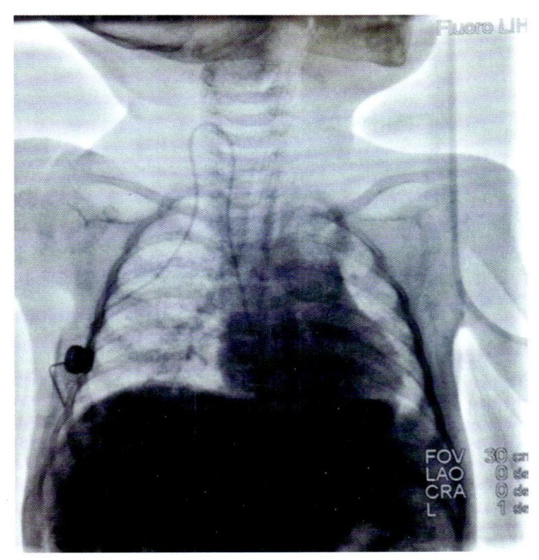

图 16-2-2 输液港置入术后 DSA 图像

三、输液港的日常使用

穿刺前先消毒注射部位，以注射座为圆心，

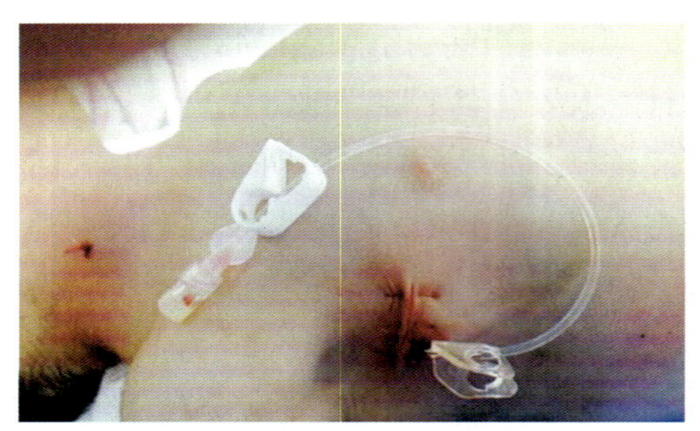

图 16-2-3 输液港置入术后，无损伤针已插入注射座内

向外以环形方式擦拭，半径 10~12 cm；戴无菌手套，将无损伤针用生理盐水排气，夹闭延长管。进行穿刺点定位时，用左手的拇指、示指和中指将注射座拱起，此 3 指的中心即为穿刺点；右手拇指与示指将蝶翼针合并持稳，垂直进针，尽量避开前次穿刺针眼，针头穿过皮肤、脂肪层，当刺入穿刺隔时有滞针感，继续进针；当针头刺破穿刺隔后有落空感，再缓慢向下刺入至底部有抵触感时稍稍向上回拔 0.1~0.2 cm 后回抽血液以确认针头位于输液港储液槽内，用生理盐水（10 ml 以上注射器）脉冲方式冲洗输液港后，夹住延长管并分离注射器，末端可接肝素帽或者可来福接口。

四、输液港的并发症

（一）手术时并发症

此类包括气胸、血胸、误穿刺入动脉、局部疼痛不适、输液港埋置处感染等，需要手术医师仔细操作以避免。

（二）导管故障

1. 回抽障碍 回抽障碍是指输液通畅但是不能回抽血液，一般原因如下：导管末端纤维蛋白鞘形成，起到单向活瓣的作用；也可能由于回抽时使导管末端侧壁孔紧贴血管壁所致。上述情况 90%可以通过 Trendelenburg 体位、生理盐水冲管或输注纤溶药物得到缓解。

2. 管腔阻塞 发生率为 1.9%~8.0%，当出现输液不畅合并回抽障碍时考虑为管腔阻塞。常见的原因为血凝块堵塞，当导管末端持续接触静脉壁时容易导致局部血栓的形成，另外仓促输注的胃肠外营养物质、药物以及来自于输液港底座、硅胶膜及从穿刺处进入导管的皮下组织小颗粒物质也可导致导管阻塞。小剂量溶栓剂（尿激酶）的应用可以使 40%的导管再通，如果是药物沉淀堵管，需要咨询药理学家是否有可以增加沉淀药物溶解性的制剂。

3. 导管移位、扭曲及导管破坏 导管移位及扭曲可导致管腔不通，通过胸部 X 线片可以协助诊断，一旦发生，需根据导管阻塞程度决定是否拔出输液港装置。导管的破坏比较罕见，但是在进行不顺利的手术或者缝合伤口时可能会使导管穿孔或者破坏。一般在手术后短时间内便会出现症状，处理则为拔出置管。

4. Pinch-off 综合征（导管夹闭综合征） 指导管经第一肋骨和锁骨之间的狭窄间隙进入锁骨下静脉时，受第一肋骨和锁骨挤压而产生狭窄或夹闭而影响输液，严重时可致导管损伤或断裂。主要表现有：输液困难、锁骨下不适及输液时局部肿胀。输液时取仰卧位或者把肩臂轻微上抬可缓解导管压迫。临床可以根据胸部 X 线片进行诊断。若出现狭窄严重、导管损伤或断裂应立即通知医生拔除。

5. 导管脱落 连接器是专门供加强导管与输液港结合的装置，因而导管脱落是一个罕见的并发症。冲管时应该用 10 ml 以上注射器缓慢进行，因为较小的注射器会产生较大的压力，增加了导管脱落或者破裂的危险。当确认注射针头位于注射座内，在生理盐水冲管后注射部位出现伴有疼痛的肿胀，则需要行胸部 X 线片排除导管脱落的可能。

（三）相关性血栓形成

血栓主要发生在导管进入静脉血管处或者导管与静脉壁持续接触的部位，但是 30%~70%的患儿会出现无临床症状的导管相关性的血栓症，因此应该警惕它们成为潜在的感染灶或者脱落形成肺栓塞。

患儿在穿刺侧出现红、肿、疼痛及肩部、胸骨后疼痛时需要怀疑血栓形成，可利用彩色多普勒证实。目前尚没有确定治疗本并发症的最佳方法，但是大多数医生认为需要抗凝治疗，必要时使用尿激酶或者重组组织型纤溶酶原激活物（R-tpa）溶栓，并且根据实际效果决定是否拔出输液港。

（四）相关性感染

感染是输液港常见的并发症之一，可分为局部感染和系统性感染（导管相关性血行感染）。局部感染可分为出口处感染及囊袋感染 2 种。前者指皮肤伤口处感染或者留置针穿刺部位感染，一般有疼痛、红肿、局部硬化等表现。大部分是由葡萄球菌感染所致，治疗上包括局部碘制剂处理及更换敷料，适当使用抗生素，可能对一部分患儿有效而不需要拔出导管。囊袋感染的原因为微生物通过穿刺针移位至注射座周围囊袋，主要表现为注射座周围皮肤硬化、疼痛、红肿，多伴有周围软组织蜂窝织炎或者全身症状，部分患儿可以自囊袋处抽出脓液，治疗上包括局部伤口护理及全身性抗感染治疗，在感染完全控制之前不应该使用输液港。

（五）注射座相关并发症

注射座相关并发症包括血肿或血清肿、伤口愈合障碍、注射座周围感染与导管脱落、注射座翻转、漏液、注射座破坏或膜脱落、皮肤坏疽、药物溢出。本类并发症通过仔细的植入手术、合理的使用装置及适当维护可以降低发生率。

（六）漏液损伤

药物漏出可由以下原因引起：导管阻塞使药物“倒流”入周围组织中；导管损坏、断裂，注射座及导管接口断开，导管末端移位；针头脱落可以导致漏液，尤其是在长时间输液或者使用了非配套的穿刺针后。如果注射座被置入在活动的肌肉组织中，肩部及上臂的运动，可能会使穿刺针脱出注射座导致漏液，因而在选择注射座植入位置时应避开活动度大的肌肉组织。同样，注射座表面乳腺组织或者脂肪组织过多也使穿刺针难以固定。如果硅胶膜因反复不正规穿刺出现损伤，药物会因为压力而漏出。怀疑发生漏液时应立即停止输液，然后行胸部 X 线片检查，未发现异常时考虑行导管造影术以探查是否有纤维蛋白鞘形成、导管断裂、导管脱落等并发症。

儿童正处在生长发育的快速时期，长期的化疗或营养支持所经历的痛苦对心灵的创伤是难以抹去的，输液港的置入可以大大减轻反复穿刺对患儿造成的痛苦，因而目前逐步被家长及医务人员接受。

（蒋贻洲　张靖）

第三节　儿童输液港维护

一、发展和历史

儿童埋入式输注系统，简称儿童输液港（Celsite access ports），是一种可以完全植入体内的静脉输液装置，该系统包含一个带硅胶隔膜并连接到导管的输注插口（图 16-3-1）。该导管可根据不同的情况，由硅胶、聚亚安酯、聚酰胺等材料制成、用无损穿刺针穿过皮下便可进入该系统。输注系统和导管均能隔绝无线电波。

MR 信息，输液港（Celsite access ports）属于特定条件下的安全设备，扫描仪必须在正常运行模式下运行：全身平均比吸收率（SAR）必须≤2.0 W/kg，头部 SAR 必须<3.2 W/kg。

输液港（Celsite access ports 埋入式输注系统）主要用于需长期或重复静脉输注药物的患儿，可用于输注各种药物、补液、营养支持，输血和血样采集等，日常护理简单，大大提高了药物输注的安全性及患者的舒适度。近年来，植入儿童埋入式输注系统技术逐步在儿童的化疗及胃肠外营养支持等临床领域开展。尤其在婴幼儿化

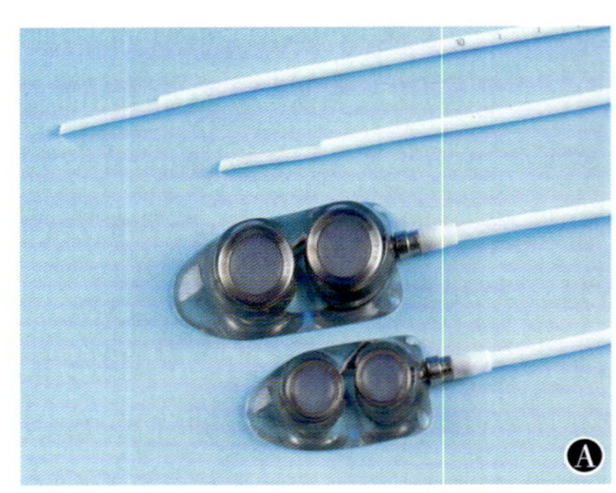
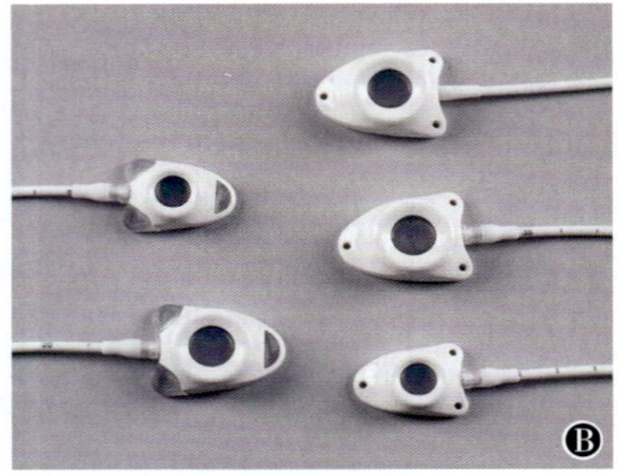
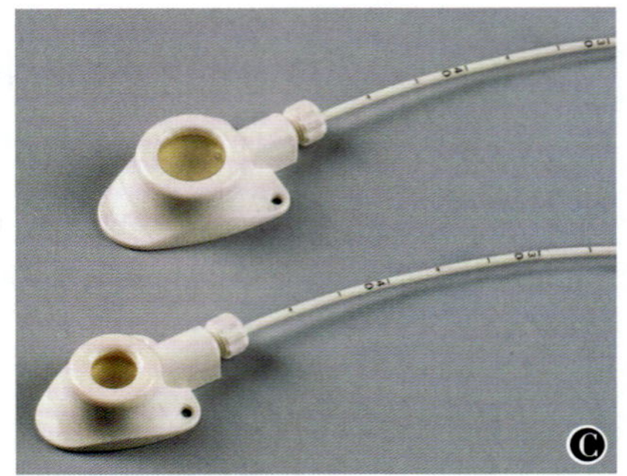

图 16-3-1 不同类型与规格输液港结构示意图 A. 双室型；B. 单室型

疗的过程中，由于婴幼儿外周血管细小，血管壁薄，化疗药物血管刺激性强，易损伤血管，而化疗周期长，需要反复穿刺输液，使用植入式静脉输液港可以将化疗药物直接输注于中心静脉，避免化疗过程外周静脉的并发症，减少婴幼儿频繁更换输液部位的痛苦，显著提高婴幼儿的生活质量。

二、植入儿童输液港（埋入式输注系统）的围术期护理

植入儿童输液港的围术期护理是儿童输液港维护的重要阶段，包括了术前充分评估，重视患儿及家属的心理护理，介绍儿童埋入式输注系统的特点和日常护理方法，消除患儿及家属的思想顾虑，协助完成相关的术前准备。术后密切观察患儿生命体征、输液港植入部位表面皮肤情况、疼痛管理、饮食管理、心理护理、标准化护理、常见问题处理、强化出院指导。为每位植入儿童埋入式输注系统患儿建立个体化的跟踪档案，定期回访。标准化的植入儿童埋入式输注系统围术期护理和规范化的植入物跟踪和回访服务能保证患者的安全，提高患者的生活质量，提升服务品质，提高患者的满意度。

（一）术前护理

1. 评估患者的基本情况 评估患儿基本情况，包括年龄、性别、体重、身高、体温、脉搏、呼吸、血压、腹围、有无水肿，胸、腹腔积液，计划埋置儿童输液港药盒部位皮肤情况等。评估患儿的健康史，包括现疾病诊断、出生史、抢救史、抢救史、母亲妊娠史、预防接种史、既往病史、过敏史、传染病史、家族史等。重视连续性的营养评估。评估患儿有否儿童输液港的适应证，如需要长期化疗、静脉营养支持等。评估患儿有否禁忌证，如确诊或疑似感染、菌血症或败血症症状，对儿童输液港材料有过敏反应者，肝素诱发血小板缺乏症等。定期进行疼痛评估，尤其是肝母细胞瘤的患者，评估其疼痛的部位、程度、性质、持续时间、疼痛的病因和诱因等，以及患者对疼痛的耐受程度，动态观察患者疼痛的变化，并做好记录和疼痛的护理。

2. 心理护理和健康教育 评估患者及其家属的认知程度、学习意愿和学习能力等，向患者及其家属予以入院宣教，消除患者思想顾虑。向患者和家属介绍儿童输液港，说明其手术的意义、目的、优点、可能出现的并发症或风险和其他静脉通道的选择。为其建立跟踪档案和输液港护理手册，教育家属日常的护理知识，提高患儿的生活质量。

3. 术前检查 评估患者的身体状况，指导患者进行心电图、胸部 X 线片及血常规、肝肾功能、出凝血时间等检查，了解患者有无禁忌证，如为化疗间歇期应待血常规基本恢复正常后行植入术。手术中使用非离子等渗对比剂者，一般不做碘过敏试验，有过敏史的患者除外。手术当

天，需重新测量患者体温、脉搏、呼吸、血压，查看术前检验结果，如有异常及时通知医生处理。

4. 术前讨论 患者的主治医生、手术医师、麻醉医师、介入手术室护士和责任护士针对其基础疾病、手术适应证、手术方案、术中术后可能出现的并发症、意外以及防范处理预案、术前准备、麻醉风险、术后观察事项、护理要点等关键问题进行术前讨论。

5. 护理计划 根据患者的基本情况、基础疾病和现病情等制定适合的护理计划。

6. 肠道准备 因患儿需要全麻下进行手术，护士需要向家属做好健康宣教。根据医嘱、患儿的年龄和饮食的种类指导患者禁饮禁食，避免因麻醉或手术过程中呕吐发生误吸。注意 1 岁以下儿童对禁食、禁水不耐受，哭闹剧烈，关注患者禁食禁饮落实的同时，务必注意监测其血糖情况。

7. 对于年长的患儿，术前训练床上排尿和排便，必要时留置尿管。

（二）术中护理

在手术前中后与医生、麻醉师一齐核对患儿，协助患儿取平卧位，待麻醉后根据医嘱对患儿进行约束，固定患儿，暴露穿刺部位，且每 10 min观察患儿约束部位的皮肤颜色和温度。手术过程中护士需要配合麻醉医生密切监测患儿的生命体征变化，注意为患儿保暖，并做好记录，如有异常及时报告医生。护士根据医生的指示提供所需物品，协助手术进行。操作完毕，仔细检查穿刺部位有无肿胀、渗血等，植入后行 X 线检查确认导管位置及有无血气胸等并发症。

（三）术后护理

1. 术后体位管理 给患者提供整洁、安静、舒适的治疗及休养环境，保证充足的睡眠。去枕平卧且术肢制动 6 h，头偏向一侧。制动解除后，指导患儿应尽量避免下蹲及增加腹压的动作（剧咳、打喷嚏、用力大便等）。

2. 病情观察 对身体各器官功能情况和心理情况进行评估。密切观察患者生命体征有无异常、面色有无发绀、有无胃肠道反应、有无排尿异常、有无剧烈疼痛；观察术后排尿的情况，指导患儿床上排尿。儿童术后发生尿潴留现象的概率相对较低。部分患者术后有发热的现象，体温 37.5~38.5℃，指导物理降温。根据患儿的病情合理调整患儿术后的护理计划。

3. 植入儿童输液港部位的观察 对植入儿童输液港表面皮肤进行评估。观察穿刺部位和植入部位有无渗血、渗液、出血、瘀斑及皮下血肿和感染等，如有渗出应及时更换敷料，保持穿刺部位的敷料干洁，防止感染，如有异常及时通知医生。一般患者术后皮肤无异常，营养低下的患者输液港皮肤切口愈合较慢。

4. 疼痛管理 根据患儿的年龄选择合适的疼痛评估量表，术后每小时为患儿进行疼痛评估，连续评估 4 次，4 h 后仍有疼痛继续评估。根据的患儿疼痛情况和患儿疼痛耐受性，向家属解释病情，调整患儿的卧位和肢体摆放，给予患儿安慰，分散注意力，疼痛评分>6 分者通知麻醉师协助处理。

5. 饮食管理 术后禁食 2 h 无呕吐者，可试饮少量水，术后禁食 3 h 无呕吐者可进少量清淡易消化的流质饮食。少吃多餐，根据病情逐渐过渡到半流质或普通饮食。术后 12 h 内不宜进食过多，否则容易引起呕吐。对于患者术后进食后无呕吐，指导其多喝水，以加速造影剂的排泄。

6. 心理护理 给予患者及家属心理护理，做好相关解释工作，减轻患者和家属的焦虑。向患者和家属指导饮食与休息的注意事项；对术后继续用药者，向患者及家属交代药物的作用、不良反应及注意事项。

7. 儿童输液港的标准化护理 制定关于儿童输液港的所有护理操作标准化流程，并培训相关的护理人员，保证护理服务的同质化、连续性和规范化。①穿刺方法和固定。根据患儿的体重、皮下脂肪的厚度和年龄选择无损伤针的型号。非主力手找到输液港的位置，将此手拇指与示指、中指做成三角形，将输液港拱起，确定此三指的中点即为穿刺点。选择 10 ml 以上的注射器连接无损伤针，排气后垂直进针，直到储液槽位置。调整无损针的位置，保证患儿舒适时，尽可能将无损针开口处正对着儿童输液港的导管口端。无损伤针连接正压无针输液接头，正压接头无需使用抗凝血剂，只用生理盐水冲洗即可。大部分患儿因年龄较小和皮下脂肪较少，穿刺后的无损伤针和皮肤之间仍存在空隙，需要将方纱中部修剪成 Y 型以填充此空隙，再用透明敷料覆盖固定无损伤针，敷料每 7 天更换 1 次。②冲管和封管。冲管和封管均选择 10 ml 以上的注射器连接无损伤针，冲管的方法为脉冲式冲管，封管的方法为正压式封管。冲管的时机分别是补液前、每组补液之间、补液结束时、抽血后和治疗间歇期。冲管用 5~10 ml 的生理盐水即可。③抽血的方法。向患儿及家属解释抽血的步骤，家属同意后才能为患儿进行抽血。常规消毒输液接头，连接 10 ml 注射器，抽取回血，并丢弃所回抽血 2~3 ml（小于 1 岁者为 1 ml），需血培养者不丢弃。抽血后常规脉冲式冲管和正压式封管。④常见问题的处理。无法回抽或冲洗，是最常见的问题。首先排除输液器打折或输液泵故障等外在因素；若因导管末端贴于血管壁，让患者活动上肢或更换体位；若穿刺针位置不正确。若患者胸肩部伴疼痛，应考虑有否导管打折、导管移位、注射座翻转等，立即通知医师解决。因儿童输液港由颈外静脉穿刺植入，所以不必考虑夹闭综合征。其中 1 例患者药盒周围皮肤红肿且皮温增高，考虑感染的可能，抗炎治疗效果不明显，家属要求手术取出输液港。

（四）强化出院指导

在患者术后和出院前指导患儿及家属儿童输液港的使用方法，日常的注意事项，避免提重物、游泳、打球、骑自行车和引体向上等上肢活动度较大的运动。治疗间歇期每四周到医院对儿童输液港进行评估、检查、冲管、和封管维护一次。随着儿童的生长，儿童输液港导管的尖端位置将会发生变化，在上腔静脉中上移，至少每隔 12 个月用放射显影方法检查导管尖端的位置。如有肩胸部、颈部及同侧上肢水肿或疼痛等症状，应及时回医院检查。我们根据每位患儿的病情及疾病性质，制订其复诊的计划和时间，并告诉他们复诊的重要性。

（五）跟踪回访

建立患者回访电子系统与电子病历对接，以便信息的跟踪。为每位植入儿童输液港患儿建立跟踪档案，档案编码管理，并每位患儿订制其专有的《儿童埋入式输注系统手册》。该手册的内容包括儿童输液港的简介，初次置管资料，手术科室的联系方式，携带者日常生活注意事项，使用和维护输液港注意事项，输液港维护工作的主要内容及步骤，更换敷料方法，冲洗方法、更换无损穿刺针步骤、治疗间歇期的维护、使用过程中常见问题，及处理方法、儿童输液港的常识自测题、患者提出的常见问题、自测题答案、输液管维护跟踪资料等。建议患儿随身携带该手册，以保障患儿得到合理且必要的医疗，尽量减低对生活不必要的影响，提高生活质量。定期电话回访，跟踪患者的病情及儿童输液港的使用情况。为患者和我们的专科医生和专科护士建立微信群，让我们更便捷了解到患者的情况，增加医患沟通；也让患者家属之间可以互相交流。通过回访，我们系统收集并分析患者的满意度。出院患者满意度调查是一种直接、真实、客观的护理质量反馈方法，便于医院了解患者住院期间的护理质量、存在问题，为持续改进护理质量、提供优质服务提供了科学依据。

儿童输液港，是一种可以完全植入体内的静脉输液装置，对患者生活质量影响较小，可用于化疗、营养支持和血样采集等。保证儿童输液港在儿童体内安全使用至关重要。通过儿童输液港围术期护理的标准化，制订围术期的护理规范，细化每项护理操作流程，修订护理安全管理制度，建立与患者沟通的有效平台，开创多元化的跟踪回访方法，保证了儿童输液港在患者体内的安全。

标准化的植入儿童输液港围术期护理能保证患者的安全，提高患者的生活质量。规范化的植入物跟踪和回访服务保证患者治疗过程的同质化和连续性，提升服务品质，减少错误发生，提高患者的满意度。

（刘佩莹　张靖）

参　考　文　献

[1] 陆亚红，蒋婉丽，诸纪华. 改良塞丁格技术在98例PICC置管患儿中的应用. 中华护理杂志，2012，47（8）：704-705.

[2] 彭刚艺，刘雪琴. 临床护理技术规范（基础篇）. 2版. 广州：广东科学技术出版社，2013：339-342.

[3] 刘佩莹，张靖，毛月明. 植入婴幼儿型埋入式输注系统的围手术期护理. 中国实用护理杂志，2014，30（5）：52-54.

[4] 吴爱珍. PICC置管维护质控体系的建立与效果评价. 中国实用护理杂志，2011，27（35）：71-72.

[5] 罗春华，肖荣挑，刘群，等. PICC置管在肿瘤患儿中的应用及并发症的预防护理. 中国当代医药，2011，18（36）：103-104.

[6] 李丽，吕海芳. 植入式静脉输液港的临床应用及护理. 护理实践与研究，2012，9（2）：101-102.

[7] 张春旭. 植入式静脉输液港的临床应用及护理. 护理实践与研究，2011，8（15）：116-118.

[8] 王琴华，潘小英. 静脉输液港在肿瘤患儿中的临床应用与护理. 中国急救复苏与灾害医学杂志，2012，7（9）：888-889.

[9] 茹江丽. 植入式静脉输液港常见并发症的预防及护理研究. 中国实用护理杂志，2012，4（28）：113.

[10] 陈明远，夏良平，陈直华，等. 植入式静脉输液港不同植入术式在恶性肿瘤患儿中的应用. 中山大学学报（医学科学版），2007，28（6）：145-147.

第十七章

儿童不明性质病灶经皮穿刺活检

一、历史和发展

依据介入放射委员会标准，影像引导下经皮穿刺活检定义为在影像设备引导下，通过穿刺针对目标组织器官进行穿刺、取材，进行病理诊断的一种技术。介入放射学是在经皮穿刺血管造影的基础上发展起来的，经皮穿刺技术是介入诊疗的基础。因为许多病变的影像诊断很难完全符合最终病理结果，所以通过经皮穿刺技术对病灶进行活检与病理检查，有助于明确诊断，并帮助临床医生制订合理的治疗方案。

1883 年 Leyden 通过穿刺抽吸术首次在 1 例肺炎患者的肺部获得病原菌；1886 年 Mene 通过穿刺针对肺内病灶进行活检，经病理检查确诊为肺癌。20 世纪 60 年代以来，随着 X 线影像增强透视、实时超声、CT 和 DSA 等影像监视系统的发展，经皮穿刺活检术也日益成熟，并在临床诊疗中发挥着重要作用。

通过经皮穿刺取得组织、细菌、血液等材料以达到明确诊断之目的是介入放射学的重要组成部分，而明确诊断又是进行介入治疗的重要基础，故介入性诊断也越来越发挥着重要作用。与成人穿刺活检比较，在儿科行影像引导下穿刺术仍未被大众广泛接受。一个重要的原因，儿童穿刺活检需在全身麻醉或镇静下进行，许多患儿家属不愿接受患儿进行全身麻醉术。此外，有研究显示，约 50% 儿童肿瘤患者<5 岁。与成人恶性肿瘤的类别不同，儿童肿瘤大多数为中枢神经系统恶性肿瘤或血液病。

为了提高经皮穿刺的准确性，经皮穿刺应在影像系统的监视下进行；为了避免穿刺针损伤血管、神经，应根据穿刺部位的解剖学知识选择不同的穿刺路径；为了提高穿刺取材的阳性率，应根据不同的组织器官选择不同型号的穿刺针；为了提高穿刺活检的安全性，应在经皮穿刺前做好患儿相关的实验室检查、体格检查等，并与患儿及其家属做好沟通交流配合工作。

二、临床要点

（一）适应证

影像引导下穿刺的适应证是从目标器官获取细胞或组织进行病理学检查。主要包括四个方面：①确定肿块的性质，良性或恶性。②确定恶性肿瘤患者的临床分期，是否存在周围或远处转移。③对于可疑感染的患者，提取送检标本进行病原微生物检查。④确定扩散性病变的边缘。

（二）禁忌证

1. 凝血功能异常 若为普通浅表部位，例如，皮肤浅表部位的活检，一般认为术前可以不检查患者凝血功能，即使出现穿刺术后出血，采用手指压迫法可止血。所有胸部、腹部穿刺活检以及所有深部病变的活检，术前均需要检测患者部分凝血活酶时间（PTT）和凝血酶原时间（PT）以及血小板计数。具有易出血倾向是穿刺活检术的禁忌证，尤其是对实质器官（肝、脾、肾）的穿刺。若正使用非甾体消炎药物，例如，服用阿司匹林的患者，穿刺术前需停止用药10天以上。不过，Atwell研究结果显示在术前10天内服用阿司匹林与任何脏器穿刺术后出血未表现出显著的相关性。

2. 腹腔积液 腹腔积液被认为是肝脏穿刺活检术后出血的另一个危险因素。然而，据文献报道，在凝血功能正常的成年人中，影像引导下肝脏穿刺术后出现小出血或大出血并发症的概率与患者肝脏周围是否存在腹腔积液无统计学差异。

3. 先天性单侧肾 肾脏科医师认为单侧肾是经皮影像引导下穿刺活检的绝对禁忌证。理由是，若患儿出现严重并发症，患儿可能会失去唯一的肾脏。

4. 无适宜的穿刺途径 若被穿刺物被骨骼或肠道覆盖，则为安全穿刺进针的禁忌证。若通过超声引导下穿刺被肠道覆盖的脏器时，可利用超声探头挤压肠道，以便出现一条安全的穿刺通道。

（三）引导与监视设备

穿刺活检成功率与导向技术有着密切的关系，导向技术是指在影像设备监视下，穿刺针进入组织、器官的过程，常用的影像监视设备包括X线透视机、超声、CT和MR仪等。近年来，随着影像学设备和技术的快速发展，将两种以上的影像设备组合应用已显示出广阔的前景。导向设备的选择，应根据病变所在的部位、大小、深度和患者的经济能力综合考虑。

1. X线透视 具有简便、经济、体位灵活和定位快速等优点。在X线透视下穿刺可直接观察进针方向与深度等，尤其适用于胸部与四肢骨骼的穿刺活检。最好使用双向透视或“C”形臂透视机。使用X线透视机时，可先从一个轴面确定穿刺针的位置，然后缓慢地转动患者至另一个轴面透视，即可明确穿刺针的方向与深度。

2. 超声 具有简便灵活、不受体位限制、无辐射损害的优点。超声可以实时准确了解病灶的大小、深度和周围组织结构情况，特别是能够直接观察到穿刺通道是否穿越重要血管，尤其适用于腹部脏器内病灶穿刺。目前使用的超声仪多带有穿刺探头，穿刺针从穿刺槽插入，穿刺探头可以显示穿刺的路径、进针方向和进针深度，大大提高了活检的成功率和准确性。超声检查具有无辐射的优点，但对于深部病变，易受空气、软组织等介质的影响，图像质量大大下降，所以超声多用于较浅表病灶。深部病灶由于穿刺路径长，需更准确定位，多使用CT引导下完成。

3. CT 具有良好的密度分辨率与空间分辨率。能清晰显示脏器的解剖位置，器官内部的病变，同时又能明确病灶与周围组织结构的关系，常应用于胸、腹部，骨骼或其他复杂部位的穿刺活检。CT导向穿刺活检具有定位准确、穿刺针显示良好的优点。缺点为无法实时监测进针过程，具有辐射，无增强扫描时较难评估进针是否穿越血管，操作时间长，费用较高。最近已有CT透视技术推出，有助于改善部分缺点。

4. MR 显像具有独特的优点，如MR实时透视、无辐射损伤，软组织空间分辨高，能多轴面成像等。但常规MR操作间需采用无磁性手术穿刺材料，临床应用很少。

（四）穿刺活检前准备

相对外科手术而言，穿刺活检术对组织器官的创伤较轻，但仍存在一定的风险，特别是毗邻大血管或空腔脏器的部位，需特别做好各项术前准备，精确定位病变的位置，避免损伤重大血管或腹腔肠道而出现大出血或感染等各类严重并发症。

1. 知情同意书 熟悉患儿全部临床资料、影像资料及检查资料，明确适应证。穿刺活检前，须告知患儿家属所采用的手术穿刺器械、穿刺方法以及可能出现的各种并发症，并签署穿刺活检术知情同意书。对于>12岁的儿童患者，已具备部分理解能力，依具体情况可告诉患儿穿刺手术相关事宜，使得患儿配合此次穿刺术。

2. 镇静麻醉 依穿刺活检的部位，大部分穿刺活检术需麻醉医师对患儿实施镇静麻醉术，特别是肺部、肝脏或肾脏部位的穿刺术；穿刺过程中注意观察患儿生命体征变化。

3. 患儿术前准备 患儿行穿刺需静脉留置针，为下一步镇静或静脉全麻做准备。患儿在手术台上采用适宜体位，注意不要影响穿刺进针。此外，术前需在穿刺进针部位充分消毒、铺巾，手术部位保持无菌。

（五）操作技术与注意事项

1. 穿刺活检术 需在无菌状态下进行，对穿刺部位以及活检器械需严格消毒。在影像设备引导下，确定穿刺部位后，应用穿刺针进入病灶区。若病灶较大者，且存在中央坏死区，此时，需采用多中心取材方法，且避免中心坏死区域，尽量选择病灶实质部分。同时为防止恶性肿瘤的穿刺针道种植转移，尽可能减少穿刺次数。

现临床上所应用的切割活检枪类型多种多样，需严格按照产品说明书操作。例如广州市妇女儿童医疗中心介入科所采用穿刺针为16G、18G一次性弹枪切割式活检针（美国COOK公司），直径2.0 cm以上病灶选择20 mm T针（切割活检槽长度为20 mm），直径2.0 cm以下病灶选择10 mm T针（切割活检槽长度为10 mm）。不能取得成形组织条时，改用22G Chibo针（美国COOK公司）抽吸涂片行细胞学检查。先推进针芯前进1~2 cm（不同规格针已设定），然后按动枪栓，利用套管切割，然后拔出穿刺针，后退套管（图17-1-1）。将组织标本置入甲醛固定液中，并送病理科检查。穿刺前需完全知晓所选用穿刺针的穿刺原理与使用方法，避免误操作，致其他脏器损伤。活检针均一次性使用。

2. 标记物的制作 可采用自制标记物行CT扫描标记。例如可将医用胶布剪成20.0 cm×0.5 cm及10.0 cm×0.5 cm各一条。将废旧3F Progreat导管剪成0.5 cm长段，共10段，每间隔0.5 cm由中部向两端平行粘贴于长胶布条，再将短胶布条覆盖其上制成CT扫描定位标记。

3. CT扫描方式、穿刺及标记方法 儿童患者通常需在静脉复合麻醉（异丙酚+氯胺酮）下进行，首先对肿物区行CT平扫，根据病灶部位、大小、穿刺入路、体位等选择穿刺平面、进针点

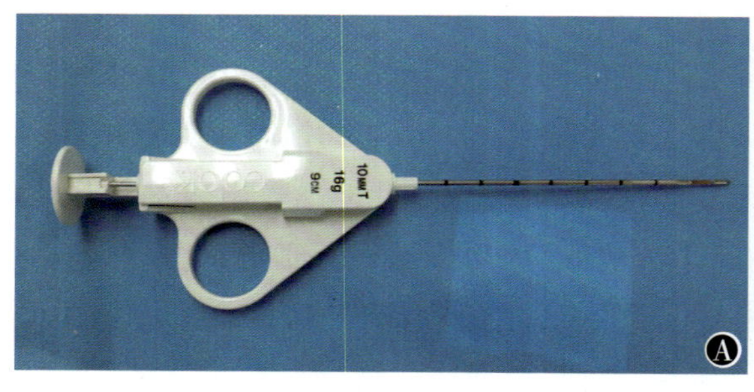

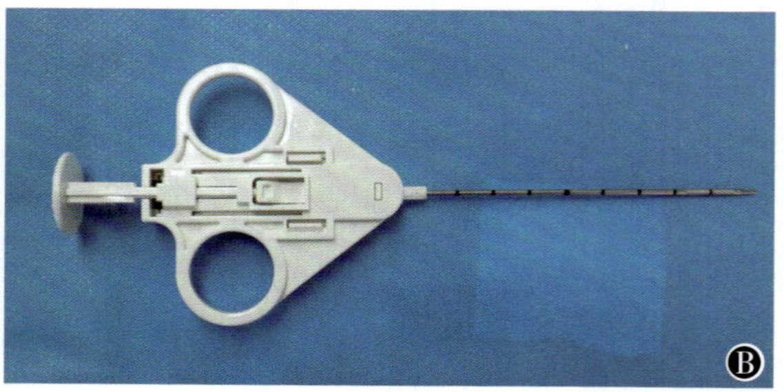

图17-1-1 切割活检枪 A. 正面；B. 反面。枪身正面标注有穿刺针的规格，10 mm T表示穿刺针活检槽的长度为10 mm；16 g表示穿刺针的粗细型号；9 cm表示穿刺针长度为9 cm

及进针角度。沿穿刺入路测量穿刺点距病灶最近端及最远端距离，计算合适进针深度。将 CT 激光灯按选定层面投照于体表（横断面定位），使用黑色记号笔描记，将自制标记物贴于描记线上再次行 CT 扫描。选择符合要求的标记点（纵断面定位）作为穿刺点，由介入科医生使用活检针进行穿刺，获取病变组织，固定后送病理科检查。每个病例视所得标本满意程度，取 2~3 条组织。对于随呼吸移动部位，如肺、腹部等，行多时相扫描定位，以确保穿刺路径在任何呼吸时相均不通过周围重要组织器官。

（六）术后处理和并发症

术后拔出穿刺针后，对于深部脏器的穿刺活检需复查 CT，明确是否存在穿刺部位出血。若存在大出血，立即采取止血措施；若无明显出血征象，穿刺部位采用简单包扎即可，此外，对于全身麻醉或镇静的患儿需在麻醉复苏室观察 1 h 后，确定无明显并发症出现，可离开复苏室。

并发症主要有麻醉后疼痛、出血、气胸、感染、正常组织器官的意外损伤或肿瘤种植转移等。并发症的发生率与穿刺针的大小、穿刺的部位，以及操作者穿刺技术，所选用的穿刺路径等有密切关系。针越粗，取材量较多，但亦增加气胸（肺部穿刺）或出血的风险，气胸为胸部穿刺活检最常见的并发症。CT 导向下经皮肺穿刺活检的气胸发生率为 0~60%，平均 37%。气胸一般在穿刺后 4 h 内发生，其中大多于 1 h 内发生，偶有发生在活检后 12~24 h 者。胸膜腔出血是胸部穿刺活检较为严重的并发症。严重的出血是导致死亡的主要原因，约 10% 的患者发生中度咯血。所以要严密观察并监测血压。若患儿出现面色苍白、烦躁不安、血压持续下降、血胸及心包积血等应行紧急手术止血。肺内进针路径周围亦可有少量出血，一般可自行吸收，出血较多时可引起咯血，应预防窒息发生。空气栓塞的后果非常严重。发生原因可能与穿刺针误入肺静脉内，或穿刺引起支气管与肺静脉之间的异常通道及穿刺针长时间拔去针芯有关。发生空气栓塞后应立即进行复苏抢救和高压氧治疗。

此外，对于某些脏器的穿刺，粗针较细针会明显增加并发症的发生率，如胰腺、肾脏等。

患儿麻醉苏醒后，多出现少许疼痛，一般 1 天内可消失，无需特殊处理；若患儿出现明显手术部位疼痛、哭闹不停，需注意是否存在大的并发症，及时检查、排查各种可能因素，及时处理。急性出血需立即采取止血措施，如静脉滴注止血药。如发生在较表浅的部位，可联合应用局部压迫止血的方式。肺部穿刺可发生气胸，少量气胸可自行吸收，中量或大量气胸需及时抽气，必要时负压吸引。穿刺术后感染，多与穿刺手术器械或皮肤消毒不严等有关，或本身所穿刺的病灶为感染性病变，继而引发穿刺道或其他脏器的感染，一旦出现感染症状，及时使用抗生素治疗。

（七）临床应用

1. 肝脏 经皮肝穿刺活检，对肝脏病变，无论是局灶性或弥漫性，均可在 CT 或超声引导下行活检术。通常情况下，在患儿腋下线，同侧肋膈角下方，肋间隙中间，避免经过胸腔，麻醉后进行穿刺，依据患儿年龄大小，可应用 18G 或 16G 穿刺针。若是肝脏局灶性病变，首先使用最短路径；但在实际操作中，若病灶位于肝脏边缘，建议从旁路经过一部分正常肝脏后进入病灶，这样有助于减少出血风险，经过部分正常肝组织有助于减少术后出血发生率。同时进针的位置需避开肋下缘，因为肋间动脉、静脉位于肋下缘，需避免损伤这些血管。若肝脏有多个病变，建议采用同轴方式，即只用一个针道，采集远近不同病灶靶区的组织，有研究报道此方法可有效减少出血并发症的出现。

经颈静脉肝脏穿刺活检，应用于存在腹腔积液、凝血功能障碍或血小板计数低于 $50 \times 10^9/L$ 的患儿，经颈静脉入路肝脏活检为一种较安全的方法。穿刺右侧颈内静脉，置血管鞘管，借助导丝，将导管经上腔静脉、下腔静脉引入肝右静脉，类似于 TIPS 术，固定导管前端，引入穿刺针进行活检，整个过程可使用超声仪进行监测。此方法的成功率约 98%，出现严重并发症罕见，2%～5%的病例可出现较轻的并发症。

2. 肾脏 通常采用超声引导下穿刺活检，肾脏穿刺活检适应证包括肾实质性疾病（如肾小球肾炎或肾病综合征），局灶性病变（如肾肿瘤）。对于肿瘤病灶，穿刺时需特别注意腹膜后间隙，避免种植转移，若多次取材，建议采用同轴方式，以减少出血并发症的发生率。肾脏穿刺应避免穿入肾盂，否则会增加术后出血概率，穿刺靶区位于肾皮质或肿瘤位置，穿刺点位于腰大肌旁，注意避开腹膜腔。术后主要并发症包括出血、动静脉瘘；较轻的并发症如血尿较常见（7%），无需特殊处理。术后 1 h 建议再次行超声检查，检查是否存在肾周积血，因为肾周积血往往不出现明显异常临床症状，需特别注意。

3. 骨骼肌肉系统 术前需明确穿刺的部位，以及毗邻组织结构情况，骨骼的病变往往采用 CT 引导下穿刺，肌肉软组织病变可采用超声引导下穿刺。穿刺途径的选择需特别注意，避免损伤重要血管、神经及其他重要组织结构。

4. 淋巴结活检术 儿童疾病常伴有淋巴系统反应，然而并非所有淋巴结肿大均需活检。淋巴结肿大多应用于恶性肿瘤的临床分期，若肿大淋巴结位于深部，通常在超声或 CT 引导下进行；若位置表浅，则无需超声引导，可直接行穿刺活检术。

三、结语

随着影像设备、穿刺针的改进，以及操作方法的规范，儿童性质不明病灶经皮穿刺已成为较安全的疾病诊断方法。同时，需严格把握适应证，术前仔细分析病灶的位置、内部性质以及毗邻结构，采用合理的进针途径，精准的操作技能，有助于减少并发症的发生。

（刘珍银　张靖）

参考文献

[1] Gupta S, Wallace MJ, Cardella JF, et al. Quality improvement guidelines for percutaneous needle biopsy. J Vasc Interv Radiol, 2010, 21 (7): 969-975.

[2] Kwan SW, Bhargavan M, Kerlan Jr RK, et al. Effect of advanced imaging technology on how biopsies are done and who does them. Radiology, 2010, 256 (3): 751-758.

[3] ACR - SIR - SPR practice guideline for the performance of image-guided percutaneous needle biopsy (PNB) (2013). http: //www. acr. org/~/media/1D9E3F3270CF44F8A2E994C94F2F0FAC. pdf date accessed 10-2-14.

[4] Atwell TD, Smith RL, Hesley GK, et al. Incidence of bleeding after 15, 181 percutaneous biopsies and the role of aspirin. AJR Am J Roentgenol, 2010, 194 (3): 784-789.

[5] Kuhn JP, Langner S, Hegenscheid K, et al. Magnetic resonance-guided upper abdominal biopsies in a high-field wide-bore 3-T MRI system: feasibility, handling, and needle artefacts. Eur Radiol, 2010, 20 (10): 2414-2421.

[6] Mammen T, Keshava SN, Eapen CE, et al. Transjugular liver biopsy: a retrospective analysis of 601 cases. J Vasc Interv Radiol, 2008, 19 (3): 351-358.

[7] Roebuck DJ. Genitourinary intervention in children. Pediatr Radiol, 2011, 41 (1): 17-26.

[8] Ishikawa E, Nomura S, Hamaguchi T, et al. Ultrasonography as a predictor of overt bleeding after renal biopsy. Clin Exp Nephrol, 2009, 13 (4): 325-331.

[9] Waldo B, Korbet SM, Freimanis MG, et al. The value of post-biopsy ultrasound in predicting complications after percutaneous renal biopsy of native kidneys. Nephrol Dial Transplant, 2009, 24 (8): 2433-2439.

[10] 周名秀，张靖，陈峥嵘，等. CT 导向下经皮肺穿刺活检 8 例并文献复习. 中国循证儿科杂志，2009，4 (4)：375-379.

第十八章

儿科常见疾病介入诊疗临床路径

一、历史和发展

随着医学科技的发展、人口老龄化和人民群众对医疗需求的增加，医疗费用快速攀升，已成为各国面临的严重问题。寻求既能保证并持续改进医疗质量、提高工作效率，又能控制医疗成本、降低医疗费用的途径，成为政府、医疗保险机构和医疗机构的共同目标。临床路径（clinical path way）就是在这种背景下产生的一种能够满足上述目标的有效工具，甚至有人称之为“20世纪末发展出来的最重要的医疗模式”。

临床路径是一种医护规范，或者说是对特定病种或病例的标准医护计划，即对某一疾病之大多数患者最有效及最有效率之照顾流程的共识。其目的是合理使用医疗资源，使患者达到最佳康复之效益。实施临床路径具有下列作用。

（1）保持并提高医疗质量，提供整体性、前瞻性、可塑性和持续性的医疗，减少不同医护人员之间的差异，减少医患纠纷，提高患者的满意度。

（2）可用以训练新的医护人员，使之在短期内掌握医护规范，避免处置失当。

（3）可用来监控医疗过程，及时发现问题、解决问题、减少医疗延误，并可及时吸取医学科技新进展融于治疗计划，持续改进医疗质量。

（4）可减少医疗浪费，降低医疗成本，增加经营效益。

（5）可促进科室间合作，提高工作效率。

二、路径分类

本书列举广州市妇女儿童医疗中心介入科常见疾病的介入诊疗临床路径，期望兄弟单位及科室参阅，具体列举了8个病种，分别为肝母细胞瘤、视网膜母细胞瘤、血小板减少血管瘤综合征（K-M综合征）、儿童血管瘤、儿童静脉畸形、儿童肝血管瘤、儿童淋巴管畸形、儿童K-T综合征。

（李海波　张靖）

第一节　肝母细胞瘤介入治疗临床路径

一、标准住院流程

（一）适用对象

第一诊断为肝母细胞瘤（ICD-10：C22.201）行肝动脉化疗栓塞术（ICD-10：Z51.200）。

（二）诊断依据

根据《临床诊疗指南——肿瘤分册》（徐光炜、中华医学会，人民卫生出版社，2006）、《儿童实体肿瘤诊疗指南》（金先庆、施诚仁，人民卫生出版社，2011）。

1. 病史　发病初期临床症状一般不典型或因肿瘤较小而未被发现，随着肿瘤的逐渐增大，患儿上腹部出现肿块，可有上腹部或全腹膨隆、腹胀、恶心呕吐（尤其以进食后明显）、食欲缺乏、消瘦、贫血、进行性体重减轻、腹泻、腹壁静脉曲张、反复发热、黄疸（典型的皮肤、巩膜黄染的黄疸症状较少见）。部分患儿因肿瘤迅速增大使包膜张力加大而出现腹部胀痛。极少数患儿因瘤体破裂出血导致急腹症。

2. 体征　肝脏正常或增大，瘤体巨大时腹部触及明显包块，质硬，移动度差，部分出现移动性浊音（+）、双下肢水肿。

3. 辅助检查　主要包括以下实验室及影像学检查。

（1）彩色超声检查：可检查出 5 mm 以上肿块，并可确定肿瘤部位、大小及囊实性，同时具有无创性，尤其适用于评价婴幼儿并进行初筛，以及用于术后随访。

（2）CT 或 MRI 检查：CT 平扫肿瘤均呈低-等混杂密度，巨大肿瘤内可见多发裂隙状及不规则形更低密度区，可见肿瘤内斑片、点线状钙化，增强扫描动脉期呈不均匀性结节状或片状强化，密度高于肝组织，门静脉期病灶呈低密度，坏死或液化区无明显强化。MRI 表现为边界清晰的类圆形肿块，T_1WI 呈低信号，其内可见裂隙状更低信号，T_2WI 呈高信号，伴坏死者 T_2WI 可见更高信号。CT 或 MRI 能协助明确病灶性质，准确确定肿瘤所在的位置。

（3）甲胎蛋白（AFP）：常明显升高，临床上血清 AFP 作为肝母细胞瘤重要的肿瘤学标志物，已被用于该疾病的诊断，评价手术效果和预测复发。

（4）选择性动脉造影：为有创检查，与其他疾病鉴别困难或需要行介入治疗时采用。

（5）穿刺活检术：为有创检查，诊断该病的金标准。推荐术前常规行透视或 CT 引导下穿刺活检。

（三）治疗方案的选择

根据《临床诊疗指南—肿瘤分册》（徐光炜、中华医学会编著，人民卫生出版社，2006），《儿童实体肿瘤诊疗指南》（金先庆、施诚仁，人民卫生出版社，2011），手术完整切除肿瘤仍是治愈肝母细胞瘤的决定性因素，手术切除是肝母细胞瘤首选和最有效的治疗手段。约半数肝母细胞瘤确诊时已无法完全切除，同时由于全身化疗的毒副作用，在常规一期无法切除的肝母细胞瘤中，先行经导管动脉栓塞化疗术，再行二期外科手术切除，可获得良好的治疗效果。

（四）标准住院日

标准住院日为 5~7 天，若住院前已完成部分术前准备，住院日可适当缩短。

（五）入院标准

已明确诊断肝母细胞瘤，无法一期手术切除且无全身转移、肝功能 Child 分级 B 级以上，监护人同意介入治疗的患儿予收入院行肝动脉化疗栓塞术。

（六）进入临床路径标准

1. 第一诊断必须符合肝母细胞瘤疾病编码（ICD-10：C22.201）。

2. 有适应证，无禁忌证。

3. 当患儿同时患有其他疾病，但在住院期间不需特殊处理也不影响第一诊断的临床路径流程实施时，可以进入路径。

（七）术前准备

术前准备1~2天。

1. 必需的检查项目

（1）实验室检查：血常规、血型、尿常规、大便常规、肝功能、肾功能、电解质、凝血功能、感染性疾病筛查（乙型病毒性肝炎、丙型病毒性肝炎、梅毒、艾滋病等）。

（2）心电图、胸部X线（正位）片。

（3）上腹部CT平扫+增强。

2. 根据情况可选择的检查项目 胸部CT平扫+增强、MRI等。

（八）预防性抗生素选择与使用时机

按《抗菌药物临床应用指导原则》（卫医发〔2004〕285号），介入手术视同Ⅰ类切口，原则上不使用抗生素。

（九）术前谈话要点

1. 不接受介入治疗可能的严重后果 肿瘤巨大、破裂出血，浸润周围血管、脏器，远处转移，出现多脏器功能衰竭，危及生命。

2. 可供选择的其他治疗方法 全身化疗、手术切除等。

3. 术中、术后可能出现的情况

（1）栓塞后综合征：恶心、呕吐、疼痛、发热等。

（2）骨髓抑制、肺栓塞、肿瘤溶解坏死综合征。

（3）术后肝功能异常、肝衰竭、肝肾综合征。

（十）手术日

手术日为入院第3天。

1. 麻醉方式 请麻醉科医师会诊，静脉和吸入复合全身麻醉，必要时气管插管麻醉。

2. 术中用药 顺铂60 mg/m^2，盐酸吡柔比星30 mg/m^2。

3. 根据情况可选择的栓塞剂 吸收性明胶海绵、碘化油、聚乙烯醇、栓塞微球、弹簧钢圈。

4. 粒细胞集落刺激因子、输血及血液制品

根据患儿病情及术中情况而定，严格掌握输血适应证，血红蛋白≥80 g/L原则上无需输血。

（十一）术后住院恢复

术后住院恢复2~4天。

1. 术后压迫股动脉穿刺点止血、加压包扎后转麻醉复苏室。

2. 全麻复苏后转回普通病房。

3. 必须复查的检查项目有：血常规、肝功能、肾功能、电解质。

4. 术后水化（3000 ml/m^2）3天及利尿，常规护肝治疗。

5. 抗生素使用按《抗菌药物临床应用指导原则》（卫医发〔2004〕285号）执行，术后无需常规使用抗生素。

（十二）入、出ICU标准

1. 入ICU标准 出现下列情况之一，可转入ICU监护。

（1）手术操作时间长，导致：①术中长期气管插管和机械通气后，刚拔除气管插管或拔管困难；②需要面罩持续正压通气或无创性通气治疗；③需插管以保持气道通畅，但无需通气治疗，且其他状况尚稳定。

（2）术后肺栓塞

1）渐进性呼吸困难、活动后明显，伴有不同程度的咳嗽。

2）中流量吸氧下仍发绀、血氧饱和度<90%；或 $PaCO_2$> 50 mmHg和（或）PaO_2<60 mmHg。

3）胸部平片或肺CT平扫肺窗可见肺内片状渗出影和高密度碘油影，增强扫描肺动脉未见异常。

（3）肿瘤溶解综合征

1）高尿酸血症、高钾血症、高磷血症及低钙血症。

2）急性肾衰竭表现：①持续 6 h 以上尿量<0.5 ml/（kg·h）或无尿；血清钾>6.0 mmol/L，心电图 T 波高尖等高血钾表现；②2 次血肌酐（Cr）升高的绝对值≥26.5 μmol/L；或血 Cr 较前一次升高 50%。

（4）术后肝衰竭

1）极度乏力，并有明显厌食、呕吐和腹胀等严重消化道症状。

2）黄疸进行性加深（血清总胆红素≥171 μmol/L或每日上升≥17.1 μmol/L）。

3）有出血倾向，30%<凝血酶原活动度（PTA）≤40%。

4）无或出现Ⅱ度以下肝性脑病和（或）明显腹腔积液。

（5）急性肾衰竭表现

1）持续 6 h 以上尿量<0.5 ml/（kg·h）或无尿。

2）血清钾>6.0 mmol/L，心电图 T 波高尖等高血钾表现。

3）2 次血 Cr 升高的绝对值≥26.5 μmol/L；或血 Cr 较前一次升高 50%。

2. 出 ICU 标准

收入 ICU 的患儿经过严密监护和治疗后，病情趋于稳定且转入 ICU 的指征已消除后，可转出 ICU 返回普通病房继续进行专科治疗。标准如下：

（1）心率在正常年龄组范围内。

（2）血流动力学稳定。

（3）呼吸频率在正常年龄组范围内，呼吸功能障碍已获纠治，血气分析结果正常。

（4）主要脏器功能稳定，肝、肾功能各项实验室指标趋于正常。

（5）吸氧下无发绀、血氧饱和度>90%，或氧合指数>300；或 PCO_2<50 mmHg 或 pH 值>7.35；或无需机械通气、无需给氧。

（十三）出院标准

1. 患者一般情况良好，恢复正常饮食。

2. 腹部体征基本正常，腹部肿物性状大致与术前相同，体温<38.5℃。

3. 穿刺点愈合良好。

4. 复查血常规、肝功能、肾功能在正常范围内（或肝酶增高不超过 3 倍）；

5. 无需要住院处理的并发症。

（十四）术后常见并发症及处理

1. 肝功能损伤 是肝母细胞瘤行介入术后早期最常见的并发症，术后应予护肝降酶对症治疗。

2. 栓塞后综合征 恶心、呕吐、疼痛、发热等，予止吐、解热镇痛处理。

3. 非靶器官栓塞 常见肺栓塞，如高度怀疑肺栓塞（介入术后出现胸痛、呼吸困难、咯血等），需立即行胸部 CTA 检查、D-二聚体检测，明确诊断后转入儿科 ICU（PICU）进一步治疗。

4. 肿瘤溶解综合征 高发期为介入术后 48～72 h，表现为“三高一低”，即高尿酸血症、高钾血症、高磷血症及低钙血症，进而诱发急性肾功能不全。故化疗前充分水化、碱化尿液（口服碳酸氢钠片）。一旦形成肿瘤溶解综合征，尽快使用别嘌呤醇是标准的疗法，减少尿酸形成，同时加强利尿，加速尿酸排泄，以降低血尿酸水平；给予碱性药物使尿液 pH 值维持在 6.15～7.15 左右。

5. 肝脓肿 严格无菌操作是避免感染的重要方法。如发生脓肿，除需联合应用抗生素外，还要考虑经皮穿刺放置引流管进行引流。

（十五）随访指导

1. 紧急医疗指导，出现以下情况需及时返院或到当地医院治疗。

（1）持续发热，体温>38.5℃。

（2）突发腹痛，伴面色苍白；尿量明显减少，双下肢水肿。

2. 术后 1 个月介入专科门诊复查。

3. 出院后第 3 天、第 7 天复查血常规（白细胞计数<3. 0×10^9/L 需接受粒细胞集落刺激因子注射治疗）。

（十六）变异及原因分析

1. 因实验室检查结果异常需要复查，导致术前住院时间延长或费用超出参考费用标准。

2. 其他意外情况需进一步明确诊断，导致术前住院时间延长或费用超出参考费用标准。

3. 围术期出现麻醉禁忌证（如急性上呼吸道感染等），转入相应临床路径，退出本路径，待治愈后再次进入本路径。

4. 围术期并发症等造成住院时间延长和费用增加，出现手术并发症需执行本疾病二级临床路径，如肝母细胞瘤介入术后出现肺栓塞，执行二级临床路径表单之一，术后出现肿瘤溶解坏死综合征，执行二级临床路径表单之二。

5. 术后出现发热及出血等并发症需要治疗和住院观察，导致住院时间延长或费用超出参考费用标准。

6. 医师认可的变异原因。

7. 其他患儿方面的原因等。

二、一级临床路径表单

适用对象：第一诊断为肝母细胞瘤（ICD-10：C22.201）行肝动脉化疗栓塞术（ICD-10：Z51.200）

患者姓名：＿＿＿＿ 性别：＿＿＿＿ 年龄：＿＿＿＿ 门诊号：＿＿＿＿ 住院号：＿＿＿＿

住院日期：＿＿年＿月＿日 出院日期：＿＿年＿月＿日 标准住院日：5~7天

日期	住院第1天	住院第2天
主要诊疗工作	**主管医师** □ 初次评估：包括生理（营养、疼痛等）、心理、社会和经济因素 □ 营养评估：评分>3分需请营养专科会诊 □ 疼痛评估：4~7分应及时处理并记录；≥7分及时请麻醉医师会诊并处理、记录 □ 询问病史与体格检查 □ 开具医嘱，完成住院病历及首次病程记录书写，安排相关检查 □ 危急值分析及处理（常见危急值：Hb≤70 g/L） **专科主治医师** □ 查房与术前评估 □ 确定诊断、术前准备和手术日期 □ 专科评估：腹部体征、腹围等（可选） □ 与患儿监护人沟通病情并予以指导，入院谈话	**专科主任医师** □ 查房与术前全面评估 □ 评估检查结果是否符合诊断和手术条件 □ 检查结果异常者分析、处理后复查 □ 专科评估：腹部体征、腹围等（可选） □ 专科主治医师向患儿监护人交代病情，签署介入手术知情同意书 □ 专科主治医师签署介入一次性耗材使用同意书、化疗知情同意书、对比剂使用知情同意书 □ 主管医师完成书面输血知情同意书（备选） □ 完成手术前准备 □ 疼痛评估：4~7分应及时处理并记录；≥7分及时请麻醉医师会诊并处理、记录 □ 麻醉医师探望患儿并完成麻醉前书面评估，签署麻醉知情同意书
重点医嘱	**长期医嘱：** □ 介入科常规护理 □ 根据病情选择护理级别 □ 饮食 □ 患儿既往基础用药（备选） **临时医嘱：** □ 血常规 □ 血型 □ 尿液分析 □ 大便常规 □ 凝血功能 □ 肝功能、肾功能 □ 感染性疾病筛查 □ 心电图 □ 胸部X线片 □ CT平扫+增强 □ MRI（备选） □ 专科会诊 ■ 营养科 ■ 麻醉科	**长期医嘱：** □ 介入科常规护理 □ 根据病情选择护理级别 □ 饮食 □ 患儿既往基础用药（备选） **临时医嘱：** □ 拟明日送介入手术室全麻下行肝动脉化疗栓塞术 □ 术前禁食、禁水 □ 术前备皮 □ 术中用药：顺铂、盐酸吡柔比星、对比剂 □ 5%葡萄糖注射液100 ml，术前30 min静脉滴注，每分钟30~40滴

待　续

续　表

日期	住院第 1 天	住院第 2 天
主要护理工作	□ 入院宣教：环境、人员、跌倒、安全 □ 专科宣教：肝母细胞瘤的简介和介入治疗意义 □ 入院评估：一般情况、营养、疼痛、压疮、跌倒风险评估 □ 专科评估：患儿的精神状态、腹部体征、黄疸情况、连续性疼痛评估 □ 专科护理活动：每班测量腹围，心理疏导	□ 专科评估：患儿的精神状态、腹部体征、黄疸情况、连续性疼痛评估、双侧腹股沟皮肤情况、双侧足背动脉搏动情况 □ 常规术前准备：生命体征监测、体重测量、术中用药等 □ 术前宣教：提醒患儿按时禁食、禁水等 □专科护理活动：在患儿非下肢的部位建立静脉通道、每班测量腹围，心理疏导
病情变异记录	□ 无　□ 有，原因： 1. 2.	□ 无　□ 有，原因： 1. 2.
护士签名		
医师签名		

<table>
<tr><th>日期</th><th>住院第 3 天
（手术日）</th><th>住院第 4 天
（术后第 1 天）</th></tr>
<tr><td>主要诊疗工作</td><td>□ 主刀医师按手术分级及手术授权完成介入手术
□ 主刀医师完成介入手术记录、术后记录
□ 主管医师开具术后医嘱
□ 向监护人交代介入手术中的情况和术后注意事项
□ 主刀医师查房，确定有无介入手术和麻醉并发症
□ 麻醉科医师随访、术后评估
□ 术后常规疼痛评估：4～7 分应及时处理并记录；≥7 分及时请麻醉医师会诊并处理、记录</td><td>□ 专科主任医师、主刀医师查房
□ 对介入手术进行评估，确定有无介入手术并发症
□ 仔细观察患儿腹部症状与体征变化情况
□ 观察术侧肢体情况
□ 完成术后病程记录
□ 疼痛评估：4～7 分应及时处理并记录；≥7 分及时请麻醉医师会诊并处理、记录
□ 检查结果异常者分析、处理后复查
□ 危急值分析及处理
□ 如果初步评估出现介入手术并发症（如肺栓塞、肿瘤溶解坏死综合征），专科主任医师查房并再次评估
■ 是　急需执行肝母细胞瘤二级临床路径
■ 否　继续行本临床路径</td></tr>
<tr><td>重点医嘱</td><td>长期医嘱：
□ 介入术后常规护理
□ 根据病情选择护理级别
□ 饮食
□ 患儿既往基础用药（备选）
□ 常规水化补液（根据体表面积按 3000 ml/m² 计算）
□ 护肝药物
□ 碱化尿液及利尿
临时医嘱：
□ 全麻复苏后常规护理
□ 术侧肢体制动 6h
□ 注意术侧穿刺点有无渗血、血肿
□ 注意术侧足背动脉搏动
□ 测血压每 1 h 1 次×2 次、每 2 h×2 次
□ 其他特殊医嘱（备选）</td><td>长期医嘱：
□ 介入术后常规护理
□ 根据病情选择护理级别
□ 饮食
□ 患儿既往基础用药（备选）
□ 常规水化补液（根据体表面积按 3000 ml/m² 计算）
□ 护肝药物
□ 碱化尿液及利尿
临时医嘱：
□ 其他特殊医嘱（备选）
□ 专科会诊
□PICU</td></tr>
<tr><td>主要护理工作</td><td>□ 术后评估：一般情况、患儿的精神状态、腹部体征、穿刺部位情况、术侧肢体和术侧足背动脉搏动情况、连续性疼痛评估
□ 术后宣教：术后体位摆放、饮食指导、术后生活指导、并发症情况、康复指导等
□ 专科护理活动：监测并记录生命体征、血压，每班测量腹围，每班记录穿刺部位、术侧肢体和术侧足背动脉搏动情况</td><td>□ 专科评估：一般情况、患儿的精神状态、腹部体征、术侧肢体、连续性疼痛评估
□ 术后宣教：用药、饮食和康复指导
□ 专科护理活动：每班测量腹围，每班记录术侧肢体情况</td></tr>
<tr><td>病情变异记录</td><td>□ 无　□ 有，原因：
1.
2.</td><td>□ 无　□ 有，原因：
1.
2.</td></tr>
<tr><td>护士签名</td><td></td><td></td></tr>
<tr><td>医师签名</td><td></td><td></td></tr>
</table>

<table>
<tr><td>日期</td><td>住院第 5~6 天
（出院前 1~2 天）</td><td>住院第 7 天
（出院日）</td></tr>
<tr><td>主要诊疗工作</td><td>□ 专科主治以上医师查房评估介入手术效果及患儿恢复情况，确定是否预出院
□ 仔细观察患儿腹部症状与体征变化情况
□ 观察术侧肢体情况
□ 确定有无介入手术并发症
□ 如果初步评估出现介入手术并发症（如肺栓塞、肿瘤溶解坏死综合征），专科主任医师查房并再次评估
■ 是　需执行肝母细胞瘤二级临床路径
■ 否　继续行本临床路径
□ 疼痛评估：4~7 分应及时处理并记录；≥7 分及时请麻醉医师会诊并处理、记录
□ 完成预出院准备
□ 术后随访指导
□ 完成术后病程记录
□ 复查血常规及肝功能</td><td>□ 专科主治以上医师查房，评估介入手术效果和检查结果是否符合出院标准，确定能否出院
□ 交代出院后注意事项
□ 书写出院诊断证明书
□ 完成病程记录及出院记录
□ 预约门诊复诊时间</td></tr>
<tr><td>重点医嘱</td><td>长期医嘱：
□ 介入术后常规护理
□ 根据病情选择护理级别
□ 饮食
□ 患儿既往基础用药（备选）
□ 常规水化补液（根据体表面积按 3000 ml/m^2 计算）
□ 护肝药物
□ 碱化尿液及利尿
临时医嘱：
□ 血常规
□ 肝功能、肾功能
□ 专科会诊
□ PICU
□ 其他特殊医嘱（备选）</td><td>临时医嘱：
□ 今日出院（必选）
□ 出院带药（备选）</td></tr>
<tr><td>主要护理工作</td><td>□ 专科评估：一般情况、患儿的精神状态、腹部体征、连续性疼痛评估
□ 术后宣教：用药、饮食和康复指导
□ 专科护理活动：每班测量腹围，心理疏导</td><td>□ 出院宣教：随访、用药、康复指导、登记回访资料
□ 办理出院手续
□ 预约复诊</td></tr>
<tr><td>病情变异记录</td><td>□ 无　□ 有，原因：
1.
2.</td><td>□ 无　□ 有，原因：
1.
2.</td></tr>
<tr><td>护士签名</td><td></td><td></td></tr>
<tr><td>医师签名</td><td></td><td></td></tr>
</table>

三、二级临床路径表单

（一）表单一

适用对象：第一诊断为肝母细胞瘤（ICD-10：C22.201）行肝动脉化疗栓塞术（ICD-10：Z51.200），术后并发肺栓塞（ICD-10：I26.900）

患者姓名：________ 性别：________ 年龄：________ 门诊号：________ 住院号：________

住院日期：____年___月___日　出院日期：____年___月___日　标准住院日：10~11天

日期	住院第1天	住院第2~9天
主要诊疗工作	**专科主任医师** □ 专科主任医师查房及病情评估 □ 向患儿监护人交代病情 专科主治医师 □ 专科评估：患儿肺部及腹部症状与体征变化情况等 □ 确定诊疗方案的实施 □ 疼痛评估：4~7分应及时处理并记录；≥7分及时请麻醉医师会诊并处理、记录 **主管医师** □ 执行诊疗方案 □ 开具医嘱，完成病程记录及转科记录 □ 危急值分析及处理［$PaCO_2$＞50 mmHg和（或）PaO_2<60 mmHg］ □ 观察患儿腹部症状与体征变化情况 □ 观察肺部症状与体征 □ 观察术侧肢体情况 □ 完成转科记录交接单	□ 专科主治以上医师查房及病情评估 □ 观察患儿腹部症状与体征变化情况 □ 观察术侧肢体情况 □ 观察肺部症状与体征 □ 评估检查结果 □ 疼痛评估：4~7分应及时处理并记录；≥7分及时请麻醉医师会诊并处理、记录 □ 危急值分析及处理［$PaCO_2$＞50 mmHg和（或）PaO_2<60mmHg］ □ 完成病程记录
重点医嘱	**长期医嘱：** □ PICU常规处理 □ 重症监护 □ 呼吸机辅助呼吸 □ 护肝药物 □ 常规水化补液3天（根据体表面积按3000 ml/m^2计算） **临时医嘱：** □ PICU高级生命支持药物 □ 床边胸腹部X线片 □ CT平扫+增强 □ 其他特殊医嘱（备选）	**长期医嘱：** □ PICU常规处理 □ 重症监护 □ 呼吸机辅助呼吸 □ 护肝药物 □ 常规水化补液3天（根据体表面积按3000 ml/m^2计算） **临时医嘱：** □ PICU高级生命支持药物 □ 床边胸腹部X线片 □ CT平扫+增强 □ 其他特殊医嘱（备选）
主要护理工作	□ PICU专科护理 □ 术后评估：一般情况、患儿的精神状态、腹部体征变化、穿刺部位情况、术侧肢体和术侧足背动脉搏动情况、连续性疼痛评估 □ 术后宣教：术后体位摆放、饮食指导、术后生活指导、并发症情况、康复指导等 □ 专科护理活动：监测并记录生命体征、血压、呼吸情况、循环情况，每班测量腹围，每班记录穿刺部位、术侧肢体和术侧足背动脉搏动情况	□ PICU专科护理 □ 术后评估：一般情况、患儿的精神状态、腹部体征变化、术侧肢体和术侧足背动脉搏动情况、连续性疼痛评估 □ 术后宣教：体位摆放、饮食指导、并发症情况、康复指导等 □ 专科护理活动：监测并记录生命体征、血压、呼吸情况、循环情况，每班测量腹围

待　续

续 表

日期	住院第 1 天	住院第 2~9 天
病情变异记录	□ 无 □ 有，原因： 1. 2.	□ 无 □ 有，原因： 1. 2.
护士签名		
医师签名		

日期	住院第 10~11 天
主要诊疗工作	□ 专科主治以上医师查房及病情评估 □ 观察患儿腹部症状与体征变化情况 □ 观察术侧肢体情况 □ 观察肺部症状与体征 □ 评估是否符合条件转专科治疗 □ 完成病程记录及转科记录 □ 完成转科记录交接单
重点医嘱	**临时医嘱：** □ 转专科病区
主要护理工作	□ 帮助办理专科手续 □ 转科交接班 □ 术后评估：一般情况、患儿的精神状态、腹部体征变化、连续性疼痛评估 □ 术后宣教：饮食指导、并发症情况、康复指导等 □ 专科护理活动：监测并记录生命体征、血压、呼吸情况，每班测量腹围
病情变异记录	□ 无 □ 有，原因： 1. 2.
护士签名	
医师签名	

（二）表单二

适用对象：第一诊断为肝母细胞瘤（ICD-10：C22.201）行肝动脉化疗栓塞术（ICD-10：Z51.200），术后并发肿瘤溶解坏死综合征（ICD-10：E88.805）

患者姓名：________ 性别：________ 年龄：________ 门诊号：________ 住院号：________

住院日期：______年___月___日 出院日期：______年___月___日 标准住院日：7~8 天

日期	住院第 1 天	住院第 2~6 天
主要诊疗工作	**专科主任医师** □ 专科主任医师查房及病情评估 □ 向患儿监护人交代病情 **专科主治医师** □ 专科评估：患儿尿量及腹部症状与体征变化情况 □ 确定诊疗方案的实施 □ 疼痛评估：4~7 分应及时处理并记录；≥7 分及时请麻醉医师会诊并处理、记录 **主管医师** □ 执行诊疗方案 □ 开具医嘱，完成病程记录及转科记录 □ 危急值分析及处理（血清钾>6.0 mmol/L，心电图 T 波高尖等高血钾表现） □ 观察患儿腹部症状与体征变化情况 □ 观察术侧肢体情况 □ 完成转科记录交接单	□ 专科主治以上医师查房及病情评估 □ 观察患儿腹部症状与体征变化情况 □ 观察术侧肢体情况 □ 评估检查结果 □ 疼痛评估：4~7 分应及时处理并记录；≥7 分及时请麻醉医师会诊并处理、记录 □ 危急值分析及处理（血清钾>6.0 mmol/L，心电图 T 波高尖等高血钾表现） □ 完成病程记录
重点医嘱	**长期医嘱：** □ PICU 常规处理 □ 重症监护 □ 记录 24 h 出入量 □ 护肝药物 □ 碱化尿液及利尿 □ 别嘌醇片，口服 **临时医嘱：** □ PICU 高级生命支持药物 □ 肾功能 □ 血气分析+电解质 □ 根据出入量及电解质等实验室结果补充液体和电解质 □ 其他特殊医嘱（备选）	**长期医嘱：** □ PICU 常规处理 □ 重症监护 □ 记录 24 h 出入量 □ 护肝药物 □ 碱化尿液及利尿 □ 别嘌醇片，口服 **临时医嘱：** □ PICU 高级生命支持药物 □ 肾功能 □ 血气分析+电解质 □ 根据出入量及电解质等实验室结果补充液体和电解质 □ 其他特殊医嘱（备选）
主要护理工作	□ PICU 专科护理 □ 术后评估：一般情况、患儿的精神状态、腹部体征变化、穿刺部位情况、术侧肢体和术侧足背动脉搏动情况、连续性疼痛评估 □ 术后宣教：术后体位摆放、饮食指导、术后生活指导、并发症情况、康复指导等 □ 专科护理活动：监测并记录生命体征、血压、体温变化、循环情况，每班测量腹围，每班记录穿刺部位、术侧肢体和术侧足背动脉搏动情况	□ PICU 专科护理 □ 术后评估：一般情况、患儿的精神状态、腹部体征变化、术侧肢体和术侧足背动脉搏动情况、连续性疼痛评估 □ 术后宣教：体位摆放、饮食指导、并发症情况、康复指导等 □ 专科护理活动：监测并记录生命体征、血压、体温变化、循环情况，每班测量腹围

待 续

续 表

日期	住院第 1 天	住院第 2~6 天
病情变异记录	□ 无　□ 有，原因： 1. 2.	□ 无　□ 有，原因： 1. 2.
护士签名		
医师签名		

日期	住院第 7~8 天
主要诊疗工作	□ 专科主治以上医师查房及病情评估 □ 观察患儿腹部症状与体征变化情况 □ 观察术侧肢体情况 □ 评估是否符合条件转专科治疗 □ 完成病程记录及转科记录 □ 完成转科记录交接单
重点医嘱	临时医嘱： □ 转专科病区
主要护理工作	□ 帮助办理专科手续 □ 转科交接班 □ 术后评估：一般情况、患儿的精神状态、腹部体征变化、连续性疼痛评估 □ 术后宣教：饮食指导、并发症情况、康复指导等 □ 专科护理活动：监测并记录生命体征、血压、循环情况，每班测量腹围
病情变异记录	□ 无　□ 有，原因： 1. 2.
护士签名	
医师签名	

（陈昆山　张靖）

第二节　视网膜母细胞瘤介入治疗临床路径

一、标准住院流程

（一）适用对象

第一诊断为视网膜母细胞瘤（ICD-10：C69.202），Danziger 分期为眼内期，无眼眶外及远处转移行经导管眼动脉灌注化疗术（ICD-9-CM-3：39.9701）。

（二）诊断依据

根据《眼科学》（7 版，赵堪兴，杨培增，人民卫生出版社，2011）

1. **病史及症状**　瞳孔内白色（或黄色）反光物；视力逐渐减退、丧失。

2. **体征**　眼底见黄色或白色隆起肿物，玻璃体内有大小不等的颗粒状混浊体，瞳孔可散大，对光反射迟钝。

3. **辅助检查**

（1）超声检查：实质性肿块回声、肿瘤内部回声不均匀，伴有部分或完全性视网膜脱离，声像图显示在肿物回声的后方有一线样的强回声带，与肿物粘连。

（2）眼底检查：眼底可见白色或淡黄色肿物，呈圆形或椭圆形，边界一般清晰，偶伴出血，部分表面可见血管纡曲、扩张，主要用于疾病的诊断、分型与疗效评价。

（3）CT 平扫、MRI：了解是否有视神经的浸润与颅内转移。

（三）治疗方案的选择

根据《眼科学》（7 版，赵堪兴，杨培增人民卫生出版社，2011）、《中华眼科学》（2 版，李凤鸣，人民卫生出版社，2005），确诊视网膜母细胞瘤的患儿施行规范化的介入治疗。根据眼底检查，结合 IIRC 分期（国际眼内视网膜母细胞瘤分期标准），B～D 期可采用经导管眼动脉灌注化疗术。

（四）标准住院日

标准住院日为 3～5 天，若住院前已完成部分术前准备，住院日可适当缩短。

（五）入院标准

已明确诊断视网膜母细胞瘤，且无眼外转移、IIRC 分期为 B～D 期、监护人同意介入治疗的收入院行经导管眼动脉灌注化疗术。

（六）进入临床路径标准

1. 第一诊断必须符合视网膜母细胞瘤疾病编码（ICD-10：C69.202）。

2. 有适应证，无禁忌证。

3. 当患儿同时患有其他疾病时，但在住院期间无需特殊处理也不影响第一诊断的。

（七）术前准备

术前准备 1～2 天。

1. 必需的检查项目

（1）实验室检查：血常规、血型、尿常规、大便常规、肝功能、肾功能、电解质、凝血功能、感染性疾病筛查（乙型病毒性肝炎、丙型病毒性肝炎、梅毒、艾滋病等）。

（2）心电图、胸部 X 线（正位）片。

（3）眼底检查。

2. 根据情况可选择的检查项目 彩色超声检查、CT、MRI 等。

（八）预防性抗生素选择与使用时机

抗生素使用：按《抗菌药物临床应用指导原则》（卫医发〔2004〕285 号）执行，介入手术视同 I 类切口，原则上不使用抗生素。

（九）术前谈话要点

1. 不接受介入治疗可能的严重后果 肿瘤巨大，因眼球内占位而导致视力下降、甚至失明；恶性肿瘤浸润周围血管、脏器，远处转移，出现多脏器功能衰竭，危及生命。

2. 可供选择的其他治疗方法 化疗、眼球摘除。

3. 术中、术后可能出现的常见情况

（1）眼睑水肿，结膜充血，局部皮肤色素沉着、肿胀、损伤。

（2）术后视力损伤，甚至失明。

（3）术后恶心、呕吐、发热等。

（十）手术日

手术日为入院第 3 天。

1. 麻醉方式 请麻醉科医师会诊，静脉和吸入复合全身麻醉，必要时气管插管麻醉。

2. 术中用药 美法仑灌注剂量为0.5 mg/kg，总量控制在每眼每次 5～11 mg，肿瘤体积较大的患儿增加每眼每次 1～2 mg。

3. 根据情况可选择的栓塞剂 吸收性明胶海绵、弹簧钢圈。

4. 粒细胞集落刺激因子、输血及血液制品 根据患儿病情及术中情况而定。

（十一）术后住院恢复

术后住院恢复 1～2 天。

1. 术后压迫止血、加压包扎后转麻醉复苏室。

2. 全麻复苏后转回普通病房。

3. 必须复查的检查项目　有血常规。

4. 抗生素使用按《抗菌药物临床应用指导原则》（卫医发〔2004〕285 号）执行，术后无需常规使用抗生素，如出现术后感染，可结合药敏结果选择抗生素。

（十二）入、出标准

1. 入 ICU 标准 出现下列情况之一，可转入 ICU 监护。

（1）手术操作时间长，导致：①术中长期气管插管和机械通气后，刚拔除气管插管或拔管困难。②需要面罩持续正压通气或无创性通气治疗。③需插管以保持气道通畅，但无需通气治疗，且其他状况尚稳定。

（2）术后出血。

2. 出 ICU 标准

收入 ICU 的患儿经过严密监护和治疗后，病情趋于稳定且转入 ICU 的指征已消除后，可转出 ICU 返回普通病房继续进行专科治疗。标准如下：

（1）心率在正常年龄组范围内。

（2）血流动力学稳定。

（3）呼吸频率在正常年龄组范围内，呼吸功能障碍已获纠治，血气分析结果正常。

（4）主要脏器功能稳定。

（5）吸氧下无发绀、血氧饱和度>90%，或氧合指数>300；或 PCO_2<50 mmHg 或 pH 值>7.35；或无需机械通气、无需给氧。

（6）专科指征：无颅内及眼内高压。

（十三）出院标准

1. 患者一般情况良好，恢复正常饮食。

2. 无骨髓抑制发生，体温<38.5℃，眼睑无严重水肿、结膜无明显充血。

3. 穿刺点愈合良好。

4. 无其他需要住院处理的并发症。

（十四）术后常见并发症及处理

1. 眼睑水肿，结膜充血，局部皮肤色素沉着、肿胀、损伤 予喜疗妥局部外用改善循环。

2. 术后恶心、呕吐、发热 止吐、退热对症处理。

（十五）随访指导

1. 紧急医疗指导，出现以下情况需及时返院或到当地医院治疗。

（1）发热，体温>38.5℃。

（2）突发眼球疼痛，伴面色苍白。

2. 术后 1 个月常规专科门诊复查。

3. 出院后第 3 天、第 7 天复查血常规（白细胞计数<3.0×10^9/L 需接受粒细胞集落刺激因子注射治疗）。

（十六）变异及原因分析

1. 因实验室检查结果异常需要复查，导致术前住院时间延长或费用超出参考费用标准。

2. 其他意外情况需进一步明确诊断，导致术前住院时间延长或费用超出参考费用标准。

3. 围术期出现麻醉禁忌证（如急性上呼吸道感染等），转入相应临床路径，退出本路径，待治愈后再次进入本路径。

4. 术后出现发热及出血、骨髓抑制等并发症需要治疗和住院观察，导致住院时间延长或费用超出参考费用标准。

5. 医师认可的变异原因。

6. 其他患儿方面的原因等。

二、一级临床路径表单

适用对象：第一诊断为视网膜母细胞瘤（ICD-10：C69.202），行经导管眼动脉灌注化疗术（ICD-9-CM-3：39.9701）

患者姓名：________ 性别：________ 年龄：________ 门诊号：________ 住院号：________

住院日期：______年___月___日 出院日期：______年___月___日 标准住院日：3~5天

日期	住院第1天	住院第2天
主要诊疗工作	**主管医师** □ 初次评估：包括生理（营养、疼痛等）、心理、社会和经济因素 □ 营养评估：评分>3分需请营养专科会诊 □ 疼痛评估：4~7分应及时处理并记录；≥7分及时请麻醉医师会诊并处理、记录 □ 询问病史与体格检查 □ 开具医嘱，完成住院病历及首次病程记录，安排相关检查 **专科主治医师** □ 查房与术前评估 □ 确定诊断、术前准备和手术日期 □ 与患儿监护人沟通病情并予以指导，入院谈话	**专科主任医师** □ 查房与术前全面评估 □ 评估检查结果是否符合诊断和手术条件 □ 检查结果异常者分析、处理后复查 □ 专科主治医师向患儿监护人交代病情，签署介入手术知情同意书 □ 专科主治医师签署介入一次性耗材使用同意书、化疗知情同意书、对比剂使用知情同意书 □ 完成手术前准备 □ 疼痛评估：4~7分应及时处理并记录；≥7分及时请麻醉医师会诊并处理、记录 □ 麻醉医师探望患儿并完成麻醉前书面评估，签署麻醉知情同意书
重点医嘱	**长期医嘱：** □ 介入科常规护理 □ 二级护理 □ 饮食 □ 患儿既往基础用药（备选） **临时医嘱：** □ 血常规 □ 血型 □ 尿液分析 □ 大便常规 □ 凝血功能 □ 肝功能、肾功能 □ 感染性疾病筛查 □ 心电图 □ 胸部X线片 □ 眼底检查 □ CT平扫+增强（备选） □ MRI（备选）	**长期医嘱：** □ 介入科常规护理 □ 二级护理 □ 饮食 □ 患儿既往基础用药（备选） **临时医嘱：** □ 拟明日送介入手术室全麻下行经导管眼动脉灌注化疗术 □ 术前禁食、禁水 □ 术前备皮 □ 术中用药：卡铂、对比剂 □ 5%葡萄糖注射液100 ml，术前30 min静脉滴注，每分钟30~40滴
主要护理工作	□ 入院宣教：环境、人员、跌倒、安全 □ 专科宣教：视网膜母细胞瘤的简介和介入治疗意义 □ 入院评估：一般情况、营养、疼痛、压疮、跌倒风险评估 □ 专科评估：患儿的精神状态、眼部外观、连续性疼痛评估 □ 专科护理活动：心理疏导	□ 专科评估：患儿的精神状态、眼部外观、连续性疼痛评估、双侧腹股沟皮肤情况、双侧足背动脉搏动情况 □ 常规术前准备：生命体征监测、体重测量、术中用药等 □ 术前宣教：提醒患儿按时禁食、禁水等 □ 专科护理活动：在患儿非下肢的部位建立静脉通道、心理疏导
病情变异记录	□ 无 □ 有，原因： 1. 2.	□ 无 □ 有，原因： 1. 2.
护士签名		
医师签名		

日期	住院第 3 天 （手术日）	住院第 4 天 （术后第 1 天）
主要诊疗工作	□ 主刀医师按手术分级及手术授权完成介入手术 □ 主刀医师完成介入手术记录、术后记录 □ 主管医师开具术后医嘱 □ 向监护人交代介入手术中情况和术后注意事项 □ 主刀医师查房，确定有无介入手术和麻醉并发症 □ 麻醉科医师随访、术后评估 □ 术后常规疼痛评估：4～7 分应及时处理并记录；≥ 7 分及时请麻醉医师会诊并处理、记录	□ 专科主任医师、主刀医师查房 □ 对介入手术进行评估，确定有无介入手术并发症 □ 仔细观察患眼情况（有无结膜充血、眼睑水肿、眼睑能否闭合等） □ 观察术侧肢体情况 □ 完成术后病程记录 □ 疼痛评估：4～7 分应及时处理并记录；≥7 分及时请麻醉医师会诊并处理、记录 □ 检查结果异常者分析、处理后复查
重点医嘱	**长期医嘱：** □ 介入术后常规护理 □ 根据病情选择护理级别 □ 饮食 □ 患儿既往基础用药（备选） **临时医嘱：** □ 全麻复苏后常规护理 □ 术侧肢体制动 6 小时 □ 注意术侧穿刺点有无渗血、血肿 □ 注意术侧足背动脉搏动 □ 测血压每 1 h 1 次×2 次、每 2 h 1 次×2 次 □ 其他特殊医嘱（备选）	**长期医嘱：** □ 介入术后常规护理 □ 根据病情选择护理级别 □ 饮食 □ 患儿既往基础用药（备选） **临时医嘱：** □ 血常规 □ 其他特殊医嘱（备选）
主要护理工作	□ 术后评估：一般情况、患儿的精神状态、眼睑和结膜情况、体征、穿刺部位情况、术侧肢体和术侧足背动脉搏动情况、连续性疼痛评估 □ 术后宣教：术后体位摆放、饮食指导、术后生活指导、并发症情况、康复指导等 □ 专科护理活动：监测并记录生命体征、血压，每班记录穿刺部位、术侧肢体和术侧足背动脉搏动情况	□ 专科评估：一般情况、患儿的精神状态、眼睑和结膜情况、术侧肢体、连续性疼痛评估 □ 术后宣教：用药、饮食和康复指导 □ 专科护理活动：每班记录术侧肢体情况
病情变异记录	□ 无 □ 有，原因： 1. 2.	□ 无 □ 有，原因： 1. 2.
护士签名		
医师签名		

日期	住院第 5 天 （术后第 2 天）
主要诊疗工作	□ 专科主治以上医师查房，评估介入手术效果和检查结果是否符合出院标准，确定能否出院 □ 交代出院后注意事项 □ 书写出院诊断证明书 □ 完成病程记录及出院记录 □ 预约门诊复诊时间
重点医嘱	**临时医嘱：** □ 今日出院（必选）
主要护理工作	□ 出院宣教：随访、用药、康复指导、登记回访资料 □ 办理出院手续 □ 预约复诊
病情变异记录	□ 无　□ 有，原因： 1. 2.
护士签名	
医师签名	

（申刚　张靖）

第三节　血小板减少血管瘤综合征介入治疗临床路径

一、标准住院流程

（一）适用对象

第一诊断为血小板减少血管瘤综合征（K-M 综合征）（ICD-10：D69.801），血小板持续下降或低于 100×10^9/L，符合行介入治疗指征。

（二）诊断依据

根据《皮肤性病学》（5 版，张信江，人民卫生出版社，2006）、《临床诊疗指南——整形外科学分册》（中华医学会，人民卫生出版社，2009）

1. **病史**　出生时或出生后发现，红色或褐色肿物，进行性增大，伴血小板减少。

2. **体征**　红色或褐色肿物，边界不清，质多韧，可伴有疼痛，局部皮温升高。

3. **实验室检查**　血常规检查示血小板计数下降。

4. **辅助检查**　彩色超声检查、CT 等。

（三）治疗方案的选择

根据《皮肤性病学》（5 版，张信江，人民卫生出版社，2006）、《临床诊疗指南——整形外科学分册》（中华医学会，人民卫生出版社，2009），选择规范化的治疗。

1. 血小板明显下降，凝血功能降低，首选行激素冲击，抗生素预防感染，输注冷沉淀或血浆改善凝血功能。

2. 激素冲击治疗无效、无明显手术禁忌证，可根据血管瘤血供情况选择经导管动脉硬化栓塞术或影像引导下经皮硬化治疗术。

（四）标准住院日

标准住院日 3~5 天。若住院前已完成部分术前准备，住院日可适当缩短。

（五）入院标准

已明确诊断 K-M 综合征，且血小板持续下降或低于 100×10^9/L，监护人同意介入手术治疗的收入院拟行介入手术。

（六）进入临床路径标准

1. 第一诊断必须符合 K-M 综合征疾病编码（ICD-10：D69.801）。

2. 有适应证，无禁忌证。

3. 当患者同时具有其他疾病诊断时，但在住院期间无需特殊处理也不影响第一诊断的临床路径流程实施时，可以进入路径。

（七）术前准备

术前准备 1~2 天。

1. 必需的检查项目

（1）实验室检查：血常规、血型、尿常规、大便常规、肝肾功能、电解质、凝血功能、感染性疾病筛查（乙型病毒性肝炎、丙型病毒性肝炎、梅毒、艾滋病等）。

（2）心电图、胸部 X 线（正位）片。

2. 凝血功能 如凝血功能低下可输注血浆或冷沉淀改善凝血功能至正常范围内。

3. 根据情况可选择的检查项目 彩色超声检查、增强 CT、MRI 等。

（八）预防性抗生素选择与使用时机

抗生素使用：按《抗菌药物临床应用指导原则》（卫医发〔2004〕285 号）执行，介入手术视同 I 类切口，原则上不使用抗生素。

（九）术前谈话要点

1. 不接受手术治疗可能的严重后果 瘤体继续增大，血小板持续下降，凝血功能异常，严重者导致弥散性血管内凝血（DIC），出现多脏器功能衰竭，危及生命。

2. 可供选择的其他治疗方法 外科手术切除、化疗。

3. 术中、术后可能出现的情况

（1）异位栓塞：肺栓塞、脑栓塞等。

（2）术中硬化剂过敏。

（3）术中损伤邻近组织器官，导致功能障碍。

（4）导管导丝扭曲、打折。

（5）术后皮肤坏死。

（6）术后瘤体破溃。

（7）术后瘤体肿胀导致疼痛不适。

（十）手术日

手术日为入院第 3 天。

1. 麻醉方式 请麻醉科医师会诊，静脉复合全身麻醉，必要时气管插管麻醉。

2. 术中用药 平阳霉素（8~10 mg/m^2）；碘化油（根据造影结果调整，浓度 25%~50%）。

3. 栓塞剂 聚乙烯醇颗粒（PVA，300~500 μm）、栓塞微球、弹簧钢圈。

4. 输血及血液制品 视患儿病情及术中情况而定，严格掌握输血适应证，血小板 > 50×10^9/L、血红蛋白≥80 g/L 原则上无需输血。

（十一）术后住院恢复

术后住院恢复 1~2 天。

1. 术后压迫止血转麻醉复苏室。

2. 全麻复苏后转回普通病房。

3. 必须复查的检查项目有血常规、凝血四项。

4. 抗生素使用按《抗菌药物临床应用指导原则》（卫医发〔2004〕285 号）执行，常规无需使用抗生素。如出现术后感染，可结合药敏结果选择抗生素。

（十二）入、出 ICU 标准

1. 入 ICU 标准 出现下列情况之一，可转入 ICU 监护。

（1）手术操作时间长，导致：①术中长期气管插管和机械通气后，刚拔除气管插管或拔管困难。②需要面罩持续正压通气或无创性通气治疗。③需插管以保持气道通畅，但无需通气治疗，且其他状况尚稳定。

（2）术后出血。

2. 出 ICU 标准 收入 ICU 的患儿经过严密监护和治疗后，病情趋于稳定且转入 ICU 的指征已消除后，可转出 ICU 返回普通病房继续进行专科治疗。标准如下：

（1）心率在正常年龄组范围内。

（2）血流动力学稳定。

（3）呼吸频率在正常年龄组范围内，呼吸功能障碍已获纠治，血气分析结果正常。

（4）主要脏器功能稳定，肝、肾功能各项实验室指标趋于正常。

（5）吸氧下无发绀、血氧饱和度>90%，或氧合指数>300；或 PCO_2<50 mmHg 或 pH 值>7.35；或无需机械通气、无需给氧。

（6）专科指征：①血管瘤无破溃、出血；②血常规示血小板计数>50×10^9/L。

（十三）出院标准

1. 患者一般情况良好，恢复正常饮食。

2. 病灶无显著肿胀，局部皮肤无出血，体温正常。

3. 双侧足背动脉搏动良好，无肢体末端变暗发黑，无皮温变凉。

4. 血小板计数>50×10^9/L，凝血功能正常。

5. 无需要住院处理的并发症。

（十四）术后常见并发症及处理

1. 栓塞后综合征有恶心、呕吐、疼痛、发热等，予止吐、解热镇痛处理。

2. 非靶器官栓塞，常见肺栓塞，如高度怀疑肺栓塞（介入术后出现胸痛、呼吸困难、咯血等），需立即行胸部 CTA 检查、D-二聚体检测，明确诊断后转 PICU 进一步治疗。

3. 瘤体及邻近皮肤损伤，局部予安多福消毒、重组人表皮生长因子凝胶外用处理。

（十五）随访指导

1. 紧急医疗指导，出现以下紧急情况需及时返院或到当地医院治疗。

（1）瘤体突发增大出现破溃或出血。

（2）复查血常规血小板不稳定，血小板计数<50×10^9/L。

2. 术后 2 周常规专科门诊复诊，指导用药情况。

（十六）变异及原因分析

1. 因实验室检查结果异常需要复查，导致术前住院时间延长或费用超出参考费用标准。

2. 其他意外情况需进一步明确诊断，导致术前住院时间延长或费用超出参考费用标准。

3. 围术期出现麻醉禁忌证（如急性上呼吸道感染等），转入相应临床路径，退出本路径，待治愈后再次进入本路径。

4. 术后出现发热及出血等并发症需要治疗和住院观察，导致住院时间延长或费用超出参考费用标准。

5. 医师认可的变异原因。

6. 其他患儿方面的原因等。

二、一级临床路径表单

适用对象：第一诊断为血小板减少血管瘤综合征（K-M 综合征）（ICD-10：D69. 801），行经导管动脉硬化栓塞术（ICD-9-CM-3：99. 2901）或影像引导下经皮硬化术（ICD-9-CM-3：88. 6702）

患者姓名：________ 性别：________ 年龄：________ 门诊号：________ 住院号：________

住院日期：______年___月___日 出院日期：______年___月___日 标准住院日：5 天

日期	住院第 1 天	住院第 2 天 （术前 1 天）
主要诊疗工作	**主管医师** □ 询问病史与体格检查，开具医嘱，完成病历书写 □ 入院后常规谈话 □ 营养评估：评分>3 分需请营养专科会诊 **专科主治医师** □ 查房与术前评估 □ 确定诊断、术前准备和手术日期 □ 与患儿监护人沟通病情并予以指导	**专科主任医师** □ 查房与术前评估 □ 评估检查结果是否符合诊断和手术条件 □ 检查结果异常者分析、处理后复查 □ 专科主治医师向患儿监护人交代病情，签署手术知情同意书 □ 麻醉医师探望患儿并完成麻醉前书面评估，签署麻醉知情同意书 □ 完成手术前准备
重点医嘱	**长期医嘱：** □ 小儿介入科常规护理 □ 二级护理 □ 自备饮食 **临时医嘱：** □ 血常规 □ 血型 □ 尿常规 □ 大便常规 □ 凝血功能 □ 肝功能、肾功能 □ 感染性疾病筛查 □ 心电图 □ 胸部 X 线片 □ 0. 9%氯化钠注射液 50 ml+地塞米松，静脉滴注（可选）	**临时医嘱：** □ 拟明日送介入手术室全麻下行影像引导下经皮硬化栓塞术或经导管动脉硬化栓塞术 □ 术前禁食、禁水 □ 平阳霉素、地塞米松、对比剂，术中用（送入介入手术室） □ 5%葡萄糖注射液 100 ml，术前 30min 静脉滴注 □ 即刻抽血检查 □ 血常规 □ 凝血功能 □ 抗生素使用 ■ 指征：原则上不使用抗生素，如合并感染可以使用抗生素 ■ 按《抗菌药物分级指导原则》选用抗生素
主要护理工作	□ 入院宣教：环境、人员、跌倒、安全 □ 专科宣教：血小板减少血管瘤综合征的简介和介入治疗意义 □ 入院评估：一般情况、营养、疼痛、压疮、跌倒风险评估 □ 专科评估：患儿的精神状态、皮肤评估、连续性疼痛评估 □ 专科护理活动：皮肤护理、心理疏导	□ 专科评估：患儿的精神状态、血管瘤瘤体和术侧肢体变化、连续性疼痛评估、双侧腹股沟皮肤情况、双侧足背动脉搏动情况 □ 常规术前准备：生命体征监测、体重测量、术中用药等 □ 术前宣教：提醒患者按时禁食、禁水等 □ 专科护理活动：在患儿非下肢的部位建立静脉通道、皮肤护理、心理疏导
病情变异记录	□ 无 □ 有，原因： 1. 2.	□ 无 □ 有，原因： 1. 2.
护士签名		
医师签名		

日期	住院第 3 天 （手术日）	住院第 4 天 （出院前 1 天）	住院第 5 天 （出院日）
主要诊疗工作	□ 主刀医师按手术分级及手术授权完成手术 □ 主刀医师完成手术记录、术后记录 □ 主管医师开具术后医嘱 □ 向监护人交代手术中情况和术后注意事项 □ 主刀医师查房，确定有无手术和麻醉并发症 □ 麻醉科医师随访、术后评估 □ 术后常规疼痛评估：4~7 分应及时处理并记录；≥7 分及时请麻醉医师会诊并处理、记录	□ 专科主任医师、主刀医师查房评估手术效果，确定是否预出院 □ 确定有无手术并发症和手术切口感染 □ 疼痛评估 □ 如果初步评估出现手术并发症（如异位栓塞），需请专科主任医师查房并再次评估 ■ 是　需执行血小板减少血管瘤综合征 ■ 否　继续行本临床路径 □ 完成预出院准备	□ 专科主治以上医师查房，评估手术效果和检查结果是否符合出院标准，确定能否出院 □ 交代出院后注意事项 □ 预约门诊复诊日期
重点医嘱	**长期医嘱：** □ 介入科护理常规 □ 二级护理 □ 饮食 **临时医嘱：** □ 全麻复苏后常规护理：注意术后有无渗血、血肿	**长期医嘱：** □ 介入术后常规护理 □ 二级护理 □ 饮食 **临时医嘱：** □ 泼尼松片，口服（可选） □ 拟明日出院 □ 出院带药 □ 明晨抽血 □ 血常规 □ 凝血四项	**临时医嘱：** □ 今日出院
主要护理工作	□ 术后评估：一般情况、患儿的精神状态、血管瘤瘤体和术侧肢体变化、穿刺部位情况、术侧肢体和术侧足背动脉搏动情况、连续性疼痛评估 □ 术后宣教：术后体位摆放、饮食指导、术后生活指导、并发症情况、心理护理、康复指导等 □ 专科护理活动：监测并记录生命体征、血压，药物不良反应观察，每班记录穿刺部位、术侧肢体和术侧足背动脉搏动情况	□ 专科评估：一般情况、患儿的精神状态、血管瘤瘤体和术侧肢体变化、连续性疼痛评估 □ 术后宣教：用药和饮食指导、康复指导 □ 专科护理活动：皮肤护理、心理疏导	□ 出院宣教：随访、用药、康复指导、登记回访资料 □ 办理出院手续 □ 预约复诊
病情变异记录	□ 无　□ 有，原因： 1. 2.	□ 无　□ 有，原因： 1. 2.	□ 无　□ 有，原因： 1. 2.
护士签名			
医师签名			

三、二级临床路径表单

适用对象：第一诊断为血小板减少血管瘤综合征（K-M 综合征）（ICD-10：D69.801），行经导管动脉硬化栓塞术（ICD-9-CM-3：99.2901）或影像引导下经皮硬化术（ICD-9-CM-3：88.6702）后出现异位栓塞行保守治疗

患者姓名：________ 性别：________ 年龄：________ 门诊号：________ 住院号：________

住院日期：______年___月___日 出院日期：______年___月___日 标准住院日：4~6 天

日期	住院第 1 天	住院第 2~3 天
主要诊疗工作	**专科主任医师** □ 查房，专科再评估，病情分级 □ 制定诊疗方案，予止痛、改善微循环、加用抗生素加强抗感染治疗 **专科主治医师** □ 专科评估 □ 确定诊疗方案的实施 □ 营养评估：评分>3 分需请营养专科会诊 □ 疼痛评估：4~7 分应及时处理并记录；≥7 分及时请麻醉医师会诊并处理、记录 **主管医师** □ 执行诊疗方案 □ 严密观察病情及治疗效果，向上级医师报告	□ 专科主治以上医师查房评估手术效果，有无其他术后并发症 □ 仔细观察患儿瘤体局部变化，综合评估保守治疗效果 □ 疼痛评估 □ 检查结果异常者分析、处理后复查 □ 危急值分析及处理
重点医嘱	**长期医嘱：** □ 按病情分级选择护理级别 □ 二级护理 □ 饮食自备 □ 改善微循环对症处理 □ 泼尼松片，口服（可选） □ 营养神经药物（可选） □ 抗生素使用 ■ 指征：术后瘤体破溃或合并感染 ■ 按《抗菌药物分级指导原则》选用抗生素	**长期医嘱：** □ 按病情分级选择护理级别 □ 二级护理 □ 饮食自备 □ 改善微循环对症处理 □ 泼尼松片，口服（可选） □ 营养神经药物（可选） □ 抗生素使用 ■ 指征：术后瘤体破溃或合并感染 ■ 按《抗菌药物分级指导原则》选用抗生素
主要护理工作	□ 术后评估：一般情况、患儿的精神状态、血管瘤瘤体变化、穿刺部位情况、术侧肢体和术侧足背动脉搏动情况、连续性疼痛评估 □ 术后宣教：术后体位摆放、饮食指导、术后生活指导、并发症情况、康复指导等 □ 专科护理活动：监测并记录生命体征、血压、呼吸情况、循环情况，药物不良反应观察，每班记录穿刺部位、术侧肢体和术侧足背动脉搏动情况	□ 术后评估：一般情况、患儿的精神状态、血管瘤瘤体和术侧肢体变化、术侧肢体和术侧足背动脉搏动情况、连续性疼痛评估 □ 术后宣教：体位摆放、饮食指导、并发症情况、康复指导等 □ 专科护理活动：监测并记录生命体征、血压、呼吸情况、循环情况，药物不良反应观察
病情变异记录	□ 无 □ 有，原因： 1. 2.	□ 无 □ 有，原因： 1. 2.
护士签名		
医师签名		

日期	住院第 4~5 天 （出院前 1 天）	住院第 6 天 （出院日）
主要诊疗工作	□ 专科主任医师、主刀医师查房评估保守治疗效果，确定是否预出院 □ 疼痛评估 □ 完成预出院准备	□ 专科主治以上医师查房，评估病情是否符合出院标准，确定能否出院 □ 交代出院后注意事项 □ 预约门诊复诊日期
重点医嘱	**长期医嘱：** □ 介入术后常规护理 □ 二级护理 □ 饮食 **临时医嘱：** □ 拟明日出院 □ 出院带药	**临时医嘱：** □ 今日出院
主要护理工作	□ 术后评估：一般情况、患儿的精神状态、血管瘤瘤体和术侧肢体变化、连续性疼痛评估 □ 术后宣教：体位摆放、饮食指导、并发症情况、康复指导等 □ 专科护理活动：监测并记录生命体征、血压、呼吸情况、循环情况，药物不良反应观察	□ 出院宣教：随访、用药、康复指导、登记回访资料 □ 办理出院手续 □ 预约复诊
病情变异记录	□ 无 □ 有，原因： 1. 2.	□ 无 □ 有，原因： 1. 2.
护士签名		
医师签名		

（周少毅　张靖）

第四节　儿童血管瘤介入治疗临床路径

一、标准住院流程

（一）适用对象

第一诊断为血管瘤（ICD-10：C22.201）行经导管动脉硬化栓塞术（ICD-9-CM-3：99.2901），患儿瘤体巨大（瘤体直径≥3 cm）、有显著血供（皮温明显增高），年龄≥3 个月以及体重≥6 kg。

（二）诊断依据

根据《皮肤性病学》（5 版，张信江，人民卫生出版社，2006）、《临床诊疗指南——整形外科学分册》（中华医学会，人民卫生出版社，2009）

1. 病史　出生时至出生后数天发现，新生儿期快速生长，大多数患儿 6 个月时瘤体稳定，1 岁后瘤体处于消退期。

2. 体征　血管瘤分布于表浅皮肤时，瘤体鲜红色；分布于皮下时呈淡青色，瘤体皮温增高。

3. 辅助检查 彩色多普勒超声表现为血流信号丰富、增强CT检查可见瘤体动脉早期显影。

（三）治疗方案的选择

根据《皮肤性病学》（5版，张信江，人民卫生出版社，2006）、《临床诊疗指南——整形外科学分册》（中华医学会，人民卫生出版社，2009），《经导管动脉硬化栓塞联合注射硬化治疗婴儿颌面部巨大高流量血管瘤》[张靖，周少毅，陈昆山，等. 介入放射学杂志，2011，20（11）：848-852]，大多数血管瘤可以自行消退，一般不需特殊处理，可以等待观察，如瘤体处于增生期，或瘤体位于特殊部位：眼睑、颌面部、气管，以及大面积血管瘤伴出血、感染或溃疡则需要立刻进行治疗。当患儿瘤体巨大（瘤体直径≥3 cm）、有显著血供（皮温明显增高），年龄≥3个月以及体重≥6 kg，则选择经导管动脉硬化栓塞术。

（四）标准住院日

标准住院日为3~5天。若住院前已完成部分术前准备，住院日可适当缩短。

（五）入院标准

儿童血管瘤拟行经导管动脉硬化栓塞术。

1. 患儿年龄<6个月、瘤体巨大（瘤体直径≥3 cm），增长迅速、皮温高及生长于特殊部位（颈部、咽喉部、气管等）产生压迫，使用保守治疗，包括激光、药物（普萘洛尔片、泼尼松片）、局部注射等治疗后无效或效果差的病例。

2. 患儿年龄≥6个月，瘤体最大径线>5 cm、皮下厚度>2 cm、皮温仍然较高的血管瘤（处于增生期），监护人同意行经导管动脉硬化栓塞术。

（六）进入临床路径标准

1. 第一诊断必须符合血管瘤疾病编码（ICD-10：C22.201）。

2. 有适应证，无禁忌证。

3. 当患者同时具有其他疾病诊断时，但在住院期间不需特殊处理也不影响第一诊断的临床路径流程实施时，可以进入路径。

（七）术前准备

术前准备1~2天。

1. 必需的检查项目

（1）实验室检查：血常规、血型、尿常规、大便常规、肝肾功能、电解质、凝血功能、感染性疾病筛查（乙型病毒性肝炎、丙型病毒性肝炎、梅毒、艾滋病等）。

（2）心电图、胸部X线（正位）片。

2. 根据情况可选择的检查项目 彩色超声检查、增强CT、MRI等。

（八）预防性抗生素选择与使用时机

按《抗菌药物临床应用指导原则》（卫医发〔2004〕285号），介入手术视同I类切口，原则上不使用抗生素。

（九）术前谈话要点

1. 不接受介入治疗可能的严重后果

（1）瘤体进一步增大可能破溃大出血导致生命危险。

（2）瘤体控制不佳持续增大引起呼吸困难。

2. 可供选择的其他治疗方法 激光治疗、绷带加压、口服药物及局部注射治疗。

3. 术中、术后可能出现的情况

（1）异位栓塞：肺栓塞、脑栓塞等。

（2）术中硬化剂过敏。

（3）术中损伤邻近组织器官，导致功能障碍。

（4）导管导丝扭曲、打折。

（5）术后皮肤坏死。

（6）术后瘤体破溃。

（7）术后瘤体肿胀导致疼痛不适。

（十）手术日

手术日为入院第2天。

1. 麻醉方式 请麻醉科医师会诊，静脉复合全身麻醉，必要时气管插管麻醉。

2. 术中用药 平阳霉素（8~10 mg/m^2）；碘化油（根据造影结果调整，浓度25%~33%）；

地塞米松 2 mg。

3. 栓塞剂 聚乙烯醇颗粒（PVA，300～500 μm）、栓塞微球、弹簧钢圈。

4. 输血及血液制品 视患儿病情及术中情况而定，严格掌握输血适应证，血红蛋白≥80 g/L原则上无需输血。

（十一）术后住院恢复

术后住院恢复 1～2 天。

1. 术后压迫止血、加压包扎后转麻醉复苏室。

2. 全麻复苏后转回普通病房。

3. 抗生素使用 按《抗菌药物临床应用指导原则》（卫医发〔2004〕285 号）执行，术后无需常规使用抗生素，如出现术后感染，可结合药物敏感性试验结果选择抗生素。

（十二）入、出 ICU 标准

1. 入 ICU 标准 出现下列情况之一，可转入 ICU 监护。

（1）瘤体压迫或阻塞气道。

（2）血管瘤严重破溃感染导致败血症、脓毒血症或感染性休克。

（3）巨大血管瘤合并血小板减少，血小板计数≤10×10^9/L，并有严重出血倾向。

（4）巨大血管瘤破裂致大出血、失血性休克。

（5）手术中损伤血管、脏器致大出血、失血性休克。

（6）术后血胸、气胸（尤其张力性气胸）、压缩性肺不张。

（7）手术过程药物所致的严重过敏反应。

（8）异位栓塞造成相应组织、器官功能损害，如脑栓塞、肺栓塞。

2. 出 ICU 标准 收入 ICU 的患儿经严密监护和治疗后，病情趋于稳定且转入 ICU 的指征已消除后，可转出 ICU 返回普通病房继续进行专科治疗。标准如下：

（1）心率在正常年龄组范围内。

（2）血流动力学稳定。

（3）呼吸频率在正常年龄组范围内，呼吸功能障碍已获纠治，血气分析结果正常。

（4）主要脏器功能稳定，肝、肾功能各项实验室指标趋于正常。

（5）吸氧下无发绀、血氧饱和度>90%，或氧合指数>300；或 PCO_2<50 mmHg 或 pH 值>7.35；或不需机械通气、不需给氧。

（6）专科指征：瘤体无破溃、出血。

（十三）出院标准

1. 患者一般情况良好，恢复正常饮食。

2. 病灶无显著肿胀，局部皮肤无破溃，体温<38.5℃。

3. 穿刺点愈合良好。

4. 没有需要住院处理的并发症。

（十四）术后常见并发症及处理

1. 局部瘤体肿胀 是术后早期最常见的并发症，无不适可不予处理，如伴疼痛（疼痛评分≥4 分），予止痛处理，必要时予丹参、低分子右旋糖酐改善微循环。

2. 瘤体破溃 少数病例介入术后瘤体表面破溃，需予过氧化氢、安多福、康复新及莫匹罗星抗感染处理。

3. 发热、腹泻等药物反应 部分患儿术后出现平阳霉素的不良反应，表现为发热或腹泻，可对症处理。

（十五）随访指导

1. 紧急医疗指导，出现以下紧急情况需及时返院或到当地医院治疗。

（1）瘤体突发增大出现破溃或出血。

（2）复查血常规血小板计数<50×10^9/L。

2. 术后 2 周常规专科门诊复诊，指导用药情况。

（十六）变异及原因分析

1. 因实验室检查结果异常需要复查，导致术前住院时间延长或费用超出参考费用标准。

2. 其他意外情况需进一步明确诊断，导致术前住院时间延长或费用超出参考费用标准。

3. 围术期出现麻醉禁忌证（如急性上呼吸道感染等），转入相应临床路径，退出本路径，待治愈后再次进入本路径。

4. 术后出现发热和出血等并发症需要治疗和住院观察，导致住院时间延长或费用超出参考费用标准。

5. 医师认可的变异原因。

6. 其他患儿方面的原因等。

二、一级临床路径表单

适用对象：第一诊断为血管瘤（ICD-10：C22.201）行经导管动脉硬化栓塞术（ICD-9-CM-3：99.2901）

患者姓名：＿＿＿＿＿ 性别：＿＿＿＿＿ 年龄：＿＿＿＿＿ 门诊号：＿＿＿＿＿ 住院号：＿＿＿＿＿

住院日期：＿＿＿年＿＿月＿＿日 出院日期：＿＿＿年＿＿月＿＿日 标准住院日：3~5 天

日期	住院第 1 天	住院第 2 天 （术前 1 天）
主要诊疗工作	**主管医师** □ 询问病史与体格检查，开具医嘱，完成病历 □ 入院后常规谈话 □ 营养评估，评分>3 分需请营养专科会诊 **专科主治医师** □ 查房与术前评估 □ 确定诊断、术前准备和手术日期 □ 与患儿监护人沟通病情并予以指导	**专科主任医师** □ 查房与术前评估 □ 评估检查结果是否符合诊断和手术条件 □ 检查结果异常者分析、处理后复查 □ 专科主治医师向患儿监护人交代病情，签署手术知情同意书 □ 麻醉医师探望患儿并完成麻醉前书面评估，签署麻醉知情同意书 □ 完成手术前准备
重点医嘱	**长期医嘱：** □ 小儿介入科常规护理 □ 二级护理 □ 自备饮食 **临时医嘱：** □ 血常规 □ 血型 □ 尿常规 □ 大便常规 □ 凝血功能 □ 肝功能、肾功能 □ 甲状腺功能 □ 感染性疾病筛查 □ 心电图 □ 胸部 X 线片 □ 心脏彩超（备选）	**临时医嘱：** □ 拟明日送介入手术室全麻下行经导管动脉硬化栓塞术 □ 术前禁食、禁水 □ 平阳霉素、地塞米松、造影剂，术中用，送介入室 □ 5%葡萄糖注射液 100 ml，术前 30 min，静脉滴注 □ 抗生素使用 ■ 指征：原则上不使用抗生素，如合并感染可以使用抗生素。 ■ 按《抗菌药物分级指导原则》选用抗生素
主要护理工作	□ 入院宣教：环境、人员、跌倒、安全 □ 专科宣教：儿童血管瘤综合征的简介和介入治疗意义 □ 入院评估：一般情况、营养、疼痛、压疮、跌倒风险评估 □ 专科评估：患儿的精神状态、皮肤评估、连续性疼痛评估 □ 专科护理活动：皮肤护理、心理疏导	□ 专科评估：患儿的精神状态、血管瘤瘤体情况、连续性疼痛评估、双侧腹股沟皮肤情况、双侧足背动脉搏动情况 □ 常规术前准备：生命体征监测、体重测量、术中用药等 □ 术前宣教：提醒患者按时禁食、禁水等 □ 专科护理活动：在患儿非下肢的部位建立静脉通道、皮肤护理、心理疏导
病情变异记录	□ 无 □ 有，原因： 1. 2.	□ 无 □ 有，原因： 1. 2.
护士签名		
医师签名		

日期	住院第 3 天 （手术日）	住院第 4 天 （出院前 1 天）	住院第 5 天 （出院日）
主要诊疗工作	□ 主刀医师按手术分级及手术授权完成手术 □ 主刀医师完成手术记录、术后记录 □ 主管医师开具术后医嘱 □ 向监护人交代手术中情况和术后注意事项 □ 主刀医师查房，确定有无手术和麻醉并发症 □ 麻醉科医师随访、术后评估 □ 术后常规疼痛评估：4~7 分应及时处理并记录；≥7 分及时请麻醉医师会诊并处理、记录	□ 专科主任医师、主刀医师查房评估手术效果，确定是否预出院 □ 确定有无手术并发症和手术切口感染 □ 疼痛评估 □ 如果初步评估出现手术并发症（如异位栓塞），需请专科主任医师查房并再次评估 ■ 是　需执行儿童血管瘤二级临床路径（附件表单 1） ■ 否　继续行本临床路径 □ 完成预出院准备	□ 专科主治以上医师查房，评估手术效果和检查结果是否符合出院标准，确定能否出院 □ 交代出院后注意事项 □ 预约门诊复诊日期
重点医嘱	**长期医嘱：** □ 介入科护理常规 □ 二级护理 □ 饮食 □ 普萘洛尔片（可选） **临时医嘱：** □ 全麻复苏后常规护理 □ 术侧肢体制动 6 h □ 注意术侧穿刺点有无渗血、血肿 □ 注意术侧足背动脉搏动 □ 心电、血压监测 12 h	**长期医嘱：** □ 介入术后常规护理 □ 二级护理 □ 饮食 **临时医嘱：** □ 拟明日出院 □ 出院带药	**临时医嘱：** □ 今日出院
主要护理工作	□ 术后评估：一般情况、患儿的精神状态、血管瘤瘤体变化、穿刺部位情况、术侧肢体和术侧足背动脉搏动情况、连续性疼痛评估 □ 术后宣教：术后体位摆放、饮食指导、术后生活指导、并发症情况、心理护理、康复指导等 □ 专科护理活动：监测并记录生命体征、血压，药物不良反应观察，每班记录穿刺部位、术侧肢体和术侧足背动脉搏动情况	□ 专科评估：一般情况、患儿的精神状态、血管瘤瘤体、连续性疼痛评估 □ 术后宣教：用药和饮食指导、康复指导 □ 专科护理活动：皮肤护理、心理疏导	□ 出院宣教：随访、用药、康复指导、登记回访资料 □ 办理出院手续 □ 预约复诊
病情变异记录	□ 无　□ 有，原因： 1. 2.	□ 无　□ 有，原因： 1. 2.	□ 无　□ 有，原因： 1. 2.
护士签名			
医师签名			

三、二级临床路径表单

适用对象：第一诊断为血管瘤（ICD-10：C22.201）行经导管动脉硬化栓塞术（ICD-9-CM-3：99.2901）后出现异位栓塞行保守治疗

患者姓名：________ 性别：________ 年龄：________ 门诊号：________ 住院号：________

住院日期：______年___月___日 出院日期：______年___月___日 标准住院日：4~6 天

日期	住院第 1 天	住院第 2~3 天
主要诊疗工作	**专科主任医师** □ 查房，专科再评估，病情分级 □ 制定诊疗方案，予止痛、改善微循环、加用抗生素加强抗感染治疗 **专科主治医师** □ 专科评估 □ 确定诊疗方案的实施 □ 营养评估：评分>3 分需请营养专科会诊 □ 疼痛评估：4~7 分应及时处理并记录；≥7 分及时请麻醉医师会诊并处理、记录 **主管医师** □ 执行诊疗方案 □ 严密观察病情及治疗效果，向上级医师报告	□ 专科主治以上医师查房评估手术效果，有无其他术后并发症 □ 仔细观察患儿瘤体局部变化，综合评估保守治疗效果 □ 疼痛评估 □ 检查结果异常者分析、处理后复查 □ 危急值分析及处理
重点医嘱	**长期医嘱：** □ 按病情分级选择护理级别 □ 二级护理 □ 饮食自备 □ 改善微循环对症处理 □ 营养神经药物（可选） □ 抗生素使用 ■ 指征：术后瘤体破溃或合并感染 ■ 按《抗菌药物分级指导原则》选用抗生素	**长期医嘱：** □ 按病情分级选择护理级别 □ 二级护理 □ 饮食自备 □ 改善微循环对症处理 □ 营养神经药物（可选） □ 抗生素使用 ■ 指征：术后瘤体破溃或合并感染 ■ 按《抗菌药物分级指导原则》选用抗生素
主要护理工作	□ 术后评估：一般情况、患儿的精神状态、血管瘤瘤体变化、穿刺部位情况、术侧肢体和术侧足背动脉搏动情况、连续性疼痛评估 □ 术后宣教：术后体位摆放、饮食指导、术后生活指导、并发症情况、康复指导等 □ 专科护理活动：监测并记录生命体征、血压、呼吸情况、循环情况，药物不良反应观察，每班记录穿刺部位、术侧肢体和术侧足背动脉搏动情况	□ PICU 专科护理 □ 术后评估：一般情况、患儿的精神状态、血管瘤瘤体变化、术侧肢体和术侧足背动脉搏动情况、连续性疼痛评估 □ 术后宣教：体位摆放、饮食指导、并发症情况、康复指导等 □ 专科护理活动：监测并记录生命体征、血压、呼吸情况、循环情况，药物不良反应观察
病情变异记录	□ 无 □ 有，原因： 1. 2.	□ 无 □ 有，原因： 1. 2.
护士签名		
医师签名		

日期	住院第 4~5 天 （出院前 1 天）	住院第 6 天 （出院日）
主要诊疗工作	□ 专科主任医师、主刀医师查房评估保守治疗效果，确定是否预出院 □ 疼痛评估 □ 完成预出院准备	□ 专科主治以上医师查房，评估病情是否符合出院标准，确定能否出院 □ 交代出院后注意事项 □ 预约门诊复诊日期
重点医嘱	**长期医嘱：** □ 介入术后常规护理 □ 二级护理 □ 饮食 **临时医嘱：** □ 拟明日出院 □ 出院带药	**临时医嘱：** □ 今日出院
主要护理工作	□ 术后评估：一般情况、患儿的精神状态、血管瘤瘤体变化、连续性疼痛评估 □ 术后宣教：体位摆放、饮食指导、并发症情况、康复指导等 □ 专科护理活动：监测并记录生命体征、血压、呼吸情况、循环情况	□ 出院宣教：随访、用药、康复指导、登记回访资料 □ 办理出院手续 □ 预约复诊
病情变异记录	□ 无　□ 有，原因： 1. 2.	□ 无　□ 有，原因： 1. 2.
护士签名		
医师签名		

（林雀卿　张靖）

第五节　儿童静脉畸形介入治疗临床路径

一、标准住院流程

（一）适用对象

第一诊断为静脉畸形（ICD-10：D18.000），行影像引导经皮硬化栓塞术（ICD-9-CM-3：88.6702）。

（二）诊断依据

根据《临床诊疗指南——整形外科学分册》（中华医学会，人民卫生出版社，2009）。

1. 病史　出生时或出生后发现的肿物，随身体成比例生长，不能自行消退，伴或不伴疼痛。

2. 体征　蓝紫色或肤色正常、可压缩、皮温不高、体位移动实验（+）、部分可触及质硬静脉石。

3. 辅助检查　MRI 检查显示为 T_1 低或等信号、T_2 高信号。

（三）治疗方案的选择

根据《临床诊疗指南——整形外科学分册》（中华医学会，人民卫生出版社，2009），实施规范化介入治疗。

1. 静脉畸形对外观影响不明显且病灶稳定者，只需临床随访即可。

2. 静脉畸形有症状者，如外观畸形、疼痛肿胀和功能障碍者，需行治疗。首选治疗方式为影像引导经皮硬化栓塞术，微创、疗效确切、并发症小。

3. 静脉畸形外科手术切除后复发者，选用影像引导经皮硬化栓塞术。

（四）标准住院日

标准住院日为 3~5 天。

（五）入院标准

已明确诊断为静脉畸形，伴有外观畸形、疼痛肿胀和功能障碍者，监护人同意行介入治疗的收入院行影像引导经皮硬化栓塞术。

（六）进入临床路径标准

1. 第一诊断必须符合静脉畸形疾病编码（ICD-10：D18.000）。

2. 有适应证，无禁忌证。

3. 当患者同时患有其他疾病，但在住院期间无需特殊处理也不影响第一诊断的临床路径流程实施时，可以进入路径。

（七）术前准备

术前准备 2 天。

1. 必需的检查项目

（1）实验室检查：血常规、血型、尿常规、大便常规、肝功能、肾功能、电解质、凝血功能、感染性疾病筛查（乙型病毒性肝炎、丙型病毒性肝炎、梅毒、艾滋病等）。

（2）心电图、胸部 X 线（正位）片。

2. 根据患者情况可选择的检查项目 彩色超声检查、增强 CT、MRI 等。

（八）预防性抗生素选择与使用时机

按《抗菌药物临床应用指导原则》（卫医发〔2004〕285 号），介入手术视同 I 类切口，原则上不使用抗生素。

（九）术前谈话要点

1. 不接受介入治疗的可能严重后果 瘤体进一步增大，引起相应器官功能障碍，严重者大出血导致生命危险。

2. 可供选择的其他治疗方法 手术切除、电化学治疗、激光治疗。

3. 术中、术后可能出现的情况

（1）异位栓塞：肺栓塞、脑栓塞等。

（2）术中硬化剂过敏。

（3）术中损伤邻近组织器官，导致功能障碍。

（4）术后瘤体肿胀导致疼痛不适。

（5）术后皮肤坏死。

（6）术后瘤体破溃。

（十）手术日

手术日为入院第 2 天。

1. 麻醉方式 请麻醉科医师会诊，静脉复合麻醉，必要时气管插管麻醉。

2. 术中用药 平阳霉素 8~10 mg/m^2；碘化油（浓度 50%）；无水乙醇（总量不超过1 ml/kg）。

3. 输血 视患儿病情及术中情况而定，严格掌握输血适应证，血红蛋白≥80 g/L 原则上无需输血。

（十一）术后住院恢复

术后住院恢复 1~2 天。

1. 术后压迫止血转麻醉复苏室。

2. 全麻复苏后转回普通病房。

3. 观察瘤体及全身情况。

4. 抗生素使用按《抗菌药物临床应用指导原则》（卫医发〔2004〕285 号）执行，术后无需常规使用抗生素，如出现术后感染，可结合药物敏感性试验结果选择抗生素。

（十二）入、出 ICU 标准

1. 入 ICU 标准 出现下列情况之一，可转入 ICU 监护。

（1）手术操作时间长，导致：①术中长期气管插管和机械通气后，刚拔除气管插管或拔管困难。②需要面罩持续正压通气或无创性通气治疗。③需插管以保持气道通畅，但无需要通气治疗，且其他状况尚稳定。

（2）术后出血。

2. 出 ICU 标准 收入 ICU 的患者经过严密监护和治疗后，病情趋于稳定且转入 ICU 的指征已消除后，可转出 ICU 返回普通病房继续进行专科治疗。标准如下：

（1）心率在正常年龄组范围内。

（2）血流动力学稳定。

（3）呼吸频率在正常年龄组范围内，呼吸功能障碍已获纠治，血气分析结果正常。

（4）主要脏器功能稳定，肝、肾功能各项实验室指标趋于正常。

（5）吸氧下无发绀、血氧饱和度>90%，或氧合指数>300；或 PCO_2<50 mmHg 或 pH 值>7.35；或无需机械通气、无需给氧。

（6）专科指征：瘤体无破溃、出血。

（十三）出院标准

1. 患者一般情况良好，恢复正常饮食。
2. 体温<38.5℃。
3. 穿刺点愈合良好。
4. 瘤体无破溃。
5. 无需要住院处理的并发症。

（十四）术后常见并发症及处理

1. 局部瘤体肿胀 是术后早期最常见的并发症，无不适可不予处理，如伴疼痛（疼痛评分≥4 分），予止痛对症处理，必要时予丹参、低分子右旋糖酐改善微循环。

2. 栓塞后综合征 恶心、呕吐、发热等，予对症处理。

（十五）随访指导

1. 紧急医疗指导，出现以下紧急情况需及时返院或到当地医院治疗：

（1）术后出现发热，体温>38.5℃。

（2）瘤体突发破溃出血。

（3）邻近皮肤颜色变暗。

（4）四肢的静脉畸形介入术后出现肢端皮温下降或功能障碍。

2. 术后 1 个月常规专科门诊复查。

（十六）变异及原因分析

1. 因实验室检查结果异常需要复查，导致术前住院时间延长或费用超出参考费用标准。
2. 其他意外情况需进一步明确诊断，导致术前住院时间延长或费用超出参考费用标准。
3. 围术期出现麻醉禁忌证（如急性上呼吸道感染等），转入相应临床路径，退出本路径，待治愈后再次进入本路径。
4. 术后出现发热及出血等并发症需要治疗和住院观察，导致住院时间延长或费用超出参考费用标准。
5. 医师认可的变异原因。
6. 其他患儿方面的原因等。

二、一级临床路径表单

适用对象：第一诊断为静脉畸形（ICD-10：D18.000）行影像引导下经皮硬化栓塞术（ICD-9-CM-3：88.6702）

患者姓名：________ 性别：________ 年龄：________ 门诊号：________ 住院号：________

住院日期：______年___月___日 出院日期：______年___月___日 标准住院日：3~5天

日期	住院第1天	住院第2天 （术前1天）
主要诊疗工作	**主管医师** □ 询问病史与体格检查，开具医嘱，完成病历书写 □ 入院后常规谈话 □ 营养评估，评分>3分需请营养专科会诊 **专科主治医师** □ 查房与术前评估 □ 确定诊断、术前准备和手术日期 □ 与患儿监护人沟通病情并予以指导	**专科主任医师** □ 查房与术前评估 □ 评估检查结果是否符合诊断和手术条件 □ 检查结果异常者分析、处理后复查 □ 专科主治医师向患儿监护人交代病情，签署手术知情同意书 □ 麻醉医师探望患儿并完成麻醉前书面评估，签署麻醉知情同意书 □ 完成手术前准备
重点医嘱	**长期医嘱：** □ 小儿介入科常规护理 □ 二级护理 □ 自备饮食 **临时医嘱：** □ 血常规 □ 血型 □ 尿常规 □ 大便常规 □ 凝血功能 □ 肝功能、肾功能 □ 感染性疾病筛查 □ 心电图 □ 胸部X线片 □ MRI（备选）	**临时医嘱：** □ 拟明日送介入手术室全麻下行影像导引下经皮硬化栓塞术 □ 术前禁食、禁水 □ 平阳霉素、地塞米松、对比剂，术中用，送介入室 □ 5%葡萄糖注射液100 ml，术前30 min静脉滴注 □ 抗生素使用 ■ 指征：原则上不使用抗生素，如合并感染可以使用抗生素。 ■ 按《抗菌药物分级指导原则》选用抗生素
主要护理工作	□ 入院宣教：环境、人员、跌倒、安全 □ 专科宣教：静脉畸形的简介和介入治疗意义 □ 入院评估：一般情况、营养、疼痛、压疮、跌倒风险评估 □ 专科评估：患儿的精神状态、皮肤评估、连续性疼痛评估、肢体活动度评估 □ 专科护理活动：心理疏导	□ 专科评估：患儿的精神状态、瘤体情况、连续性疼痛评估、双侧腹股沟皮肤情况、双侧足背动脉搏动情况 □ 常规术前准备：生命体征监测、体重测量、术中用药等 □ 术前宣教：提醒患者按时禁食、禁水等 □ 专科护理活动：在患儿非下肢的部位建立静脉通道、皮肤护理、心理疏导
病情变异记录	□ 无 □ 有，原因： 1. 2.	□ 无 □ 有，原因： 1. 2.
护士签名		
医师签名		

日期	住院第 3 天 （手术日）	住院第 4 天 （出院前 1 天）	住院第 5 天 （出院日）
主要诊疗工作	□ 主刀医师按手术分级及手术授权完成手术 □ 主刀医师完成手术记录、术后记录 □ 主管医师开具术后医嘱 □ 向监护人交代手术中情况和术后注意事项 □ 主刀医师查房，确定有无手术和麻醉并发症 □ 麻醉科医师随访、术后评估 □ 术后常规疼痛评估：4~7 分应及时处理并记录；≥7 分及时请麻醉医师会诊并处理、记录	□ 专科主任医师、主刀医师查房评估手术效果，确定是否预出院 □ 确定有无手术并发症和手术切口感染 □ 疼痛评估 □ 如果初步评估出现手术并发症（如异位栓塞），需请专科主任医师查房并再次评估 ■ 是 需执行静脉畸形二级临床路径 ■ 否 继续行本临床路径 □ 完成预出院准备	□ 专科主治以上医师查房，评估手术效果和检查结果是否符合出院标准，确定能否出院 □ 交代出院后注意事项 □ 预约门诊复诊日期
重点医嘱	**长期医嘱：** □ 介入科护理常规 □ 二级护理 □ 饮食 **临时医嘱：** □ 全麻复苏后常规护理 □ 注意术后有无渗血、血肿	**长期医嘱：** □ 介入术后常规护理 □ 二级护理 □ 饮食 **临时医嘱：** □ 拟明日出院 □ 出院带药	**临时医嘱：** □ 今日出院
主要护理工作	□ 术后评估：一般情况、患儿的精神状态、瘤体变化、穿刺部位情况、术侧肢体和术侧足背动脉搏动情况、连续性疼痛评估 □ 术后宣教：术后体位摆放、饮食指导、术后生活指导、并发症情况、心理护理、康复指导等 □ 专科护理活动：监测并记录生命体征、血压，药物不良反应观察，每班记录穿刺部位、术侧肢体和术侧足背动脉搏动情况	□ 专科评估：一般情况、患儿的精神状态、瘤体变化、连续性疼痛评估 □ 术后宣教：用药、饮食和康复指导 □ 专科护理活动：皮肤护理、心理疏导	□ 出院宣教：随访、用药、康复指导、登记回访资料 □ 办理出院手续 □ 预约复诊
病情变异记录	□ 无 □ 有，原因： 1. 2.	□ 无 □ 有，原因： 1. 2.	□ 无 □ 有，原因： 1. 2.
护士签名			
医师签名			

三、二级临床路径表单

适用对象：**第一诊断为**静脉畸形（ICD-10：D18.000），行影像引导下经皮硬化栓塞术（ICD-9-CM-3：88.6702）后出现异位栓塞行保守治疗

患者姓名：________ 性别：________ 年龄：________ 门诊号：________ 住院号：________

住院日期：______年___月___日 出院日期：______年___月___日 标准住院日：4~6天

日期	住院第1天	住院第2~3天
主要诊疗工作	**专科主任医师** □ 查房，专科再评估，病情分级 □ 制定诊疗方案，予止痛、改善微循环、加用抗生素加强抗感染治疗 **专科主治医师** □ 专科评估 □ 确定诊疗方案的实施 □ 营养评估：评分>3分需请营养专科会诊 □ 疼痛评估：4~7分应及时处理并记录；≥7分及时请麻醉医师会诊并处理、记录 **主管医师** □ 执行诊疗方案 □ 严密观察病情及治疗效果，向上级医师报告	□ 专科主治以上医师查房评估手术效果，有无其他术后并发症 □ 仔细观察患儿瘤体局部变化，综合评估保守治疗效果 □ 疼痛评估 □ 检查结果异常者分析、处理后复查 □ 危急值分析及处理
重点医嘱	**长期医嘱：** □ 按病情分级选择护理级别 □ 二级护理 □ 饮食自备 □ 改善微循环对症处理 □ 营养神经药物（可选） □ 抗生素使用 ■ 指征：术后瘤体破溃或合并感染 ■ 按《抗菌药物分级指导原则》选用抗生素	**长期医嘱：** □ 按病情分级选择护理级别 □ 二级护理 □ 饮食自备 □ 改善微循环对症处理 □ 营养神经药物（可选） □ 抗生素使用 ■ 指征：术后瘤体破溃或合并感染 ■ 按《抗菌药物分级指导原则》选用抗生素
主要护理工作	□ 术后评估：一般情况、患儿的精神状态、瘤体变化、穿刺部位情况、术侧肢体和术侧足背动脉搏动情况、连续性疼痛评估 □ 术后宣教：术后体位摆放、饮食指导、术后生活指导、并发症情况、康复指导等 □ 专科护理活动：监测并记录生命体征、血压、呼吸情况、循环情况，药物不良反应观察，每班记录穿刺部位、术侧肢体和术侧足背动脉搏动情况	□ PICU专科护理 □ 术后评估：一般情况、患儿的精神状态、瘤体变化、术侧肢体和术侧足背动脉搏动情况、连续性疼痛评估 □ 术后宣教：体位摆放、饮食指导、并发症情况、康复指导等 □ 专科护理活动：监测并记录生命体征、血压、呼吸情况、循环情况，药物不良反应观察
病情变异记录	□ 无 □ 有，原因： 1. 2.	□ 无 □ 有，原因： 1. 2.
护士签名		
医师签名		

日期	住院第 4~5 天 （出院前 1 天）	住院第 6 天 （出院日）
主要诊疗工作	□ 专科主任医师、主刀医师查房评估保守治疗效果，确定是否预出院 □ 疼痛评估 □ 完成预出院准备	□ 专科主治以上医师查房，评估病情是否符合出院标准，确定能否出院 □ 交代出院后注意事项 □ 预约门诊复诊日期
重点医嘱	**长期医嘱：** □ 介入术后常规护理 □ 二级护理 □ 饮食 **临时医嘱：** □ 拟明日出院 □ 出院带药	**临时医嘱：** □ 今日出院
主要护理工作	□ 术后评估：一般情况、患儿的精神状态、瘤体变化、连续性疼痛评估 □ 术后宣教：体位摆放、饮食指导、并发症情况、康复指导等 □ 专科护理活动：监测并记录生命体征、血压、呼吸情况、循环情况	□ 出院宣教：随访、用药、康复指导、登记回访资料 □ 办理出院手续 □ 预约复诊
病情变异记录	□ 无　□ 有，原因： 1. 2.	□ 无　□ 有，原因： 1. 2.
护士签名		
医师签名		

（李海波　张靖）

第六节　肝血管瘤介入治疗临床路径

一、标准住院流程

（一）适用对象。

第一诊断为肝血管瘤（ICD-10：D18.016）行肝动脉硬化栓塞术（ICD-10：Z51.200）。

（二）诊断依据

根据《临床诊疗指南——肿瘤分册》（中华医学会，人民卫生出版社，2005）

1. 病史　肝内占位。

2. 体征　肝脏可增大或正常。

3. 辅助检查　主要包括以下实验室及影像学检查：

（1）彩色超声检查：肝叶内低回声区，边界不清，其内可见点条状血流信号。

（2）增强 CT+延迟扫描：肝脏占位病变，平扫边界一般欠清晰，增强后病变边缘清晰，动脉期病灶边缘呈不规则环状强化，内部未见明显强化，门静脉期及延迟期强化程度逐渐向内部填充。

（3）甲胎蛋白（AFP）：随访复查作为与肝母细胞瘤鉴别指标之一。

（三）治疗方案的选择

根据《临床诊疗指南——肿瘤分册》（中华医学会，人民卫生出版社，2005）。

（四）标准住院日

标准住院日为5~7天。若住院前已完成部分术前准备，住院日可适当缩短。

（五）入院标准

已明确诊断为肝血管瘤，家属同意手术治疗的收入院行经导管动脉硬化栓塞术。

（六）进入路径标准

1. 第一诊断必须符合肝血管瘤疾病编码（ICD-10：D18.016）

2. 有适应证，无禁忌证。

3. 当患者同时患有其他疾病，但在住院期间无需特殊处理也不影响第一诊断的临床路径流程实施时，可以进入路径。

（七）术前准备

术前准备1~2天。

1. 必需的检查项目

（1）实验室检查：血常规、血型、尿常规、大便常规、肝功能、肾功能、电解质、凝血功能、感染性疾病筛查（乙型病毒性肝炎、丙型病毒性肝炎、梅毒、艾滋病等）。

（2）心电图、胸部X线（正位）片。

（3）上腹部增强CT+延迟扫描。

2. 根据情况可选择的检查项目 彩色超声检查、MRI等。

（八）预防性抗生素选择与使用时机

抗生素使用：按《抗菌药物临床应用指导原则》（卫医发〔2004〕285号）执行，介入手术视同Ⅰ类切口，原则上不使用抗生素。

（九）术前谈话要点

1. 不接受手术治疗可能的严重后果 肿瘤巨大、破裂出血，出现肝功能损伤甚至衰竭，致凝血障碍，危及生命。

2. 可供选择的其他治疗方法 手术切除。

3. 术中、术后可能出现的常见情况

（1）术后肝功能异常、肝衰竭、肝肾综合征。

（2）肝脓肿、肝破裂出血。

（3）栓塞后综合征：恶心、呕吐、疼痛、发热等。

（十）手术日

手术日为入院第3天。

1. 麻醉方式 请麻醉科医师会诊，静脉+吸入复合全身麻醉，必要时气管插管麻醉。

2. 术中用药 平阳霉素（8~10 mg/m^2）；碘化油（根据造影结果调整，浓度25%~50%）。

3. 栓塞剂 聚乙烯醇颗粒（PVA，300~500 μm）、栓塞微球、弹簧钢圈。

4. 输血及血液制品 根据患儿病情及术中情况而定，严格掌握输血的适应证，血红蛋白≥80 g/L原则上无需输血。

（十一）术后住院恢复

术后住院恢复2~4天。

1. 术后压迫止血、加压包扎后转麻醉复苏室。

2. 全麻复苏后转回普通病房。

3. 必须复查的检查项目有血常规、肝功能。

4. 护肝药物应用。

5. 抗生素使用按《抗菌药物临床应用指导原则》（卫医发〔2004〕285号）执行，术后无需常规使用抗生素。

（十二）入、出ICU标准

1. 入ICU标准 出现下列情况之一，可转入ICU监护。

（1）手术操作时间长，导致：①术中长期气管插管和机械通气后，刚拔除气管插管或拔管困难。②需要面罩持续正压通气或无创性通气治疗。③需插管以保持气道通畅，但无需要通气治疗，且其他状况尚稳定。

（2）术后肝衰竭

1）极度乏力，并有明显厌食、呕吐和腹胀等严重消化道症状。

2）黄疸进行性加深（血清总胆红素≥171 μmol/L或每日上升≥17.1 μmol/L）。

3）有出血倾向，30%<凝血酶原活动度（PTA）≤40%。

4）无或出现Ⅱ度以下肝性脑病和或明显腹腔积液。

（3）急性肾衰竭表现

1）24 h尿量<400 ml或<17 ml/h，或无尿。

2）血清钾>6.0 mmol/L，心电图T波高尖等高血钾表现。

3）血肌酐、尿素氮急剧增高。

2. 出ICU标准 收入ICU的患者经过严密监护和治疗后，病情趋于稳定且转入ICU的指征已消除后，可转出ICU返回普通病房继续进行专科治疗。标准如下：

（1）心率在正常年龄组范围内。

（2）血流动力学稳定。

（3）呼吸频率在正常年龄组范围内，呼吸功能障碍已获纠治，血气分析结果正常。

（4）主要脏器功能稳定，肝肾功能各项实验室指标趋于正常。

（5）吸氧下无发绀、血氧饱和度>90%，或氧合指数>300；或PCO_2<50 mmHg或pH值>7.35；或无需机械通气、无需给氧。

（十三）出院标准

1. 患者一般情况良好，恢复正常饮食。

2. 腹部体征基本正常，体温<38.5℃。

3. 穿刺点愈合良好。

4. 复查血常规、肝功能基本正常。

5. 无需要住院处理的并发症。

（十四）术后常见并发症及处理

1. 肝功能损伤是肝血管瘤行介入术后早期最常见的并发症，术后应予护肝降酶对症治疗。

2. 栓塞后综合征：恶心、呕吐、疼痛，发热等，予解热镇痛处理。一般24~72 h内可缓解。

（十五）随访指导

1. 紧急医疗指导，出现以下情况需及时返院或到当地医院治疗。

（1）发热，体温>38.5℃。

（2）突发腹痛，伴面色苍白。

2. 术后1个月常规专科门诊复查。

（十六）变异及原因分析

1. 因实验室检查结果异常需要复查，导致术前住院时间延长或费用超出参考费用标准。

2. 其他意外情况需进一步明确诊断，导致术前住院时间延长或费用超出参考费用标准。

3. 围术期出现麻醉禁忌证（如急性上呼吸道感染等），转入相应临床路径，退出本路径，待治愈后再次进入本路径。

4. 术后出现发热及出血等并发症需要治疗和住院观察，导致住院时间延长或费用超出参考费用标准。

5. 医师认可的变异原因。

6. 其他患儿方面的原因等。

二、一级临床路径表单

适用对象：第一诊断为肝血管瘤（ICD-10：D18.016）行肝动脉硬化栓塞术（ICD-10：Z51.200）

患者姓名：＿＿＿＿ 性别：＿＿＿＿ 年龄：＿＿＿＿ 门诊号：＿＿＿＿ 住院号：＿＿＿＿

住院日期：＿＿年＿＿月＿＿日 出院日期：＿＿年＿＿月＿＿日 标准住院日：5~7天

日期	住院第1天	住院第2天
主要诊疗工作	**主管医师** □ 初次评估：包括生理（营养、疼痛等）、心理、社会和经济因素 □ 营养评估：评分>3分需请营养专科会诊 □ 疼痛评估：4~7分应及时处理并记录；≥7分及时请麻醉医师会诊并处理、记录 □ 询问病史与体格检查 □ 开具医嘱，完成住院病历及首次病程记录，安排相关检查 **专科主治医师** □ 查房与术前评估 □ 确定诊断、术前准备和手术日期 □ 专科评估：腹部体征、腹围等（可选） □ 与患儿监护人沟通病情并予以指导，入院谈话	**专科主任医师** □ 查房与术前全面评估 □ 评估检查结果是否符合诊断和手术条件 □ 检查结果异常者分析、处理后复查 □ 专科评估：腹部体征、腹围等（可选） □ 专科主治医师向患儿监护人交代病情，签署介入手术知情同意书 □ 专科主治医师签署介入一次性耗材使用同意书、特殊药物使用（平阳霉素）知情同意书、对比剂使用知情同意书 □ 完成手术前准备 □ 疼痛评估：4~7分应及时处理并记录；≥7分及时请麻醉医师会诊并处理、记录 □ 麻醉医师探望患儿并完成麻醉前书面评估，签署麻醉知情同意书
重点医嘱	**长期医嘱：** □ 介入科护理常规 □ 根据病情选择护理级别 □ 饮食 □ 患儿既往基础用药（备选） **临时医嘱：** □ 血常规 □ 血型 □ 尿液分析 □ 大便常规 □ 凝血功能 □ 肝肾功能 □ 感染性疾病筛查 □ 甲胎蛋白 □ 心电图 □ 胸部X线片 □ CT平扫+增强 □ MRI（备选） □ 专科会诊：营养科、麻醉科	**长期医嘱：** □ 介入科护理常规 □ 根据病情选择护理级别 □ 饮食 □ 患儿既往基础用药（备选） **临时医嘱：** □ 拟明日送介入手术室全麻下行肝动脉硬化栓塞术 □ 术前禁食、禁水 □ 术前备皮 □ 术中用药（平阳霉素，地塞米松，对比剂） □ 5%葡萄糖注射液100 ml，术前30 min静脉滴注
主要护理工作	□ 入院宣教：环境、人员、跌倒、安全 □ 专科宣教：肝血管瘤的简介和介入治疗意义 □ 入院评估：一般情况、营养、疼痛、压疮、跌倒风险评估 □ 专科评估：患儿的精神状态、腹部体征、黄疸情况、连续性疼痛评估 □ 专科护理活动：心理疏导	□ 专科评估：患儿的精神状态、腹部体征、黄疸情况、连续性疼痛评估、双侧腹股沟皮肤情况、双侧足背动脉搏动情况 □ 常规术前准备：生命体征监测、体重测量、术中用药等 □ 术前宣教：提醒患者按时禁食、禁水等 专科护理活动：在患儿非下肢的部位建立静脉通道、心理疏导

待续

续　表

日期	住院第 1 天	住院第 2 天
病情变异记录	□ 无　□ 有，原因： 1. 2.	□ 无　□ 有，原因： 1. 2.
护士签名		
医师签名		

日期	住院第 3 天 （手术日）	住院第 4 天 （术后第 1 天）
主要诊疗工作	□ 主刀医师按手术分级及手术授权完成介入手术 □ 主刀医师完成介入手术记录、术后记录 □ 主管医师开具术后医嘱 □ 向监护人交代介入手术中情况和术后注意事项 □ 主刀医师查房，确定有无介入手术和麻醉并发症 □ 麻醉科医师随访、术后评估 □ 术后常规疼痛评估：4～7 分应及时处理并记录；≥7 分及时请麻醉医师会诊并处理、记录	□ 专科主任医师、主刀医师查房 □ 对介入手术进行评估，确定有无介入手术并发症 □ 仔细观察患儿腹部症状与体征变化情况 □ 观察术侧肢体情况 □ 完成术后病程记录 □ 疼痛评估：4～7 分应及时处理并记录；≥7 分及时请麻醉医师会诊并处理、记录 □ 检查结果异常者分析、处理后复查
重点医嘱	**长期医嘱：** □ 介入术后常规护理 □ 根据病情选择护理级别 □ 饮食 □ 患儿既往基础用药（备选） □ 护肝药物 **临时医嘱：** □ 全麻复苏后常规护理 □ 术侧肢体制动 6 h □ 注意术侧穿刺点有无渗血、血肿 □ 注意术侧足背动脉搏动 □ 测血压每 1 h 1 次×2 次；每 2 h 1 次×2 次 □ 其他特殊医嘱（备选）	**长期医嘱：** 介入术后常规护理 □ 根据病情选择护理级别 □ 饮食 □ 患儿既往基础用药（备选） □ 护肝药物 **临时医嘱：** □ 其他特殊医嘱（备选）
主要护理工作	□ 术后评估：一般情况、患儿的精神状态、腹部体征、穿刺部位情况、术侧肢体和术侧足背动脉搏动情况、连续性疼痛评估 □ 术后宣教：术后体位摆放、饮食指导、术后生活指导、并发症情况、康复指导等 □ 专科护理活动：监测并记录生命体征、血压，每班记录穿刺部位、术侧肢体和术侧足背动脉搏动情况	□ 专科评估：一般情况、患儿的精神状态、腹部体征、术侧肢体、连续性疼痛评估 □ 术后宣教：用药、饮食和康复指导 □ 专科护理活动：每班记录术侧肢体情况
病情变异记录	□ 无　□ 有，原因： 1. 2.	□ 无　□ 有，原因： 1. 2.
护士签名		
医师签名		

日期	住院第 5~6 天 （术后第 2~3 天）	住院第 7 天 （术后第 4 天）
主要诊疗工作	□ 专科主治以上医师查房评估介入手术效果及患儿恢复情况，确定是否预出院 □ 仔细观察患儿腹部症状与体征变化情况 □ 观察术侧肢体情况 □ 确定有无介入手术并发症 □ 疼痛评估：4~7 分应及时处理并记录；≥7 分及时请麻醉医师会诊并处理、记录 □ 完成预出院准备 □ 术后随访指导 □ 完成术后病程记录 □ 复查血常规及肝功能	□ 专科主治以上医师查房，评估介入手术效果和检查结果是否符合出院标准，确定能否出院 □ 交代出院后注意事项 □ 书写出院诊断证明书 □ 完成病程记录及出院记录 □ 预约门诊复诊时间
重点医嘱	**长期医嘱：** □ 介入术后常规护理 □ 根据病情选择护理级别 □ 饮食 □ 患儿既往基础用药（备选） □ 护肝药物 **临时医嘱：** □ 血常规 □ 肝功能 □ 其他特殊医嘱（备选）	**临时医嘱：** □ 今日出院（必选） □ 出院带药（备选）
主要护理工作	□ 专科评估：一般情况、患儿的精神状态、腹部体征、连续性疼痛评估 □ 术后宣教：用药和饮食指导、康复指导 □ 专科护理活动：心理疏导	□ 出院宣教：随访、用药、康复指导、登记回访资料 □ 办理出院手续 □ 预约复诊
病情变异记录	□ 无　□ 有，原因： 1. 2.	□ 无　□ 有，原因： 1. 2.
护士签名		
医师签名		

（蒋贻洲　张靖）

第七节　淋巴管畸形介入治疗临床路径

一、标准住院流程

（一）适用对象

第一诊断为淋巴管畸形（ICD-10：D18.100）且需行影像引导经皮硬化术（ICD-9-CM-3：88.6702）。

（二）诊断依据

根据《临床诊疗指南——肿瘤分册》（中华医学会，人民卫生出版社，2005）。

1. 病史　体表无痛性肿物，合并感染或出血时可伴有疼痛。

2. 体征　质软肿物（合并出血时可质地稍韧），边界不清，肿物皮温正常，可有波动感。

3. 辅助检查 主要包括以下影像学检查：

（1）彩色超声检查：囊性肿物，边界一般清楚或不清，肿物内无血流信号。

（2）CT：肿物密度一般均匀，CT 值近水密度（0~20 HU），增强前后病灶密度无变化，囊壁和分隔见强化。

（三）治疗方案的选择

根据《临床诊疗指南——肿瘤分册》（中华医学会，人民卫生出版社，2005）

1. 囊性成分居多，可选择影像导引下经皮硬化治疗术。

2. 囊性成分居少，可选择手术切除或影像导引下经皮硬化治疗术。

（四）标准住院日

标准住院日为 3~5 天，若住院前已完成部分术前准备，住院日可适当缩短。

（五）入院标准

已明确诊断淋巴管畸形，家属同意介入手术治疗的患儿予收入院行影像引导下经皮硬化术。

（六）进入路径标准

1. 第一诊断必须符合淋巴管畸形疾病编码（ICD-10：D18.100）。

2. 有适应证，无禁忌证。

3. 当患者同时患有其他疾病，但在住院期间无需特殊处理也不影响第一诊断的临床路径流程实施时，可以进入路径。

（七）术前准备

术前准备 1~2 天。

1. 必需的检查项目

（1）实验室检查：血常规、血型、尿常规、大便常规、肝肾功能、电解质、凝血功能、感染性疾病筛查（乙型病毒性肝炎、丙型病毒性肝炎、梅毒、艾滋病等）。

（2）心电图、胸部 X 线（正位）片。

2. 根据情况可选择的检查项目 彩色超声检查、增强 CT、MRI 等。

（八）预防性抗生素选择与使用时机

抗生素使用：按《抗菌药物临床应用指导原则》（卫医发〔2004〕285 号）执行，介入手术视同 I 类切口，原则上不使用抗生素。

（九）术前谈话内容

1. 不接受手术治疗可能的严重后果 病灶逐渐增大，有可能会引起病灶内出血、感染疼痛等症状，病灶未予颈部者有可能导致压迫气道引起严重气道梗阻，严重者可危及生命。

2. 可供选择的其他治疗方法 手术切除。

3. 术中、术后可能出现的常见情况

（1）术后病灶内出血导致病灶肿胀、增大或出血后机化变硬。

（2）恶心、呕吐、疼痛、发热等。

（3）术后肝功能异常、肝衰竭、肝肾综合征。

（十）手术日

手术日为入院第 3 天。

1. 麻醉方式 请麻醉科医师会诊，静吸复合全身麻醉，必要时气管插管麻醉。

2. 术中用药 平阳霉素（8~10 mg/m^2）。

3. 输血及血液制品 根据患儿病情及术中情况而定。

（十一）术后住院恢复

术后住院恢复 1~2 天。

1. 术后压迫止血转麻醉复苏室。

2. 全麻复苏后转回普通病房。

3. 无必须复查的检查项目。

4. 抗生素使用按《抗菌药物临床应用指导原则》（卫医发〔2004〕285 号）执行，术后无需常规使用抗生素。

（十二）入、出 ICU 标准

1. 入 ICU 标准 出现下列情况之一，可转入 ICU 监护。

（1）手术操作时间长，导致：①术中长期气管插管和机械通气后，刚拔除气管插管或拔管困难。②需要面罩持续正压通气或无创性通气治疗。③需插管以保持气道通畅，但无需要通气治疗，且其他状况尚稳定。

（2）术后出血

2. 出ICU标准 收入ICU的患者经过严密监护和治疗后，病情趋于稳定且转入ICU的指征已消除后，可转出ICU返回普通病房继续进行专科治疗。标准如下：

（1）心率在正常年龄组范围内。

（2）血流动力学稳定。

（3）呼吸频率在正常年龄组范围内，呼吸功能障碍已获纠治，血气分析结果正常。

（4）主要脏器功能稳定，肝、肾功能各项实验室指标趋于正常。

（5）吸氧下无发绀、血氧饱和度>90%，或氧合指数>300；或 PCO_2<50 mmHg 或 pH 值>7.35；或无需机械通气、无需给氧。

（6）专科指征：瘤体无破溃、出血。

（十三）出院标准

1. 患者一般情况良好，恢复正常饮食。

2. 病灶无显著肿胀，局部皮肤无出血，体温正常。

3. 没有需要住院处理的并发症。

（十四）术后常见并发症及处理

1. 病灶肿胀 予多磺酸黏多糖乳膏外涂。

2. 局部皮肤损伤 予重组人表皮生长因子凝胶外涂。

3. 病灶内大量出血 穿刺病灶抽液减压，必要时输血。

4. 恶心、呕吐、疼痛、发热等 予止吐、解热镇痛处理。

（十五）随访指导

1. 紧急医疗指导

（1）出现以下紧急情况需及时返院或到当地医院治疗。

（2）瘤体突发增大伴疼痛或呼吸困难。

2. 术后4周常规专科门诊复诊，指导用药情况。

（十六）变异及原因分析

1. 因实验室检查结果异常需要复查，导致术前住院时间延长或费用超出参考费用标准。

2. 其他意外情况需进一步明确诊断，导致术前住院时间延长或费用超出参考费用标准。

3. 围术期出现麻醉禁忌证（如急性上呼吸道感染等），转入相应临床路径，退出本路径，待治愈后再次进入本路径。

4. 术后出现发热及出血等并发症需要治疗和住院观察，导致住院时间延长或费用超出参考费用标准。

5. 医师认可的变异原因。

6. 其他患儿方面的原因等。

二、临床路径表单

适用对象：第一诊断为淋巴管畸形（ICD-10：D18.100）行影像引导下经皮硬化术（ICD-9-CM-3：88.6702）

患者姓名：__________ 性别：__________ 年龄：__________ 门诊号：__________ 住院号：__________

住院日期：______年___月___日 出院日期：______年___月___日 标准住院日：3~5 天

日期	住院第 1 天	住院第 2 天
主要诊疗工作	**主管医师** □ 初次评估：包括生理（营养、疼痛等）、心理、社会和经济因素 □ 营养评估：评分>3 分需请营养专科会诊 □ 疼痛评估：4~7 分应及时处理并记录；≥7 分及时请麻醉医师会诊并处理、记录 □ 询问病史与体格检查 □ 开具医嘱，完成住院病历及首次病程记录，安排相关检查 **专科主治医师** □ 查房与术前评估 □ 确定诊断、术前准备和手术日期 □ 与患儿监护人沟通病情并予以指导，入院谈话	**专科主任医师** □ 查房与术前全面评估 □ 评估检查结果是否符合诊断和手术条件 □ 检查结果异常者分析、处理后复查 □ 专科主治医师向患儿监护人交代病情，签署介入手术知情同意书 □ 专科主治医师签署介入一次性耗材使用同意书、特殊药物使用（平阳霉素）知情同意书、对比剂使用知情同意书 □ 完成手术前准备 □ 疼痛评估：4~7 分应及时处理并记录；≥7 分及时请麻醉医师会诊并处理、记录 □ 麻醉医师探望患儿并完成麻醉前书面评估，签署麻醉知情同意书
重点医嘱	**长期医嘱：** □ 介入科常规护理 □ 二级护理 □ 饮食 □ 患儿既往基础用药（备选） **临时医嘱：** □ 血常规 □ 血型 □ 尿常规 □ 大便常规 □ 凝血功能 □ 肝功能、肾功能 □ 感染性疾病筛查 □ 心电图 □ 胸部 X 线片 □ CT 平扫+增强（备选） □ MRI（备选）	**长期医嘱：** □ 介入科常规护理 □ 二级护理 □ 饮食 □ 患儿既往基础用药（备选） **临时医嘱：** □ 拟明日送介入手术室全麻下行影像引导经皮硬化术 □ 术前禁食、禁水 □ 术前备皮 □ 术中用药（平阳霉素、地塞米松、对比剂） □ 5% 葡萄糖注射液 100 ml，术前 30 min 静脉滴注，每分钟 30~40 滴
主要护理工作	□ 入院宣教：环境、人员、跌倒、安全 □ 专科宣教：淋巴管畸形的简介和介入治疗意义 □ 入院评估：一般情况、营养、疼痛、压疮、跌倒风险评估 □ 专科评估：患儿的精神状态、连续性疼痛评估 □ 专科护理活动：心理疏导	□ 专科评估：患儿的精神状态、连续性疼痛评估、病灶的大小和表皮情况 □ 常规术前准备：生命体征监测、体重测量、术中用药等 □ 术前宣教：提醒患者按时禁食、禁水等 □ 专科护理活动：建立静脉通道、心理疏导
病情变异记录	□ 无 □ 有，原因： 1. 2.	□ 无 □ 有，原因： 1. 2.
护士签名		
医师签名		

日期	住院第3天 （手术日）	住院第4天 （术后第1天）
主要诊疗工作	□ 主刀医师按手术分级及手术授权完成介入手术 □ 主刀医师完成介入手术记录、术后记录 □ 主管医师开具术后医嘱 □ 向监护人交代介入手术中情况和术后注意事项 □ 主刀医师查房，确定有无介入手术和麻醉并发症 □ 麻醉科医师随访、术后评估 □ 术后常规疼痛评估：4～7分应及时处理并记录；≥7分及时请麻醉医师会诊并处理、记录	□ 专科主任医师、主刀医师查房 □ 对介入手术进行评估，确定有无介入手术并发症 □ 仔细观察肿物情况（有无渗血、红肿及破溃等） □ 完成术后病程记录书写 □ 疼痛评估：4～7分应及时处理并记录；≥7分及时请麻醉医师会诊并处理、记录 □ 检查结果异常者分析、处理后复查
重点医嘱	**长期医嘱：** □ 介入术后常规护理 □ 根据病情选择护理级别 □ 饮食 □ 患儿既往基础用药（备选） **临时医嘱：** □ 全麻复苏后常规护理 □ 其他特殊医嘱（备选）	**长期医嘱：** □ 介入术后常规护理 □ 根据病情选择护理级别 □ 饮食 □ 患儿既往基础用药（备选） **临时医嘱：** □ 其他特殊医嘱（备选）
主要护理工作	□ 术后评估：一般情况、患儿的精神状态、穿刺部位情况、病灶的大小和表皮情况、连续性疼痛评估 □ 术后宣教：术后体位摆放、饮食指导、术后生活指导、并发症情况、康复指导等 □ 专科护理活动：监测并记录生命体征、血压，每班记录穿刺部位情况	□ 专科评估：一般情况、患儿的精神状态、病灶的大小和表皮情况、连续性疼痛评估 □ 术后宣教：用药和饮食指导、康复指导 □ 专科护理活动：观察病灶大小的变化
病情变异记录	□ 无 □ 有，原因： 1. 2.	□ 无 □ 有，原因： 1. 2.
护士签名		
医师签名		

日期	住院第 5 天 （出院日）
主要诊疗工作	□ 专科主治以上医师查房，评估介入手术效果和检查结果是否符合出院标准，确定能否出院 □ 交代出院后注意事项 □ 书写出院诊断证明书 □ 完成病程记录及出院记录 □ 预约门诊复诊时间
重点医嘱	**临时医嘱：** □ 今日出院（必选）
主要护理工作	□ 出院宣教：随访、用药、康复指导、登记回访资料 □ 办理出院手续 □ 预约复诊
病情变异记录	□ 无　□ 有，原因： 1. 2.
护士签名	
医师签名	

（牛传强　张靖）

第八节　Klippel-Trenaunay 综合征介入治疗临床路径

一、标准住院流程

（一）适用对象

第一诊断为 Klippel-Trenaunay 综合征（ICD-10：Q27.820），入院拟行经导管动脉栓塞术（ICD-9-CM-3：99.2901）。

（二）诊断依据

1. 病史　发现患侧肢体增长、增粗。

2. 体征　偏侧肢体增长、增粗，多伴有皮肤表面片状、地图状红斑，合并动-静脉瘘者可触及血管震颤，听诊血管杂音。

3. 辅助检查　彩色超声检查、CT 等。

（三）治疗方案的选择

行患侧血管造影检查，同时行经导管动脉栓塞术。

（四）标准住院日

标准住院日为 3~5 天。

（五）入院标准

已明确诊断或疑似骨肥大静脉曲张综合征（K-T 综合征），家属同意手术治疗的收入院拟行经导管动脉栓塞术。

（六）进入临床路径标准

（1）第一诊断必须符合 Klippel-Trenaunay 综合征疾病编码（ICD-10：Q27.820）。

（2）有适应证，无禁忌证。

（3）当患者同时具有其他疾病诊断时，但在住院期间无需特殊处理也不影响第一诊断的临床路径流程实施时，可以进入路径。

（七）术前准备

术前准备 1～2 天。

1. 必需的检查项目

（1）实验室检查：血常规、血型、尿常规、大便常规、肝功能、肾功能、电解质、凝血功能、输血前检查（乙型病毒性肝炎、丙型病毒性肝炎、梅毒、艾滋病等）。

（2）心电图、胸部 X 线（正位）片。

2. 根据情况可选择的检查项目 彩色超声检查、增强 CT、MRI 等。

（八）预防性抗生素选择与使用时机

抗生素使用按《抗菌药物临床应用指导原则》（卫医发〔2004〕285 号）执行，介入手术无必要预防性使用抗生素。

（九）术前谈话要点

1. 不接受介入治疗可能的严重后果

（1）瘤体进一步增大可能破溃大出血导致生命危险。

（2）瘤体控制不佳导致行走或活动功能障碍。

2. 可供选择的其他治疗方法 绷带加压、口服药物及局部注射治。

3. 术中、术后可能出现的情况

（1）异位栓塞。

（2）导管导丝扭曲、打折。

（3）术后瘤体破溃。

（十）手术日

手术日为入院第 2 天。

1. 麻醉方式 请麻醉科医师会诊，静脉复合全身麻醉，必要时气管插管麻醉。

2. 术中用药 平阳霉素（8～10 mg/m^2）；碘化油（根据造影结果调整，浓度 25%～33%）；地塞米松 2 mg；麻醉常规用药。

3. 栓塞剂 聚乙烯醇颗粒（PVA，300～500 μm）、栓塞微球、弹簧钢圈。

4. 输血及血液制品 视患儿病情及术中情况而定，严格掌握输血适应证，血红蛋白≥80 g/L原则上无需输血。

（十一）术后住院恢复

术后住院恢复 1～2 天.

1. 术后压迫止血、加压包扎后转麻醉复苏室。

2. 全麻复苏后转回普通病房。

3. 观察瘤体及全身情况。

4. 抗生素使用按《抗菌药物临床应用指导原则》（卫医发〔2004〕285 号）执行，术后无需常规使用抗生素，如出现术后感染，可结合药敏结果选择抗生素。

（十二）入、出 ICU 标准

1. 入 ICU 标准 出现下列情况之一，可转入 ICU 监护。

（1）瘤体压迫或阻塞气道。

（2）瘤体严重破溃致败血症、脓毒血症或感染性休克。

（3）手术中损伤血管、脏器致大出血、失血性休克。

（4）术后血胸、气胸（尤其张力性气胸）、压缩性肺不张。

（5）手术过程药物所致的严重过敏反应。

（6）异位栓塞造成相应组织、器官功能损害，如脑栓塞、肺栓塞。

2. 出 ICU 标准 收入 ICU 的患者经过严密监护和治疗后，病情趋于稳定且转入 ICU 的指征已消除后，可转出 ICU 返回普通病房继续进行专科治疗。标准如下：

（1）心率在正常年龄组范围内。

（2）血流动力学稳定。

（3）呼吸频率在正常年龄组范围内，呼吸功能障碍已获纠治，血气分析结果正常。

（4）主要脏器功能稳定，肝、肾功能各项实验室指标趋于正常。

（5）吸氧下无发绀、血氧饱和度>90%，或氧合指数>300；或 PCO_2<50 mmHg 或 pH 值>

7.35；或无需机械通气、无需给氧。

（6）专科指征：瘤体无破溃、出血。

（十三）出院标准

1. 患者一般情况良好，恢复正常饮食。

2. 病灶无显著肿胀，局部皮肤无破溃，体温正常。

3. 穿刺点愈合良好。

4. 无需要住院处理的并发症。

（十四）术后常见并发症及处理

1. 瘤体肿胀 介入硬化术后瘤体会较前肿胀，如无不适反应可以观察，如果瘤体肿胀导致疼痛难忍，需予止痛对症处理；如果肿胀明显压迫气管，需应用激素减轻局部水肿。

2. 瘤体破溃 少数病例介入术后瘤体表面破溃，需予过氧化氢、安多福、康复新及莫匹罗星抗炎对症处理。

3. 发热、腹泻等药物反应 部分患儿术后出现平阳霉素的不良反应，表现为发热或腹泻，可对症处理。

（十五）随访指导

1. 紧急医疗指导，出现瘤体突然增大导致破溃或出血的紧急情况需及时返院或到当地医院治疗。

2. 术后2周常规专科门诊复诊，指导用药情况。

（十六）变异及原因分析

1. 因实验室检查结果异常需要复查，导致术前住院时间延长或费用超出参考费用标准。

2. 其他意外情况需进一步明确诊断，导致术前住院时间延长或费用超出参考费用标准。

3. 围术期出现麻醉禁忌证（如急性上呼吸道感染等），转入相应临床路径，退出本路径，待治愈后再次进入本路径。

4. 术后出现发热及出血等并发症需要治疗和住院观察，导致住院时间延长或费用超出参考费用标准。

5. 医师认可的变异原因。

6. 其他患儿方面的原因等。

二、一级临床路径表单

适用对象：Klippel-Trenaunay 综合征（ICD-10：Q27.820）行经导管动脉栓塞术（ICD-9-CM-3：99.2901）

患者姓名：________ 性别：________ 年龄：________ 门诊号：________ 住院号：________

住院日期：______年____月____日 出院日期：______年____月____日 标准住院日：3~5 天

日期	住院第 1 天	住院第 2 天 （术前 1 天）
主要诊疗工作	**主管医师** □ 询问病史与体格检查，开具医嘱，完成病历 □ 入院后常规谈话 □ 营养评估：评分>3 分需请营养专科会诊 **专科主治医师** □ 查房与术前评估 □ 确定诊断、术前准备和手术日期 □ 与患儿监护人沟通病情并予以指导	**专科主任医师** □ 查房与术前评估 □ 评估检查结果是否符合诊断和手术条件 □ 检查结果异常者分析、处理后复查 □ 专科主治医师向患儿监护人交代病情，签署手术知情同意书 □ 麻醉医师探望患儿并完成麻醉前书面评估，签署麻醉知情同意书 完成手术前准备
重点医嘱	**长期医嘱：** □ 小儿介入科常规护理 □ 二级护理 □ 自备饮食 **临时医嘱：** □ 血常规 □ 血型 □ 尿常规 □ 大便常规 □ 凝血功能 □ 肝功能、肾功能 □ 甲状腺功能 □ 感染性疾病筛查 □ 心电图 □ 胸部 X 线片	**临时医嘱：** □ 拟明日送介入手术室全麻下行经导管动脉栓塞术 □ 术前禁食、禁水 □ 平阳霉素、地塞米松、对比剂，术中用，送介入室 □ 5%葡萄糖注射液 100 ml，术前 30 min 静脉滴注 □ 抗生素使用 ■ 指征：原则上不使用抗生素，如合并感染可以使用抗生素。 ■ 按《抗菌药物分级指导原则》选用抗生素
主要护理工作	□ 入院宣教：环境、人员、跌倒、安全 □ 专科宣教：骨肥大静脉畸形的简介和介入治疗意义 □ 入院评估：一般情况、营养、疼痛、压疮、跌倒风险评估 □ 专科评估：患儿的精神状态、皮肤评估、连续性疼痛评估、肢体活动度评估 □ 专科护理活动：心理疏导	□ 专科评估：患儿的精神状态、瘤体情况、连续性疼痛评估、双侧腹股沟皮肤情况、双侧足背动脉搏动情况 □ 常规术前准备：生命体征监测、体重测量、术中用药等 □ 术前宣教：提醒患者按时禁食、禁水等 □ 专科护理活动：在患儿非下肢的部位建立静脉通道、皮肤护理、心理疏导
病情变异记录	□ 无 □ 有，原因： 1. 2.	□ 无 □ 有，原因： 1. 2.
护士签名		
医师签名		

日期	住院第 3 天 （手术日）	住院第 4 天 （出院前 1 天）	住院第 5 天 （出院日）
主要诊疗工作	□ 主刀医师按手术分级及手术授权完成手术 □ 主刀医师完成手术记录、术后记录 □ 主管医师开具术后医嘱 □ 向监护人交代手术中情况和术后注意事项 □ 主刀医师查房，确定有无手术和麻醉并发症 □ 麻醉科医师随访、术后评估 □ 术后常规疼痛评估：4~7 分应及时处理并记录；≥7 分及时请麻醉医师会诊并处理、记录	□ 专科主任医师、主刀医师查房评估手术效果，确定是否预出院 □ 确定有无手术并发症和手术切口感染 □ 疼痛评估 □ 如果初步评估出现手术并发症（如异位栓塞），需请专科主任医师查房并再次评估 ■ 是　需执行 K-T 综合征二级临床路径 ■ 否　继续行本临床路径 □ 完成预出院准备	□ 专科主治以上医师查房，评估手术效果和检查结果是否符合出院标准，确定能否出院 □ 交代出院后注意事项 □ 预约门诊复诊日期
重点医嘱	**长期医嘱：** □ 介入科护理常规 □ 二级护理 □ 饮食 **临时医嘱：** □ 全麻复苏后常规护理 □ 术侧肢体制动 6 小时 □ 注意术侧穿刺点有无渗血、血肿 □ 注意术侧足背动脉搏动 □ 心电、血压监测 12 h	**长期医嘱：** □ 介入术后常规护理 □ 二级护理 □ 饮食 **临时医嘱：** □ 拟明日出院 □ 出院带药	**临时医嘱：** □ 今日出院
主要护理工作	□ 术后评估：一般情况、患儿的精神状态、瘤体变化、穿刺部位情况、术侧肢体和术侧足背动脉搏动情况、连续性疼痛评估 □ 术后宣教：术后体位摆放、饮食指导、术后生活指导、并发症情况、心理护理、康复指导等 □ 专科护理活动：监测并记录生命体征、血压，药物不良反应观察，每班记录穿刺部位、术侧肢体和术侧足背动脉搏动情况	□ 专科评估：一般情况、患儿的精神状态、瘤体变化、连续性疼痛评估 □ 术后宣教：用药和饮食指导、康复指导 □ 专科护理活动：皮肤护理、心理疏导	□ 出院宣教：随访、用药、康复指导、登记回访资料 □ 办理出院手续 □ 预约复诊
病情变异记录	□ 无　□ 有，原因： 1. 2.	□ 无　□ 有，原因： 1. 2.	□ 无　□ 有，原因： 1. 2.
护士签名			
医师签名			

三、二级临床路径表单

适用对象：Klippel-Trenaunay 综合征（ICD-10：Q27.820）行经导管动脉栓塞术（ICD-9-CM-3：99.2901）后出现异位栓塞行保守治疗

患者姓名：________ 性别：________ 年龄：________ 门诊号：________ 住院号：________

住院日期：______年___月___日 出院日期：______年___月___日 标准住院日：4~6 天

日期	住院第 1 天	住院第 2~3 天
主要诊疗工作	**专科主任医师** □ 查房，专科再评估，病情分级 □ 制定诊疗方案，予止痛、改善微循环、加用抗生素加强抗感染治疗 **专科主治医师** □ 专科评估 □ 确定诊疗方案的实施 □ 营养评估：评分>3 分需请营养专科会诊 □ 疼痛评估：4~7 分应及时处理并记录；≥7 分及时请麻醉医师会诊并处理、记录 **主管医师** □ 执行诊疗方案 □ 严密观察病情及治疗效果，向上级医师报告	□ 专科主治以上医师查房评估手术效果，有无其他术后并发症 □ 仔细观察患儿瘤体局部变化，综合评估保守治疗效果 □ 疼痛评估 □ 检查结果异常者分析、处理后复查 □ 危急值分析及处理
重点医嘱	**长期医嘱：** □ 按病情分级选择护理级别 □ 二级护理 □ 饮食自备 □ 改善微循环对症处理 □ 营养神经药物（可选） □ 抗生素使用 ■ 指征：术后瘤体破溃或合并感染 ■ 按《抗菌药物分级指导原则》选用抗生素	**长期医嘱：** □ 按病情分级选择护理级别 □ 二级护理 □ 饮食自备 □ 改善微循环对症处理 □ 营养神经药物（可选） □ 抗生素使用 ■ 指征：术后瘤体破溃或合并感染 ■ 按《抗菌药物分级指导原则》选用抗生素
主要护理工作	□ 术后评估：一般情况、患儿的精神状态、瘤体变化、穿刺部位情况、术侧肢体和术侧足背动脉搏动情况、连续性疼痛评估 □ 术后宣教：术后体位摆放、饮食指导、术后生活指导、并发症情况、康复指导等 □ 专科护理活动：监测并记录生命体征、血压、呼吸情况、循环情况，药物不良反应观察，每班记录穿刺部位、术侧肢体和术侧足背动脉搏动情况	□ 术后评估：一般情况、患儿的精神状态、瘤体变化、术侧肢体和术侧足背动脉搏动情况、连续性疼痛评估 □ 术后宣教：体位摆放、饮食指导、并发症情况、康复指导等 □ 专科护理活动：监测并记录生命体征、血压、呼吸情况、循环情况，药物不良反应观察
病情变异记录	□ 无 □ 有，原因： 1. 2.	□ 无 □ 有，原因： 1. 2.
护士签名		
医师签名		

日期	住院第 4~5 天 （出院前 1 天）	住院第 6 天 （出院日）
主要诊疗工作	□ 专科主任医师、主刀医师查房评估保守治疗效果，确定是否预出院 □ 疼痛评估 □ 完成预出院准备	□ 专科主治以上医师查房，评估病情是否符合出院标准，确定能否出院 □ 交代出院后注意事项 □ 预约门诊复诊日期
重点医嘱	**长期医嘱：** □ 介入术后常规护理 □ 二级护理 □ 饮食 **临时医嘱：** □ 拟明日出院 □ 出院带药	**临时医嘱：** □ 今日出院
主要护理工作	□ 术后评估：一般情况、患儿的精神状态、瘤体变化、连续性疼痛评估 □ 术后宣教：体位摆放、饮食指导、并发症情况、康复指导等 □ 专科护理活动：监测并记录生命体征、血压、呼吸情况、循环情况	□ 出院宣教：随访、用药、康复指导、登记回访资料 □ 办理出院手续 □ 预约复诊
病情变异记录	□ 无　□ 有，原因： 1. 2.	□ 无　□ 有，原因： 1. 2.
护士签名		
医师签名		

（谭小云　张靖）

附 录

儿科介入手术授权与管理

一、目的

根据卫生部《医疗技术临床应用管理办法》，为加强儿科医师的介入手术操作管理，保证介入手术安全和手术质量，预防医疗事故发生，规范手术操作分级及医师手术操作权限管理。

二、标准

（一）定义

介入手术操作：介入手术操作是利用现代高科技手段进行的一种微创性治疗，是在医学影像设备的引导下，将特制的导管、导丝、穿刺针等精密器械，引入人体，对疾病进行诊断和治疗。

（二）介入手术操作分级

1. 介入手术操作分级的原则

根据风险性和难易程度不同，介入手术分为四级。

（1）一级手术：指风险较低、过程简单、技术难度低的普通手术。

（2）二级手术：指有一定风险、过程复杂程度一般、有一定技术难度的手术。

（3）三级手术：指风险较高、过程较复杂、难度较大的手术。

（4）四级手术：指风险高、过程复杂、难度大的重大手术。

2. 介入手术操作分级的程序

（1）开展手术操作的科室，成立专科手术操作分级管理小组，由科主任、主治以上职称的医生组成，每次讨论至少有3名小组成员参与。

（2）参与讨论的小组成员根据手术、操作分级原则，各项手术、操作的年实际工作量对本科室开展的各类手术进行分级，并明确医师开展每例手术、操作的职称要求、操作要求（包括观摩例数、担任助手例数、在已获授权医师监督下担任主刀例数）、其他特殊要求等的具体要求，制定《科室手术与操作分级表》，见附表1，小组成员签字确认后，报医务科审核批准。各级医师按照其技术职称分为如下级别：住院医师、主治医师、副主任医师及主任医师。

（3）各级医师手术权限参考标准

1）住院医师：在上级医师指导下，逐步开展并熟练掌握一级手术。

2）主治医师：熟练掌握二级手术，并在上级医师指导下，逐步开展三级手术。

3）副主任医师：熟练掌握三级手术，在上级医师指导下，逐步开展四级手术。

4）主任医师：熟练完成四级手术，开展新的手术，或经卫生行政部门批准的重大临床试验、研究性手术。

（4）经医务科审核批准的，方能生效。《科室手术与操作分级表》一式两份，交医务科，审批后，1 份医务科备案，1 份科室存档。《科室手术与操作分级表》至少每 2 年更新一次，平时内容如有变动，应随时更新，重新进行审批。

（5）医师手术操作授权流程

1）对象：为持有《医师资格证书》和《医师执业注册证书》，并取得本院一般处方权的执业医师，经特别审批的除外。

2）所有手术操作实行单项授权，凡拟申请授权某项手术操作的医师，根据《科室手术与有创操作分级表》的内容完成对应的要求，填写《医师手术与操作权限审批表》（附表 2）《手术与操作登记表》，经科主任签字后，报医务科审核、批准。

3）审批后，《医师手术与操作权限审批表》一式两份，1 份医务科备案，1 份员工个人档案中存档。

4）经医务科审核批准的，方能开展相应手术，未经审批私自开展手术操作的，一经发现，由科主任负全责。

5）急诊、紧急或抢救手术由具有《执业注册证书》的医师根据情况依照诊疗常规处置，必要时可独立开展超出该医师手术权限的手术。

6）对于卫生行政部门有特殊资格准入规定的手术，除符合上述规定外，手术医师还必须是已获得相应专项手术的准入资格者。

7）凡新技术、新项目，需按照《新技术、新项目审批管理制度》的要求，完成审批后方按上述规定执行。

8）任何级别手术医师的手术权限均不可超出医院的手术权限。

（6）科室手术操作分级和医师手术操作权限的管理

1）专科手术操作分级管理小组对本科室各级手术的开展进行管理，凡新增、减少某项手术操作，或更改分级时，需按要求调整本科室手术操作分级。

2）医务科负责对各科室手术操作分级进行管理，如有必要，医务科有权根据实际情况随时对各科室的手术分级进行调整。

3）科室主任应当对医师开展手术的情况进行管理，对医师个人的手术权限调整（增加、减少或停止）进行审批。

4）医务部可根据实际情况（如医疗纠纷情况、手术成功率、并发症等）随时对医师个人的手术权限进行调整（增加、减少或停止）。

5）医务部每 3 年应当组织 1 次医疗质量管理委员会会议，对各科室手术分级进行审核，并审核前 3 年医师手术权限的调整情况。根据其建议，对各科室手术分级和医师个人手术权限进行调整。

三、相关文件

（一）卫生部《医疗技术临床应用管理办法》（卫医政发〔2009〕18 号）

（二）《新技术、新项目审批管理制度》

（三）《手术操作授权管理制度》

附表 1　科室手术与操作分级表

手术/操作分级	手术/操作名称	职称要求	担任助手例数	在已授权医师的监督下担任主刀的例数	批准
一级手术	1. 四肢及躯干淋巴管畸形的硬化治疗	住院医师			
一级手术	2. 一般动静脉造影术和其他部位插管造影术	住院医师			
一级手术	3. 一般部位的经皮穿刺活检术	住院医师			
一级手术	4. 腹腔置管引流术	住院医师			
一级手术	5. 中心静脉置管术	住院医师			
一级手术	6. 胃十二指肠营养管置入术	住院医师			
一级手术	7. 经皮瘤内注药术	住院医师			
一级手术	8. 各个部位脓肿、囊肿穿刺引流术	住院医师			
一级手术	9. 经 T 型管取石术	住院医师			
一级手术	10. 经皮肝穿胆道造影术	住院医师			
一级手术	11. 腹腔干、肝、脾动脉造影术	住院医师			
一级手术	12. 肠系膜上、下动脉造影术	住院医师			
一级手术	13. 肾动脉造影术	住院医师			
一级手术	14. 肝、肾静脉造影术	住院医师			
一级手术	15. 四肢静脉造影术	住院医师			
一级手术	16. 上、下腔静脉造影术	住院医师			
一级手术	17. 间接性门静脉造影术	住院医师			
一级手术	18. 四肢动脉造影术	住院医师			
一级手术	19. 主动脉造影术	住院医师			
二级手术	1. 透视下金属异物取出术	主治医师			
二级手术	2. 食管狭窄球囊扩张术	主治医师			
二级手术	3. 颈、椎动脉造影术	主治医师			
二级手术	4. 肺动脉造影术	主治医师			
二级手术	5. 选择性脏器动脉造影术及药物灌注	主治医师			
二级手术	6. 经皮体表一般畸形血管硬化术	主治医师			
二级手术	7. 透析瘘管再通术	主治医师			
二级手术	8. 各部位肿瘤化疗灌注术	主治医师			
二级手术	9. 输卵管再通术	主治医师			
二级手术	10. 肺大疱及胸膜腔固化术	主治医师			
二级手术	11. 经导管选择性动静脉血样采集术	主治医师			
二级手术	12. 经皮注射无水乙醇治疗肿瘤术	主治医师			
二级手术	13. 鼻泪管成形术	主治医师			
二级手术	14. 经皮腰椎间盘切吸/激光气化/臭氧注射术	主治医师			
二级手术	15. 透视下深静脉穿刺置管术	主治医师			

待　续

续 表

手术/操作分级	手术/操作名称	职称要求	担任助手例数	在已授权医师的监督下担任主刀的例数	批准
三级手术	1. 经皮经肝（脾）门静脉、肝静脉造影术	副主任医师			
三级手术	2. 肺动脉经导管溶栓术、血栓清除术	副主任医师			
三级手术	3. 主动脉、四肢动脉经导管溶栓术、血栓清除术	副主任医师			
三级手术	4. 除脑、心脏外的脏器动脉经导管溶栓术、血栓清除术	副主任医师			
三级手术	5. 四肢动脉血管成形术	副主任医师			
三级手术	6. 肾动脉（含其他内脏动脉）血管扩张成形术	副主任医师			
三级手术	7. 支气管动脉栓塞术（止血为目的）	副主任医师			
三级手术	8. 除颅内血管、心脏冠状血管、主动脉外的动脉瘤、假性动脉瘤栓塞、腔内修复术	副主任医师			
三级手术	9. 脾、甲状腺动脉栓塞术（消除功能为目的）	副主任医师			
三级手术	10. 肢体动静脉瘘栓塞、腔内修复术	副主任医师			
三级手术	11. 除脑、心脏外的脏器动静脉瘘栓塞、腔内修复术	副主任医师			
三级手术	12. 上下腔静脉滤器置入术、取出术	副主任医师			
三级手术	13. 肾、肝移植术后血管吻合口狭窄血管扩张成形术	副主任医师			
三级手术	14. 血管内异物取出术	副主任医师			
三级手术	15. 腔静脉、四肢静脉经导管溶栓术、血栓清除术	副主任医师			
三级手术	16. 除脑、心脏外的脏器静脉导管溶栓术、血栓清除术	副主任医师			
三级手术	17. 四肢静脉血管扩张成形术	副主任医师			
三级手术	18. 除脑、心脏外的脏器静脉血管扩张成形术	副主任医师			
三级手术	19. 下肢浅静脉腔内激光闭合术、射频消融术、硬化术	副主任医师			
三级手术	20. 除颅内血管、心脏冠状血管、肺动脉、支气管动脉外的动脉栓塞术（止血为目的）	副主任医师			
三级手术	21. 精索、卵巢静脉曲张硬化、栓塞术	副主任医师			
三级手术	22. 盆腔静脉曲张硬化、栓塞术	副主任医师			
三级手术	23. 经皮经肝食道胃底静脉栓塞术	副主任医师			
三级手术	24. 经皮穿刺胆汁引流术	副主任医师			
三级手术	25. 脾动脉栓塞术	副主任医师			
三级手术	26. 宫外孕介入治疗术	副主任医师			
三级手术	27. 经皮胃造瘘术	副主任医师			
三级手术	28. 精索静脉/卵巢静脉曲张硬化栓塞术	副主任医师			
三级手术	29. 外周动脉/静脉栓塞术	副主任医师			

待 续

续　表

手术/操作分级	手术/操作名称	职称要求	担任助手例数	在已授权医师的监督下担任主刀的例数	批准
三级手术	30. 经皮穿刺肿瘤物理消融术（射频/微波/激光/冷冻）	副主任医师			
三级手术	31. 经皮椎体成形/椎体后凸成形术（除外上段胸椎和颈椎）	副主任医师			
三级手术	32. 心血管内异物取出术	副主任医师			
三级手术	33. 特殊部位经皮穿刺活检术（纵隔/胰腺等）	副主任医师			
三级手术	34. 经皮肾造瘘术	副主任医师			
三级手术	35. 颈外动脉分支栓塞/化疗术	副主任医师			
三级手术	36. 肿瘤栓塞术	副主任医师			
四级手术	1. 颈动脉血管成型、支架植入术	副主任医师			
四级手术	2. 椎动脉血管成型、支架植入术	副主任医师			
四级手术	3. 胆道支架植入术	副主任医师			
四级手术	4. 颈外动静脉瘘、假性动脉瘤栓塞术	副主任医师			
四级手术	5. 主动脉成形术	副主任医师			
四级手术	6. 主动脉瘤腔内修复术	副主任医师			
四级手术	7. 主动脉夹层腔内修复术	副主任医师			
四级手术	8. 经颈静脉肝内门体分流术（TIPS）	副主任医师			
四级手术	9. 巴德-吉亚利综合征血管成形、支架植入术	副主任医师			
四级手术	10. 肿瘤相关的血管支架植入术	副主任医师			
四级手术	11. 肢体动脉斑块旋切术、超声消融术	副主任医师			
四级手术	12. 各部位肿瘤的放射性粒子植入术（头颈部除外）	副主任医师			
四级手术	13. 消化道支架植入术	副主任医师			
四级手术	14. 经皮颈椎间盘切吸/激光气化/臭氧注射术	副主任医师			
四级手术	15. 气管支气管支架植入术	副主任医师			
四级手术	16. 上段胸椎和颈椎经皮椎体成形/椎体后凸成形术	副主任医师			
四级手术	17. 泌尿系支架置入术	副主任医师			
四级手术	18. 头颈部放射性粒子植入术	副主任医师			
四级手术	19. 颅面部高血循病变的辅助性介入栓塞术	副主任医师			
四级手术	20. 经导管眼动脉灌注化疗术	副主任医师			
四级手术	21. 经皮血管药盒置入术	副主任医师			
四级手术	22. 颅面部血管疾病的无水乙醇/硬化剂治疗术	副主任医师			
四级手术	23. 颅面部血管瘤硬化、栓塞术	副主任医师			
四级手术	24. 其他准予临床应用的新技术	副主任医师			

附表 2　医师手术与操作权限审批表

申请人姓名：　　　　　　职称：　　　　　　科室：　　　　　　申请时间：________年___月___日

拟申请手术操作名称	已观摩例次	担任助手例次	在已授权医师的监督下担任主刀的例次	其他要求完成情况（若无其他要求，填“无”）

申请人声明：我保证以上提供的技术操作项目级别与自己的能力水平是真实的，如有虚假，按医院有关规定接受处罚。本人同意科主任、医务部对本人的授权申请级别进行最后调整。

申请人签名：　　　　　　日期

讨论小组意见：

签名：　　　　　　日期

证件审核，医师授权性质、有效期限：

医师执业证书审核：□已审核　□未审核　□无证书；

资格证书审核：　□已审核　□未审核　□无证书；

医师执业注册证书：□已变更　□未变更　□不需要变更　□没有注册证书

证件审核人：　　　　　　日期

□正式授权，有效期限为三年，　从　　　年　　月　　日起至　　年　　月　　日止

□临时授权，有效期限为三个月，从　　　年　　月　　日起至　　年　　月　　日止

医务部主任签名：　　　　　　日期

（李海波　张靖）